Andreas Plettenberg · Wilhelm Meigel (Hrsg.)
Dermatologische Infektiologie

Andreas Plettenberg · Wilhelm Meigel (Hrsg.)

Dermatologische Infektiologie

Mit 206 Abbildungen und 48 Tabellen

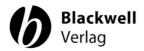

Blackwell Verlag GmbH
Kurfürstendamm 57, 10707 Berlin
Firmiangasse 7, 1130 Wien

Blackwell Publishing (Holdings) Ltd
Osney Mead, Oxford, OX2 0EL, UK
108 Cowley Road, Oxford, OX4 1JF, UK

Anschriften der Herausgeber:
Prof. Dr. med. Andreas Plettenberg
ifi-Institut für interdisziplinäre Infektiologie
und Immunologie GmbH
Allgemeines Krankenhaus St. Georg
Lohmühlenstraße 5
20099 Hamburg
Tel.: 040 2890 3780/-3781
Fax: 040 2890 3789
E-mail: plettenberg@ifi-infektiologie.de

Blackwell Publishing Inc.
350 Main Street, Malden
MA 02148-5018, USA

Blackwell Publishing Asia Pty Ltd
550 Swanston Street, Carlton
Victoria 3053, Australia

Prof. Dr. med. Wilhelm Meigel
Dermatologische Abteilung
Allgemeines Krankenhaus St. Georg
Lohmühlenstraße 5
20099 Hamburg
Tel.: 040 2890 2220
Fax: 040 2890 2462
E-mail: WMeigel@compuserve.com

Gewährleistungsvermerk
Die Medizin ist eine Wissenschaft mit ständigem Wissenszuwachs. Forschung und Weiterentwicklung klinischer Verfahren erschließen auch gerade in der Pharmakotherapie veränderte Anwendungen. Der/die Verfasser/in dieses Werkes haben sich intensiv bemüht, für die verschiedenen Medikamente in den jeweiligen Anwendungen exakte Dosierungshinweise entsprechend dem aktuellen Wissensstand zu geben. Diese Dosierungshinweise entsprechen den Standardvorschriften der Hersteller. Verfasser und Verlag können eine Gewährleistung für die Richtigkeit von Dosierungsangaben dennoch nicht übernehmen. Dem Praktiker wird dringend empfohlen, in jedem Anwendungsfall die Produktinformation der Hersteller hinsichtlich Dosierungen und Kontraindikationen entsprechend dem jeweiligen Zeitpunkt der Produktanwendung zu beachten.
Die Wiedergabe von Gebrauchsnamen, Handelsnamen, Warenbezeichnungen usw. in diesem Buch berechtigt auch ohne besondere Kennzeichnung nicht zu der Annahme, daß solche Namen im Sinne der Warenzeichen- u. Markenschutz-Gesetzgebung als frei zu betrachten wären und daher von jedermann benutzt werden dürften.

Bibliografische Information
Der Deutschen Bibliothek
Die Deutsche Bibliothek verzeichnet diese Publikation in der Deutschen Nationalbibliografie; detaillierte bibliografische Daten sind im Internet über http://dnb.ddb.de abrufbar.

© 2003 Blackwell Verlag GmbH, Berlin · Wien
E-mail: verlag@blackwell.de
Internet: http://www.blackwell.de
ISBN 3-89412-506-3 · Printed in Germany

Dieses Werk ist urheberrechtlich geschützt. Die dadurch begründeten Rechte, insbesondere die der Übersetzung, des Nachdrucks, des Vortrages, der Entnahme von Abbildungen und Tabellen, der Funksendung, der Mikroverfilmung oder der Vervielfältigung auf anderen Wegen und der Speicherung in Datenverarbeitungsanlagen, bleiben, auch bei nur auszugsweiser Verwertung, vorbehalten. Eine Vervielfältigung dieses Werkes oder von Teilen dieses Werkes ist auch im Einzelfall nur in den Grenzen der gesetzlichen Bestimmungen des Urheberrechtsgesetzes der Bundesrepublik Deutschland vom 9. September 1965 in der Fassung vom 24. Juni 1985 zulässig. Sie ist grundsätzlich vergütungspflichtig. Zuwiderhandlungen unterliegen den Strafbestimmungen des Urheberrechtsgesetzes.

Cover-Konzeption: P.S. Petry & Schwamb, Emmendingen
Cover-Gestaltung: robert nadolny grafikdesign, Berlin, unter Verwendung folgender Abb.:
Links: Abb. von Dr. J. Mayer, Kitzingen: Vollblutagar mit Staph. aureus; **Mitte:** Abb. 4.3-12 (Bogdan, Ehrlichose): Mit Anaplasma phagocytophila infizierte HL60-Granulozytenzell-Linie; **Rechts:** Abb. 2.7-1b (Modrow, Parvovirus B19): Akute Parvovirus-B19-Infektion. Exanthem an Schulter und Oberarm (Ringelröteln); **Hintergrundbild:** Abb. 7.2-1 (Pönninghaus, Enterobiasis): Oxyuren(Enterobius-vermicularis)-Eier im Tesafilmpräparat.

Satz und Repro: Mitterweger & Partner, Plankstadt
Druck: Grafisches Centrum Cuno, Calbe
Bindung: Buchbinderei Schaumann, Darmstadt

Gedruckt auf chlorfrei gebleichtem Papier

Inhalt

Vorwort XV
Danksagung XVII
Autorenverzeichnis XIX

1	**Grundlagen**	1
1.1	Immunsystem und Infektabwehr . . . . JENS-MICHAEL SCHRÖDER	3
1.2	Infektionserkrankungen und Onkogenese . . . . EGGERT STOCKFLETH	8
1.3	Grundlagen der mikrobiologischen Diagnostik . . . . JOHANNES MAYER	10
1.4	Grundlagen der molekularbiologischen Diagnostik . . . . JOHANNES MAYER	13
1.5	Grundlagen der histologischen Diagnostik . . . . ANDREA V. STEMM	17
1.6	Grundlagen der antibiotischen Therapie . . . . ALBRECHT STOEHR	21
1.7	Grundlagen der antiviralen Therapie . . . . ANDREAS PLETTENBERG	25
1.8	Grundlagen der antimykotischen Therapie . . . . JANINE RUPEC, HANS CH. KORTING	28
1.9	Grundlagen der immunmodulatorischen Therapie . . . . ULRICH R. HENGGE	32
1.10	Grundlagen der Vakzination . . . . ULRICH R. HENGGE	36
1.11	Epidemiologie der Infektionskrankheiten . . . . OSAMAH HAMOUDA	39
1.12	Das Infektionsschutzgesetz . . . . DETLEF PETZOLDT	43

2	**Virale Infektionen**	47
2.1	Retroviren	49
2.1.1	Grundlagen	49
	Erwin Tschachler	
2.1.2	HIV-1 und HIV-2	50
2.1.2.1	Epidemiologie von HIV und AIDS	50
	Osamah Hamouda	
2.1.2.2	HIV – Immunologie und Labordiagnostik	55
	Lutz Gürtler	
2.1.2.3	Übertragungswege der HIV-Infektion	60
	Albrecht Stoehr	
2.1.2.4	Opportunistische Infektionen und Tumoren	62
	Albrecht Stoehr	
2.1.2.5	Kaposi-Sarkom	68
	Andreas Plettenberg, Dirk Albrecht	
2.1.2.6	Dermatologische Erkrankungen bei HIV	76
	Martin Hartmann	
2.1.2.7	Antiretrovirale Therapie	84
	Andreas Plettenberg	
2.1.2.8	HIV-Postexpositionsprophylaxe (PEP)	92
	Andreas Plettenberg	
2.1.3	HTLV-I-Infektion	96
	Erwin Tschachler	
2.2	Herpesviren	100
2.2.1	Grundlagen	100
	Helmut Schöfer	
2.2.2	Herpes-simplex-Virusinfektion Typ 1	102
	H. Martina Lilie, Sawko W. Wassilew	
2.2.3	Herpes-simplex-Virusinfektion Typ 2	106
	H. Martina Lilie, Sawko W. Wassilew	
2.2.4	Varicella-Zoster-Virus	110
	Gerd Gross	
2.2.5	Epstein-Barr-Virus	123
	Helmut Schöfer	
2.2.6	Zytomegalie-Virus	128
	Helmut Schöfer	
2.2.7	Humanes Herpesvirus 6	131
	Helmut Schöfer	
2.2.8	Humanes Herpesvirus 7	134
	Helmut Schöfer	
2.2.9	Humanes Herpesvirus 8	136
	Dirk Albrecht, Andreas Plettenberg	

2.3	Pockenviren	140
	WILHELM MEIGEL	
2.3.1	Orthopoxviren	141
2.3.1.1	Pocken	141
2.3.1.2	Affenpocken	143
2.3.1.3	Kuh-/Katzenpocken	145
2.3.1.4	Vaccinia	146
2.3.2	Parapoxviren	148
2.3.2.1	Ecthyma contagiosum	148
2.3.2.2	Melkerknoten	150
2.3.3	Sonstige Poxviren	151
2.3.3.1	Molluscum contagiosum	151
2.4	Humane Papillomaviren	154
	EGGERT STOCKFLETH	
2.4.1	Grundlagen	154
2.4.2	Verrucae vulgares	156
2.4.3	Verrucae plantares	158
2.4.4	Verrucae planae juveniles	160
2.4.5	Condylomata acuminata	162
2.4.6	Bowenoide Papulose	165
2.4.7	Morbus Heck	167
2.4.8	Epidermodysplasia verruciformis (EV)	168
2.5	Coxsackie-Viren	171
	HELMUT SCHÖFER	
2.5.1	Grundlagen	171
2.5.2	Hand-Fuß-Mund-Erkrankung	172
2.5.3	Herpangina	174
2.6	Maul- und Klauenseuche	176
	HELMUT SCHÖFER	
2.7	Parvovirus B19	178
	SUSANNE MODROW	
2.8	Virales hämorrhagisches Fieber	185
	TINO F. SCHWARZ	
2.8.1	Grundlagen	185
2.8.2	Flaviviridae	186
2.8.2.1	Dengue-Virus	186
2.8.2.2	Gelbfieber	189
2.8.3	Arenaviridae	190
2.8.3.1	Lassa-Fieber	190
2.8.3.2	Südamerikanische hämorrhagische Fieber	191

2.8.4	Filoviridae	193
2.8.4.1	Marburg-Fieber	193
2.8.4.2	Ebola-Fieber	194
2.8.5	Bunyaviridae	196
2.8.5.1	Rift-Valley-Fieber	196
2.8.5.2	Hämorrhagisches Krim-Kongo-Fieber	197
2.8.5.3	Hanta-Virusinfektionen	199
2.9	Masern Peter Höger	201
2.10	Röteln Peter Höger	204
2.11	Infantile papulöse Akrodermatitis (Gianotti-Crosti-Syndrom) Peter Höger	207
2.12	Dermatologische Manifestationen bei Hepatitis-A-, Hepatitis-B- und Hepatitis-C-Infektionen Beate Tebbe, Ralf Husak	210
3	**Pilzinfektionen**	**217**
3.1	Grundlagen Peter Mayser	219
3.2	Hefen	221
3.2.1	Grundlagen Janine Rupec, Hans Ch. Korting	221
3.2.2	Candida-Infektion Janine Rupec, Hans Ch. Korting	222
3.2.2.1	Kutane Candida-Infektion	222
3.2.2.2	Oropharyngeale Kandidose	226
3.2.2.3	Genitale Kandidose	229
3.2.3	Malassezia-Infektionen Peter Mayser	233
3.2.3.1	Pityriasis versicolor	234
3.2.3.2	Seborrhoische Dermatitis	238
3.3	Dermatophyten	243
3.3.1	Grundlagen Isaak Effendy	243
3.3.2	Tinea corporis Isaak Effendy	245
3.3.3	Tinea manuum Isaak Effendy	247
3.3.4	Tinea pedis Isaak Effendy	249

3.3.5	Tinea capitis	251
	Isaak Effendy	
3.3.6	Onychomykosen	253
	Dieter Reinel	
3.4	Schimmelpilzinfektionen	258
	Pietro Nenoff	
3.5	Sporotrichose	262
	Pietro Nenoff	
3.6	Myzetom	265
	Pietro Nenoff	
3.7	Kutane Manifestationen von Systemmykosen	268
	Pietro Nenoff	
3.7.1	Kutane Kryptokokkose	268
3.7.2	Sonstige kutane Systemmykosen	271
4	**Bakterielle Infektionen**	**275**
4.1	Grundlagen	277
	Helmut Schöfer	
4.2	Grampositive Bakterien	280
4.2.1	Follikulitiden	280
	Helmut Schöfer	
4.2.2	Furunkel, Karbunkel	284
	Helmut Schöfer	
4.2.3	Pyodermie	288
	Helmut Schöfer	
4.2.4	Erysipel und Cellulitis	291
	Helmut Schöfer	
4.2.5	Impetigo contagiosa	295
	Helmut Schöfer	
4.2.6	Ecthyma	299
	Helmut Schöfer	
4.2.7	Multiresistente grampositive Staphylokokken	301
	Uta Jappe	
4.2.8	Nekrotisierende Fasziitis	307
	Uta Jappe	
4.2.9	Staphylococcal Scalded Skin Syndrome	311
	Uta Jappe	
4.2.10	Toxic Shock Syndrome	315
	Uta Jappe	

4.2.10.1	Recalcitrant, Erythematous, Desquamating Disorder	319
4.2.11	Abszesse, Phlegmonen und andere Infektionen durch Streptokokken oder Staphylokokken	320
	Helmut Schöfer	
4.2.11.1	Abszesse, Phlegmonen, nekrotisierende Fasziitis	320
4.2.11.2	Postoperative Wundinfektionen	321
4.2.11.3	Hidradenitis suppurativa (Acne inversa)	322
4.2.11.4	Mastitis	323
4.2.12	Toxin-mediierte Streptokokken-Infektionen	324
	Uta Jappe	
4.2.12.1	Das „Streptococcal Toxic Shock-Like Syndrome" (TSLS)	324
4.2.12.2	Scharlach	328
4.2.12.3	Toxin-Mediated Erythema	328
4.2.13	Korynebakterien	331
4.2.13.1	Grundlagen	331
	Michael Weichenthal	
4.2.13.2	Trichomycosis palmellina	331
	Michael Weichenthal	
4.2.13.3	Keratoma sulcatum	334
	Michael Weichenthal	
4.2.13.4	Diphtherie	336
	Michael Weichenthal	
4.2.13.5	Erythrasma	339
	Mirjam Vogel, Dietrich Abeck	
4.2.14	Erysipeloid	342
	Mirjam Vogel, Dietrich Abeck	
4.2.15	Anthrax	344
	Andreas Plettenberg	
4.3	Gramnegative Bakterien	351
4.3.1	Meningokokken-Infektion	351
	Michael Weichenthal	
4.3.2	Gonorrhö	355
	Susann-Friederike Hadlich, Peter K. Kohl	
4.3.3	Pseudomonas-aeruginosa-Infektion	361
	Mirjam Vogel, Dietrich Abeck	
4.3.4	Melioidosis	364
	Mirjam Vogel, Dietrich Abeck	
4.3.5	Malleus	367
	Mirjam Vogel, Dietrich Abeck	
4.3.6	Chancroid	370
	Mirjam Vogel, Dietrich Abeck	
4.3.7	Granuloma inguinale	374
	Angelika Stary	

4.3.8	Tularämie	377
	Jürgen Knobloch	
4.3.9	Bazilläre Angiomatose	382
	Andreas Plettenberg	
4.3.10	Katzenkratzkrankheit	387
	Andreas Plettenberg	
4.3.11	Verruga peruana	389
	Andreas Plettenberg	
4.3.12	Ehrlichiose	391
	Christian Bogdan, Friederike v. Loewenich	
4.3.13	Pest	396
	Jürgen Knobloch	
4.3.14	Rattenbißfieber	401
	Gerd Burchard	
4.4	Spirochäten	404
4.4.1	Grundlagen	404
	Heidelore Hofmann	
4.4.2	Lyme-Borreliose	405
	Heidelore Hofmann	
4.4.3	Syphilis	415
	Andreas Plettenberg	
4.5	Genitale Mykoplasmen	426
	Peter K. Kohl, Susann-Friederike Hadlich	
4.6	Chlamydien	430
	Angelika Stary	
4.6.1	Grundlagen	430
4.6.2	Chlamydien-Urethritis	433
4.6.3	Lymphogranuloma venereum	438
4.7	Rickettsien	442
	Gerd Burchard	
4.8	Mykobakterien	448
4.8.1	Tuberkulose	448
	Norbert H. Brockmeyer, Alexander Kreuter	
4.8.2	Atypische Mykobakteriose	457
	Norbert H. Brockmeyer, Alexander Kreuter	
4.8.2.1	Schwimmbadgranulom	458
4.8.2.2	Infektionen durch Mycobacterium avium-intracellulare	459
4.8.2.3	Infektionen durch Mycobacterium ulcerans (Buruli-Ulkus)	460
4.8.2.4	Infektion mit M. kansasii	461
4.8.2.5	Infektion mit M. scrophulaceum	461
4.8.3	Lepra	462
	Jörg M. Pönnighaus	

4.9	Aktinomyzeten	470
	Klaus P. Schaal	
4.9.1	Grundlagen	470
4.9.2	Aktinomykosen	471
4.9.3	Nokardiosen	477
5	**Epizoonosen**	**483**
5.1	Grundlagen	485
	Monika Agathos	
5.2	Läuse (Pediculosis)	487
	Monika Agathos	
5.3	Wanzen	490
	Monika Agathos	
5.4	Flöhe	492
	Monika Agathos	
5.4.1	Sandfloh (Tunga penetrans, chigoe, jigger)	493
5.5	Zweiflügler (Mücken und Fliegen)	495
	Monika Agathos	
5.6	Skorpione	499
	Monika Agathos	
5.7	Spinnen	500
	Monika Agathos	
5.8	Milben	503
	Wilhelm Meigel	
5.8.1	Skabies	503
5.8.2	Tierräuden	509
5.8.2.1	Vogelmilben	510
5.8.3	Trombidiose	511
5.8.4	Hausstaubmilben	512
5.8.5	Nahrungs- und Vorratsmilben	513
5.8.6	Demodikose	513
5.8.7	Zecken	514
6	**Protozoen**	**517**
6.1	Grundlagen	519
	Gundel Harms	
6.2	Leishmaniosen	521
	Gundel Harms	
6.2.1	Grundlagen	521
6.2.2	Kutane Leishmaniosen	522

6.2.3	Viszerale Leishmaniose	527
6.2.4	Mukokutane Leishmaniose	528
6.3	Trichomoniasis	531
	Angelika Stary	
7	**Wurmerkrankungen**	**535**
7.1	Grundlagen	537
	Jörg M. Pönnighaus	
7.2	Enterobiasis	540
	Jörg M. Pönnighaus	
7.3	Hakenwurminfektionen	543
	Jörg M. Pönnighaus	
7.4	Kutanes Larva-migrans-Syndrom	546
	Jörg M. Pönnighaus	
7.5	Larva-currens-Syndrom	549
	Jörg M. Pönnighaus	
7.6	Trichinose	552
	Jörg M. Pönnighaus	
7.7	Gnathostomiasis	554
	Jörg M. Pönnighaus	
7.8	Zystizerkose	557
	Jörg M. Pönnighaus	
7.9	Onchozerkose	559
	Jörg M. Pönnighaus	
7.10	Lymphatische Filariosen	562
	Jörg M. Pönnighaus	
7.11	Loa-loa-Filariose	564
	Jörg M. Pönnighaus	
7.12	Drakunkulose	566
	Jörg M. Pönnighaus	
7.13	Schistosomiasis (Bilharziose)	568
	Jörg M. Pönnighaus	
8	**Prionen**	**571**
8.1	Die potentielle Rolle der Haut und Schleimhäute in der Übertragung von Prionenerkrankungen	573
	Johannes Pammer, Erwin Tschachler	
Sachwortverzeichnis		577

Vorwort

Die Infektiologie ist wie kaum ein anderer Teilbereich der Medizin durch ständige Innovationen in Diagnostik und Therapie gekennzeichnet. Während der zurückliegenden Jahrzehnte verging kaum ein Jahr, in dem nicht einer oder sogar mehrere neue humanpathogene Erreger entdeckt wurden. Wir haben gelernt, daß die verschiedenen Erreger nicht nur Auslöser der klassischen Infektionserkrankungen sind, sondern daß darüber hinaus eine Vielzahl anderer Phänomene oder Krankheitsbilder auf Infektionserreger zurückzuführen sind. Beispiele hierfür sind die zunehmende Zahl von Tumoren, deren Entstehung Folge des onkogenen Potentials von Erregern ist, oder auch allergologische bzw. immunologische Phänomene, die ebenfalls durch Infektionserkrankungen bedingt sind. Den Entwicklungen in der Diagnostik und Therapie, die zunehmend durch molekularbiologische oder gentechnische Verfahren geprägt sind, können selbst erfahrene Infektiologen kaum noch in allen Details folgen. Dies hat zur Folge, daß immer mehr Spezialistentum gefordert ist – eine Entwicklung, die gewissermaßen im Widerspruch zum gegenwärtigen politischen Willen bzw. dem geforderten Hausarztsystem steht.

Auch wenn die Infektiologie wie kaum ein anderer Bereich fachübergreifenden Charakter hat – sowohl Dermatologen als auch Internisten, Chirurgen, Urologen, Gynäkologen und viele andere Ärzte werden im klinischen Alltag täglich mit Infektionserkrankungen konfrontiert –, ist derzeit nur bei den Fachärzten für Dermatologie und Venerologie die Infektiologie bereits Bestandteil ihrer Fachgebietsbezeichnung.

Obwohl in den meisten dermatologischen Praxen Infektionserkrankungen mehr als ein Viertel der Behandlungsfälle ausmachen, gab es im deutschsprachigen Bereich bisher kein Buch, das die dermatologische Infektiologie in den Mittelpunkt stellt und dem aktuellen Wissensstand Rechnung trägt.

Wir freuen uns, daß das vorliegende Buch diese Lücke nun schließen wird. 175 Kapitel bzw. Unterkapitel von 50 unterschiedlichen Autoren bzw. Autorengruppen geben einen sowohl aktuellen als auch umfassenden Überblick über die Infektionserkrankungen des Faches Dermatologie und Venerologie.

In einer Zeit zunehmenden Wettbewerbs der medizinischen Fachgebiete und nicht zuletzt auch im Hinblick auf den zur Diskussion stehenden „Facharzt für Infektiologie" ist uns mit Blick auf das Fach Dermatologie zweierlei wichtig: Der Dermatologe muß diagnostisch und therapeutisch in der Lage sein, alle Infektionen der Haut und der hautnahen Schleimhäute zu behandeln. Darüber hinaus sollte der Hautarzt mit den Infektiologen der anderen Fachbereiche kooperieren bzw. interdisziplinär zusammenarbeiten. Wir glauben, daß auch hierzu das vorliegende Werk einen Beitrag leisten kann.

Da ein nicht unerheblicher Teil des Buches Grenzbereiche z.B. zur Inneren Medizin, zur Tropenmedizin, zur Urologie oder Mikrobiologie behandelt, wurden etwa 15% der Beiträge von Nicht-Dermatologen verfaßt, denen wir für ihre Mitarbeit sehr danken.

Das vorliegende Buch soll dem Arzt in der täglichen Praxis eine Hilfe sein. Eine übersichtliche Gliederung sowie eine einheitliche Struktur der Beiträge erleichtern die Handhabung des Buches, ein umfassendes Register ermöglicht ein schnelles Auffinden der gesuchten Themen.

Wir würden uns freuen, wenn das vorliegende Buch für die tägliche Arbeit möglichst vieler Dermatologen, aber auch für infektiologisch interessierte Kollegen anderer Fachgebiete, eine Hilfe ist.

Hamburg, Sommer 2002

Andreas Plettenberg
Wilhelm Meigel

Bei der ersten Auflage eines derartigen Buches kann trotz aller Sorgfalt der Autoren und Herausgeber nicht ausgeschlossen werden, daß der eine oder andere Fehler übersehen oder auch Teilaspekte unzureichend behandelt wurden. Die Herausgeber sind dankbar für jede Form der Kritik und Anregung und bitten die Leser und Nutzer des Buches, ihre Anmerkungen an folgende Adresse zu schicken:
Prof. Dr. A. Plettenberg, ifi-Institut für interdisziplinäre Infektiologie und Immunologie GmbH am AK St. Georg, Lohmühlenstraße 5, 20099 Hamburg.

Danksagung

Die *dermatologische Infektiologie* am Allgemeinen Krankenhaus St. Georg in Hamburg, einem der ältesten Krankenhäuser Deutschlands, blickt auf eine lange Tradition zurück.

Schon kurz nach Gründung im Jahre 1823 wurden eigene Stationen für „Syphilitische" und „Krätzige" eingerichtet. In der Vergangenheit waren hier viele hochrangige Repräsentanten des Faches Dermatologie wie Arning, Unna oder Lewandowsky tätig, deren Renommee ganz überwiegend auf ihre infektiologischen Aktivitäten zurückzuführen war.

Seit 1984 liegen die Geschicke der Abteilung Dermatologie und Venerologie, die im Jahre 2002 ihr 125jähriges Bestehen feierte, in den Händen von Herrn Prof. Dr. Wilhelm N. Meigel. Zu seinen vielfältigen Verdiensten gehört unter anderem, daß an diesem Hause bereits 1988 eine HIV-Ambulanz und nachfolgend eine HIV-Tagesklinik eingerichtet wurde, die beide viele Jahre von ihm geleitet wurden. Seiner Weitsicht ist es u.a. zu danken, daß dieser infektiologische Schwerpunkt von Beginn an interdisziplinär war; die Patienten wurden gemeinsam von HIV-erfahrenen Ärzten der Abteilungen Dermatologie, Innere Medizin und Neurologie betreut. Vor allem diese Interdisziplinarität unterschied die Einrichtung am AK St. Georg von vielen anderen in Deutschland und entsprach in hohem Maße den speziellen Anforderungen dieses Krankheitsbildes, gleichermaßen aber auch denen der modernen Infektiologie.

Ich möchte mich an dieser Stelle bei meinem langjährigen und hochgeschätzten Lehrer, Herrn Prof. Dr. Meigel, für die Ausbildung im Fach Dermatologie und Venerologie und vor allem für das Erlernen der vielfältigen Facetten der dermatologischen Infektiologie bedanken. Insbesondere umfaßt mein Dank die mir gegebene Möglichkeit der Habilitation sowie die gemeinsame Durchführung vieler wissenschaftlicher Projekte, Studien und Veranstaltungen, die fast alle Bezug zur dermatologischen Infektiologie hatten und somit entscheidend zur Entstehung dieses Buches beigetragen haben.

Gemeinsam mit Herrn Prof. Meigel danke ich den 50 Autoren bzw. Arbeitsgruppen für ihre ausnahmslos hervorragenden Beiträge. Überaus bemerkenswert erscheint uns, daß bei 175 verschiedenen Kapiteln bzw. Unterkapiteln nicht in einem einzigen Fall ein potentieller Autor, der um das Verfassen eines Manuskriptes gebeten wurde, dies ablehnte. Den überwiegenden Teil der Autoren, etwa 85%, machen infektiologisch ausgerichtete Dermatologen aus, die nahezu alle entweder der Arbeitsgemeinschaft Dermatologische Infektiologie, der Deutschen STD-Gesellschaft oder aber der Deutschen Mykologischen Gesellschaft angehören. Die große Bereitschaft zum Mitwirken an einem derartigen Buch unterstreicht sehr deutlich das Engagement, die fachliche Breite und den hohen Wissensstand der infektiologisch ausgerichteten Dermatologen. Der Umstand, daß etwa 15% der Beiträge von Autoren stammt, die keine Dermatologen sind, unterstreicht die Notwendigkeit und gleichermaßen das Vorhandensein einer interdisziplinärer Zusammenarbeit.

Auch möchten wie uns sehr beim Blackwell Verlag bedanken, der bei der Vorbereitung dieses Buches zu jeder Zeit ein überaus kompetenter und zuverlässiger Partner war.

Mein persönlicher Dank gilt meiner Ehefrau Wiebke, die trotz eigener Berufstätigkeit als Ärztin und der Organisation unseres Familienlebens mit vier lebhaften Kindern sowie Haus, Garten und Tieren immer Verständnis dafür hatte, daß ich so viel meiner „freien" Zeit, die ich nicht im ifi-Institut verbrachte, der Entstehung dieses Buches anstatt ihr bzw. unserer Familie gewidmet habe.

Hamburg, Herbst 2002   Andreas Plettenberg

ifi-Institut für interdisziplinäre Infektiologie
und Immunologie, Hamburg

Autorenverzeichnis

Prof. Dr. med. Dietrich Abeck
Klinik u. Poliklinik f. Dermatologie u.
Allergologie am Biederstein
Technische Universität München
Biedersteiner Straße 29
80802 München

Dr. med. Monika Agathos
Städt. Krankenhaus München-
Schwabing
Abteilung f. Dermatologie und
Allergologie
Kölner Platz 1
80804 München

Dr. med. Dirk Albrecht
Forschungszentrum Borstel
Medizinische Klinik
Parkallee 35
23845 Borstel

Prof. Dr. med. Christian Bogdan
Universität Erlangen-Nürnberg
Institut f. klinische Mikrobiologie,
Immunologie und Hygiene
Wasserturmstraße 3/5
91054 Erlangen

Prof. Dr. med. Norbert H. Brockmeyer
Ruhr-Universität Bochum
Klinik f. Dermatologie u. Allergologie
Gudrunstraße 56
44791 Bochum

Prof. Dr. med. Gerd Burchard
Bernhard-Nocht-Institut f.
Tropenmedizin
Bernhard-Nocht-Straße 74
20359 Hamburg

Prof. Dr. med. Isaak Effendy
Klinik f. Dermatologie u. Allergologie
Städt. Kliniken Bielefeld-Rosenhöhe
An der Rosenhöhe 27
33647 Bielefeld

Prof. Dr. med. Gerd Gross
Direktor der Universitätsklinik f.
Dermatologie u. Venerologie
Universität Rostock
Augustenstraße 80–85
18055 Rostock

Prof. Dr. med. Lutz Gürtler
Loeffler-Institut f. Medizinische
Mikrobiologie
Martin-Luther-Straße 6
17487 Greifswald

Dr. med. Susann-Friederike Hadlich
Klinikum Neukölln
Klinik f. Dermatologie u. Venerologie
Rudower Straße 48
12351 Berlin

Dr. med. Osamah Hamouda
Robert-Koch-Institut
Infektionsepidemiologie
Stresemannstraße 90–92
10963 Berlin

Priv.-Doz. Dr. med. Gundel Harms
Institut f. Tropenmedizin Berlin
Spandauer Damm 130
14050 Berlin

Dr. med. Martin Hartmann
Ruprecht-Karls-Universität
Hautklinik
Voßstraße 2
69115 Heidelberg

Priv.-Doz. Dr. med. Ulrich R. Hengge
Universitätsklinikum Essen
Abt. f. Haut- u. Geschlechtskrankheiten
Hufelandstraße 55
45122 Essen

Prof. Dr. med. Heidelore Hofmann
Technische Universität München
Klinik u. Poliklinik f. Dermatologie u. Allergologie am Biederstein
Biedersteiner Straße 29
80802 München

Prof. Dr. med. Peter Höger
Universitäts-Krankenhaus Eppendorf
Klinik f. Dermatologie u. Venerologie,
Bereich Pädiatrische Dermatologie
Martinistraße 52
20246 Hamburg

Dr. med. Ralf Husak
Freie Universität Berlin
Universitätsklinikum Benjamin Franklin
Klinik u. Poliklinik f. Dermatologie
Fabeckstraße 60–62
14195 Berlin

Dr. med. MSc. Uta Jappe
Universitäts-Hautklinik
Voßstraße 2
69115 Heidelberg

Prof. Dr. med. Jürgen Knobloch
Universitätsklinikum
Institut f. Tropenmedizin
Keplerstrape 15
72074 Tübingen

Prof. Dr. med. Peter K. Kohl, FRCP
Klinikum Neukölln
Klinik f. Dermatologie u. Venerologie
Rudower Straße 48
12351 Berlin

Prof. Dr. med. Hans Christian Korting
Klinikum der Universität München
Klinik u. Poliklinik f. Dermatologie u. Allergologie
Frauenlobstraße 9–11
80337 München

Dr. med. Alexander Kreuter
Ruhr-Universität Bochum
Klinik f. Dermatologie u. Allergologie
Gudrunstraße 56
44791 Bochum

Dr. med. H. Martina Lilie
Dermatologische Klinik
Klinikum Krefeld
Lutherplatz 40
47805 Krefeld

Dr. med. Friederike von Loewenich
Universität Erlangen-Nürnberg
Institut f. klinische Mikrobiologie,
Immunologie und Hygiene
Wasserturmstraße 3/5
91054 Erlangen

Dr. med. Johannes Mayer
Hautarzt, Laborarzt, Allergologe
Gustav-Adolf-Platz 2
97318 Kitzingen

Priv.-Doz. Dr. med. Peter Mayser
Justus-Liebig-Universität Gießen
Zentrum f. Dermatologie u.
Andrologie
Gaffkystraße 14
35385 Gießen

Prof. Dr. med. Wilhelm Meigel
Dermatologische Abteilung
Allgemeines Krankenhaus St. Georg
Lohmühlenstraße 5
20099 Hamburg

Prof. Dr. med. Susanne Modrow
Universität Regensburg
Institut f. Medizin u. Mikrobiologie
Franz-Josef-Strauß-Allee 11
93053 Regensburg

Priv.-Doz. Dr. med. Pietro Nenoff
Gemeinschaftspraxis f. Medizinische
Mikrobiologie
Dr. rer. nat. Jürgen Herrmann &
Priv.-Doz. Dr. med. Pietro Nenoff
Straße des Friedens 6
04579 Mölbis

Priv.-Doz. Dr. med. Johannes Pammer
Allgemeines Krankenhaus Wien
Pathologie
Währinger Gürtel 18–20
1020 Wien

Prof. Dr. med. Detlef Petzoldt
Direktor der Universitäts-Hautklinik
Heidelberg
Voßstraße 2
69115 Heidelberg

Prof. Dr. med. Andreas Plettenberg
ifi-Institut f. interdisziplinäre
Infektiologie und Immunologie GmbH
Allgemeines Krankenhaus St. Georg
Lohmühlenstraße 5
20099 Hamburg

Priv.-Doz. Dr. med. Jörg M. Pönnighaus
Vogtland-Klinikum Plauen GmbH
Klinik f. Hautkrankheiten u.
Allergologie
Postfach 100153
08505 Plauen

Dr. med. Dieter Reinel
Bundeswehrkrankenhaus
Abt. Dermatologie
Lesserstraße 180
22049 Hamburg

Dr. med. Janine Rupec
Klinikum der Universität München
Klinik u. Poliklinik f. Dermatologie u.
Allergologie
Frauenlobstraße 9–11
80337 München

Prof. Dr. med. Klaus P. Schaal
Rheinische Friedrich-Wilhelms-
Universität
Institut f. Medizinische Mikrobiologie
u. Immunologie
Sigmund-Freud-Straße 25
53105 Bonn

Prof. Dr. med. Helmut Schöfer
Zentrum d. Dermatologie u.
Venerologie
Klinikum der Johann-Wolfgang-
Goethe-Universität
Theodor-Stern-Kai 7
60596 Frankfurt/M.

Prof. Dr. rer. nat. Jens-Michael Schröder
Christian-Albrechts-Universität
Klinik f. Dermatologie, Venerologie u.
Allergologie
Schittenhelmstraße 7
24105 Kiel

Prof. Dr. med. Tino F. Schwarz
Stiftung Juliusspital
Zentrallabor
Juliuspromenade 19
97070 Würzburg

Doz. Dr. med. Angelika Stary
Franz-Jonas-Platz 8/Stiege 2, 3. Stock
1210 Wien

Dr. med. Andrea von Stemm
Allgemeines Krankenhaus St. Georg
Abt. f. Dermatologie
Lohmühlenstraße 5
20099 Hamburg

Prof. Dr. med. Eggert Stockfleth
Campus Charité Mitte
Klinik f. Dermatologie, Venerologie
und Allergologie
Schumannstraße 20/21
10117 Berlin

Dr. med. Albrecht Stoehr
ifi-Institut f. interdisziplinäre
Infektiologie
und Immunologie GmbH im
Allgemeinen Krankenhaus St. Georg
Lohmühlenstraße 5
20099 Hamburg

Prof. Dr. med. Beate Tebbe
Freie Universität Berlin
Universitätsklinikum Benjamin
Franklin
Klinik u. Poliklinik f. Dermatologie
Fabeckstraße 60–62
14195 Berlin

Prof. Dr. med. Erwin Tschachler
Universitäts-Hautklinik
Allgemeines Krankenhaus Wien
Währinger Gürtel 18–20
1090 Wien

Dr. med. Mirjam Vogel
Klinik u. Poliklinik f. Dermatologie u.
Allergologie am Biederstein
Technische Universität München
Biedersteiner Straße 29
80802 München

Prof. Dr. med. Sawko W. Wassilew
Dermatologische Klinik
Klinikum Krefeld
Lutherplatz 40
47805 Krefeld

Dr. med. Michael Weichenthal
Christian-Albrechts-Universität
Klinik f. Dermatologie, Venerologie
und Allergologie
Schittenhelmstraße 7
24105 Kiel

1 Grundlagen

1.1 Immunsystem und Infektabwehr

Jens-Michael Schröder

Die Haut beherbergt als Grenzflächenorgan zwischen Organismus und Umwelt zahlreiche Keime. Dabei stellt die Hautoberfläche mit ihren zahlreichen Falten und Buchten sowie der Anwesenheit von Feuchtigkeit, Mineralien, Aminosäuren, Fetten und Eiweiß als Nährstoffe in manchen Regionen eine nahezu ideale Brutstätte für Mikroorganismen dar.

Eine Reihe von Mikroorganismen, zu denen beispielsweise *Micrococcaceae*-Species, koryneforme Organismen und Propionibakterien gehören, vermehren sich auf der Oberfläche des Stratum corneum in relativ stabiler Anzahl und Zusammensetzung und leben dort in kleinen Kolonien, scheinbar ohne Wechselwirkung mit dem Wirtsorganismus.

Während einige Keime der residenten Flora bei einer geringen Anzahl von Personen in der Lage sind, zu kolonisieren, indem sie adhärieren und sich vermehren und dann eine Abwehrreaktion auslösen können, dringen pathogene Invasionskeime, die größtenteils exogener Herkunft sind, je nach Virulenz, örtlichen Terrainfaktoren und Abwehrlage in die Tiefe ein und lösen pathologische Prozesse aus.

Die Haftfähigkeit der Mikroorganismen stellt die Voraussetzung für die Kolonisation und den initialen Schritt in der Pathogenese der meisten Infektionskrankheiten durch Bakterien und Pilze auf Haut und Schleimhaut dar. Bei Bakterien bedeutet die Adhäsion die Ausbildung spezieller molekularer Strukturen, sog. Adhäsine, die oft in Form filamentöser Fortsätze (Fimbrien bei gramnegativen und Fibrillen bei grampositiven Bakterien) mit molekularen Strukturen der Wirtszellwand interagieren.

Adhärente Mikroorganismen beginnen dann, einen Biofilm auszubilden [1]. Dabei handelt es sich um eine durch Mediatoren mikrobiellen Ursprungs (z. B. sog. N-acyl-Homoserin-Laktone bei gramnegativen Bakterien, die der Dichteerkennung, dem „Quorum-Sensing", dienen) gesteuerte, dichteabhängige Neuorganisation der Mikroorganismen zu einem multizellulären Gebilde, bei dem im Biofilm unterschiedlich lokalisierten Mikroorganismen (beispielsweise *Pseudomonas aeruginosa*), einer Differenzierung entsprechend, besondere Aufgaben zukommen [2]. Dazu gehört z. B. die Produktion besonderer Adhäsine durch die basal orientierten Mikroorganismen zur Erhöhung der Haftfestigkeit der Kolonien und der Produktion von Polysacchariden (mikrobielle Schleime wie Alginate) oder Superoxiddismutasen, Katalasen, die der Abwehr der Attakken durch Effektorzellen des Immunsystems dienen könnten, durch peripher lokalisierte Mikroorganismen. Die Expression einer Vielzahl mikrobieller Virulenzfaktoren korreliert mit der Expression von Faktoren, die für die Ausbildung von Biofilmen wichtig sind. Dazu gehören viele der bekannten Exotoxine und Exoenzyme, die oftmals den Mikroorganismen eine rasche und effektive Verbreitung im Wirtsorganismus erlauben oder die leukozytäre Abwehr inhibieren und damit für das Immunsystem des Wirtsorganismus eine große Gefahr darstellen [3].

Die Tatsache, daß die gesunde Haut normalerweise – trotz Besiedlung mit einer Vielzahl von Mikroorganismen – nicht von diesen infiziert wird, ist durch die Ausbildung eines effektiven, angeborenen Abwehrsystems der Haut begründet: Das Stratum corneum der Haut mit seinen Lipiden stellt ebenso wie der von der Schleimhaut produzierte Schleim die erste, schwer zu überwindende physikalische Barriere und Abwehrlinie gegen Infektionen dar. Es ist daher plausibel, zu vermuten, daß eine Schädigung der physikalischen Barriere durch Infektionen zu epidermaler Hyperproliferation und Desquamation bzw. Schleimbildung als Abwehrleistung führt.

Im Schleim und im Stratum corneum konnten Substanzen nachgewiesen werden (u. a. sekretorisches IgA), die die Adhärenz von Mikroorganismen inhibieren [4].

Daneben enthält die gesunde Haut als zweite Abwehrlinie eine Reihe bislang nur unvollständig strukturell geklärter antimikrobieller Substanzen, die in scheinbar konstanter Menge von den Keratinozyten produziert werden. Zu diesen Substanzen, die z. T. freigesetzt, aber auch intrazellulär gespeichert werden, gehören vor allem das Lysozym [5] und der Proteaseinhibitor Antileukoprotease, ALP/Secretory leukocyte proteinase inhibitor, SLPI [6]. Ein neues, antimikrobiell wirksames Peptid ist das Dermcidin, das in den Schweiß abgegeben wird und kürzlich als Schweißdrüsen-spezifisches Protein identifiziert wurde [7].

Daneben existieren auch antimikrobiell wirksame Lipide, wie beispielsweise das Sphingosin, die auch zur Mikrobiostase der Haut beitragen.

Barrierestörungen oder Verwundungen führen zum Kontakt der lebenden Epidermis mit Mikroorganismen und Produkten der Mikroorganismen wie Lipopolysacchariden, Lipoteichonsäuren, Mannane usw. Dieser Kontakt kann dann in den Keratinozyten zu einer Stimulation weiterer, induzierbarer, antimikrobiell wirksamer Peptide und Proteine führen und als dritte Abwehrlinie der Haut betrachtet werden. Dazu gehören insbesondere die Defensine Humanes Beta-Defensin 2 (HBD-2) [8] und Humanes Beta-Defensin 3 (HBD-3) [9], die in gesunder Haut nicht oder kaum vorliegen und erst durch mikrobielle Produkte oder Kontakt der Keratinozyten mit Bakterien induziert werden (Abb. 1.1-1a, b). Die induzierbaren Beta-Defensine werden primär in den obersten Hautschichten produziert und dort auch freigesetzt, z. T. aber auch intrazellulär gelagert [10].

Neben der Induktion epithelialer antimikrobieller Peptide und der Aktivierung von Komplement als Abwehrleistung des natürlichen Immunsystems werden auch Zellen des adaptiven Immunsystems in der Haut aktiviert. So induzie-

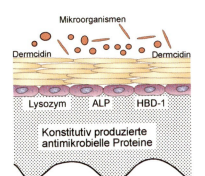
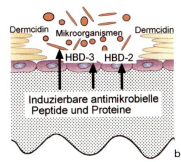

Abbildung 1.1-1a, b Angeborene antimikrobielle Abwehrmechanismen der Haut mit intakter und gestörter physikalischer Barriere. **(a)** Gesunde Haut produziert konstitutiv eine Reihe antimikrobiell wirksamer Peptide und Proteine, zu denen Lysozym, Antileukoprotease, Dermcidin (im Schweiß) und einzelne bislang strukturell nicht definierte Proteine gehören. **(b)** Wird die Barriere gestört, und gelangen Mikroorganismen oder deren Stoffwechselprodukte in Kontakt mit lebender Epidermis, produzieren Keratinozyten zusätzlich eine Reihe induzierbarer, antimikrobiell wirksamer Peptide und Proteine, zu denen die Beta-Defensine HBD-2 und HBD-3 sowie einzelne bislang noch nicht strukturell charakterisierte Peptide und Proteine gehören.

ren die antimikrobiellen Peptide Beta-Defensin 2 und 3 in immaturen dendritischen Zellen (Langerhans-Zellen) sowie Memory-T-Lymphozyten eine chemotaktische Wanderung zum Entzündungsfokus [11] (Abb. 1.1-2). Parallel hierzu werden von den Keratinozyten nach Stimulation mit mikrobiellen Produkten auch primäre Zytokine (z. B. IL-1, IL-6 und TNF-α) sowie auch sekundäre Zytokine (IL-8 und andere Chemokine) freigesetzt. Diese rekrutieren und aktivieren weitere Zellen des adaptiven Immunsystems zum Entzündungsfokus bzw. nach Aktivierung und Aufnahme der mikrobiellen Antigene die Migration zurück zu den Lymphknoten mit der Induktion einer adaptiven Immunantwort.

Die kutane Infektion durch Bakterien und Pilze wird normalerweise von einem massiven Leukozyteninfiltrat begleitet, das primär aus Neutrophilen besteht. Hierbei wird die Rekrutierung dieser Effektorzellen unseres adaptiven Immunsystems durch Komplementspaltprodukte, durch mikrobielle Leukotaxine und vor allem durch neutrophil-chemotaktische Chemokine wie das IL-8 bewirkt (Abb. 1.1-2). Virale Infektionen zeigen nicht diese typischen leukozytären Gewebeinfiltrate und scheinen daher von unserem Immunsystem auf andere Weise bekämpft zu werden. In der Tat scheinen zytotoxische T-Lymphozyten für die Eliminierung virusinfizierter Zellen verantwortlich zu sein, während es kaum bekannte Mechanismen des natürlichen Immunsystems zur direkten Eliminierung von Viren gibt.

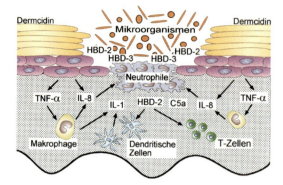

Abbildung 1.1-2 Immunologische Abwehrmechanismen der Haut. Gelangen pathogene Mikroorganismen in Kontakt mit lebender Epidermis, induzieren sie neben der Produktion antimikrobiell wirksamer Peptide auch direkt und indirekt (via Komplementaktivierung) die Bereitstellung neutrophil-chemotaktischer Faktoren (C5a, IL-8), die zur Ausbildung von Pusteln führen können. Andere bakterielle Faktoren induzieren in Keratinozyten und Makrophagen bzw. dendritischen Zellen die Synthese primärer Zytokine (IL-1, TNF-α) sowie IL-8, die eine Neutrophilen-Infiltration weiter verstärken. HBD-2, HBD-3 und lymphozyten-chemotaktische Chemokine bewirken ein „Homing" von T-Lymphozyten und dendritischen Zellen und damit die Initiierung einer Immunantwort gegen eindringende Mikroorganismen.

Insgesamt scheinen bei durch Bakterien oder Pilze verursachten Hautinfektionen die angeborenen Immunmechanismen der Haut mit ihren antimikrobiellen Mechanismen als physikalische und chemische Abwehrlinien (Übersicht s. [12]) eine bedeutende Rolle zu spielen. Dies wird auch anhand von Untersuchungen an verschiedenen immundefizienten Patienten deutlich, die gezeigt haben, daß die Bakterienflora der Haut wenig von derjenigen der Gesunden differiert. Erst sekundär treten Mechanismen des adaptiven Immunsystems nach Invasion der Keime durch Wunden in Kraft. In solchen Fällen haben Immundefizienzen natürlich fatale Folgen und können zu einer Sepsis führen.

Literatur zu 1.1

1. Costerton JW, Stewart PS, Greenberg EP. Bacterial biofilms: a common cause of persistent infections. Science 1999; 284: 1318–22.
2. Miller MB, Bassler BL. Quorum sensing in bacteria. Annu Rev Microbiol 2001; 55: 165–99.
3. Donlan RM. Biofilm formation: a clinically relevant microbiological process. Clin Infect Dis 2001; 33: 1387–92.
4. Gibbons RJ. Bacterial adherence to mucosal surfaces and its inhibition by secretory antibodies. Adv Exp Med Biol 1974; 45: 315–25.

5. Klenha J, Krs V. Lysozyme in mouse and human skin. J Invest Dermatol 1967; 49: 396–9.
6. Wingens M, van Bergen BH, Hiemstra PS, Meis JF, van Vlijmen-Willems IM, Zeeuwen PL, Mulder J, Kramps HA, van Ruissen F, Schalkwijk J. Induction of SLPI (ALP/HUSI-I) in epidermal keratinocytes. J Invest Dermatol 1998; 111: 996–1002.
7. Schittek B, Hipfel R, Sauer B, Bauer J, Kalbacher H, Stevanovic S, Schirle M, Schroeder K, Blin N, Meier F, Rassner G, Garbe C. Dermcidin: a novel human antibiotic peptide secreted by sweat glands. Nat Immunol 2001; 2: 1133–7.
8. Harder J, Bartels J, Christophers E, Schröder JM. A peptide antibiotic from human skin. Nature 1997; 387: 861.
9. Harder J, Bartels J, Christophers E, Schröder JM. Isolation and characterization of human beta-defensin-3, a novel human inducible peptide antibiotic. J Biol Chem 2001; 276: 5707–13.
10. Ali RS, Falconer A, Ikram M, Bissett CE, Cerio R, Quinn AG. Expression of the peptide antibiotics human beta defensin-1 and human beta defensin-2 in normal human skin. J Invest Dermatol 2001; 117: 106–11.
11. Yang D, Chertov O, Oppenheim JJ. The role of mammalian antimicrobial peptides and proteins in awakening of innate host defenses and adaptive immunity. Cell Mol Life Sci 2001; 58: 978–89.
12. Schröder JM. Epithelial antimicrobial peptides: innate local host response elements. Cell Mol Life Sci 1999; 56: 32–46.

1.2 Infektionserkrankungen und Onkogenese

EGGERT STOCKFLETH

Die Assoziation von Virusinfektionen mit der Entstehung von Karzinomen wurde bereits 1911 für das Rous-Sarkom (Entstehung von Sarkomen bei Geflügel) entdeckt. Viele Fachdisziplinen betrachten es als Herausforderung, die Rolle von Viren auch bei der humanen Krebsentstehung zu analysieren und somit möglicherweise neue therapeutische Ansätze verfolgen zu können. Ein neuer therapeutischer Impfstoffansatz wird beispielsweise z. Z. bei HPV-assoziiertem Gebärmutterhalskrebs verfolgt. Bewährt sich der Einsatz von Papillomavirus-ähnlichen Partikeln (VLP) zur Vakzinierung in den aktuell laufenden klinischen Studien der Phasen I–III zur Behandlung von präkanzerösen intraepithelialen Dysplasien, wäre ein entscheidender Schritt in diese Richtung getan.

Eine Assoziation von Virusinfektionen mit malignen Erkrankungen ist heute bekannt bei:
- humanen Papillomaviren (HPV) beim Zervixkarzinom;
- Epstein-Barr-Virus (EBV) beim Burkitt-Lymphom und beim Nasopharynxkarzinom;
- Hepatitis-B-Virus (HBV) beim primären Leberkarzinom;
- Herpesvirus Typ 8 (HHV-8) beim Kaposi-Sarkom;
- humanem T-Zell-Leukämie-Virus (HTLV), Kaposi-Sarkom und Lymphomen.

Virusinfektionen sind die zweithäufigsten Risikofaktoren bei der Karzinomentstehung des Menschen. In den letzten Jahren konnten mit modernen Techniken der Molekularbiologie einige Wirkungsmechanismen viraler Karzinogenese aufgeklärt werden. Nach dem heutigen Wissensstand werden weltweit mindestens 15 % aller humanen Karzinome durch Viren ausgelöst, und die wirkliche Zahl Virus-induzierter Karzinome wird voraussichtlich noch höher sein.

Die häufigsten kanzerogenen Erreger sind die DNA-Viren (HPV, EBV, HBV, HSV). Die wichtigsten Vertreter sind die humanen Papillomaviren der Typen HPV-16 und HPV-18 sowie das Hepatitis-B-Virus. Diese Viren besitzen ein doppelsträngiges DNA-Virusgenom und vermehren sich, indem sie in lebende Zellen eines Wirtsorganismus eindringen und die zelleigenen Synthesesysteme für DNA und Proteine dazu bringen, Kopien von ihnen zu produzieren. Das humane T-Zell-Leukämie-Virus (HTLV) der Familie Retroviridae ist der einzige Vertreter der RNA-Viren, bei dem eine Ursächlichkeit bei der Karzinomentstehung des Menschen nachgewiesen wurde.

Natürlicher Lebenszyklus von HPV – HPV-Vermehrung in einer proliferierenden Läsion

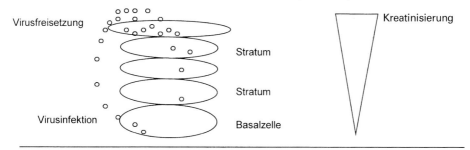

HPV-induzierte Tumorprogression – HPV-assoziierte Zervixkarzinogenese

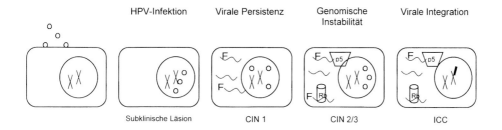

Abbildung 1.2-1 HPV und Onkogenese.

Viren können eine *direkte* oder *indirekte Rolle* bei der Karzinomgenese spielen.

Eine *direkte Rolle* spielt die Interaktion mit Kontrollmechanismen in der transformierenden Zelle, z. B.
- konstitutionelle Expression von Onkogenen (u. a. HPV-E6, -E7, -E1A);
- Integration in das menschliche Chromosom:
  a) Inaktivierung eines Tumorsuppressorgens oder
  b) Aktivierung von Wachstums- bzw. Onkogenen.

Eine *indirekte Rolle* spielt die Interaktion sowohl mit dem B-Zell- (humorale Immunität) als auch mit dem T-Zell-vermittelten Immunsystem (zelluläre Immunität).

Beispielsweise sei die verminderte oder fehlende Expression der MHC-I-Moleküle an der Zelloberfläche genannt, welche zur Nichterkennung der entarteten Zellen vom Immunsystem führt. Warum diese Pathogenese nicht bei allen infizierten Patienten Karzinome auslöst, ist gegenwärtig noch unbekannt und Gegenstand der Forschung.

1.3 Grundlagen der mikrobiologischen Diagnostik

JOHANNES MAYER

Die Haut stellt die Grenzbarriere zur erregerreichen Umwelt dar. Zahlreiche bakterielle und virale Infektionen können an diesem Organ beobachtet werden. Die Eigenschaften der Erreger sind sowohl für die Ausprägung der klinischen Symptomatik als auch für die Wirksamkeit der vorgesehenen Therapie bestimmend. Die Identifikation des Erregers wird mit Hilfe sehr unterschiedlicher Verfahren vorgenommen.

In der Dermatologie bedient sich der Nachweis *bakterieller und mykologischer* Erreger überwiegend klassischer mikroskopischer und kultureller Verfahren, *Viren* werden meist durch moderne serologische und vermehrt auch durch neue molekularbiologische Methoden nachgewiesen. Die alten phänotypischen und die neuen genotypischen Techniken schließen sich dabei keineswegs gegenseitig aus; erst die fundierte Kenntnis und die Synthese beider Laborrichtungen erlauben eine gute mikrobiologische Diagnostik.

■ Mikroskopie

Die Mikroskopie im Nativpräparat beurteilt hauptsächlich die Zellform, die Zelllagerung und die Beweglichkeit (z. B. durch Begeißelung) von Erregern. Verschiedene mikroskopische Techniken finden in der mikrobiologischen Diagnostik Anwendung: Phasenkontrastmikroskopie, Dunkelfeld-, Polarisations- und die Fluoreszenzmikroskopie. Der Erreger der Lues, *Treponema pallidum,* ist z. B. nur sehr schlecht anfärbbar. Mit Hilfe der Dunkelfeldmikroskopie ist er im Reizsekret aufgrund seiner charakteristischen Bewegungen direkt nachweisbar.

■ Elektronenmikroskopie

Entsprechend der Wellenlänge des ausgesandten Kathodenstrahls ist das Auflösungsvermögen des Elektronenmikroskops bis zu 10^5mal größer als das des Lichtmikroskops. Zur Anwendung kommen Ultradünnschnitte (ca. 20–70 nm dick), die in einem speziellen kontrastierenden Verfahren vorbehandelt werden müssen. Die Methodik ist zum direkten Nachweis von Viren in Geweben sehr gut geeignet, aber durch einen hohen technischen und finanziellen Aufwand gekennzeichnet und daher kein etabliertes Routineverfahren.

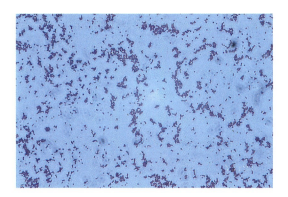

Abbildung 1.3-1 Grampositive Bakterien.

■ Färbeverfahren

Die Kenntnis verschiedener *Färbemethoden* erlaubt weitere diagnostische Schlüsse und gehört zum mikrobiologischen Standard. Die bekannteste Färbemethode wurde von dem Dänen *Gram* 1884 beschrieben. Sie erlaubt die Unterscheidung des prokaryonten Bakterienreichs in zwei große Gruppen, die sich hauptsächlich aufgrund des Zellwandaufbaus und der daraus resultierenden klinischen Bedeutung unterscheiden. Bakterien mit einer Zellwand aus mehreren miteinander vernetzten Peptidoglykanschichten sind in der Lage, Farbstoffe im Zellinnern zu fixieren. Diese Bakterien (z. B. Staphylokokken und Streptokokken) stellen sich unter dem Mikroskop als blauschwarz bis violett dar und werden als grampositiv bezeichnet (s. Abb. 1.3-1). Bakterien mit einem dünnen einschichtigen Mureinaufbau geben zunächst aufgenommene Farbstoffe schnell ab und lassen sich mit einem roten Farbstoff leicht wieder gegenfärben. Diese Bakterien werden als gramnegativ bezeichnet (z. B. *Escherichia coli*). Einige Arten nehmen jedoch die üblichen Farbstoffe nur sehr schlecht an. Spezielle Techniken, wie beispielsweise die *Ziehl-Neelsen-Färbung*, sind von großem diagnostischem Wert auf der Suche nach sog. säurefesten Stäbchen (v. a. der Gattung *Mycobacterium*).

■ Kulturelle Untersuchungsverfahren

Viele Bakterien und Pilze können mit relativ einfachen Mitteln auf unbelebten Nährmedien kultiviert werden. Die Nährmedien enthalten hauptsächlich Eiweiß (Pepton), Kohlenhydrate, Kochsalz und verschiedene Alkohole (Mannit, Glycerin) als Energiequelle. Zahlreiche verschiedene Kultivierungsverfahren auf Flüssignährböden (sog. Nährbouillons) oder festen Nährmedien (Nährböden) wurden je nach Keimart im Laufe der letzten zwei Jahrhunderten entwickelt. Die flüssigen Medien der Nährböden werden durch Zusatz von Agar-Agar, einem Geliermittel aus roten Meeresalgen (Rhodophyzeen), verfestigt. *Anreicherungsmedien* werden häufig zur primären Kultivierung aus Abstrichmaterial verwendet; *Selektivnährböden* dienen zur Unterdrückung unerwünschter Mikroben. Aerobe, fakultativ anaerobe und anaerobe Kultivierungsverfahren werden je nach gesuchter Keimart unterschieden.

Die *Morphologie* der entstehenden Kulturen ist von großer diagnostischer Bedeutung. Bakterien und Pilze können auch in ihrer *Wachstumsgeschwindigkeit* erheblich differieren. Das Wachstum ist v. a. abhängig von der Keimart und den Milieubedingungen (Temperatur, Medium, pH-Wert). Die meisten Bakterien- und Hefearten zeigen eine rasche Kolonienbildung. Einzelne Mykobakterien und Dermatophyten weisen dagegen ein vergleichsweise langsames kulturelles Wachstum auf.

Obligat intrazellulär vorkommende Erreger wie Chlamydien, Ehrlichien, Rickettsien und Viren gedeihen nicht auf unbelebten Nährmedien und werden auf verschiedenen lebenden Zellinien vermehrt.

■ Serologie

Die Diagnostik zahlreicher bakterieller und viraler Erkrankungen wird mit Hilfe von serologischen Verfahren durchgeführt. Dabei wird in Serum und Liquor des Patienten nach erregerspezifischen Antikörpern gesucht. Grundprinzip der serologischen Verfahren ist die Antigen-Antikörper-Reaktion, die unter genau definierten Bedingungen (u. a. Antigen-Antikörper-Verhältnis, Temperatur, pH-Wert), die den In-vivo-Bedingungen nachgeahmt sind, in vitro abläuft. Verschiedene methodische Verfahren finden u. a. Anwendung:
- Agglutinationsreaktion;
- Immunpräzipitation;
- Komplementbindungsreaktion (KBR);
- Immunfluoreszenztest (IFT);
- Radioimmunoassay (RIA);
- Enzym-Immunoassay (EIA);
- Westernblot (WB).

Für jedes einzelne aufgeführte Verfahren sind wiederum zahlreiche Varianten beschrieben. Die meisten Methoden sind in der Lage, zwischen verschiedenen Antikörperklassen (IgG, IgM, IgA) zu unterscheiden und ermöglichen damit eine Angabe zum Infektionszeitpunkt. Überwiegend werden heute hochspezifische monoklonale Antikörper in den Testkits verwendet.

1.4 Grundlagen der molekularbiologischen Diagnostik

JOHANNES MAYER

Die medizinische Mikrobiologie beschäftigt sich seit über 100 Jahren mit der Isolierung und Identifizierung von Mikroorganismen. Mit der Entdeckung von erregerspezifischen Antikörpern wurde vor Jahrzehnten die Grundlage für die Entwicklung immunologischer Nachweismethoden geschaffen. Die Vorteile herkömmlicher immunologischer Testsysteme als indirekte Nachweisverfahren, wie ELISA, Westernblot oder Immunfluoreszenz, liegen vor allem in der hohen Sensitivität, den kurzen Detektionszeiten und der Erkennung des Immunstatus (IgM, IgG). Dennoch weisen immunologische Assays einige methodenbedingte Nachteile auf. Häufig sind aufgrund der begrenzten Affinität zwischen Antigen und Antikörper unspezifische Reaktionen bzw. auch Kreuzreaktionen zu beobachten, bei latenten Infektionen fehlen häufig die entsprechenden antigenen Determinanten im zu analysierenden Probenmaterial, oder es können bestimmte Erreger aufgrund von Antigendrift nicht erfaßt werden. Vor allem auch bei Immunsupprimierten ist über immunologische Methoden oft nur eine unzureichende diagnostische Abklärung infektiöser Dermatosen möglich. Hier sind die Einsatzgebiete molekularbiologischer Methoden zu sehen. Aufgrund ihrer hohen Speziesspezifität können Nukleinsäuren direkt zum Nachweis und zur Unterscheidung von Organismen herangezogen werden; der Nachweis von Infektionserregern bedarf damit nicht mehr einer meßbaren Immunantwort.

■ **Techniken**

Hybridisierung
Eine einzelsträngige DNA-Sonde bindet unter geeigneten Bedingungen sequenzspezifisch mit der nachzuweisenden Zielsequenz. Die Methodik der *In-situ-Nukleinsäurehybridisierung* wird schon seit über 15 Jahren erfolgreich in Forschung und Diagnostik angewandt und ermöglicht eine Detektion und Quantifizierung spezifischer Nukleinsäuresequenzen im Gewebeschnitt. Sie beruht auf dem Aufschmelzen doppelsträngiger DNA über Temperaturänderung und einem nachfolgenden Aneinanderlagern (Hybridisierung) zweier komplementärer einzelsträngiger Nukleinsäure-Moleküle (DNA-Sonden) unter Ausbildung von spezifischen Wasserstoff-Brückenbindungen nach dem Prinzip der Watson-Crick-Basenpaarung. Je nach Anwendungsgebiet sind verschiedene membrangebundene Testformate wie der *Dot-Blot* (immobilisierte Target-Nukleinsäure), der *reverse*

Dot-Blot (immobilisierte Sonde), der *Southern-Blot* (DNA-Target), der *Northern-Blot* (RNA-Target) entwickelt worden.

Nukleinsäure-Amplifikationssysteme
Da manche Krankheitserreger nur in sehr geringer Konzentration im Probenmaterial vorliegen, ist ihr spezifischer Nachweis im Rahmen von Hybridisierungsverfahren meist aufgrund von mangelnder Sensitivität nicht möglich. Deswegen wurden für die Diagnostik viraler und bakterieller Pathogene sog. In-vitro-Nukleinsäure-Amplifikationssysteme entwickelt und am Beispiel der *PCR-Reaktion* (Polymerase chain reaction) bereits in zunehmendem Maße erfolgreich im diagnostischen Labor eingesetzt.

Ziel dieser Amplifikationssysteme ist die millionenfache Vermehrung eines erregerspezifischen Nukleinsäure-Bereichs innerhalb einer komplexen Mischung heterogener Nukleinsäure-Moleküle, um auf diese Weise eine anschließende Detektion des Erregers mit den zuvor beschriebenen Hybridisierungsmethoden zu ermöglichen. Diese zu vermehrende Zielsequenz wird als *Matrize* oder als *Template-Nukleinsäure* bezeichnet.

Die bekannteste Methode zur Nukleinsäure-Amplifikation ist die PCR. Durch den Ablauf der PCR-Reaktion wird ein Fragment der zu vermehrenden Nukleinsäure (Template) über die sequenzspezifische Hybridisierung und Elongation von zwei Oligonukleotid-Primern in exponentieller Weise amplifiziert. Das Grundprinzip dieser 3stufigen thermozyklischen Reaktion basiert auf der wiederholten Denaturierung doppelsträngiger DNA zu Einzelsträngen, der spezifischen Hybridisierung *(annealing)* kurzer Oligonukleotide *(primer)* und einer Template-spezifischen Verlängerung *(elongation)* dieser Primer mit Hilfe einer thermostabilen DNA-Polymerase (Abb. 1.4-1). Da die neusynthetisierten Elongationsprodukte jeweils zusätzliche, identische Template-Moleküle darstellen, verdoppelt sich während jedes Replikationsschritts deren Anzahl im Reaktionsansatz (exponentielle Amplifikation 2^n; n = Anzahl der Zyklen). Eine genaue Analyse der PCR-Produkte ist im Rahmen der medizinischen Diagnostik notwendig. Neben ihrer charakteristischen Größe können die spezifischen Amplifikationsprodukte über anschließende *Klonierung, Sequenzierung, Restriktionsenzym-Spaltung*, eine *Reamplifizierung mit internen Primern* (nested PCR) und/oder eine *Hybridisierung* mit internen Sonden charakterisiert werden.

Die hohe Effizienz stellt aber auch einen wesentlichen Nachteil der PCR-Reaktion dar. Die Probenaufarbeitung muß unter höchsten Reinheitsbedingungen und mit speziell konstruierten Pipetten oder mit Watte gestopften Pipettenspitzen erfolgen, da die Gefahr einer Verschleppung amplifizierten Materials z. B. über Aerosolbildung und den damit verbundenen falsch-positiven Ergebnissen bereits bei einer Kontamination von wenigen Molekülen gegeben ist. Dies bedingt eine Reihe von zusätzlichen Kontrollansätzen innerhalb jeder Versuchsreihe.

Auch wenn die PCR-Reaktion in der Molekularbiologie die derzeit wohl am häufigsten angewandte Methode zur spezifischen Vermehrung von Nuklein-

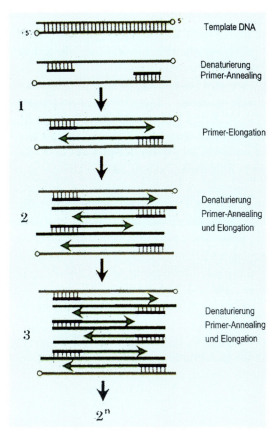

Abbildung 1.4-1 Ablauf der Polymerase-Kettenreaktion. (Mit freundlicher Genehmigung von Dr. Udo Reischl, Universitätsklinikum Regensburg)

säure darstellt, besteht, nicht zuletzt aufgrund PCR-spezifischer Nachteile oder patentrechtlicher Gründe, Bedarf an alternativen routinemäßig einsetzbaren Methoden.

Mit der Isolierung einer thermostabilen DNA-Ligase wurde eine neue Möglichkeit zur exponentiellen Amplifikation von Target-Sequenzen ohne die Verwendung von DNA-Polymerasen eröffnet. Bei dieser sog. Ligase-Kettenreaktion, kurz LCR *(Ligase chain reaction)* genannt, werden zwei Paare von Oligonukleotiden während PCR-ähnlicher Thermozyklen nach ihrer unmittelbar benachbarten, spezifischen Hybridisierung mit einer einzelsträngigen Template-Nukleinsäure durch die DNA-Ligase miteinander verknüpft. In Analogie zur PCR-Reaktion können diese Ligationsprodukte nach einem Denaturierungsschritt ihrerseits wieder als neue Template-Moleküle bei nachfolgenden Ligationsreaktionen dienen.

Ein wesentlicher Nachteil der genannten Methoden ist die Notwendigkeit von Thermozyklen. Mit dem Einsatz isotherm verlaufender Systeme entfallen diese Nachteile einer thermozyklischen Reaktionsführung *(3SR, NASBA oder TAS)*. Diese Verfahren haben im diagnostischen Labor bis heute aber nur sehr geringe Verbreitung gefunden.

■ Einsatzgebiete in der Dermatologie

Bei *humanen Papillomaviren (HPV)* konnten durch verschiedene Studien, die im wesentlichen auf der PCR beruhen, Subtypen identifiziert werden, die mit der Entstehung von Karzinomen in Beziehung stehen (z. B. HPV-16, -18, -33). Der Nachweis von *Herpes-simplex*-DNA in Hautbiopsien von Patienten mit Erythema exsudativum multiforme (EEM) konnte in manchen Fällen die vermutete pathogenetische Rolle von HSV bestätigen. Die PCR und LCR werden in spezialisierten dermatologischen Laboratorien u. a. für den Nachweis von *Chlamydien* und *Neisseria gonorrhoeae* aus Urin und Abstrichmaterial eingesetzt. Inhibitoren im Untersuchungsmaterial können falsch-negative Resultate verursachen. Von großem Interesse ist der DNA-Nachweis von *Mykobakterien* in tuberkulösen Hautveränderungen. Auch für den Nachweis von *atypischen Mykobakteriosen* der Haut haben sich PCR-Verfahren bewährt. Zum Nachweis kutaner Spätmanifestationsformen von Infektionen mit *Borrelia burgdorferi* haben sich die DNA-Amplifikationsverfahren aufgrund der meist geringen Erregerdichte weniger bewährt. In Hautbiopsien und Schuppenmaterial können auch *Dermatophyten* spezifisch innerhalb kurzer Zeit nachgewiesen werden und verkürzen die langwierigen Anzuchtverfahren (bis zu 6 Wochen) zur Diagnosesicherung von Tinea capitis oder corporis v. a. bei Kindern erheblich.

Besondere Erwartungen werden in Zukunft u. a. an die sog. „Biochips" gestellt, die mit Hilfe von Hybridisierungssonden in miniaturisierten analytischen Geräten mit hohem Probendurchsatz schnelle Ergebnisse liefern sollen.

1.5 Grundlagen der histologischen Diagnostik

Andrea v. Stemm

Die histologische Untersuchung von Hautbiopsien hat für die Diagnostik von dermatologischen Infektionskrankheiten einen hohen Stellenwert. Oft läßt sich anhand des morphologischen Bildes und der Spezialfärbungen eine spezifische Diagnose stellen. Mitunter kann jedoch nur ein Verdacht geäußert bzw. verschiedene Differentialdiagnosen genannt werden, die dann Ausgangspunkt für weitere serologische, kulturelle oder molekulare Untersuchungsverfahren darstellen.

Der Dermatopathologe ist dabei abhängig von den Angaben des Klinikers, die nicht nur einen detaillierten dermatologischen Befund, sondern auch etwaige Grunderkrankungen, z.B. im Sinne einer Immunsuppression, enthalten sollten. Darüber hinaus sollte die Vorbehandlung mit Medikamenten, sei es lokal oder systemisch, erwähnt werden.

Weitere wichtige Voraussetzungen für eine erfolgreiche Diagnostik stellen die Auswahl der Entnahmestelle und die schonende Behandlung des Biopsates dar. In der Regel ist es sinnvoll, die Hautprobe aus dem Randbezirk der Läsion zu entnehmen, um eine erschwerte Diagnostik durch sekundäre Veränderungen wie Nekrosen und Ulzerationen zu vermeiden. Darüber hinaus gelingt der Erregernachweis meist besser in diesen Arealen, da die Erregerzahl im Zentrum durch eine starke Entzündungsreaktion abnimmt. Es sollten möglichst frische, noch nicht in Abheilung begriffene Veränderungen ausgewählt werden. Bei schwierigen Fragestellungen ist es sinnvoll, zwei Biopsien aus klinisch unterschiedlichen Bezirken zu gewinnen. Schließlich sollte darauf geachtet werden, ausreichend große Biopsien zu entnehmen und Quetschartefakte zu vermeiden.

Bei Verdacht auf eine Leishmaniose ermöglicht die Anfertigung von Tupfpräparaten eine zusätzliche sichere und schnelle Diagnostik. Die Stanzbiopsie wird dabei in zwei Hälften geteilt, wobei dann die Schnittflächen vorsichtig ca. dreimal auf einen Objektträger plaziert werden. Anschließend wird das Gewebe in Formalin fixiert und regulär aufgearbeitet. Die Tupfpräparate werden nach kurzem Trocknen für drei Minuten in Alkohol fixiert und können dann mit Giemsa gefärbt werden [1].

Zusammenfassend ist dem Kliniker in unklaren Fällen zu raten, sich vor der Probeentnahme mit dem Dermatopathologen in Verbindung zu setzten, um ein optimales Procedere festzulegen.

Der Entnahme schließt sich die Fixierung des Materials in gepuffertem Formalin an, die im Hinblick auf etwaige immunhistologische Verfahren 24 Stunden möglichst nicht überschreiten sollte.

Die Auswahl der histochemischen Spezialfärbungen ist abhängig von den klinischen Angaben bzw. den genannten Differentialdiagnosen. Im Zuge der Begutachtung der Präparate ergeben sich durch die morphologischen Veränderungen ggf. weitere Hinweise, die zusätzliche Färbeverfahren zwecks Erregernachweis zur Folge haben.

Granulomatöse Entzündungsreaktionen können auf Infektionen durch Mykobakterien (M. tuberculosis, M. leprae, atypische Mykobakterien), Pilze (z. B. Histoplasmose, Kryptokokkose, Dermatophyten), Leishmanien oder Bakterien (Aktinomykose, Syphilis) hinweisen. Die Art des Granuloms (tuberkuloid, suppurativ) läßt weitere Rückschlüsse zu. Schließlich läßt sich die Diagnose durch weitere Zellkompartimente weiter eingrenzen, so kommen Plasmazellen vornehmlich bei Infektionen mit Leishmanien und Spirochäten vor [2].

Entsprechend ist die Auswahl der Spezialfärbungen: die Ziehl-Neelsen-, besser noch die Fite-Faraco-Färbung dient der Darstellung von Mykobakterien; die PAS-Färbung bzw. eine Silberimprägnierung nach Grocott färbt Pilze an; Leishmanien lassen sich mit der Giemsa-Färbung sichtbar machen; und schließlich dient die Warthin-Starry-Färbung der Anfärbung von Spirochäten (Treponema pallidum, Rochalimea henselae, Borrelien).

Das Vorkommen von neutrophilen Granulozyten, insbesondere eine suppurative Entzündung, läßt an eine bakterielle Infektion denken. Hier kann eine Differenzierung anhand der Gewebe-Gram-Färbung nach Brown-Hopps erfolgen. Neutrophile Granulozyten im Stratum corneum sollten auch immer den Ausschluß einer Pilzinfektion zur Folge haben. Auch bei einer Follikulitis bzw. Perifollikulitis ist diese in Betracht zu ziehen.

Eosinophile Granulozyten finden sich bei Insektenstichreaktionen und parasitären Infektionen wie Helminthen. Diese lassen sich gut mit einer Versilberung nach Grocott darstellen.

Ausgedehnte Gewebenekrosen können bei Ecthyma gangraenosum, Milzbrand, Orf oder Ulcus molle beobachtet werden.

Eine zunächst normal erscheinende Haut kann auf eine Pityriasis versicolor, Dermatophytose oder Erythrasma hinweisen.

Eine effektive und einfache Screening-Methode für Mikroorganismen im Gewebe wurde vor einiger Zeit von Kutzner et al. veröffentlicht [3]. Sie konnten demonstrieren, daß die Immunfärbung mit dem polyklonalen Antikörper gegen BCG (Bacille-Calmette-Guérin), bei breiter Kreuzreaktivität gegen Bakterien und Pilze, eine hohe Sensitivität und minimale Hintergrundfärbung aufweist. Die Methode eignet sich daher gut als Screening und ist den konventionellen Spezialfärbungen überlegen. Spirochäten und Leishmanien färben sich nicht an. Ebenso konnten Viren nicht dargestellt werden, was auch für die anderen Spezialfärbungen gilt. Hier bieten sich immunhistochemische Verfahren oder die In-situ-Hybridisierung bzw. PCR an. So ist z. B. bei der CMV-Infektion, bei der häufig nur wenige Zellen die typischen Einschlußkörperchen aufweisen, die immunhistologische Darstellung infizierter Zellen sinnvoll und einfach durchzuführen, wodurch auch frühe Stadien erfaßt werden können.

Die Kenntnis der morphologischen Veränderungen ist dabei nach wie vor richtungweisend. Resnik et al. haben in einer sehr gründlichen Studie die CMV-induzierten zellulären Veränderungen beschrieben, die abhängig vom Stadium der Infektion sind [4]. Ein ähnliches Spektrum ist auch für die Herpesviren bekannt. Während sich zu Beginn intraepitheliale Bläschen mit akantholytischen Keratinozyten, häufig auch multinukleären Riesenzellen, und intranukleären eosinophilen Einschlüssen finden, lassen sich im späteren Verlauf oft lediglich Nekrosen und Ulzerationen erkennen. In solchen Fällen empfiehlt es sich, vor allem die Hautadnexe gründlich zu untersuchen [5].

Monoklonale Antikörper zur Diagnostik von Herpesviren, CMV und einigen HPV finden mittlerweile eine zunehmende Verbreitung, während Antikörper gegen Pilze meist nur Speziallaboratorien vorbehalten bleiben [6]. Die Differenzierung erfolgt auch weiterhin in der Regel mittels einer Kultur.

Bestimmte Infektionen zeigen abhängig von der immunologischen Reaktionslage des Wirtes und dem Stadium der Infektion unterschiedliche Bilder. Ein solches Spektrum wurde für die Tuberkulose, Lepra und Leishmaniose beschrieben [7–9]. Bei der Lepra reicht das Spektrum vom tuberkuloiden Pol über Borderline-Formen hin zum lepromatösen Pol. Während bei der tuberkuloiden Lepra nur ganz vereinzelt Bakterien gefunden werden können, sind bei der lepromatösen Lepra die Histiozyten angefüllt mit säurefesten Stäbchen (Abb. 1.5-1). Die PCR stellt sowohl für die erregerarmen Formen der Lepra [10] als auch der Tuberkulose [11] eine effiziente und den konventionellen Färbemethoden überlegene Methode dar.

Im Falle der Lepra kann eine immunologische Instabilität auch zu den gefürchteten Leprareaktionen führen. So beobachtet man bei dem Erythema nodosum leprosum ein Ödem in der papillären Dermis, ein gemischtes Infiltrat mit neutrophilen Granulozyten und meist eine Vaskulitis. Vaskulitiden können des öfteren ein immunologisches Phänomen im Rahmen von Infektionskrankheiten darstellen (Immunkomplexvaskulitis).

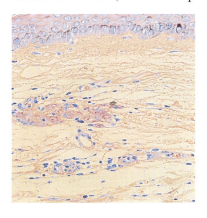

Abbildung 1.5-1 Lepromatöse Lepra, zahlreiche säurefeste Stäbchen, angefärbt mit der Fite-Faraco-Färbung, org. Vergr. x 100.

Ein weiteres immunologisch bedingtes Sekundärphänomen dermatologischer Infektionen sind die Id-Reaktionen. Dabei kommt es zu einer Autosensibilisierung gegen ein entfernt lokalisiertes Agens. Id-Reaktionen wurden z. B. bei bakteriellen Infektionen, Pilzerkrankungen und Skabies beobachtet.

Die histopathologische Diagnostik dermatologischer Infektionskrankheiten erfordert Erfahrung und ein gut funktionierendes Labor. In ausgewählten Fällen kann es daher von Vorteil sein, das Material von vornherein in eine Abteilung mit infektionspathologischem Schwerpunkt zu schicken.

Literatur zu 1.5

1. Berger RS, Perez-Figaredo RA, Spielvogel RL. Leishmaniasis: The touch preparation as a rapid means of diagnosis. J Am Acad Dermatol 1987; 16: 1096–1105.
2. Weedon D. Skin Pathology. Philadelphia: Churchill Livingstone, 1997.
3. Kutzner H, Argenyi ZB, Requena L, et al. A new application of BCG antibody for rapid screening of various tissue microorganisms. J Am Acad Dermatol 1998; 38: 56–60.
4. Resnik KS, DiLeonardo M, Maillet M. Histopathologic findings in cutaneous cytomegalovirus infection. Am J Dermatopathol 2000; 22 (5): 397–407.
5. Sangueza OP, Gordon MD, White CR. Subtle clues to the diagnosis of the herpesvirus by light microscopy. Am J Dermatopathol 1995; 17 (2): 163–8.
6. Moskowitz LB, Ganjei P, Ziegels-Weissman J, et al. Immunohistologic identification of fungi in systemic and cutaneous mycoses. Arch Pathol Lab Med 1986; 110: 433–6.
7. Ridley DS, Jopling WH. Classification of leprosy according to immunity. A five-group system. Int J Lepr 1966; 34: 255–73.
8. Santa Cruz DJ, Strayer DS. The histologic spectrum of the cutaneous mycobacterioses. Hum Pathol 1982; 13: 485–95.
9. Azulay RD, Azulay DR Jr. Immune-clinical-pathologic spectrum of leishmaniasis. Int J Dermatol 1995; 34: 303–7.
10. Shi L, Yajima M, Kawatsu K, et al. Comparison of polymerase chain reaction, immunohistochemistry and conventional histopathology in the diagnosis of early leprosy in Sichuan Province of China. Nihon Hansenbyo Gakkai Zasshi 2000; 69 (3): 147–55.
11. Quiros E, Maroto MC, Bettinardi A, et al. Diagnosis of cutaneous tuberculosis in biopsy specimen by PCR and southern blotting. J Clin Pathol 1996; 49 (11): 889–91.

1.6 Grundlagen der antibiotischen Therapie

ALBRECHT STOEHR

Die Entwicklung und der Einsatz von Antibiotika sind einige der Eckpunkte der modernen Medizin. Während in früheren Jahrhunderten epidemisch auftretende, infektiös bedingte Erkrankungen eine große Zahl an Menschenleben forderten und neben dem menschlichen Leid die wirtschaftliche und kulturelle Entwicklung empfindlich trafen, ist dieses heute für die Industrienationen aufgrund eines funktionierenden Gesundheitssystems und der Entwicklung gut wirksamer Antibiotika unvorstellbar. Als Folge dieser Entwicklung ist es zu einer deutlichen Verlängerung der Lebenserwartung gekommen [1].

Das Ziel der antibiotischen Therapie ist die rasche Hemmung oder Abtötung von Erregern eines erkrankten Individuums möglichst ohne Schädigung des Organismus. Daß die alleinige antibiotische Therapie eines infektiösen Krankheitsbildes häufig nicht ausreicht, zeigt die komplexe Situation des Sepsis-Syndroms.

Das Bewußtsein, daß gewisse natürlich vorkommende Stoffe eine heilende Wirkung bei Entzündungen haben, reicht Jahrtausende zurück, lange bevor die Erkenntnis gewonnen wurde, daß Erreger die Basis von Infektionen sind. Im 17. Jahrhundert wurde erstmals über den Einsatz der Chinarinde durch Eingeborene bei Malaria berichtet. Die moderne Antibiotikaentwicklung wurde maßgeblich durch Paul Ehrlich geprägt, der 1910 das Salvarsan in die Therapie der Syphilis einführte. In den folgenden Jahrzehnten folgte die Entwicklung der Sulfonamide und der Penicilline sowie weiterer antibiotischer Substanzklassen [2].

Unter Antibiotika versteht man von Pilzen oder Bakterien gebildete oder synthetisch hergestellte Substanzen, die das Wachstum von Bakterien hemmen oder diese abtöten. Die Antibiotika werden eingeteilt in bakterizide und bakteriostatische Substanzen. Zur ersten Gruppe gehören die Penicilline, Cephalosporine sowie die Aminoglykoside, zur zweiten die Sulfonamide, Tetracycline und Chloramphenicol. Nach Beendigung einer bakteriostatischen Therapie kann es zu einer erneuten Vermehrung der Erreger kommen.

Der Wirkungsmechanismus der Antibiotika ist unterschiedlich und kann in vier Gruppen eingeteilt werden. β-Lactam-Antibiotika (Penicilline, Cephalosporine, Carbapeneme), Vancomycin und Fosfomycin hemmen den Aufbau der Bakterien-Zellwand, so daß das Bakterium platzt. Aminoglykoside, Makrolide, Tetracycline, Clindamycin und Chloramphenicol hemmen die ribosomale Protein-Biosynthese und wirken bakteriostatisch. Folsäureantagonisten (Sulfon-

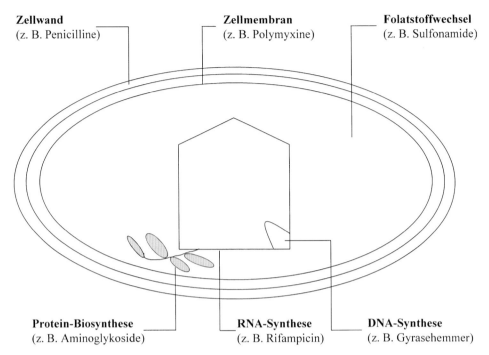

Abbildung 1.6-1 Angriffspunkte von verschiedenen Antibiotikagruppen.

amide), Rifampicin und Chinolone hemmen die Nukleinsäuresynthese. Polymyxin B schädigt die Zytoplasmamembran der Bakterien (Abb. 1.6-1).

Einige Antibiotika decken ein breites, andere ein schmales Spektrum an Erregern ab, erstere sind in der Regel geeignet bei schweren Erkrankungsbildern vor Erregeridentifikation, Schmalspektrum-Antibiotika für den Einsatz bei Infektionserkrankungen mit identifizierten (und ausgetesteten) Erregern [3].

Die Antibiotikatherapie ist gekennzeichnet durch einen Wettlauf zwischen der Entwicklung neuer Substanzen und einer zunehmenden Resistenzentwicklung. Aktuell bestehen Probleme durch Methicillin-resistente Staphylokokken, es droht die Ausbreitung der Penicillin-/Makrolid-resistenten Pneumokokken und der Vancomycin-resistenten Enterokokken. Bei der Antibiotikaresistenz unterscheidet man eine primär genetisch bedingte von der sekundär erworbenen Resistenz. Die sekundäre Resistenz erfolgt durch Aufnahme von DNS-Fragmenten, die Resistenzfaktoren kodieren. Die Resistenzmechanismen sind unterschiedlich. Es kann zu einer verminderten Permeabilität der Zellwand oder einer verstärkten Elimination von Antibiotika aus dem Bakterium kommen oder zu einer Veränderung oder Überproduktion von Zielmolekülen, so daß die Antibiotikakonzentration nicht mehr zur Hemmung ausreicht. Weiter kann die Resistenz in der Induktion von inaktivierenden Enzymen begründet sein. Ursachen für die zunehmende Resistenzproblematik liegen in der intensiven klinischen Nutzung von Antibiotika und deren Einsatz in der Landwirtschaft. Daher findet man das Problem der (Multi-)Resistenz überwiegend in großen leistungsfähigen Krankenhäusern aufgrund der Risikoselektion der Patientenstruktur. Eine Ausbreitung dieser Problematik in die ambulante Medizin und damit in die breite Bevölkerung ist aber nicht ausgeschlossen. Resistente Erreger haben häufig einen Wachstumsnachteil gegenüber dem Wildtyp, deshalb ist es wichtig, eine Kolonisation mit resistenten Erregern von einer Infektion abzugrenzen, erstere stellt keine Behandlungsindikation dar, der Wildtyp verdrängt meist mit der Zeit die resistenten Organismen [4].

Bei der Auswahl eines Antibiotikums ist die Kenntnis der pharmakokinetischen Parameter wichtig. Verschiedene Substanzen werden kaum enteral resorbiert und müssen parenteral eingesetzt werden (Vancomycin, Aminoglykoside). In Abhängigkeit von der Hydro- bzw. Lipophilie wird die Blut-Hirn-Schranke überwunden. Daraus können unterschiedliche Dosierungsempfehlungen für Erkrankungen verschiedener Kompartimente resultieren. Viele Antibiotika sind an Eiweiß gebunden. Wirksam ist nur der freie Anteil. Eine hohe Plasmaeiweißbindung bedingt einen langsamen Wirkungsbeginn, der aber länger anhält. Einige Antibiotika werden unverändert ausgeschieden, andere metabolisiert, wobei einige der Metaboliten auch eine antibiotische Wirkung zeigen. Der Abbau von Antibiotika kann über die Leber oder Niere oder über beide Organe erfolgen. Bei einer vorbestehenden Leistungsminderung des Exkretionsorgans resultiert eine deutlich längere Halbwertszeit und evtl. ein Anstieg der Spitzenkonzentration in den toxischen Bereich. Dieses ist insbesondere ein Problem bei Medikamenten mit einer geringen therapeutischen Breite (Abstand zwischen therapeutischer und toxischer Konzentration) [5, 6].

Der Erfolg einer antibiotischen Therapie hängt aber nicht nur von der richtigen Auswahl und Dosierung eines Antibiotikums ab, sondern auch vom Allgemeinzustand des zu behandelnden Patienten. Negative prädiktive Faktoren sind das fortgeschrittene oder sehr junge Alter, vorbestehende Organschäden, Tumorleiden, Neutropenien, Polytraumen, Verbrennungen sowie erworbene oder angeborene Immundefizienzen.

Durch wesentliche Fortschritte in der Hämatologie/Onkologie sowie der Intensivmedizin sind die Überlebenschancen eines Patientenklientels mit hoher Infektgefährdung und damit hohem Antibiotikabedarf deutlich besser geworden. Dadurch steigt das Risiko für das Individuum, Antibiotika-assoziierte Nebenwirkungen zu erleiden, und für die Allgemeinheit das Risiko einer Resistenzentwicklung.

Zusammengefaßt haben die Antibiotika sicher einen wesentlichen Anteil an der längeren Lebenserwartung der Gesamtbevölkerung. Der vordergründig unkomplizierte Einsatz und die einfache Verfügbarkeit bergen aber auch Risiken. Diese bestehen in der Unwirksamkeit aufgrund falscher Indikation, falscher Auswahl und nicht ausreichender Dosierung oder in der Organschädigung durch zu hohe oder nicht angepaßte Dosierungen. Die falsche Indikation sowie die nicht ausreichend hohe und lange Dosierung können zu Resistenzen führen und damit eine erhebliche schädigende Potenz für die Volksgesundheit haben.

Wenn man den erheblichen Nutzen, aber auch die komplexen Neben- und Folgewirkungen des Antibiotikaeinsatzes bedenkt, ist es verwunderlich, daß es in Deutschland weder einen Lehrstuhl für Infektiologie noch eine Zusatzbezeichnung Infektiologie in der Weiterbildungsordnung gibt. Nur zögerlich etablieren sich in einigen deutschen Kliniken infektiologische Qualitätszirkel, überwiegend durch persönliches Engagement weniger Kollegen, die u. a. einen infektiologischen Konsiliardienst anbieten. Diese Entwicklung gilt es zu fördern, damit auch in Zukunft das Schwert der antibiotischen Therapie scharf und finanzierbar bleibt.

Literatur zu 1.6

1. World Health Organization. The World Health Report, 1998. Geneva: World Health Organization, 1998.
2. Weinstein L. General considerations. In: Goodman LS, Gilman A (eds). The Pharmacological Basis of Therapeutics. New York: Macmillan, 1970: 1954.
3. Miksits K, Dierich MP. Antibakterielle Wirkung. In: Hahn H, Falke D, Kaufmann SHE, Ullmann U (Hrsg). Medizinische Mikrobiologie und Infektiologie. Berlin: Springer, 1999: 818–20.
4. Opal SM, Mayer KH, Medeiros AA. Mechanism of Bacterial Antibiotic Resistance. In: Mandell GL, Bennett JE, Dolin R (eds). Principles and Practice of Infectious Diseases. Philadelphia: Churchill Livingstone, 2000: 236–53.
5. Amsden GW, Ballow CH, Bertino JS. Pharmacokinetics and Pharmacodynamics of Anti-infective Agents. In: Mandell GL, Bennett JE, Dolin R (eds). Principles and Practice of Infectious Diseases. Philadelphia: Churchill Livingstone, 2000: 253–61.
6. Craig WA. Pharmacokinetic/Phamacodynamic Parameters: Rationale for Antibacterial Dosing of Mice and Men. Clin Infect Dis 1998; 26: 1–12.

1.7 Grundlagen der antiviralen Therapie

Andreas Plettenberg

Anders als Bakterien haben Viren keinen eigenen Stoffwechsel, so daß sie für ihre Vermehrung immer auf Wirtszellen angewiesen sind. Aufgrund dieses obligaten intrazellulären Parasitismus werden Viren nicht zu den Lebewesen gerechnet. Da Viren zwangsläufig eng mit dem Stoffwechsel der Wirtszellen verbunden sind, wurde lange Zeit bezweifelt, ob sie selektiv durch Chemotherapeutika bekämpft werden können, ohne dabei dem Wirt schweren Schaden zuzufügen.

Viren besitzen immer nur eine Form von Nukleinsäure: RNA oder DNA. Das Genom, die Nukleinsäure, ist vergleichsweise klein und kodiert nur wenige Gene. Neben dem zentral gelegenen Nukleinsäurekern haben Viren verschiedene weitere strukturelle Elemente. Der Kern ist meist von einem schützenden Proteinmantel umgeben, dem sog. Kapsid, dessen Untereinheiten Kapsomere genannt werden.

Die erste gezielte antivirale Therapie stellte 1935 die Behandlung von Masern mit Immunglobulinen dar. Das erste zum Einsatz kommende antivirale Chemotherapeutikum war Thiosemicarbazon, mit dem 1950 Kuhpocken behandelt wurden. Im Jahre 1959 wurde mit Idoxuridin die erste Anti-Herpes-Substanz entwickelt. 1964 wurde die Wirksamkeit von Amantadin, 1972 die von Ribavirin entdeckt. Das im Jahr 1977 entwickelte Aciclovir war die erste spezifische Substanz, die nur in virusbefallenen Zellen zum antiviral wirksamen Metaboliten umgebaut wird. Voraussetzung für die antivirale Aktivität, die vor allem gegen Herpesviren gerichtet ist, ist die Phosphorylierung des Aciclovirs durch die virale Thymidinkinase. Die seltenen Fälle von Aciclovir-Resistenzen sind dementsprechend darauf zurückzuführen, daß Zellen durch Virusmutanten befallen sind, die keine Thymidinkinase besitzen [1].

Die weltweiten Forschungen zur Behandlung der HIV-Infektion während der zurückliegenden zwei Jahrzehnte haben der antiviralen Therapie entscheidende Impulse gegeben. Heute gibt es eine große Zahl von Therapieansätzen, mit denen Virusinfektionen behandelt oder verhindert werden können. Zunächst einmal kann mittels Einsatz von Zytokinen (u. a. Interferone, Interleukine) und auch anderen Immunmodulatoren (u. a. Imiquimod) die körpereigene Immunabwehr aktiviert werden. Wirtsfremde Antikörper können als Immunglobuline oder Hyperimmunglobuline sowohl therapeutisch als auch prophylaktisch gegeben werden. Gegen eine Vielzahl menschenpathogener Viren stehen heute Impfstoffe zur Verfügung [2].

Die größten Fortschritte der letzten Jahre hat es bei Therapieansätzen gegeben, die die Hemmung der viralen Replikation zum Ziel haben. Zurückzuführen ist dies sowohl auf den pathophysiologischen Erkenntniszuwachs in der Virologie und Immunologie als auch auf neue Herstellungsverfahren antiviraler Substanzen. Die detaillierten Kenntnisse über HIV haben beispielsweise dazu geführt, daß antivirale Substanzen zunächst gezielt am Computer designed (Molecular modelling) und sodann mit z. T. neuen Verfahren hergestellt wurden. Auf der anderen Seite haben es Fortschritte, insbesondere in der Molekularbiologie, möglich gemacht, daß tausende bekannte Substanzen in Reihenversuchen auf ihre Wirksamkeit gegen bestimmte Viren analysiert werden können. Der Erkenntniszuwachs hat dazu geführt, daß die einzelnen Schritte des viralen Replikationszyklus zunehmend gut verstanden werden und, zumindest theoretisch, in vielen Phasen gezielt gehemmt werden können. So werden aktuell eine Reihe von Substanzen untersucht, die das früheste Stadium, das Andocken von Viren an die Zielzellen, verhindern sollen. In der HIV-Therapie werden beispielsweise lösliche CD4-Rezeptoren eingesetzt, die die gp120-Moleküle der Viren blockieren und so das Andocken verhindern. Einer der bisher limitierenden Faktoren dieses Therapieansatzes ist die kurze Halbwertszeit der synthetisch hergestellten CD4-Rezeptoren. Weiter können die Rezeptoren bzw. Korezeptoren der Wirtszellen, die für das Andocken der Viren sowie den Viruseintritt erforderlich sind, über verschiedene Mechanismen blockiert werden. So ist für den Eintritt von HIV in die Zielzellen nicht nur der Kontakt des viralen gp120 mit den zellulären CD4-Rezeptoren erforderlich, sondern auch der Korezeptoren (u. a. CCR5 und CXCR4) mit gp120 bzw. gp41. Die Blockade dieser Korezeptoren ist mit sog. Chemokinrezeptorantagonisten möglich, die eine interessante Therapieoption darstellen. Kurz vor Zulassung für die Behandlung der HIV-Infektion befinden sich Fusions-Inhibitoren, die durch Blockierung des gp41 das letzte Heranziehen der Viren an die Zielzellen und somit die Fusion verhindern. Sofern die Viren in die Zelle gelangt sind, wird die virale RNA in eine DNA umgeschrieben, die sodann in den Zellkern integriert wird. Für die Umschreibung der viralen RNA in DNA ist die reverse Transkriptase zuständig. Allein für die HIV-Therapie sind gegenwärtig 10 verschiedene Inhibitoren der reversen Transkriptase zugelassen, die drei unterschiedlichen Gruppen zugeordnet werden. Der nächste Schritt der Virusreplikation ist die Integration der DNA in den Zellkern. Dies kann durch Integrase-Inhibitoren gehemmt werden, die sich aktuell in klinischer Erforschung befinden. Sofern es zur Bildung neuer Viren kommt, ist dieses immer mit einer Proteinsynthese verbunden. Dies kann durch sog. Antisense-Oligonukleotide gehemmt werden, die eine der viralen m-RNA komplementäre Nukleotidsequenz haben und sich an diese anlagern. Dies bewirkt, daß die m-RNA von den Ribosomen nicht gelesen werden kann und die entsprechende Proteinbildung unterbleibt. Sofern neue Virionen gebildet und ausgeschleust werden, können Proteaseinhibitoren, von denen allein im HIV-Bereich 6 Substanzen zugelassen sind, durch eine Hemmung der HIV-Protease verhindern, daß spezielle Proteine gespalten werden. Dies hat zur Folge, daß die neu gebildeten Viren nicht infektiös und vermehrungsfähig werden. Einen neuen und interessanten Wirkungsmechanismus haben die Neuraminidasehemmer, die zur Behandlung von Influenza-Viren eingesetzt werden. Die Neuraminidase wird benötigt, um Säuren im Speichel des Respirationstraktes zu zerteilen. Wird die Neuraminidase gehemmt, so unterbleibt dieses, und die neu gebildeten Viren kleben an der Zelloberfläche fest [3].

Gegenwärtig sind mehr als 50 antiviral wirksame Substanzen zugelassen. Eine wesentlich größere Zahl, viele von ihnen mit innovativen Wirkungsmechanismen, wird gegenwärtig in klinischen Studien getestet. Erst diese zeigen, welche Substanzen für den Einsatz am Menschen wirklich geeignet sind. Limitierungen können u.a. die Toxizität der Medikamente, eine unzureichende Bioverfügbarkeit oder aber eine schnelle Resistenzentstehung darstellen. Trotz der vielfältigen positiven Entwicklungen bleibt festzuhalten, daß die antivirale Chemotherapie bisher für keine Virusinfektion in der Lage ist, die Erreger komplett zu eradizieren, also eine wirkliche Heilung zu erreichen. Die Zukunft der antiviralen Therapie wird vermutlich in der Kombination von Maßnahmen liegen, die einerseits die körpereigenen Abwehrkräfte aktivieren und andererseits die virale Replikation hemmen.

Literatur zu 1.7

1. De Clercq E. In search of a selective antiviral chemotherapy. Clin Microbiol Rev 1997; 10: 674–93.
2. Balzarini J, Naesens L, De Clercq E. New antivirals-mechanism of action and resistance development. Curr Opin Microbiol 1998; 1: 535–46.
3. Balfour HH. Antiviral drugs. N Engl J Med 1999; 340: 1255–68.

1.8 Grundlagen der antimykotischen Therapie

Janine Rupec, Hans Ch. Korting

Das Reich der Pilze umfaßt etwa 250.000 Arten. Nur etwa 200 Arten davon sind pathogen für den Menschen oder das Tier. Zur vereinfachten Gliederung unterteilt der Kliniker die Pilze in drei Gruppen: Dermatophyten, Hefen und Schimmelpilze, gemäß dem sog. D-H-S-System. Bezüglich der Therapie ist die weitere Einteilung in oberflächliche oder Systemmykosen notwendig. Ferner sollte sich der Therapeut vor Behandlungsbeginn darüber im klaren sein, ob es sich lediglich um eine saprophytäre Besiedelung oder um eine parasitäre Infektion handelt [1].

Prinzipiell lassen sich oberflächliche Pilzinfektionen topisch oder systemisch behandeln. Die Entscheidung für eine der beiden Möglichkeiten oder die Kombination aus beidem wird unter Berücksichtigung der o. g. Kriterien getroffen. Der Status des Immunsystems des Patienten, vorliegende Begleiterkrankungen und etwaige Resistenz des Erregers werden weiteren Einfluß auf die Wahl der geeigneten Therapie haben.

Der Begriff „Mykose" zur Bezeichnung einer Infektion des Körpers mit einem Pilz wurde im Jahre 1865 von dem Pathologen Rudolf Virchow geprägt. Somit wird analog dem Begriff Antibiotikum der Begriff Antimykotikum für ein Medikament gebraucht, das antimikrobiell-chemotherapeutisch eine Mykose behandelt. Tabelle 1.8-1 gibt einen Überblick über die derzeit gebräuchlichen Antimykotika, ihr Erregerspektrum, die Wirkungsweisen und Nebenwirkungen.

Das älteste und heute noch unverzichtbare Antimykotikum ist Amphotericin B. Im Jahre 1952 war es das erste auf dem Markt eingeführte Medikament zur systemischen Therapie von Mykosen [2]. Es wird von dem Schimmelpilz Streptomyces nodosus gebildet und gehört in die Gruppe der Polyene. Das Erregerspektrum umfaßt *Candida spp.* und *Aspergillus spp.* Dermatophyten sind resistent. Amphotericin B interagiert mit Ergosterol, einem der Hauptkomponenten der Zytoplasmamembran von Pilzen. Mit diesem bildet es einen Komplex, der zur Ausbildung feinster Poren in der Zellwand führt. Die erhöhte Zellwandpermeabilität führt zum Einströmen von Flüssigkeit und damit zum Untergang der Zelle. Seine Wirkung ist somit fungistatisch. Eine Verbesserung der Wirkung kann bei der bei Systemmykosen üblichen intravenösen Applikation durch die Kombination mit dem fluorierten Pyrimidin Flucytosin erzielt werden. Allerdings besteht zwischen Cholesterol, einem Hauptbaustein menschlicher Zellen, und dem Ergosterol der Pilze eine so hohe Ähnlichkeit, daß daraus etliche un-

Tabelle 1.8-1 Antimykotika im Überblick.

Stoffklasse	Einzelstoffe	Zielstruktur	Erreger-spektrum	Nebenwirkungen
Polyene (s, l)	Amphotericin B (l, s) Nystatin (l)	Zellmembran	*Candida spp.* *Aspergillus spp.*	Nephrotoxisch
Azole (s, l)	Clotrimazol (l) Miconazol (l, s) Fluconazol (s) Itraconazol (s)	Ergosterol-Biosynthese	Dermatophyten Hefepilze Schimmelpilze	Hepatotoxisch Potentiell teratogen
Allylamine (s, l)	Terbinafin (l, s)	Ergosterol-Biosynthese	Dermatophyten	Geschmacksverlust, reversibel Toxische epidermale Nekrolyse
Morpholine (l)	Amorolfin (l)	Ergosterol-Biosynthese	Dermatophyten Hefepilze	Lokalreaktionen (selten)
Pyridone (l)	Ciclopiroxolamin (l)	Nukleinsäure-Biosynthese	Dermatophyten Hefepilze	Lokalreaktionen (selten)
Benzofurane (s)	Griseofulvin (s)	Mikrotubuli	Dermatophyten	Teratogen

l = Lokaltherapie; s = systemische Therapie

erwünschte Nebenwirkungen resultieren. Das Hauptproblem stellt die hohe Nephrotoxizität dar, die auch durch eine liposomale Verkapselung von Amphotericin B nicht vollständig beseitigt werden kann. Bei peroraler Gabe zur Sanierung einer intestinalen Candida-Besiedelung sind solche unerwünschten Wirkungen kaum zu erwarten. Im Bereich der Haut und der Übergangsschleimhäute wird neben Amphotericin B topisch auch das verwandte Nystatin eingesetzt. Eine klinisch relevante Resistenzentwicklung ist bei beiden Substanzen bislang nicht beobachtet worden.

Das peroral zu verabreichende Benzofuranderivat Griseofulvin, ein gegenüber Dermatophyten wirksames Schmalspektrumantimykotikum, steht seit 1960 zur Therapie der Tinea einschließlich der Onychomykose zur Verfügung. Es beeinflußt in der Pilzzelle die Mikrotubuli. Insgesamt ist die Verträglichkeit gut. Allerdings wirkt es teratogen, kann eine bestehende Porphyrie verschlechtern und in seltenen Fällen einen Lupus erythematodes induzieren [3].

Ein weiterer Angriffspunkt für Antimykotika ist die Hemmung der Ergosterol-Biosynthese in der Erregerzelle. Mitte der 70er Jahre wurden die Azole eingeführt, deren Wirkung sich durch die Beeinflussung von Zytochrom-P-450 entfaltet [4]. Sie leiten sich z. T. vom Benzimidazol ab. Die ersten Vertreter dieser Substanzklasse wie Clotrimazol kamen nur für die topische Behandlung in Frage. Mittlerweile jedoch stehen einige Azole zur systemischen Therapie zur Verfügung. Das erste intravenös zu verabreichende Azol war Miconazol. Weitere neue Vertreter zur peroralen wie intravenösen Gabe sind Fluconazol und Itraconazol. Das Erregerspektrum ist breit und umfaßt alle drei Gruppen des D-H-S-Systems. Das derzeit am weitesten entwickelte neue Azol zur Therapie systemischer Infektionen speziell mit *Aspergillus spp.* ist Voriconazol. Ein großes Problem stellen die zunehmend Fluconazol-resistenten *C.-albicans*-Stämme dar. Besonders die oropharyngeale Kandidose von HIV-Patienten spricht in manchen Fällen auf die Standardbehandlung mit Fluconazol nicht mehr an.

Eine seltene unerwünschte Nebenwirkung, speziell bei der peroralen Applikation des älteren Azols Ketoconazol, ist die Hepatotoxizität. Weiterhin dürfen Azole in der Schwangerschaft aufgrund ihrer potentiell fruchtschädigenden Wirkung nicht eingesetzt werden.

Eine andere wichtige Substanzklasse bilden die Allylamine mit dem wichtigsten Vertreter Terbinafin [5]. Es bindet an die Squalenepoxidase und inhibiert somit die Ergosterol-Biosynthese in einem noch früheren Stadium als die Azole. Die 1%ige Creme ist gut verträglich und hervorragend wirksam: eine einwöchige Anwendung ist bei Tinea pedis der mehrwöchig verabreichten Clotrimazol-Creme überlegen. Das Haupteinsatzgebiet der peroralen Gabe ist die Therapie von Nagelinfektionen durch Dermatophyten [6, 7]. Zumeist wird es von den Patienten gut vertragen. Es kann jedoch ein reversibler Verlust des Geschmackssinnes auftreten. Sehr selten, aber nicht minder ernst, sind mögliche Unverträglichkeitsreaktionen mit toxischer epidermaler Nekrolyse.

Zwei weitere topisch angewandte Stoffe sind das Morpholinderivat Amorolfin und das Ciclopiroxolamin, ein Vertreter der Pyridone [8]. Beide werden topisch für kutane Infektionen durch Dermatophyten und Hefepilze eingesetzt. Es kann selten zu lokalen Unverträglichkeitsreaktionen kommen. Die Lackformulierungen sind insbesondere für die Nagelmykose bedeutsam.

Trotz all der etablierten Antimykotika ist man in partieller Kenntnis potentieller Angriffspunkte im Erreger auf der Suche nach immer neuen Hemmstoffen. Eine vielversprechende Substanzklasse, die derzeit schon in klinischen Studien erprobt wird, sind die sog. Candine. Sie inhibieren auf nicht kompetitivem Weg die β-1,3-Glucan-Synthase und damit die Zellwand-Biosynthese. Soweit man das in diesem Stadium sagen kann, zeigen sie geringe Toxizität und ein gutes Wirkungsspektrum im Bereich der Hefen und Schimmelpilze [9], wobei bislang der Schwerpunkt auf der systemischen Applikation von Caspofungin bei tiefsitzender Aspergillose liegt.

Literatur zu 1.8

1. Korting HC. Allgemeine Mykologie: Pilze. Spezielle Mykologie: Pilzerkrankungen. In: Hahn H, Falke D, Klein P (Hrsg). Medizinische Mikrobiologie. Berlin: Springer-Verlag, 1991: 851–77.
2. Hartsel S, Bolard J. Amphotericin B: new life for an old drug. Trends Pharmacol Sci 1996; 17: 445–9.

3. Korting HC, Schäfer-Korting M, Zienecke H, et al. Treatment of tinea unguium with medium and high doses of ultramicrosize griseofulvin compared with that with itraconazole. Antimicrob Agents Chemother 1993; 37: 2064–8.
4. Stevens DA. New directions in antifungal therapy. Jpn J Med Mycol 1997; 38: 141–4.
5. Rashid A. New mechanisms of action with fungicidal antifungals. Br J Dermatol 1996; 46: 1–6.
6. Niewerth M, Korting HC. Management of onychomycoses. Drugs 1999; 58: 283–96.
7. Niewerth M, Korting HC. The use of systemic antimycotics in dermatotherapy. Eur J Dermatol 2000; 10: 155–60.
8. Haria M, Bryson HM. Amorolfine. A review of its pharmacological properties and therapeutic potential in the treatment of onychomycosis and other superficial fungal infections. Drugs 1995; 49: 103–20.
9. Bastert J, Schaller M, Korting HC, Evans EGV. Current and future approaches to antimycotic treatment in the era of resistant fungi and immunocompromised hosts. Int J Antimicrob Agents 2001; 17: 81–91.

1.9 Grundlagen der immunmodulatorischen Therapie

ULRICH R. HENGGE

Die Grundlagen der immunmodulatorischen Therapie liegen im angeborenen („innate") und erworbenen („adaptiven") Immunsystem. Während beim angeborenen Immunsystem mononukleäre phagozytierende Zellen, Granulozyten, das Komplementsystem, die epithelialen Barrieren und die kürzlich erkannten Defensine eine wichtige Rolle spielen [1–3], ist die erworbene oder spezifische Immunität an die Funktionsfähigkeit von T-, B- und dendritischen Zellen gekoppelt. Beim angeborenen Immunsystem werden Fremdsubstanzen und Noxen mit sog. „Pattern-recognition"-Rezeptoren z. B. gegen Lipopolysaccharide, Peptidoglykane und Mannane erkannt. Die spezifische Immunität wird durch Antigenpräsentation spezifischer Peptide im Kontext von MHC-Molekülen gegenüber dem entsprechenden T-Zell-Rezeptor gebildet. Hieraus resultieren Gedächtnis („Memory")-T-Zellen, die bei erneutem Antigenkontakt zu einer raschen Proliferation der entsprechenden Klone führen können.

Immunmodulatoren umfassen sowohl immunstimulatorische als auch immunsuppressive Substanzen. Hierbei sind mikrobielle Produkte, Substanzen natürlichen (z. B. Bacille-Calmette-Guérin) und synthetischen Ursprungs und Botenstoffe des Immunsystems zu nennen. Chemische Substanzen mit immunmodulatorischer Wirkung stehen in Form der zur Therapie zugelassenen Zytokine Interleukin-2, Granulozyten-Makrophagen-koloniestimulierender Faktor (GM-CSF), Interferon-γ und Interferon-α zur systemischen oder lokalen Injektion zur Verfügung. Besonders bedeutungsvoll für die Dermatologie sind sowohl die kürzlich zugelassenen topischen Immunverstärker (Imiquimod) als auch die Immunsuppressoren (topisches Tacrolimus), die bei viralen und kanzeromatösen Erkrankungen der Haut bzw. bei inflammatorischen Erkrankungen (z. B. atopischer Dermatitis) eingesetzt werden [4, 5].

Die topischen Immunverstärker aus der Klasse der Imidazoquinoline führen zu einer Verstärkung der angeborenen und erworbenen Immunität, indem sie zur Produktion von Zytokinen wie Interferon-α, Tumor-Nekrose-Faktor-α, IL-1-α, IL-1-Rezeptorantagonist, IL-12 und Interferon-γ führen. Dies entspricht der Verstärkung einer Th1-Immunantwort. Imiquimod (Aldara®) und dessen chemischer Verwandter Resiquimod bewirken ebenfalls eine Verstärkung der Antigenpräsentation und Reifung von Langerhans-Zellen und führen zu einer verstärkten Migration der dendritischen Zellen in die regionalen Lymphknoten [5]. Imidazoquinoline besitzen keinen direkten Effekt auf T-Zellen, führen jedoch zu einer

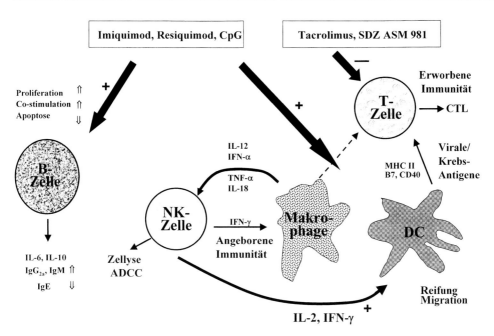

Abbildung 1.9-1 Wirkungen topischer Immuntherapeutika auf das Immunsystem. Dargestellt sind direkte und indirekte Effekte von Immuntherapeutika auf die Zellen des angeborenen („innate") und erworbenen („adaptive") Immunsystems. Die immunstimulatorischen CpG-Sequenzen kommen in Bakterien vor und wirken auf das angeborene Immunsystem als „Danger-Signal". Es wird ersichtlich, auf welche Weise Imiquimod und Resiquimod die humorale direkt und die zelluläre Immunantwort indirekt stärken. Die immunsuppressive Wirkung von Tacrolimus und Pimecrolimus (SDZ ASM 981) reduziert proinflammatorische T-Zell-Zytokine (u. a. IL-2, IFN-γ und IL-13).
ADCC = Antikörper-abhängige zelluläre Zytotoxizität; MHC = Haupthistokompatibilitätskomplex; CTL = zytotoxische T-Lymphozyten; CpG = Deoxycytidylate-phosphate-deoxyguanylate; SDZ ASM 981 = Pimecrolimus

verstärkten Proliferation und Reifung von B-Zellen. In dieser Hinsicht scheint Resiquimod einen potenten Adjuvanseffekt zu haben und Antigen-spezifische Immunantworten zu verstärken [6].

Imiquimod wird gegenwärtig neben der zugelassenen Indikation zur Behandlung von Condylomata acuminata experimentell zur Therapie von Warzen, Mollusca contagiosa, aktinischen Keratosen, intraepithelialen Karzinomen (Morbus Bowen) und gegen das Basalzellkarzinom bei immungesunden und auch immunsupprimierten Patienten erfolgreich eingesetzt [5]. Resiquimod befindet sich gegenwärtig in Phase-III-Studien zur Therapie des Herpes genitalis [7].

Die in der topischen Immuntherapie eingesetzten Immunsuppressoren (Ciclosporin, Tacrolimus und Ascomycine) stammen aus der Transplantationsmedizin. In den vergangenen Jahren wurden entsprechende topische Zubereitungen von Tacrolimus (Protopic™) und Ascomycinen (Pimecrolimus [Elidel™, SDZ ASM 981]) entwickelt. Diese binden an Immunophiline im Zytoplasma von T-Zellen und hemmen Calcineurin, was zu einer Blockade der T-Zellaktivierung und deren Zytokinausschüttung führt [4]. Insbesondere hemmen diese Substanzen die Th1-Zytokine Interferon-γ und IL-2 sowie die Th2-Zytokine IL-4 und IL-10. Während topisches Ciclosporin die Haut nur schlecht penetriert, wurden topisches Tacrolimus und topisches Ascomycin kürzlich in die dermatologische Therapie eingeführt [8]. Sie befinden sich gegenwärtig im Zulassungsprozeß in Europa. Tacrolimus ist chemisch ein Makrolid und führt zu einer signifikanten Reduktion von IL-13. Es besitzt die Zulassung zur Therapie der atopischen Dermatitis bei Kindern und Erwachsenen [9, 10].

Der Wirkungsmechanismus von Pimecrolimus (SDZ ASM 981) ähnelt demjenigen von Tacrolimus, jedoch inhibiert Ascomycin zusätzlich die Mastzellaktivierung und hemmt im Gegensatz zu Tacrolimus die primäre Immunantwort nicht [11, 12]. Wesentlich ist, daß beide Substanzen kein atrophogenes Potential besitzen.

Insgesamt eröffnen die Möglichkeiten der pharmakologischen Modulation des Immunsystems ungeahnte Wege in der spezifischen Therapie von Dermatosen, an deren Entstehung das Immunsystem maßgeblich beteiligt ist. Weitere Indikationsgebiete und Langzeitbeobachtungen werden letztendlich den Stellenwert dieser neuen Therapien für die Dermatologie bestimmen.

Literatur zu 1.9

1. Fearon DT, Locksley RM. The instructive role of innate immunity in the acquired immune response. Science 1996; 272: 50–3.
2. Harder J, Bartels J, Christophers E, Schroder JM. Isolation and characterization of human beta-defensin-3, a novel human inducible peptide antibiotic. J Biol Chem 2001; 276: 5707–13.
3. Nizet V, Ohtake T, Lauth X, Trowbridge J, Rudisill J, Dorschner RA, Pestonjamasp V, Piraino J, Huttner K, Gallo RL. Innate antimicrobial peptide protects the skin from invasive bacterial infection. Nature 2001; 414: 454–7.
4. Bieber T. Topical tacrolimus (FK 506): a new milestone in the management of atopic dermatitis. J Allergy Clin Immunol 1998; 102: 555–7.
5. Hengge UR, Gissmann L, Benninghoff B, Ruzicka T. Topical immunomodulators – progress towards treating inflammation, infection and cancer? Lancet Infect Dis 2001; 1: 189–98.
6. Vasilakos JP, Smith RM, Gibson SJ, Lindh JM, Pederson LK, Reiter MJ, Smith MH, Tomai MA. Adjuvant activities of immune response modifier R-848: comparison with CpG ODN. Cell Immunol 2000; 204: 64–74.
7. Spruance SL, Tyring SK, Smith MH, Meng TC. Application of a topical immune response modifier, resiquimod gel, to modify the recurrence rate of recurrent genital herpes: a pilot study. J Infect Dis 2001; 184: 196–200.

8. Luger T, Van Leent EJ, Graeber M, Hedgecock S, Thurston M, Kandra A, Berth-Jones J, Bjerke J, Christophers E, Knop J, Knulst AC, Morren M, Morris A, Reitamo S, Roed-Petersen J, Schoepf E, Thestrup-Pedersen K, Van Der Valk PG, Bos JD. SDZ ASM 981: an emerging safe and effective treatment for atopic dermatitis. Br J Dermatol 2001; 144: 788–94.
9. Ruzicka T, Bieber T, Schopf E, Rubins A, Dobozy A, Bos JD, Jablonska S, Ahmed I, Thestrup-Pedersen K, Daniel F, Finzi A, Reitamo S. A short-term trial of tacrolimus ointment for atopic dermatitis. European Tacrolimus Multicenter Atopic Dermatitis Study Group. N Engl J Med 1997; 337: 816–21.
10. Reitamo S, Wollenberg A, Schopf E, Perrot JL, Marks R, Ruzicka T, Christophers E, Kapp A, Lahfa M, Rubins A, Jablonska S, Rustin M. Safety and efficacy of 1-year of tacrolimus ointment monotherapy in adults with atopic dermatitis. The European Tacrolimus Ointment Study Group. Arch Dermatol 2000; 136: 999–1006.
11. Bornhovd E, Burgdorf WH, Wollenberg A. Macrolactam immunomodulators for topical treatment of inflammatory skin diseases. J Am Acad Dermatol 2001; 45: 736–43.
12. Zuberbier T, Chong SU, Grunow K, Guhl S, Welker P, Grassberger M, Henz BM. The ascomycin macrolactam pimecrolimus (Elidel, SDZ ASM 981) is a potent inhibitor of mediator release from human dermal mast cells and peripheral blood basophils. J Allergy Clin Immunol 2001; 108: 275–80.

1.10 Grundlagen der Vakzination

Ulrich R. Hengge

Seitdem durch Jenner und Koch bewiesen wurde, daß eine protektive Vakzinierung möglich ist, lassen sich die wesentlichen Fragen in der Vakzination in fünf Kernpunkten zusammenfassen (Tab. 1.10-1). All diese Parameter entscheiden über den Impferfolg; viele dieser Fragen werden auch heute noch unterschiedlich bewertet.

Bei konventionellen Lebend- und Totvakzinen wird mit Protein (= Antigen) geimpft. Diese Art der Vakzinierung bezeichnet die Impfung im engeren Sinne. Durch sie entsteht in Abhängigkeit von der Immunogenität und dem Adjuvans durch Präsentation im MHC-Klasse-II-Weg eine humorale Immunantwort (neutralisierende Antikörper) in einem Th2-Immunmilieu (v. a. Interleukin-4, -6, -10).

Alternativ ist in den letzten Jahren die DNA-Vakzinierung entwickelt und erfolgreich durchgeführt worden [1, 2]. Dabei führt die direkte Verabreichung eines Gens, das für ein immunogenes Protein (z. B. einen infektiösen Erreger, Tumor oder Allergen) kodiert, nach dessen Expression zur Entstehung von Immunreaktionen und letztlich zum Impfschutz. Hierbei entfällt die aufwendige Reinigung eines Protein-Antigens, das außerdem nicht für alle in Frage kommenden Antigene hergestellt werden kann. Für die DNA-Immunisierung wird das entsprechende Gen in ein Plasmid (ringförmiges Stück Bakterien-DNA) eingefügt und unter die Kontrolle eines starken Promotors (genetisches Element, das die hohe Synthese des Proteins in den Säugetierzellen reguliert) gebracht. Das Plasmid wird in einer Bakterienkultur vermehrt, entsprechend isoliert und gereinigt. Nach Injektion in die Haut (oder den Muskel) werden, vor allem vermittelt durch die Langerhans-Zellen (dendritische Zellen), potente T-Zell- (zellvermittelte Immunität) und B-Zell-Antworten (Antikörper-vermittelte Immunität) gleichermaßen stimuliert, wobei die zelluläre Immunität vor allem für die Abwehr von

Tabelle 1.10-1 Die fünf Kardinalfragen der Vakzinologie.

WOMIT wird geimpft (Protein, Peptiden, DNA)?
WELCHE Adjuvanzien werden verwendet (AlOH$_3$, Freund's, CpG-ODN als Adjuvans)?
WO wird immunisiert (intramuskulär, subkutan, intradermal, oral)?
WIE OFT wird immunisiert (Priming und Boosterung)?
WER wird immunisiert (prophylaktisch vs. therapeutisch)?

Virusinfektionen und Krebszellen bedeutungsvoll ist. Die Balance der Th1-/Th2-Immunreaktion kann durch die Wahl des Vakzinierungsortes (Haut bzw. Muskel), der Methode des Gentransfers (Injektion vs. Partikel-Bombardement) und durch die Ko-Expression verschiedener Zytokine („Vakzinierungs-Cocktail") beeinflußt werden. Neben der Primärprophylaxe, also neben der Impfung im eigentlichen Sinn, können DNA-Vakzinierungen auch als therapeutische Maßnahmen gegen chronische Infektionen wie HIV oder Hepatitis C durchgeführt werden.

Ein Beispiel möge die DNA-Vakzinierung verdeutlichen. Gegen die Leishmaniose existiert kein wirksamer Proteinimpfstoff. Jedoch läßt sich das Oberflächenprotein gp63 als Plasmid mittels einer Tuberkulinspritze in die Haut von infizierbaren Mäusen injizieren. Nach einer Expression in den Keratinozyten und Langerhans-Zellen der Haut und einer entsprechenden Boosterung nach 2–4 Wochen konnte bei 33% der Versuchstiere ein Impfschutz gegen eine Infektion mit Leishmanien erzielt werden [3]. In dieser Hinsicht werden gegenwärtig DNA-Vakzinierungen klinisch gegen HIV, Malaria und Influenza erprobt.

Die Wirksamkeit der DNA-Impfung basiert in der körpereigenen Erkennung bakterieller oder viraler DNA im Vergleich zur Wirbeltier-DNA aufgrund sog. CpG-Motive. CpG-Motive sind nichtmethylierte Cytidin-Guanosin-Dinukleotide mit bestimmten flankierenden Basensequenzen. Diese werden aufgrund ihrer Struktur vom angeborenen („innate") Immunsystem erkannt und führen zur Ausbildung eines Th1-dominierten Immunmilieus (IFN-γ, IL-2, IL-12, TNF-α) [4, 5]. Dendritische Zellen erkennen CpG-Motive als molekulares Muster und werden durch diese zusammen mit Monozyten und Makrophagen aktiviert. Auch B-Zellen als Teil des spezifischen Immunsystems werden durch CpG-DNA direkt stimuliert. NK-Zellen und T-Zellen werden sekundär über die Zytokinsynthese von Zellen des angeborenen Immunsystems (zum Beispiel IL-12, Interferon) kostimuliert.

Synthetische Oligonukleotide, die solche CpG-Motive enthalten, imitieren die Anwesenheit mikrobieller DNA und induzieren ein charakteristisches Aktivierungsmuster von Immunzellen, das für einen protektiven oder therapeutischen Effekt genutzt werden kann. Im Tiermodell ist eine therapeutische Aktivität der CpG-Oligodeoxynukleotide (ODN) bei Infektionen, z. B. gegen Leishmanien und Listerien, und Tumoren bzw. Allergie nachweisbar. Bei allergischen Erkrankungen überwiegt eine Th2(T-helper-cell-type-2)-Antwort mit Bildung von IL-4, IL-5, IL-10. CpG als Th1-Induktor ist als Einzelsubstanz in Tiermodellen bei allergischem Asthma therapeutisch wirksam [7]. Als Adjuvans bei der Desensibilisierung gegen spezifische Allergene kann CpG eine Th1-gewichtete Immunantwort bahnen und damit die Ausprägung der allergischen Reaktionen durch Wiederherstellung der Immunbalance, z. T. auch unabhängig vom spezifischen Allergen, abschwächen.

Bei der Immuntherapie von Tumoren wird neben anderen Strategien auch eine therapeutische Vakzinierung angestrebt. Verschiedene Aktivitäten von CpG-DNA können zu einer erfolgreichen Immuntherapie von Tumoren beitragen.

Als Adjuvans kann es zur Unterstützung der Immunisierung gegen tumorspezifische Antigene eingesetzt werden.

In Kanada werden CpG-ODN als Adjuvans (intramuskuläre Injektion) in Kombination mit herkömmlichen Vakzinen bei der Hepatitis-B- oder der Grippeimpfung an gesunden Probanden getestet. Mittlerweile sind die Ergebnisse aus einer Zwischenanalyse (20 Probanden) der doppelblind durchgeführten Hepatitis-B-Studie verfügbar. Schon 2 Wochen nach der ersten Impfung konnten bei 92% der mit CpG 7909 behandelten Probanden und bei 0% der Probanden ohne CpG Anti-Hepatitis-Antikörper nachgewiesen werden [Arthur Krieg und Heather Davis, persönliche Mitteilung]. 2 bzw. 4 Wochen nach der zweiten Injektion wurden bei CpG-7909-behandelten Probanden mehr als 30fach höhere Antikörpertiter gemessen.

Aufgrund dieser neuartigen immunologischen und gentherapeutischen Vakzinierungsansätze läßt sich ein drastischer Fortschritt in der prophylaktischen und therapeutischen Anwendung konventioneller und innovativer Vakzine gegen Infektionen, Tumoren und Allergien absehen.

Literatur zu 1.10

1. Hengge UR, Schadendorf D. Modification of melanoma cells via ballistic gene delivery for vaccination. In: Lasic DD, Templeton NS (eds). Gene therapy: Therapeutic mechanisms and strategies. New York: Marcel Dekker, 2000: 317–38.
2. Hengge UR, Volc-Platzer B (eds). The Skin and Gene Therapy. Heidelberg: Springer, 2001.
3. Walker PS, Scharton-Kersten T, Rowton E, Hengge UR, Bouloc A, Udey MC, Vogel JC. Genetic immunization with gp63 cDNA results in a Th_1 type immune response and protection in a murine model of leishmaniasis. Hum Gene Ther 1998; 9: 1899–1907.
4. Krieg AM, Yi AK, Matson S, Waldschmidt TJ, Bishop GA, Teasdale R, Koretzky G, Klinman D. CpG motifs in bacterial DNA trigger direct B-cell activation. Nature 1995; 374: 546–9.
5. Krieg AM. Now I know my CpGs. Trends Microbiol 2001; 9: 249–52.
6. Wooldridge JE, Ballas Z, Krieg AM, Weiner GJ. Immunostimulatory oligodeoxynucleotides containing CpG motifs enhance the efficacy of monoclonal antibody therapy of lymphoma. Blood 1997; 89: 2994–8.
7. Sur S, Wild JS, Choudhury BK, Sur N, Alam R, Klinman DM. Long term prevention of allergic lung inflammation in a mouse model of asthma by CpG oligodeoxynucleotides. J Immunol 1999; 162: 6284–93.

1.11 Epidemiologie der Infektionskrankheiten

OSAMAH HAMOUDA

■ Einleitung

Viele Gesundheitsexperten hielten in den 70er Jahren die Bekämpfung der Infektionskrankheiten für weitgehend erfolgreich abgeschlossen. Als 1970 der Surgeon General der Vereinigten Staaten dazu aufrief, das Buch der Infektionskrankheiten zuzuschlagen, den Krieg gegen die Seuchen für gewonnen zu erklären und nationale Ressourcen auf andere Gesundheitsprobleme wie Krebs und chronische Herzkrankheiten umzulenken, war dies eine Weichenstellung von nicht geringer Tragweite.

Die in der Folge zunehmende Achtlosigkeit gegenüber der Bedrohung durch übertragbare Erkrankungen führte zu einer verzögerten Wahrnehmung der Gefahr, die sich durch neue (emerging) oder wiederkehrende (re-emerging) Infektionskrankheiten bot. In den letzten Jahren hat sich diese Einstellung jedoch wieder grundlegend gewandelt. Die Verbreitung neuer Infektionskrankheiten wie HIV/AIDS, Hepatitis C und hämorrhagisches Dengue-Fieber sowie das Wiederkehren von Infektionskrankheiten, die bereits unter Kontrolle geglaubt waren, wie Malaria, Cholera und Schlafkrankheit, haben bei den Verantwortlichen wieder verstärkte Aufmerksamkeit geweckt.

Weltweit verursachen Infektionskrankheiten 48% aller vorzeitigen Todesfälle und 63% aller Todesfälle unter Kindern. Über 13 Millionen Menschen sterben jährlich durch Infektionskrankheiten, die damit die häufigste Todesursache bei Kindern und jungen Erwachsenen sind.

■ Neue und wiederkehrende Infektionskrankheiten

Die Welt der Mikroorganismen ist vielfältig, dynamisch und ständig im Wandel. Mikroorganismen vermehren sich schnell, mutieren häufig, passen sich mühelos den sich ständig wandelnden Umweltbedingungen an und können gegenüber den zu ihrer Bekämpfung verwendeten Medikamenten Resistenzen entwickeln. Wenn durch zunehmende Selbstzufriedenheit die Überwachungs- und Bekämpfungsmaßnahmen vernachlässigt werden, können die Auswirkungen gravierend sein.

Jede Stunde sterben 1500 Menschen an einer Infektionskrankheit – die Hälfte davon sind Kinder unter fünf Jahren. Die übrigen Betroffenen – meist Erwachsene im arbeitsfähigen Alter – sind oftmals die Ernährer und Versorger von Familien.

Die meisten Todesfälle durch Infektionskrankheiten ereignen sich in Entwicklungsländern, die nicht in der Lage sind, die Mittel für eine ausreichende Gesundheitsversorgung aufzubringen. Ein Drittel der Bevölkerung in den Entwicklungsländern – etwa 1,3 Milliarden Menschen – lebt von einem Einkommen von weniger als einem US $ pro Tag. Ein Drittel der Kinder ist unterernährt, und 20% haben im Alter von einem Jahr keinen vollständigen Impfschutz. Ein Drittel der Weltbevölkerung hat keinen Zugang zu essentiellen Medikamenten.

So scheint es nicht verwunderlich, daß vor diesem Hintergrund tödliche Infektionskrankheiten an Boden gewonnen haben. Verschlechtert wird die Situation durch einen enormen Zuwachs der Massenbewegungen von Flüchtlingen und entwurzelten Bevölkerungen im letzten Jahrzehnt. Das große weltweite Bevölkerungswachstum, die Abwanderung der Landbewohner in die Städte, die Zunahme von übervölkerten Städten mit weitverbreiteter Armut und schlechter Gesundheitsversorgung schaffen den Nährboden für Ausbrüche von Infektionskrankheiten.

Das Problem der Verbreitung von Infektionskrankheiten beschränkt sich jedoch nicht nur auf die Entwicklungsländer. Auch in den industrialisierten Ländern nutzen die Mikroorganismen ihre Chance, wenn Menschen durch Armut und Krankheit, durch soziale Marginalisierung oder den Zusammenbruch der Gesundheitsversorgungssysteme geschwächt sind. In New York beispielsweise konnte sich in den 80er Jahren die multiresistente Tuberkulose (MDR-Tb) in Krankenhäusern, Gefängnissen und unter Obdachlosen verbreiten. Die Zahl der Tuberkulosefälle hat sich in den Staaten der ehemaligen Sowjetunion innerhalb weniger Jahre verdoppelt, wobei über 20% der Patienten in Gefängnissen mit MDR-Tb infiziert sind. Die Diphtherie hat sich in Rußland und der Ukraine epidemisch ausgebreitet, nachdem die staatlichen Impfprogramme Anfang der 90er Jahre zusammengebrochen waren.

Todesfälle durch Infektionskrankheiten
Fast 90% aller Todesfälle durch Infektionskrankheiten werden durch nur sechs Erkrankungen verursacht: Pneumonien, Tuberkulose, Durchfallerkrankungen, Malaria, Masern und in letzter Zeit HIV/AIDS sind für die Hälfte aller vorzeitigen Todesfälle weltweit verantwortlich und fordern vor allem das Leben von Kindern und jungen Erwachsenen.

Pneumonien
Unter den akuten respiratorischen Infektionen ist die Pneumonie die gefährlichste. Durch Pneumonien sterben mehr Kinder als durch jede andere Infektionskrankheit. Fast alle (99%) dieser Todesfälle ereignen sich in Entwicklungsländern.

HIV/AIDS
Über 33 Millionen Menschen lebten Ende des Jahres 2001 weltweit mit HIV/AIDS. Eine echte Heilung oder eine effektive Impfung ist in nächster Zeit nicht

zu erwarten. Zwei Drittel aller Betroffenen leben in Subsahara-Afrika; in einigen Ländern sind bis zu 25% der gesamten Erwachsenen-Bevölkerung mit HIV infiziert. In vielen Ländern ist die durchschnittliche Lebenserwartung stark zurückgegangen, so in Botswana von 70 auf nur noch 50 Jahre.

Durchfallerkrankungen
Durchfallerkrankungen verursachen jedes Jahr über 2 Millionen Todesfälle bei Kindern unter 5 Jahren. In Entwicklungsländern, und insbesondere in Gebieten mit schlechten sanitären Einrichtungen, unzureichenden hygienischen Bedingungen und unsicherem Trinkwasser, sind die Durchfallerkrankungen so weit verbreitet, daß die Gefahrenzeichen oft übersehen werden.

Tuberkulose
Die Tuberkulose, die einst bereits unter Kontrolle gebracht schien, verursacht jedes Jahr über 1,5 Millionen Todesfälle; in Verbindung mit HIV/AIDS noch weitaus mehr. Fast zwei Drittel der Weltbevölkerung – nahezu zwei Milliarden Menschen – sind latent mit Tuberkulose infiziert und stellen damit ein riesiges Erregerreservoir dar. HIV-Infektion und Tuberkulose stellen in gemeinsamer Verbindung eine noch tödlichere Bedrohung dar. Die Schwächung des Immunsystems durch eine HIV-Infektion kann eine latente Tuberkulose aktivieren und das Infektionsrisiko deutlich erhöhen. Etwa ein Drittel aller AIDS-Todesfälle weltweit sind durch Tuberkulose bedingt.

Malaria
Mehr als eine Million Menschen – überwiegend jüngere Kinder – sterben jedes Jahr an Malaria. Die meisten Todesfälle treten in Subsahara-Afrika auf, wo die Malaria für 20% aller Todesfälle bei Kindern verantwortlich ist. Die hohe Inzidenz der Malaria – über 275 Millionen pro Jahr weltweit – stellt eine enorme wirtschaftliche Belastung für einzelne Familien, aber auch – durch Verlust an Produktivität, Ausfall an Ausbildung und hohe Kosten in der Gesundheitsversorgung – für ganze Staaten dar.

Masern
Masern gehören zu den ansteckendsten der bekannten Erkrankungen. In den Entwicklungsländern fordern Masern jedes Jahr über 900.000 Todesfälle. Bedingt durch zusätzliche Komplikationen wie Pneumonien, Durchfall und Unterernährung sterben durch Masern mehr Kinder als durch jeden anderen einzelnen Erreger.

Das Ausmaß der globalen Bedrohung durch neue und wiederkehrende Infektionskrankheiten sowie durch die Verbreitung von resistenten Erregern wird in Zukunft weiter zunehmen. Die notwendigen Mittel zur Bekämpfung von Infektionserregern, die das Potential für eine epidemische Ausbreitung haben, sind oftmals nicht vorhanden. Dennoch ist die Weltgemeinschaft heute besser gerüstet, der Bedrohung durch präventive Maßnahmen wirksam entgegenzutreten, als in der Vergangenheit, wo oftmals nur Isolation und Quarantäne als Eindämmungsmaßnahmen zur Verfügung standen. Gestützt durch die Möglichkeiten der elektronischen Kommunikation bestehen die heutigen Strategien zur Bekämpfung im frühen Erkennen und in einer schnellen nationalen und internationalen Reaktion auf das Auftreten epidemischen Geschehens. Die Stärkung der notwendigen epidemiologischen Infrastrukturen wird dazu beitragen, künftigen Bedrohungen wirksam zu begegnen.

Literatur zu 1.11

1. World Health Organization. WHO Infectious Diseases Report. WHO, 2002. *http://www.who.int/infectious-disease-report*.
2. World Health Organization. WHO Report on Global Surveillance of Epidemic-prone Infectious Diseases. WHO, 2001. *http://www.who.int/emc*.
3. Heymann DL, Rodier GR, WHO Operational Support Team to the Global Outbreak Alert and Response Network. Hot spots in a wired world: WHO surveillance of emerging and re-emerging infectious diseases. Lancet Infectious Diseases 2001; 1: 345–53.

1.12 Das Infektionsschutzgesetz

Detlef Petzoldt

Das Gesetz zur Verhütung und Bekämpfung von Infektionskrankheiten beim Menschen (IfSG) ist seit dem 1.1.2001 in Kraft. Es ist der Nachfolger des Bundesseuchengesetzes, des Gesetzes zur Bekämpfung der Geschlechtskrankheiten, der Laborberichtsverordnung vom 18.12.1987 und der Ersten und Zweiten Verordnung zur Durchführung des Gesetzes zur Bekämpfung der Geschlechtskrankheiten. Leitgedanke für die Reform des Seuchenrechts war die Stärkung der Prävention übertragbarer Krankheiten auf der Grundlage der Neustrukturierung der Infektionsepidemiologie sowie einer höheren Effizienz des öffentlichen Gesundheitsdienstes. Dem Robert-Koch-Institut (RKI) wurde die Aufgabe der zentralen Koordination der Datenerhebung, Analyse und Bewertung übertragbarer Krankheiten und des Aufbaus eines epidemiologischen Informationsnetzes auf Bundesebene übertragen.

■ Meldepflicht
Das Gesetz unterscheidet zwischen meldepflichtigen Krankheiten und meldepflichtigen Nachweisen von Krankheitserregern. Im ersteren Falle handelt es sich um eine ärztliche Meldepflicht, im letzteren um eine Labormeldepflicht, die vom behandelnden Arzt lediglich zu komplettieren ist.

■ Meldepflichtige Krankheiten (§ 6)
Meldepflichtige Krankheiten mit dermatologischem Bezug sind:
- Masern;
- Milzbrand.

Die namentliche Meldung ist zu vollziehen bei Krankheitsverdacht, Erkrankung oder Tod. Zur Meldung verpflichtet ist der feststellende Arzt. Die Meldung muß unverzüglich erfolgen, spätestens innerhalb von 24 Stunden. Zuständig ist das für den Aufenthalt des Betroffenen zuständige Gesundheitsamt.

■ Meldepflichtige Nachweise von Krankheitserregern (§ 7)
Namentlich zu melden ist der direkte oder indirekte Nachweis folgender Krankheitserreger:
- Masernvirus;
- Mycobacterium leprae;
- Mycobacterium tuberculosis/africanum, Mycobacterium bovis.

Zur Meldung verpflichtet sind die Leiter von Medizinaluntersuchungsämtern und sonstigen privaten oder öffentlichen Untersuchungsstellen einschließlich der Krankenhauslaboratorien. Die Leiter von Einrichtungen der pathologisch-anatomischen Diagnostik sind zur Meldung verpflichtet, wenn ein Befund erhoben wird, der sicher oder mit hoher Wahrscheinlichkeit auf das Vorliegen einer meldepflichtigen Erkrankung oder Infektion schließen läßt (§ 8). Die namentliche Meldung muß unverzüglich, spätestens innerhalb von 24 Stunden nach erlangter Kenntnis gegenüber dem für den Aufenthalt des Betroffenen zuständigen Gesundheitsamt bzw. dem für den Einsender zuständigen Gesundheitsamt erfolgen (§ 9).
Nichtnamentlich zu melden ist der direkte oder indirekte Nachweis von:
- Treponema pallidum;
- HIV;
- Rubella-Virus (Meldepflicht nur bei konnatalen Infektionen).

Zur Meldung verpflichtet sind die Leiter von Medizinaluntersuchungsämtern und sonstigen privaten oder öffentlichen Untersuchungsstellen einschließlich der Krankenhauslaboratorien und der Einrichtungen der pathologisch-anatomischen Diagnostik. Der einsendende Arzt hat den Meldepflichtigen hinsichtlich epidemiologischer Daten zu unterstützen. Dieses bezieht sich insbesondere auf den wahrscheinlichen Infektionsweg, das wahrscheinliche Infektionsrisiko und das Land, in dem die Infektion wahrscheinlich erworben wurde. Die nichtnamentliche Meldung muß innerhalb von 2 Wochen gegenüber dem Robert Koch-Institut erfolgen, ein vom Robert-Koch-Institut erstelltes Formblatt ist zu verwenden.

■ Zusätzliche Vorschriften für Schulen und sonstige Gemeinschaftseinrichtungen (§§ 33 u. 34)

Beim Vorliegen oder beim Verdacht auf das Vorliegen von folgenden Erkrankungen in Schulen und sonstigen Gemeinschaftseinrichtungen sind besondere Vorschriften zu beachten:
- Impetigo contagiosa;
- Masern;
- Skabies;
- Scharlach oder sonstige Streptococcus-pyogenes-Infektionen;
- Windpocken;
- „Verlausung".

Beruflich Tätigen sind alle Arbeiten zu untersagen, bei denen Kontakt zu den Betreuten der Gemeinschaftseinrichtung bestehen. Handelt es sich um erkrankte Betreute, so dürfen diese die Räume der Gemeinschaftseinrichtung nicht mehr betreten und an Veranstaltungen der Gemeinschaftseinrichtung nicht mehr teilnehmen. Zur Meldung an das zuständige Gesundheitsamt ist der Leiter der Gemeinschaftseinrichtung verpflichtet.

■ Sentinel-Erhebungen (§ 13)
Das Robert-Koch-Institut kann in Zusammenarbeit mit ausgewählten Einrichtungen der Gesundheitsvorsorge oder -versorgung Erhebungen durchführen zur Ermittlung:
1. der Verbreitung übertragbarer Krankheiten, wenn diese Krankheiten von großer gesundheitlicher Bedeutung für das Gemeinwohl sind und die Krankheiten wegen Ihrer Häufigkeit oder aus anderen Gründen über Einzelfallmeldungen nicht erfaßt werden können;
2. des Anteils der Personen, der gegen bestimmte Erreger nicht immun ist, sofern dies notwendig ist, um die Gefährdung der Bevölkerung durch diese Krankheitserreger zu bestimmen.

Das Bundesministerium für Gesundheit legt im Benehmen mit den jeweils zuständigen obersten Landesgesundheitsbehörden fest, welche Krankheiten und Krankheitserreger durch Sentinel-Erhebungen überwacht werden. Die obersten Landesgesundheitsbehörden können zusätzliche Sentinel-Erhebungen durchführen.

Für die venerologische Epidemiologie wären regelmäßige Sentinel-Erhebungen zur Ermittlung der Verbreitung der Gonorrhö und der genitalen Chlamydien-Infektion von großem Interesse.

■ Aufgaben der Gesundheitsämter (§ 19)
Die Gesundheitsämter bieten bezüglich sexuell übertragbarer Krankheiten Beratung und Untersuchung an oder stellen diese in Zusammenarbeit mit anderen medizinischen Einrichtungen sicher. Diese sollen für Personen, deren Lebensumstände eine erhöhte Ansteckungsgefahr für sich oder andere mit sich bringen, auch aufsuchend angeboten werden und können im Einzelfall die ambulante Behandlung durch einen Arzt des Gesundheitsamtes umfassen, soweit dies zur Verhinderung der Weiterverbreitung der sexuell übertragbaren Krankheiten erforderlich ist. Die Angebote können anonym in Anspruch genommen werden. Die Kosten der Untersuchung und Behandlung werden getragen von der jeweiligen Krankenversicherung, im übrigen aus öffentlichen Mitteln, falls die Person die Kosten der Untersuchung oder Behandlung nicht selbst tragen kann.

■ Behandlungsbefugnis, Erlaubnis des Umgangs mit Krankheitserregern
Die Behandlung von Personen, die an einer der vorstehenden Krankheiten erkrankt oder deren verdächtig sind oder die mit einem der vorstehenden Krankheitserreger infiziert sind, ist nur Ärzten gestattet. Dieser Satz gilt entsprechend bei sexuell übertragbaren Krankheiten (§ 24).

Wer mit Krankheitserregern arbeiten will, bedarf der Erlaubnis der zuständigen Behörde (§ 44). Ausgenommen sind Personen, die zur selbständigen Ausübung des ärztlichen Berufes berechtigt sind, für mikrobiologische Untersuchungen zur orientierenden medizinischen Diagnostik mittels solcher kultureller Verfahren, die auf die primäre Anzucht und nachfolgende Subkultur zum Zwecke der Resistenzbestimmung beschränkt sind und bei denen die angewendeten Methoden nicht auf den spezifischen Nachweis meldepflichtiger Krankheitserreger gerichtet sind. Dies gilt nur, soweit die Untersuchungen für die unmittelbare Behandlung der eigenen Patienten für die eigene Praxis durchgeführt werden. Entscheidend für die Formulierung der Vorschrift ist die Absicht des Gesetzgebers, dem niedergelassenen Arzt bestimmte Arbeiten in der eigenen Praxis erlaubnisfrei zu ermöglichen, um schnelle Diagnosen und Therapien nicht zu behindern.

Grundsätzlich erlaubnispflichtig sind jedoch alle Tätigkeiten, die auf den spezifischen Nachweis von meldepflichtigen Krankheitserregern gerichtet sind. Auf dem Gebiete der sexuell übertragbaren Krankheiten sind somit alle Arbeiten mit dem HI-Virus oder Treponema pallidum erlaubnispflichtig.

Literatur zu 1.12

1. Kuhlmann W. „Gesetz zur Verhütung und Bekämpfung von Infektionskrankheiten beim Menschen (Infektionsschutzgesetz – IfSG). Textausgabe mit Einführung und Stichwortverzeichnis. 1. Auflage. Siegburg: Verlag Reckinger & Co., 2000.

2 Virale Infektionen

2.1 Retroviren

2.1.1 Grundlagen

ERWIN TSCHACHLER

Im Verlauf des vorigen Jahrhunderts wurde eine Vielzahl von Retroviren von verschiedenen Spezies isoliert – bis Ende der siebziger Jahre galten diese Viren allerdings nur als interessante Mikroben, die dem Menschen nichts anhaben können. Der Nachweis, daß ein humanes Retrovirus an der Pathogenese einer Leukämie beteiligt und ein anderes die Ursache von AIDS ist, hat die Retrovirologie jedoch zu einem der kompetitivsten und wichtigsten biomedizinischen Forschungsgebiet der letzten 20 Jahre gemacht.

Retroviren stellen eine große und mannigfaltige Familie mit einer einzigartigen Vermehrungsstrategie dar: Das virale Genom besteht aus 2 Kopien linearer, einzelsträngiger RNS von etwa 7000–12.000 Basen, die in der infizierten Zelle durch die virale reverse Transkriptase in lineare DNS umgeschrieben und in weiterer Folge in die DNS des Wirtsgenoms eingebaut werden. Die Virionen selbst sind 80–100 nm groß und von einer Lipidmembran umgeben, in welche die viralen Glykoproteine integriert sind. Die Genome aller Retroviren enthalten 3 Genregionen, welche jene viralen Proteine kodieren, die sich im Virion selbst finden: *gag* kodiert für die Proteine der Virionenmatrix, des Kapsids und der Nukleoproteine, *pol* für die reverse Transkriptase und die Integrase und *env* für die viralen Hüllproteine [1].

Komplexe Retroviren, zu denen auch die humanpathogenen Retroviren Human-Immunmangel-Virus Typ 1 und 2 (HIV-1 und -2) sowie humanes T-Zell-Leukämie-Virus I und II (HTLV-I und -II) gehören, produzieren neben den Strukturproteinen auch noch sog. regulatorische Genprodukte. Sie werden für gewöhnlich nicht ins Virion eingebaut, sondern sind für die Genexpression der Viren verantwortlich [1].

Funktionell teilen sich die humanen Retroviren auf 2 Genera auf – die Lentiviren, zu denen HIV-1 und -2 zählen, und die onkogenen Viren der HTLV- und der bovinen Leukose-Virus(BLV)-Gruppe. Humane Spumaviren, für die eine Pathogenität nicht nachgewiesen ist, und endogene Retroviren, die höchstwahrscheinlich nur entwicklungsgeschichtliche Bedeutung haben, komplettieren die Gruppe der bis dato beim Menschen gefundenen Retroviren. Dank ihres einzigartigen Verhaltens in der Zelle werden Retroviren zunehmend zum Transfer von Genen eingesetzt, so daß die Hoffnung besteht, daß dieser erst unlängst definierte „heimtückische Aggressor" bald schon in der Therapie und Prävention von Krankheiten eine wesentliche Rolle spielen wird.

Literatur zu 2.1.1

1. Rosenberg N, Jolicoeur P. Retroviral pathogenesis. Retroviruses. Edited by J. M. Coffin et al. Cold Spring Harbor Laboratory Press, 1997: 475–585.

2.1.2 HIV-1 und HIV-2

2.1.2.1 Epidemiologie von HIV und AIDS

OSAMAH HAMOUDA

■ **Einleitung**

In einer Zeit, in der die großen Infektionskrankheiten bereits für besiegt gehalten wurden, hat sich die weltweite HIV/AIDS-Epidemie zu einem der größten Gesundheitsprobleme der heutigen Zeit entwickelt. Nach Schätzungen der Weltgesundheitsorganisation und UNAIDS lebten Ende 2001 weltweit insgesamt 40 Millionen Menschen mit einer HIV-Infektion oder AIDS. Die Zahl der HIV-Neuinfektionen für 2001 wurde auf 5 Millionen und die der Todesfälle auf 3 Millionen im gleichen Jahr geschätzt [1].

Die Situation in der Bundesrepublik Deutschland stellt sich im europäischen und internationalen Vergleich vor diesem Hintergrund relativ günstig dar. Dies kann vor allem den früh begonnenen und effektiv durchgeführten Präventionsmaßnahmen angerechnet werden, die zusammen mit dem großen Engagement von Selbsthilfegruppen zu einer Verminderung von infektionsgefährdendem Verhalten geführt haben [2].

Die HIV-Infektionen bzw. AIDS-Erkrankungen sind jedoch in der Bevölkerung sehr ungleich verteilt. Bestimmte Bevölkerungsgruppen, die durch ihren Lebensstil oder andere Faktoren einem hohen Infektionsrisiko ausgesetzt sind, tragen die Hauptlast der HIV/AIDS-Epidemie. Wenngleich die Prävalenz der HIV-Infektion, bezogen auf die Gesamtbevölkerung, in Deutschland im Vergleich zu vielen anderen Ländern Europas relativ gering ist, so führt die HIV/AIDS-Epidemie doch regional, in bestimmten Bevölkerungsschichten und in bestimmten Altersgruppen zu einer erheblichen Morbidität und Mortalität [3].

Den besten Überblick über die aktuelle Entwicklung der HIV-Epidemie könnte man über eine möglichst genaue Bestimmung der HIV-Inzidenz – also der innerhalb einer bestimmten Zeit neu erworbenen HIV-Infektionen – gewinnen. Die direkte Bestimmung der HIV-Inzidenz ist jedoch nicht ohne weiteres möglich. Grundsätzlich kann man im Rahmen einer Erfassung von Daten zur Anzahl der HIV-Infektionen, die auf die Gesamtbevölkerung ausgerichtet ist (z. B. einer gesetzlichen Meldepflicht), nur die Zahl der HIV-infizierten Personen bestimmen, die sich bereits einem HIV-Antikörpertest (HIV-Test) unterzogen haben. Der Umstand, ob, und wenn ja, wie lange nach der erfolgten HIV-Infektion, sich jemand einem HIV-Test unterzieht, ist von einer ganzen Reihe von Faktoren abhängig (Verfügbarkeit des HIV-Tests, Furcht vor Diskriminierung, Kosten des Testangebotes, Therapieoptionen) und kann im Zeitverlauf erheblichen Schwankungen unterworfen sein. Der genaue Infektionszeitpunkt ist bei den meisten positiv Getesteten nicht mehr bestimmbar.

Die Entwicklung der HIV-Epidemie an Hand einer einzigen Informationsquelle zu beurteilen, ist kaum möglich. Vielmehr bedarf es für eine wirklichkeitsnahe Einschätzung der Situation und der zukünftigen Entwicklung einer zusammenfassenden Analyse und Interpretation von verschiedenen Datenquellen, Studien und Untersuchungen, um ein möglichst realitätsnahes Bild zu erhalten. In Deutschland stehen für die epidemiologische Überwachung von HIV-Infektionen und AIDS-Erkrankungen in erster Linie die freiwilligen und anonymen Fallberichte der behandelnden Ärzte über AIDS-Erkrankungs- und -Todesfälle (seit 1982) sowie die Meldungen über die Anzahl der bestätigt positiv getesteten HIV-infizierten Personen (seit 1987 nach Laborberichtsverordnung, seit 2001 nach Infektionsschutzgesetz) zur Verfügung. Ergänzt werden diese Daten durch die Ergebnisse von weiteren, z. T. im Auftrag des AIDS-Zentrums durchgeführten Untersuchungen [3].

■ Entwicklung der HIV/AIDS-Epidemie

AIDS-Fälle

Nachdem 1981 aus den USA Berichte über die ersten Fälle des später als AIDS bezeichneten Krankheitsbildes eintrafen, wurden auch in der Bundesrepublik Deutschland im Jahr 1982 die ersten AIDS-Fälle aus Frankfurt am Main, München und Berlin berichtet. In den folgenden Jahren stieg die Zahl der jährlich neu diagnostizierten AIDS-Fälle rasch an und erreichte im Jahr 1994 über 2000 Patienten. Ab 1995 war in Deutschland – wie auch in den meisten Industrieländern – ein deutlicher Rückgang der AIDS-Neuerkrankungen zu beobachten. Die starke Abnahme der neu diagnostizierten AIDS-Fälle, die in erster Linie auf die verbesserten Behandlungsmöglichkeiten sowie deren verbreiteten und frühen Einsatz zurückzuführen ist, hat sich in den letzten Jahren nur noch verlangsamt fortgesetzt. Im Vergleich zu dem 1994 erreichten Höchststand der neu diagnostizierten AIDS-Erkrankungen (2040 Fälle) sowie zu den Vorausschätzungen von Modellrechnungen, in denen die Therapieeffekte nicht berücksichtigt sind, ist die Zahl der AIDS-Neudiagnosen bis 2001 um nahezu zwei Drittel zurückgegangen. Die Zahl der mit dem Vollbild AIDS neu erkrankten Personen beträgt im Jahre 2001 (unter Berücksichtigung der noch zu erwartenden Meldungen) etwa 700 Fälle und ist damit auf dem Niveau des Vorjahres geblieben. Etwa 600 Menschen sind im Jahr 2001 an den Folgen der HIV-Infektion bzw. an AIDS verstorben.

Vom Beginn der systematischen Erfassung (1982) bis zum 31.12.2001 sind dem AIDS-Fallregister insgesamt 20.898 Fälle berichtet worden. Korrigiert man die Zahl der gemeldeten Fälle um den zu erwartenden Meldeverzug sowie zusätzlich um eine 15%ige Untererfassung (Fälle, die nie gemeldet werden), erhält man eine geschätzte kumulative Inzidenz von etwa 25.000 AIDS-Fällen bis zum Ende des Jahres 2001. Es ist davon auszugehen, daß bis Ende 2001 etwa 80%, d.h. ca. 20.000 aller bisher an AIDS erkrankten Patienten, verstorben sind. Die Zahl der Ende 2001 lebenden AIDS-Patienten kann somit auf ungefähr 5000 geschätzt werden.

Betrachtet man die Gesamtzahl aller seit Beginn der Epidemie mit dem AIDS-Vollbild diagnostizierten Patienten, so wird die AIDS-Epidemie in Deutschland vor allem durch die Erkrankungsfälle in der Gruppe der homo- bzw. bisexuellen Männer geprägt, die nahezu zwei Drittel (64%) aller bisher Erkrankten ausmachen. Zweitgrößte Betroffenengruppe ist die der i.v. Drogenabhängigen (16% aller Erkrankten), d.h. vier Fünftel aller an AIDS Erkrankten stammen aus einer dieser beiden Gruppen. Der Anteil der Fälle mit vermuteter heterosexueller Transmission beträgt 5%, und der Anteil der Frauen unter den AIDS-Patienten hat sich bis Ende 2001 auf insgesamt über 12% erhöht. AIDS-Fälle bei Kindern

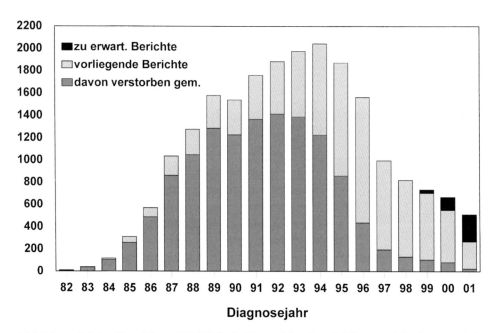

Abbildung 2.1-1 Gemeldete AIDS-Fälle in Deutschland nach Diagnosejahr (N = 20.898), korrigiert für den Meldeverzug (N = 21.286), mit Anteil der als verstorben gemeldeten Fälle.

spielen mit weniger als 1% der Fälle in der Bundesrepublik aus epidemiologischer Sicht nur eine untergeordnete Rolle [4].

Nach wie vor bestimmen die Großstädte (Epizentren) das epidemiologische Geschehen. Über die Hälfte aller an AIDS Erkrankten kommt aus den Großstädten (West-)Berlin, Frankfurt am Main, München, Köln, Düsseldorf und Hamburg.

Abbildung 2.1-1 zeigt die Entwicklung der AIDS-Inzidenz nach Halbjahr der Diagnose sowie die Zahl der nach Korrektur für den Meldeverzug noch zu erwartenden Berichte. Deutlich erkennbar ist der Rückgang der AIDS-Inzidenz nach der Einführung von wirksamen antiretroviralen Therapien.

HIV-Infektionen
Nach Modellrechnungen zur HIV-Inzidenz hatte in Deutschland die Ausbreitungsgeschwindigkeit der HIV-Epidemie bereits in den Jahren 1983/1984 ihren Höhepunkt erreicht. Insbesondere unter homo- bzw. bisexuellen Männern breitete sich die Infektion schnell aus. Die höchste HIV-Inzidenz unter den i.v. Drogenabhängigen ist vermutlich 1–2 Jahre später eingetreten, doch wie bei den homo- bzw. bisexuellen Männern waren die HIV-Inzidenzen bereits seit Mitte der 80er Jahre aufgrund von Verhaltensänderungen – aber auch aufgrund von Sättigungsprozessen in Gruppen mit hohem Infektionsrisiko – rückläufig. Wiederum mit 1- bis 2jähriger Verzögerung kam es zu einem Anstieg der über heterosexuelle Kontakte erworbenen Infektionen. Bei der Mehrzahl handelt es sich hierbei um Sekundärinfektionen über Partner aus den primären Hauptbetroffenengruppen.

Unter den im Jahr 2001 neu diagnostizierten HIV-Infektionen beträgt der Anteil der Frauen 25%. Männer, die Sex mit Männern (MSM) haben, stellen auch weiterhin mit 38% die größte Gruppe dar. Anekdotische Hinweise auf eine Zunahme von Neuinfektionen bei jungen homosexuellen Männern können an Hand der vorliegenden Daten nicht bestätigt werden. Die zweitgrößte Betroffenengruppe mit 19% sind Personen, die aus Ländern mit einer hohen HIV-Prävalenz in der allgemeinen Bevölkerung (Hochprävalenzländer, HPL) stammen. Ihr Anteil hat in den letzten Jahren deutlich zugenommen. Dies muß jedoch vor dem Hintergrund des gleichzeitigen Rückgangs von Meldungen ohne Angaben zum Infektionsweg zurückhaltend interpretiert werden. Es ist anzunehmen, daß sich der überwiegende Teil dieser Personen in den Herkunftsländern infiziert hat. Ob ein relevanter Anteil der in dieser Gruppe festgestellten HIV-Infektionen möglicherweise erst in Deutschland erworben wurde, kann ohne weitere Daten weder bestätigt noch ausgeschlossen werden. Drittgrößte Gruppe mit 17% sind Personen, die ihre HIV-Infektion durch heterosexuelle Kontakte (Hetero) erworben haben und nicht aus HPL stammen. Der Anteil der Personen, die eine HIV-Infektion über i.v. Drogengebrauch (IVD) erworben haben, hat weiter leicht abgenommen und steht mit 8% an vierter Stelle. Der Anteil der Meldungen ohne Angaben zum Infektionsweg beträgt 17%. Die Zahl neu infizierter Kinder blieb – durch die mittlerweile möglichen Vorbeugemaßnahmen zur Verhinderung einer Mutter-Kind-Übertragung – auf wenige Einzelfälle beschränkt [4].

Bislang konnte eine substantielle eigenständige Ausbreitung von HIV in der allgemeinen Bevölkerung nicht beobachtet werden. Ob sich zukünftig eine unabhängige HIV-Epidemie unter der allgemeinen Bevölkerung – möglicherweise im Verlauf von größeren Zeiträumen – entwickeln wird, kann auch heute nicht mit Sicherheit ausgeschlossen werden.

Die Zahl der in Deutschland lebenden, mit HIV infizierten Personen (die Anfang bis Mitte der 90er Jahre relativ stabil war) steigt seit etwa 1996 wieder an, da sich eine etwa gleichbleibende Zahl von Personen neu infiziert, aber dank der verbesserten Therapie deutlich weniger als früher versterben. Dadurch und durch die Tatsache, daß sich immer mehr HIV-Infizierte frühzeitig in medizinische Behandlung begeben, stieg die Zahl der in ambulanter Behandlung befindlichen Patienten in den letzten Jahren deutlich an. Die kumulative Zahl der Personen, die sich seit Beginn der Epidemie mit HIV infiziert haben, wird auf 60.000 geschätzt. Abzüglich der bereits an AIDS oder vor dem Eintreten der AIDS-definierenden Erkrankung Verstorbenen lebten Ende 2001 etwa 38.000 HIV-infizierte Personen. Die Inzidenz neuer HIV-Infektionen wird auf etwa 2000/Jahr geschätzt.

Im Unterschied zum deutlichen Rückgang bei den AIDS-Erkrankungen hat sich die Zahl der jährlich neu festgestellten HIV-Infektionen in den letzten Jahren nur geringfügig vermindert. Dies kann jedoch teilweise auch durch die verbesserte Qualität der Datenerhebung bedingt sein, die einen zuverlässigeren Ausschluß von bereits bekannten HIV-Infektionen erlaubt.

Bei allem Vorbehalt bedeutet dies, daß sich die HIV/AIDS-Epidemie in der Bundesrepublik Deutschland insgesamt weitgehend einem Gleichgewichtszustand angenähert hat. Es ist jedoch davon auszugehen, daß es weiterhin in einigen Subpopulationen der Bevölkerung durchaus dynamische Veränderungen im Ausbreitungsmuster der HIV-Epidemie gibt. Wie sich die durch die verbesserten therapeutischen Möglichkeiten bedingten Veränderungen (Zunahme der mit einer HIV-Infektion Lebenden, Abnahme der Infektiosität der antiretroviral Behandelten, Zunahme von Risikoverhalten) langfristig auf Bevölkerungsebene auswirken werden, ist mit den gegenwärtig zur Verfügung stehenden Methoden nicht abschätzbar.

Trotz der besseren Behandlungsmöglichkeiten der HIV-Infektion müssen die Präventionsbemühungen unvermindert weiter fortgesetzt werden, da auch angesichts der unbestreitbaren therapeutischen Fortschritte die HIV-Infektion immer noch eine lebensbedrohende Erkrankung ist, deren Verhütung oberstes Ziel bleiben muß.

Literatur zu 2.1.2.1

1. UNAIDS/WHO. AIDS epidemic update December 2001.
2. European Centre for the Epidemiological Monitoring of AIDS. HIV/AIDS Surveillance in Europe. Mid-year report 2001. 2001, no. 65.

3. Hamouda O, Nießing W, Voß L. AIDS/HIV 1997 – Bericht zur epidemiologischen Situation in der Bundesrepublik Deutschland zum 31.12.1997. AIDS-Zentrum im Robert-Koch-Institut. Berlin, RKI Hefte 1/1999.
4. Robert-Koch-Institut. HIV/AIDS-Bericht II/2001. Epidemiologisches Bulletin, Sonderausgabe A/2002.

2.1.2.2 HIV – Immunologie und Labordiagnostik
LUTZ GÜRTLER

■ Kinetik der HIV-Replikation
HIV befällt normalerweise ein intaktes Immunsystem, welches ausreichend CD4-Rezeptor-tragende T-Helfer-Lymphozyten und unspezifische, z.B. Interferon, und spezifische, z.B. Antikörper, Abwehrmechanismen hat. HIV lagert sich passiv an das CD4-Molekül an, verbindet sich anschließend mit dem Chemokin-Rezeptor 5 (CCR-5) bei R5-Viren oder 4 (CXCR-4) bei den mehr aggressiv wachsen-

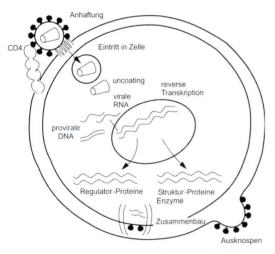

Abbildung 2.1-2 Lebenszyklus des HIV an einer menschlichen Zelle. Nach dem Anheften an den CD4- und den Chemokin-Rezeptor wird das Virus unter Abstreifen der Hülle in die Zelle aufgenommen. Die äußere Kernmembran wird, gefolgt von der inneren, abgebaut und so das Milieu geschaffen, welches die reverse Transkription der viralen RNA in DNA erlaubt. Die provirale DNA wird in den Zellkern geschleust und ins Genom integriert. Bei Stimulation der Zelle werden anfangs Regulatorproteine synthetisiert, später die m-RNA für Enzyme und Struktur-Proteine von Kern und Hülle. Alle Komponenten werden an der Zellmembran zusammengebaut, und das unreife Virus schlüpft aus der Zelle. Ein Teil der Virushülle sind menschliche Komponenten. Durch die Aktion der Protease werden die beiden Kernmembran-Proteine frei, die kondensieren und so den reifen HIV-Partikel entstehen lassen, der erneut eine Zelle infizieren kann.

den X4-Viren, und Virusmembran und Zellmembran fusionieren. Der Viruskern wird ins Zytoplasma geschleust, dort wird die Protein-Hülle gespalten und die beiden Moleküle RNA in DNA umgeschrieben sowie der neu gebildete Strang in das Genom der Wirtszelle integriert. Bei Aktivierung der Zelle oder selbst induziert über HIV-Aktivator-Proteine erfolgt die Ablesung und Synthese von m-RNA und der Prozeß der HIV-Neusynthese. HIV-Regulationsproteine werden im Überschuß produziert, die Proteine der Enzyme und der äußeren Hülle in geringeren Mengen. Nukleinsäure und Proteine assoziieren im Zytoplasma, und nach Spaltung der Kernproteine entsteht ein neues Virus aus der Zelle [1].

In den Prozeß der Integration der proviralen DNA ist für die Umschreibung die reverse Transkriptase und RNase H, für den DNA-Einbau das Enzym Integrase eingebunden. Die Reifung des HIV-Partikels vollzieht sich außerhalb der Zelle, die Kernkondensation erfolgt nach proteolytischer Aktivität der HIV-Protease.

Abhängig vom Aktivierungszustand der HIV-infizierten Zelle werden für die Anheftung ca. 20 min benötigt, für die Umschreibung und Integration 2–6 h, für die Synthese von HIV-RNA und HIV-Proteinen weitere 2–12 h. Das Ausknospen und die Reifung geschehen innerhalb weniger Minuten. Die grobe Vorstellung ist, daß nach 24 h die ersten HIV-Partikel aus der infizierten Zelle schlüpfen und die Halbwertszeit der neu gebildeten Viren im Blut etwa 2 Tage beträgt.

Ein Teil der HIV-Infektionen der Zelle verläuft abortiv, d.h., das Penetrieren eines Partikels in die Zelle führt nicht zur Synthese neuer Viren [2]. Abortive Infektionen scheinen selten zu sein. Für das Angehen einer HIV-Infektion beim Menschen werden je nach Übertragungsweg (Blut oder Sexualverkehr) zwischen 200 und 500 Partikel benötigt. Der unspezifische Abbau des HIV-Partikels erfolgt über Makrophagen, beim freien HIV über Antikörper und das Komplement-System.

■ **Entstehung des Immundefektes und seine Auswirkung**

Der Prozeß der Schädigung des Immunsystems ist zweiphasig. Im Verlauf der Erstinfektion fallen die CD4-Zellen von 1000/µl bis unter 500/µl und erreichen wieder normale oder subnormale Werte innerhalb der ersten 8–12 Wochen. Die Schädigung der T-Helfer-Lymphozyten vollzieht sich zum einen über die HIV-Freisetzung, die toxische Schädigung der HIV-Abbauprodukte, die Zellzerstörung durch Killer-T-Lymphozyten und über eine mangelnde Nachreifung der Lymphozyten im Thymus-Äquivalent. Über die spezifische, innerhalb der ersten 4 Wochen aufgebaute Immunreaktion, die am Auftreten der HIV-Antikörper am einfachsten meßbar ist, erfolgt eine gezielte Zerstörung der HIV-infizierten Zellen und eine Elimination der HIV-Partikel aus Blut und Lymphe. Die Effizienz dieser Reaktion kann wenige Wochen anhalten, aber auch viele Jahre, in Einzelfällen bis über 20 Jahre.

Bei den meisten Infizierten wird nach und nach, teils in einem diskontinuierlichen Fortgang, das Immunsystem geschädigt, erst über die Minderung der Reaktionsfähigkeit der T-Helfer-Lymphoyzten, gefolgt von der Abnahme der T-Helfer-Zellzahl insgesamt durch die beschriebenen Schädigungen. Resultat

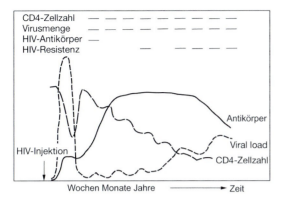

Abbildung 2.1-3 Verlauf der HIV-Infektion und als Balken Zeitpunkte der Testung von den wesentlichen Parametern. Etwa 4–5 Wochen nach Infektion sind Antikörper meßbar, die lebenslang erhalten bleiben, jedoch bei bestehender Immunschwäche im Titer abfallen (durchgezogene Linie). Die CD4-Zellen fallen anfangs von 1000/µl ab, bei erholtem Immunsystem steigen sie wieder, um bei angehender Immunschwäche wieder abzufallen (grob gestrichelte Linie). Typisch ist der undulierende Verlauf, der durch effektive Therapie ganz wesentlich beeinflußt wird.
Die gepunktete Linie zeigt den Verlauf der Virusmenge (Viral load). Diese kann anfangs sehr hoch sein. Das HIV wird durch die Immunantwort eliminiert und ist häufiger und höher meßbar, je weiter fortgeschritten die Krankheit ist. Die Zeitskala sind anfangs Wochen, dann Monate, schließlich Jahre, die Zeitspane insgesamt schwankt zwischen 2 Jahren (aggressiver Verlauf, ohne Therapie) und über 20 Jahren (benigner Verlauf, mit Therapie), eventuell noch länger.

ist eine Minderung der Immunfunktion, die durch rekurrente Infektionen mit Mykobakterien, Cytomegalie-Virus oder Toxoplasma gondii, den Erwerb von Pneumocystis carinii und weitere virale, bakterielle und fungale Infektionserreger deutlich wird.

■ Bedeutung der Messung der CD4-Zellen

Gemessen werden normalerweise CD4-tragende Zellen, das sind im wesentlichen T-Helfer-Lymphozyten und Makrophagen im peripheren Blut. Die Zahl widerspiegelt recht gut die verbleibende Funktion, dennoch können Patienten mit hoher Zellzahl von 400/µl ein hoch geschädigtes Immunsystem aufweisen und Patienten mit kaum meßbaren CD4-Zellen noch immunkompetent sein. Zufriedenstellende Meßergebnisse werden mit der FACS-Analyse erhalten. Die Analysen zur Funktionsmessung der Helfer-Lymphozyten sind sehr aufwendig, ungenau, schlecht reproduzierbar und nicht standardisiert. Nach intrakutaner Applikation kann die zelluläre Infiltration als Maß der Immunreaktivität gewertet werden.

Wie beschrieben korrelieren Zahl der T-Helfer-Lymphozyten und ihre Funktion nicht immer. Die Bedeutung der Messung liegt im Verlauf bzw. der Abnahme über die Zeit (Monate). Die Höhe der CD4-Zellzahl ist ein Langzeitparameter, der träge auf Veränderungen der Immunabwehr reagiert und zusammen mit der Virusmenge beurteilt werden sollte. Etwa 2% aller im Körper vorhandenen CD4-Zellen zirkulieren im Blut. Vor allem akute virale Superinfektionen können zu einem rapiden Abfall führen. Nach Beginn einer effektiven antiretroviralen Therapie können Monate vergehen, bis ein Anstieg der CD4-Zellen sichtbar wird [5]. Bei der Bewertung der CD4-Zellen ist zu berücksichtigen, daß Neugeborene etwa 5000 Zellen/µl, jugendliche Erwachsene 1000 und über 60jährige etwa 700 Zellen/µl als Normalwert haben.

■ **Bedeutung der Messung der Viral Load (VL, Viruslast/Virusmenge)**
Gemessen wird bei der Viral load die Menge an viraler RNA, die durch Amplifikation vermehrt und durch Hybridisierung sichtbar gemacht wird. Viren der HIV-1-Gruppe M werden am zuverlässigsten erfaßt, schlechter die der Gruppe 0 und gar nicht solche der HIV-2-Gruppe. Die VL-Bestimmung ist ein Kurzzeitparameter, der schnellen Schwankungen unterliegt. Die vier wesentlichen auf dem Markt befindlichen Tests sind nicht aufeinander abgeglichen; angegeben werden Copies pro ml oder internationale Einheiten (IU), wobei etwa 2 cop/ml einer IU entsprechen. Die VL über die Zeit ist für die Beurteilung wesentlich, je geringer, desto besser, und Werte unterhalb von 40 cop/ml sollten Therapieziel sein. Bei nicht vorhandener Replikation des HIV entstehen auch keine Resistenzen gegen die verabreichten Medikamente.

Mit der im Plasma gemessenen VL werden bei einigen Patienten nicht die im Lymphknoten weiter bestehenden Vermehrungsherde erfaßt. Je nach befallenen Organen: Gehirn, Lymphsystem und Gastrointestinaltrakt, repräsentiert die VL im Blut unter 10% der total vorhandenen Viren, ist aber dennoch für die Beurteilung des HIV-Replikationsverhaltens im Organismus repräsentativ.

■ **Entstehung der Arzneimittel-Resistenz**
Unter Therapie werden Mutanten selektioniert, die durch die Fehlerrate der reversen Transkriptase, die bei 1 in 10.000 Nukleotiden liegt, verursacht werden. Ein Enzym, welches nicht durch die Substanz gehemmt wird, kann weiter aktiv sein, und dessen HI-Virus kann sich schneller vermehren als Viren mit gehemmten Enzymen [3, 4]. Medikamente gegen die reverse Transkriptase und Protease sind im Einsatz. Enzymtaschen werden durch Schlüsselaminosäuren geformt, die bei Mutation die Tasche so verändern, daß die Enzymfunktion vermindert wird, aber die Aktivität nicht aufgehoben ist. Bei täglich etwa 10^{8-9} produzierten Viren kann mit ca. 1000 mutierten Viren gerechnet werden.

Am Selektionsprozeß der HIV-Elimination ist neben den Medikamenten auch das Immunsystem beteiligt, das nach Virusoberfläche und nicht nach Enzymaktivität selektioniert. Deswegen können trotz theoretischer Möglichkeit der Resistenzentwicklung keine resistenten HI-Viren vorhanden sein.

■ Analyse resistenter HI-Viren

Für die Analyse stehen geno- und phenotypische Bestimmungen zur Verfügung. Die genotypische Resistenzbestimmung erfaßt die charakteristischen Schlüsselaminosäuren halb quantitativ, wenn die Regionen des Enzyms sequenziert werden, die die Enzymtaschen bilden [4]. Da die Kombination von mehreren Aminosäuren eine erweiterte Aussage erlaubt, ist die Quantifizierung nicht immer einheitlich. Die Aminosäurensequenz wird über die erstellte Nukleotidsequenz abgeleitet.

Grundlage für die genotypische Bestimmung ist die Wertigkeit der Aminosäuren nach der phenotypischen Bestimmung. Diese wird in Kassetten-Systemen mit rekombinierten HI-Viren durchgeführt und die Replikationsfähigkeit gegenüber dem Wildvirus verglichen. Wegen des hohen technischen Aufwandes mißt kaum ein phenotypisches System die Kombination von Medikamenten, wie sie beim Patienten verabreicht wird. Wie bei der VL beschrieben, fehlen bisher standardisierte Testansätze bei der geno- und phenotypischen Resistenzbestimmung.

Die Labordiagnostik der HIV-Infektion und deren Einwirkung auf das Immunsystem haben einen hohen Standard, auch bei Vergleich mit anderen Viren, erreicht. Dennoch sind weitere Verbesserungen notwendig und neue Tests zu entwickeln, die die zelluläre Immunität beurteilen können.

Literatur zu 2.1.2.2

1. Levy JA. HIV and pathogenesis. 2nd ed. Washington: ASM Press, 1998.
2. Perelson AS, Neumann AU, Markowitz M, Leonard JM, Ho DD. HIV-1 dynamics in vivo: virion clearance rate, infected cell life-span, and viral generation time. Science 1996; 271: 1582–6.
3. Nijhuis M, Schuurman R, de Jong D, Erickson J, Gustchina E, Albert J, Schipper P, Gulnik S, Boucher CAB. Increased fitness of drug resistant HIV-1 protease as a result of acquisition of compensatory mutations during suboptimal therapy. AIDS 1999; 13: 2349–59.
4. Shafer RW. Genotypic testing for human immunodeficiency virus type 1 drug resistance. Clin Microbiol Rev 2002; 15: 247–77.
5. Rij RPV, Visser JA, Praag RMEV, Rientsma R, Prins JM, Lange JMA, Shuitemaker H. Both R5 and X4 human immunodificiency virus type 1 variants persist during prolonged therapy with five antiretroviral drugs. J Virol 2002; 76: 3054–8.
6. Sarmati L, Nicrasti E, Parisi SG, Ettorre GD, Mancino G, Narcisco P, Vullo V, Andreoni M. Discordance between genotypic and phenotypic drug resistance profiles in human immunodeficiency virus type 1 strains isolated from peripheral blood mononuclear cells. J Clin Microbiol 2002; 40: 335–40.

2.1.2.3 Übertragungswege der HIV-Infektion

ALBRECHT STOEHR

Die Übertragung von HIV kann auf verschiedenen Wegen erfolgen.

Der weltweit häufigste Übertragungsweg der HIV-Infektion ist der genitale Sexualverkehr. HIV-infizierte Drogenabhängige können durch „Needle sharing" das Virus übertragen. Eine weitere relevante Infektionsmöglichkeit ist die vertikale Transmission des Virus auf das Kind durch die HIV-positive Schwangere.

Im Bereich der medizinischen Versorgung besteht die Möglichkeit der Infektion durch HIV-positive Patienten oder HIV-positives medizinisches Personal über Verletzungen (Nadelstich, Operationen) sowie durch kontaminierte medizinische Geräte und durch Transfusion/Infusion kontaminierter Blutprodukte.

Im zwischenmenschlichen Bereich besteht kein Infektionsrisiko, da die Viruskonzentration im Speichel, der Tränenflüssigkeit und im Körperschweiß zu gering ist, um eine Infektion zu etablieren.

Im Vergleich zur Hepatitis B ist das Infektionsrisiko um den Faktor 100 geringer, im Vergleich zur Hepatitis C um den Faktor 10. Die HIV-Infektion ist also im Vergleich zu anderen Viruserkrankungen eine wenig infektiöse Erkrankung.

Weltweit haben sich bisher ca. 50 Millionen mit HIV infiziert, in Deutschland sind es ca. 60.000 Personen. Im Jahre 2001 waren in Deutschland ca. 89% der neu diagnostizierten Übertragungen sexuell bedingt, 10% durch Drogenabusus und unter 1% vertikal übertragen. Übertragungen durch kontaminierte Blutprodukte wurden nicht mehr gemeldet [1].

Das Hauptrisiko der Übertragung läßt sich nur durch „Safer-Sex-Praktiken" reduzieren, hier sind permanente, den Risikogruppen angepaßte Aufklärungskampagnen notwendig, um das Bewußtsein für diese Übertragungsmöglichkeit in der sexuell aktiven Bevölkerungsgruppe zu schärfen. Die Infektionswahrscheinlichkeit ist für Frauen und bei rezeptivem Analverkehr höher als bei insertivem Verkehr. Die Zunahme der Syphilis bei HIV-positiven und -negativen Personen deutet auf ein fehlendes Risikobewußtsein hin [2]. Analog zur Postexpositionsprophylaxe nach beruflicher Exposition mit HIV-haltigem Material wird auch eine Prophylaxe nach sexueller Exposition empfohlen.

Die Durchseuchung der parenteral Drogenabhängigen in Deutschland mit dem HI-Virus liegt bei ca. 10%. Die Durchseuchung mit dem Hepatitis-C-Virus liegt mit ca. 80% deutlich höher. Wirksame Maßnahmen zur Reduktion des Infektionsrisikos bestehen durch das Angebot von Entzugs- und Substitutionsprogrammen sowie von Spritzenaustauschprogrammen für Abhängige, die noch nicht durch ein Substitutionsangebot erreicht werden können.

Während sich die HIV-Infektion in Nordamerika und Westeuropa primär in der homosexuell orientierten Bevölkerung ausbreitete, ist in den Entwicklungsländern hauptsächlich die heterosexuelle Bevölkerung betroffen. Der hohe Anteil HIV-infizierter Frauen bedingt die Möglichkeit der vertikalen Transmission des

Virus von einer HIV-infizierten Mutter auf das Kind (intrauterin, peripartal oder durch Stillen). UNAIDS rechnete Ende 1999 mit ca. 1,3 Millionen lebenden HIV-infizierten Kindern, davon nur 4100 in Europa, während schon 3,8 Millionen HIV-infizierte Kinder, überwiegend aus Afrika, verstorben waren. Ohne prophylaktische Maßnahmen liegt das Infektionsrisiko zwischen 15% und 45% [3]. Die Infektion des Kindes findet überwiegend peripartal statt. Verschiedene Vorgehensweisen bieten sich an, um das Infektionsrisiko zu senken. Die geplante Sectio in der 36. Schwangerschaftswoche vor Beginn der Wehentätigkeit reduziert das Übertragungsrisiko um ca. 50%. Die antiretrovirale Therapie der Mutter, kombiniert mit einer kurzzeitigen Frühtherapie des neugeborenen Kindes, reduziert das Risiko um ca. 80%. Die Kombination beider Maßnahmen reduziert das Risiko um über 90% [4].

Verschiedene antiretrovirale Therapieschemata sind in klinischen Studien mit dem Ziel untersucht worden, eine einfache und preiswerte Prophylaxe für die Entwicklungsländer zu finden. Die einmalige Gabe von Nevirapin an Mutter und Kind führt zu einer signifikanten Senkung des Transmissionsrisikos [5].

Während in Entwicklungsländern bei der perinatalen Transmissionsprophylaxe vorwiegend auf das Infektionsrisiko der Neugeborenen fokussiert wird – eine antiretrovirale Therapie der chronisch-infizierten Patienten ist meist nicht möglich –, steht in den Industrienationen bei der Medikamentenauswahl die optimale Behandlung der Mutter im Vordergrund.

Im medizinischen Bereich konnte durch die Einführung des HIV-Testes bei Blutprodukten 1985 das Risiko einer HIV-Infektion durch Blutprodukte gegen 0% gesenkt werden. Theoretisch besteht die Möglichkeit einer Übertragung des Virus durch kontaminierte Medizinprodukte, z. B. Endoskope. Hier ist bislang keine Infektion gemeldet worden. Durch HIV-positive Patienten besteht ein berufsbedingtes Infektionsrisiko des Personals. Zum Vorgehen nach Kontamination mit möglicher Infektion gibt es klare Richtlinien, über die an anderer Stelle berichtet wird.

Einen Sonderfall stellt das Infektionsrisiko von Patienten durch HIV-infiziertes Personal dar. Diese Situation wurde erstmals im Jahre 1990 breit diskutiert, nachdem ein Zahnarzt aus Florida 6 seiner Patienten infiziert hatte [6]. In der Folgezeit wurden intensive „Look-back"-Untersuchungen an über 20.000 von HIV-positiven Chirurgen operierten Patienten durchgeführt, die, bis auf einen Fall eines französischen Orthopäden, der einen Patienten bei einer Hüft-Operation infizierte, keine Infektionen aufdeckten [7, 8]. Gleichwohl sind gewisse operative Prozeduren verletzungs- und damit infektionsträchtig, dazu gehören Operationen im kleinen Becken, Fräsen von Knochen und die Anlage von Sternalcerclagen. HIV-infiziertes Pflegepersonal stellt im allgemeinen kein Infektionsrisiko dar. Zu der Frage, inwieweit ein infizierter (chirurgisch tätiger) Arzt weiterarbeiten darf, sollten in den Krankenhäusern Kommissionen aus Arbeitsmedizinern und Infektiologen gegründet werden, die den Arzt entsprechend beraten.

Literatur zu 2.1.2.3

1. Robert-Koch-Institut. Epidemiologisches Bulletin, 28. November 2001/Sonderausgabe B.
2. Plettenberg A, Adam A, Weitner L, et al. Deutliche Zunahme der Syphilis bei HIV-Infizierten in Hamburg. Eur J Med Res 2001; 6 (Suppl I): SP14.
3. The working group on mother to child transmission of HIV. Rates of mother to child transmission of HIV 1 in Africa, America and Europe: results from 13 perinatal studies. J Acquir Immune Defic Syndr Hum Retrovirol 1995; 8: 506–10.
4. The international perinatal HIV group. The mode of delivery and the risk of vertical transmission of human immunodeficiency virus type 1 – a meta-analysis of 15 prospective cohort studies. N Engl J Med 1999; 340: 977–87.
5. Guay LA, Musoke P, Flemming T, et al. Intrapartum and neonatal single-dose nevirapine compared with zidovudine for prevention of mother-to-child transmission of HIV-1 in Kampala, Uganda. Lancet 1999; 354: 795–802.
6. Ciesielski C, Marianos D, Ou CY, et al. Transmission of human immunodeficiency virus in a dental practice. Ann Intern Med 1992; 116: 798–805.
7. Robert LM, Chamberland ME, Cleveland JL, et al. Investigations of patients of health care workers infected with HIV. The Centers for Disease Control and Prevention database. Ann Intern Med 1995; 122: 653–7.
8. Lot F, Seguier JC, Fegueux S, et al. Probable transmission of HIV from an orthopedic surgeon to a patient in France. Ann Intern Med 1999; 130: 1–6.

2.1.2.4 Opportunistische Infektionen und Tumoren

ALBRECHT STOEHR

Als Vorboten der HIV-Epidemie fielen Ende der 70er Jahre ungewöhnliche opportunistische Infektionen und Tumoren auf. Dieses waren Schleimhautmykosen, Pneumocystis-carinii-Pneumonien und das Kaposi-Sarkom [1].

Daraus ergab sich im Jahre 1981 die Definition des „Acquired immunodeficiency syndrome" (AIDS), noch bevor die exakte Genese dieser erworbenen Immunschwäche geklärt war.

Durch die zunehmende Erfahrung in der Diagnostik und Therapie der HIV-assoziierten Erkrankungen, die Einführung der Sekundär- und Primärprophylaxe von opportunistischen Infektionen sowie die Zulassung von Zidovudin als antiretrovirales Monotherapeutikum im AIDS-Vollbild konnte Ende der 80er Jahre die Überlebenszeit der Patienten mit schwerer Immundefizienz verlängert werden, die damit andere opportunistische Infektionen entwickeln konnten, die sog. „Late stage AIDS diseases", wie Cytomegalie-Viruserkrankungen, progressive multifokale Leukenzephalopathie (PMLE), atypische Mykobakteriosen und Kryptokokkenmeningitis, die erst bei ausgeprägter Immundefizienz auftreten.

Die Einführung der antiretroviralen (Zweifach-)Kombinationstherapie stoppte die hohe Inzidenz an opportunistischen Infektionen, den Durchbruch aber

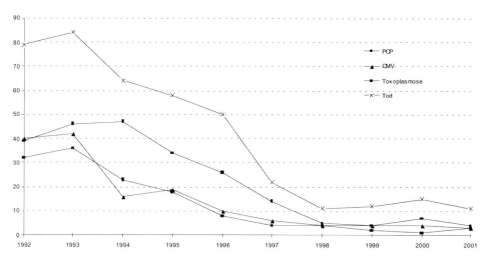

Abbildung 2.1-4 AIDS-bedingte Morbidität und Mortalität (*ifi*-Institut Hamburg).

brachte die „Highly active antiretroviral therapy" (HAART), die zu einem deutlichen Rückgang von Morbidität und Letalität geführt hat [2] (Abb. 2.1-4). Die heute diagnostizierten AIDS-Erkrankungen treten überwiegend bei Patienten auf, die erst mit der Diagnose ihrer AIDS-Erkrankung den positiven HIV-Status erfahren oder aber aus diesem keine Konsequenzen gezogen hatten.

1997 wurde erstmals von unerwarteten Erkrankungen bei Patienten berichtet, die erfolgreich mit HAART behandelt wurden. Gerade die Patienten, die bei initial ausgeprägter Immundefizienz einen deutlichen CD4-Lymphozytenanstieg zeigten, entwickelten Symptome, die später als „Immunrekonstitutions-Syndrom" oder „Systemic inflammatory reaction syndrome" (SIRS) zusammengefaßt wurden. Hierbei handelt es sich um eine (Über-)Reaktion der verbesserten Immunabwehr auf schon vorher existente, aber vom daniederliegenden Immunsystem nicht bekämpfte, klinisch inapparente (opportunistische) Infektionen oder Reaktionen auf Bruchstücke von Erregern. Zu diesem Syndrom gehören Herpes-Zoster-Manifestationen, Cytomegalie-Virus-Retinitiden/-Vitritiden sowie (atypische) Mykobakteriosen [3, 4]. Klinisch ist dieses Syndrom schwer von den opportunistischen Infektionen abzugrenzen, es finden sich aber auch atypische Manifestationen, z. B. Vitritiden bei der CMV-Erkrankung des Auges. Dieses Syndrom ist seltener geworden, da üblicherweise bei einem breiten Repertoire an antiretroviralen Substanzen mit der Therapie nicht bis zum Stadium der schweren Immundefizienz gewartet wird.

Die abnehmende Inzidenz der opportunistischen Infektionen hat dazu geführt, daß die Erfahrung in der Diagnostik und Therapie dieser Erkrankungen schwindet. Da einige dieser Erkrankungen aber lebensbedrohlich sind, sind eine rasche Diagnostik und Therapie erforderlich.

Im wesentlichen handelt es sich bei den opportunistischen Infektionen um Schleimhautmykosen, Systemmykosen, Protozoen-Erkrankungen wir Pneumo-

Tabelle 2.1-1 AIDS-definierende Erkrankungen (CDC C3).

Pneumocystis-carinii-Pneumonie

Zerebrale Toxoplasmose

Soorösophagitis

Chronische Herpes-simplex-Ulzera oder Organmanifestationen

CMV-Retinitis

Rezidivierende Salmonellen-Septikämien

Rezidivierende Pneumonien innerhalb eines Jahres

Extrapulmonale Kryptokokken-Infektionen

Chronische intestinale Kryptosporidieninfektionen

Chronische intestinale Isospora-belli-Infektionen

Disseminierte Histoplasmose

Tuberkulose

Atypische Mykobakteriose

Kaposi-Sarkom

Maligne Lymphome

Invasives Zervixkarzinom

HIV-Enzephalopathie

Progressive multifokale Leukenzephalopathie

Wasting-Syndrom

cystis carinii und Toxoplasma gondii, bakterielle Erkrankungen wie atypische Mykobakteriosen, virale Erkrankungen aus der Herpes-Gruppe (HSV, VZV und CMV) und Papovaviren (Tab. 2.1-1).

Die häufige Erstdiagnose der symptomatischen HIV-Infektion ist die *Soorstomatitis*. Der häufigste Erreger ist Candida albicans, bei schwerer Immundefizienz oder aber medikamentösem Selektionsdruck auch „Non-albicans"-Stämme wie Candida glabrata/krusei. Klinisch ist das Krankheitsbild geprägt durch orales Brennen und Geschmacksstörungen, bei Ausbreitung in den Ösophagus auch durch retrosternales Brennen, Dysphagie und Gewichtsabnahme. Die Diagnose wird klinisch durch Anamnese, Inspektion und Endoskopie gestellt und durch Abstrich gesichert.

Im Gegensatz zu der Soorstomatitis ist die *Soorösophagitis* AIDS-definierend. Die Therapie besteht aus der Gabe von systemischen Antimykotika, den Azolen (Ketoconazol, Fluconazol und Itraconazol) über 7–10 Tage, lokale Antimykotika sind nicht ausreichend wirksam [5]. Wenn es nicht gelingt, die immunologische Situation zu verbessern, neigen die Schleimhautmykosen rasch zum Rezidiv. Bei Langzeittherapie und persistierender Immundefizienz steigt das Risiko der Resistenzentwicklung [6]. Klinisch relevante Schleimhautmykosen distal der Cardia sind eine Rarität.

Die für Mitteleuropa relevante systemische Mykose ist die *Kryptokokkose,* die sich am häufigsten als Meningitis manifestiert, andere Systemmykosen treten fast nur bei entsprechender Reiseanamnese oder bei Migranten auf. Die Kryptokokkenmeningitis ist eine klassische „Late stage AIDS disease", sie tritt erst auf, wenn die CD4-Lymphozytenzahl deutlich unter fünfzig gesunken ist. Die klinische Symptomatik entspricht der einer typischen Meningitis. Die Diagnose wird durch Liquorpunktion gestellt, es finden sich ein positives Kryptokokkenantigen sowie im Tuschepräparat Kryptokokken. Da die Meningitis Folge einer hämatogenen Streuung inhalierter Erreger ist, findet sich immer ein positives Kryptokokkenantigen im Blut. Die Therapie besteht aus der Kombination von Amphotericin B, Ancotil® und Fluconazol. Nach Beendigung der Therapie ist eine Sekundärprophylaxe erforderlich [7].

Die häufigste Protozoen-Erkrankung ist die *Pneumocystis-carinii-Pneumonie,* die klassische AIDS-Pneumonie. Wahrscheinlich handelt es sich bei dem Erreger nicht um ein Protozoon, sondern um einen Pilz. Die klinische Symptomatik ist schleichend mit zunehmender Dyspnoe, einem trockenen Reizhusten sowie erhöhter Körpertemperatur und Gewichtsabnahme. Bei der klinischen Untersuchung fällt eine fehlende Fähigkeit zur tiefen Inspiration auf, bedingt durch die verminderte Lungen-Compliance bei interstitieller Pneumonie. Typische Rasselgeräusche sind selten zu hören. Radiologisch finden sich interstitielle bihiläre Infiltrate, unterlappenbetont. Die Diagnose wird mikroskopisch durch Aufarbeitung eines induzierten Sputums oder einer bronchoalveolären Lavage gesichert, histologisch ist der Nachweis aus der transbronchialen Biopsie zu stellen. Die Therapie besteht aus der dreiwöchigen hochdosierten Gabe von Co-trimoxazol, das anfangs parenteral verabreicht werden sollte. Die Nebenwirkungsrate ist hoch, geführt von einer Allergisierung sowie einer Knochenmarkstoxizität. Bei schwerer Pneumonie mit einem $pO_2 < 70\,mmHg$ wird die Mortalität durch die Gabe von Steroiden gesenkt. Nach Ausheilung ist eine Sekundärprophylaxe notwendig [8].

Die zweite wichtige Protozoen-Erkrankung ist die *zerebrale Toxoplasmose,* hervorgerufen durch Toxoplasma gondii. Voraussetzung für diese Erkrankung ist eine vorher durchgemachte Toxoplasmeninfektion, erkennbar an der IgG-Antikörperbildung. Die klinische Symptomatik ist vielfältig, von Zephalgien über Paresen bis hin zu Krampfanfällen und Bewußtlosigkeit reichend. In der Diagnostik werden bildgebende Verfahren wie CCT oder sensitive NMR eingesetzt. Die Therapie besteht aus der Gabe von Sulfadiazin und Pyrimethamin, bei Patienten, die nicht schlucken können, ist auch die hochdosierte parenterale Gabe von Cotrimoxazol möglich. Auch hier ist eine Sekundärprophylaxe erforderlich.

Die dritte wichtige Erkrankung des ZNS ist die *progressive multifokale Leukenzephalopathie,* hervorgerufen durch das Papovavirus (JC-Virus). Auch diese Erkrankung tritt erst bei ausgeprägter Immundefizienz auf. Die Symptomatik entspricht der der zerebralen Toxoplasmose, die Diagnose wird durch CCT oder NMR gestellt, typisch ist ein Befall des Marklagers unter Aussparung der Hirnrinde. Die Bestätigung erfolgt durch den Virusnachweis im Liquor. Eine spezifische Therapie gibt es nicht. Wenn es gelingt, durch die antiretrovirale Therapie die immunologische Situation zu bessern, kommt es zumeist parallel dazu auch zu einer deutlichen Besserung der neurologischen Symptomatik [9].

Die Erkrankungen durch HSV-1, -2 und VZV werden an anderer Stelle besprochen. Im Unterschied zu immunkompetenten Patienten sind diese häufig stärker ausgeprägt und fordern eine intensivere Therapie.

Eine wichtige virale Erkrankung bei fortgeschrittener Immundefizienz sind die Manifestationen durch das *Cytomegalie-Virus* (CMV). Am häufigsten befallen ist die Retina, gefolgt vom Gastrointestinaltrakt. Manifestationen des ZNS sind selten. Die CMV-Retinitis wird symptomatisch durch einen Gesichtsfeldausfall bis hin zum kompletten Sehverlust. Die Diagnose wird funduskopisch gestellt. Die gastrointestinalen Manifestationen entsprechen in ihrer Symptomatik den betroffenen Organstrukturen. Die Diagnose wird endoskopisch gestellt und histologisch gesichert. Meist gelingt auch der Virus-Direktnachweis im Blut mittels PCR-Technik. Therapeutisch kommen Ganciclovir, Foscarnet oder Cidofovir zum Einsatz, inzwischen steht auch das enteral resorbierbare Ganciclovir Prodrug Valganciclovir zur Verfügung. Die Lokaltherapie der Retinitis kann auch mit dem Oligosense-Nukleotid Fomivirsen durchgeführt werden. Auch hier ist eine Sekundärprophylaxe erforderlich [10]. Eine weitere Option ist die Implantation eines „Ganciclovir pellets" ins Auge.

Die wichtigste bakterielle opportunistische Infektion ist die *atypische Mykobakteriose*, hervorgerufen durch andere Mykobakterien als Mycobacterium tuberculosis, die ubiquitär vorkommen. Am häufigsten ist das Mycobacterium avium-intracellulare (MAI). Die atypische Mykobakteriose ist eine „Late stage AIDS disease" und tritt erst bei unter 50 CD4-Lymphozyten/µl auf. Die klinische Symptomatik besteht aus Fieber, Gewichtsabnahme und einer abdominellen Symptomatik. Häufig finden sich vergrößerte mesenteriale Lymphome. Die Diagnose wird entweder kulturell aus dem Blut oder histologisch aus einem Lymphknotenbiopsat gestellt. Zur Behandlung wird eine Dreifachtherapie aus Rifabutin, Ethambutol und einem modernen Makrolid eingesetzt. Auch hier ist eine Sekundärprophylaxe erforderlich [11].

Die *Tuberkulose* ist keine typische opportunistische Infektion, allerdings ist das Risiko einer aktiven Tuberkulose nach Exposition mit M. tuberculosis bei HIV-positiven Patienten um den Faktor 6–100 erhöht. Es finden sich gehäuft extrathorakale und disseminierte Verläufe, auf typische klinische Diagnosekriterien darf man sich nicht verlassen. Ein negativer Tuberkulintest kann auch bei aktiver Tuberkulose als Folge der Anergie vorliegen, ein positiver Test spricht für eine latente Tuberkulose, die prophylaktisch behandelt werden sollte [12].

Vor der Einführung von HAART war es undenkbar, eine einmal begonnene *Primär- oder Sekundärprophylaxe* zu beenden, da insbesondere im letzten Fall relativ rasch das invalidisierende oder sogar tödliche Rezidiv einer opportunistischen Infektion drohte [3, 7–9, 12]. Inzwischen gibt es Empfehlungen zum Absetzen der Primär- und Sekundärprophylaxe bei opportunistischen Infektionen nach Anstieg der CD4-Lymphozyten [13–15].

Ein weiterer Bereich an Erkrankungen sind die HIV-assoziierten Tumoren. Der wohl bekannteste Tumor ist das Kaposi-Sarkom, das insbesondere in der Anfangszeit der AIDS-Epidemie sehr häufig auftrat (s. Abschn. 2.1.2.5 Kaposi-Sarkom). Der zweitwichtigste Tumor ist das *Non-Hodgkin-Lymphom,* das im Gegensatz zu Lymphomen von Immunkompetenten häufig disseminiert extranodal auftritt. Bei diesem Tumor sind eine rasche Diagnose und unmittelbare Therapie erforderlich, da eine schnelle Progression und Dissemination droht. In der Therapie hat sich das CHOP-Schema bewährt. Die Langzeitprognose hat sich durch die Einführung von HAART drastisch verbessert. Der dritte wichtige Tumor ist das durch das Papillomavirus (HPV) hervorgerufene *Analkarzinom*. Die Therapie erfolgt bei Lokalbefall durch Radiatio, bei Metastasierung mit einer kombinierten Chemo-/Radiotherapie analog zu der Therapie immunkompetenter Patienten [16]. Bei Frauen tritt gehäuft das HPV-bedingte *Zervixkarzinom* auf.

Zusammengefaßt hat der Fortschritt in der antiretroviralen Therapie in den letzten 10 Jahren zu einer massiven Senkung von Inzidenz und Letalität opportunistischer Infektionen geführt. Nach wie vor sind die rasche Diagnostik und Therapie der potentiell tödlichen opportunistischen Infektionen für die Patienten lebensnotwendig und setzen eine permanente Weiterbildung voraus, die auch nicht vor den Grenzen der Fachgebiete halt macht.

Literatur zu 2.1.2.4

1. Friedman-Kien A, Laubenstein L, Marmor M, et al. Kaposi sarkoma and pneumocystis pneumonia among homosexual men – New York City and California. MMWR 1981; 30: 305–8.
2. Pallela FJ, Delaney KM, Moormann AC, et al. Declining morbidity and mortality among patients with advanced human immunodeficiency virus infection. N Engl J Med 1998; 338: 853–680.
3. Furrer HJ, Malinverni R. Severe inflammatory reaction (SIR) after starting HAART in AIDS patients treated for disseminated tuberculosis: Role of corticosteroids. 12th World AIDS Conference, Geneva, June 28–July 3 1998, abstract 22130.
4. Jacobson MA, Zegans M, Pavan PR, et al. Cytomegalovirus after initiation of highly active antiretroviral therapy. Lancet 1997; 349: 1443–5.
5. Stoehr A, Plettenberg A, Begemann F, et al. Therapie der Soorösophagitis mit Fluconazol bei AIDS-Patienten. Chemotherapie-Journal 1992; 3: 116–9.
6. Odds FC. Resistance of yeasts to azole-derivate antifungals. J Antimicrob Chemother 1993; 31: 463–71.
7. Chuck SL, Sande MA. Infections with Cryptococcus neoformans in the acquired immunodeficiency syndrome. N Engl J Med 1989; 321: 794–9.
8. Bozzette SA, Finkelstein DM, Spector SA. A randomized trial of three antipneumocystis agents in patients with advanced human immunodeficiency virus infection. N Engl J Med 1995; 332: 693–9.
9. Cinque P, Scarpellini P, Vago L, et al. Diagnosis of central nervous system complications in HIV-infected patients: cerebrospinal fluid analysis by the polymerase chain reaction. AIDS 1997; 11: 1–17.

10. d'Arminio A, Mainini F, Testa L, et al. Predictors of cytomegalovirus disease, natural history and autopsy findings in a cohort of patients with AIDS. AIDS 1997; 11: 517–24.
11. Burman WJ, Stone BL, Rietmeijer CA, et al. Long-term outcomes of treatment of Mycobacterium avium complex bacteremia using a clarithromycin-containing regimen. AIDS 1998; 12: 1309–15.
12. Moro ML, Gori A, Errante I, et al. An outbreak of multidrug-resistant tuberculosis involving HIV-infected patients of two hospitals in Milan, Italy. AIDS 1998; 12: 1095–1102.
13. Lopez Bernaldo de Quiros JC, Miro JM, Pena JM, et al. A randomized trial of the discontinuation of primary and secondary prophylaxis against Pneumocystis carinii pneumonia after highly active antiretroviral therapy in patients with HIV infection. N Engl J Med 2001; 344: 159–67.
14. Jouan M, Saves M, Tubiana R, et al. Discontinuation of maintenance therapy for cytomegalovirus retinitis in HIV-infected patients receiving highly active antiretroviral therapy. AIDS 2001; 15: 23–31.
15. El Sadr WM, Burman WJ, Bjorling Grant L, et al. Discontinuation of prophylaxis against Mycobacterium avium complex disease in HIV-infected patients who have a response to antiretroviral therapy. N Engl J Med 2000; 342: 1085–92.
16. Goedert JJ. The epidemiology of acquired immunodeficiency syndrome malignancies. Semin Oncol 2000; 27: 390–401.

2.1.2.5 Kaposi-Sarkom

ANDREAS PLETTENBERG, DIRK ALBRECHT

■ Definition

Das Kaposi-Sarkom (KS) ist ein vaskularisierter solider Tumor, für dessen Auftreten das humane Herpesvirus 8 verantwortlich gemacht wird. Die Ursprungszelle scheint eine lymphatische Endothelzelle zu sein. Das KS manifestiert sich initial überwiegend an der Haut, im weiteren Verlauf kann es zum Befall verschiedener innerer Organsysteme kommen.

■ Synonyme
Keine.

■ Erreger
Aufgrund von Auffälligkeiten in der Epidemiologie des KS wurde für diesen Tumor schon lange eine Erregergenese vermutet. 1994 gelang es Chang et al. [1], mit einer neuen molekularbiologischen Methode Gensequenzen eines bis dahin nicht bekannten Herpesvirus im Gewebe von Kaposi-Sarkomen nachzuweisen. Der Erreger wurde von den Erstbeschreibern als *Kaposi's sarcoma-associated herpes virus* (KSHV) bezeichnet, später setzte sich die Bezeichnung *humanes Herpesvirus 8* durch [2, 3]. Das Genom, das schon bald komplett sequenziert wurde, beinhaltet transformierende Gene wie Kaposin, Viral G-coupled protein

receptor, p53 oder bcl-2 [4, 5] bzw. exprimiert CD40 [6]. In frühen Stadien ist das Kaposi-Sarkom noch polyklonal, später wird es monoklonal. Es konnte gezeigt werden, daß HHV-8 im Gewebe aller KS bzw. aller KS-Arten nachzuweisen ist.

Auch wenn die Bedeutung von HHV-8 für die Pathogenese des KS als gesichert angesehen wird, entwickeln keineswegs alle Personen mit HHV-8-Infektion diesen Tumor [7]. Für seine Entstehung und vor allem für die Wachstumskontrolle werden eine Reihe weiterer Faktoren verantwortlich gemacht. Zunächst einmal kommt einer Immundysregulation Bedeutung zu, die bei HIV-positiven Patienten nahezu immer gegeben ist. Die Immunaktivierung scheint hierbei wichtiger als die Immunsuppression zu sein. Bei Patienten mit KS ist fast immer eine Aktivierung der CD8-Lymphozyten zu finden, die mit einer gesteigerten Expression von Th1-Zytokinen wie Gamma-Interferon oder Interleukin-12 einhergeht. In vitro wurde gezeigt, daß die Zytokine VEGF, bFGF, Oncostatin M, PDGF, IL-1, IL-6, SF und TGF-β oder aber CD40 die Proliferation der Tumorzellen stimulieren [8, 9]. Die meisten dieser Zytokine werden sowohl parakrin von umgebenden T-Lymphozyten gebildet als auch autokrin, also von jenen Tumorzellen, deren Wachstum sie kontrollieren. Interessanterweise scheint auch HIV die Proliferation der Tumorzellen zu beeinflussen. Es wurde gezeigt, daß das tat-Protein die Proliferation der Spindelzellen fördert und hierbei synergistisch mit bFGF wirkt. Es wird spekuliert, daß dies die Erklärung für den aggressiveren Verlauf des HIV-assoziierten KS im Vergleich zum klassischen KS ist. Auch andere Faktoren wie Hormone (insbesondere β-HCG) beeinflussen den KS-Verlauf. Bei Frauen mit KS, die schwanger wurden, bildeten sich die Tumoren im Laufe der Gravidität zurück [4].

■ Epidemiologie

Das Kaposi-Sarkom, genauer das klassische KS, wurde erstmals im Jahre 1872 von dem in Ungarn geborenen und später in Wien lehrenden Dermatologen Moritz Kaposi beschrieben, der diesen Tumor *„idiopathisches Pigmentsarkom der Haut"* nannte. Dieses klassische Kaposi-Sarkom wird vor allem bei älteren Männern mediterraner oder osteuropäischer Herkunft beobachtet und geht mit einer Überlebenszeit von meist mehr als 10 Jahren einher. Das afrikanische Kaposi-Sarkom ist seit den 60er Jahren bekannt und zeigt einen deutlich aggressiveren Verlauf mit Überlebenszeiten von meist nur wenigen Jahren. Eine weitere seit den 70er Jahren bekannte Form stellt das iatrogen-induzierte Kaposi-Sarkom dar, das vor allem bei Patienten mit Organtransplantationen beobachtet wird.

Nachdem 1981 erstmals über das Auftreten von Kaposi-Sarkomen bei homosexuellen Männern berichtet wurde, zeigte sich in der Folgezeit, daß es sich hierbei um die häufigste HIV-assoziierte Tumorerkrankung handelt [10]. Während dieser Tumor in den 80er und frühen 90er Jahren eine kumulative Inzidenz von über 30% der HIV-infizierten Männern erreichte, blieb er bei HIV-positiven Frauen eine Rarität. Seit Einführung der antiretroviralen Kombinationstherapien in der zweiten Hälfte der 90er Jahre ist die Häufigkeit des KS deutlich rückläufig.

Diagnostik

Die Diagnose „Kaposi-Sarkom" sollte immer histologisch gesichert werden. In Zweifelsfällen kann eine HHV-8-PCR aus dem Gewebe bzw. des Blutes hilfreich sein. Bei einem Patienten mit Kaposi-Sarkom ist immer eine Inspektion des gesamten Integuments einschließlich der hautnahen Schleimhäute erforderlich. Nicht selten sind Tumoren auch in Lokalisationen zu finden, die dem Blick des Patienten verborgen bleiben: dies gilt beispielsweise für die Mundhöhle und die Fußsohlen. Aufgrund möglicher Organmanifestationen sollte immer eine Röntgenuntersuchung des Thorax, eine Sonographie des Abdomens und möglichst auch eine Ösophagogastroduodenoskopie angestrebt werden.

Histologie

Basierend auf dem histopathologischen Befund wird zwischen einem Patch-, einem Plaque- und einem nodulären Stadium unterschieden. Schon bei den frühen Läsionen des Patch-Stadiums fallen neben einem lymphozytären Infiltrat vor allem die vielen, meist kleinen, irregulären Gefäße bzw. Gefäßspalten auf, die bevorzugt in der Umgebung normaler dermaler Gefäße und Adnexstrukturen zu finden sind. Während Spindelzellen im Patch-Stadium nur in vergleichsweise geringer Zahl vorhanden sind, fällt in den nachfolgenden Stadien ihre deutlich gesteigerte Proliferation auf. Das Plaque-Stadium wird vor allem durch multiple Spindelzellen charakterisiert, die zwischen Kollagenfasern liegen und bevorzugt in der Umgebung vorbestehender dermaler Gefäße lokalisiert sind. Zwischen diesen Spindelzellformationen sind unterschiedlich große Gefäßspalten zu erkennen, in denen vereinzelte Erythrozyten auszumachen sind. Das noduläre Stadium wird in noch stärkerem Maße von multiplen Spindelzellformationen gekennzeichnet, die den Tumor in Zügen oder Faszikeln durchziehen (Abb. 2.1-5). Die Spindelzellen können immunhistologisch u. a. mit den monoklonalen Antikörpern CD31 oder CD34 dargestellt werden [11, 12].

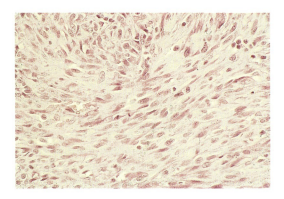

Abbildung 2.1-5 Histologie eines nodulären Kaposi-Sarkoms. HE-Färbung. Spindelzellformationen durchziehen den Tumor.

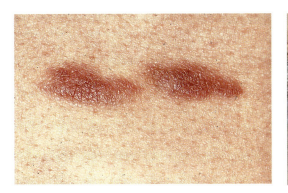

Abbildung 2.1-6 Zwei länglich-ovale bräunlich-livide Kaposi-Sarkome der Haut.

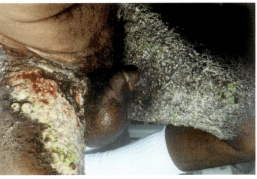

Abbildung 2.1-7 Großflächig konfluierende Kaposi-Sarkome beider Oberschenkel eines afrikanischen Patienten mit HIV-Infektion.

■ Klinik

Die Erstmanifestation dieses Tumors betrifft in über 90 % der Fälle das Integument oder die hautnahen Schleimhäute. Im Initialstadium fallen Kaposi-Sarkome meist als kleine rötlich-braune oder livide, meist runde oder ovale Makula auf (Abb. 2.1-6). Im weiteren Verlauf werden die einzelnen Tumoren größer und zunehmend nodulär oder plaqueförmig (Abb. 2.1-7). Vor allem am Rumpf ist oft ein sehr typisches Verteilungsmuster zu beobachten, bei dem sich die Tumoren entlang der Hautspaltlinien ausrichten. Grundsätzlich kann nach dem initialen Befallmuster zwischen einem Extremitätentyp und einem Stammtyp unterschieden werden. Für letzteren, bei dem auch häufiger die hautnahen Schleimhäute und der Gastrointestinaltrakt betroffen sind, wurde eine schlechtere Prognose festgestellt. Beim Befall der Schleimhäute ist am häufigsten der Gaumen betroffen, nicht selten jedoch auch Zunge, Gingiva, Konjunktiva oder Penis (Abb. 2.1-8). Im weiteren Verlauf kommt es bei einem Teil der Patienten zum Auftreten großflächiger, konfluierender Tumormassen, die auch tiefer gelegene

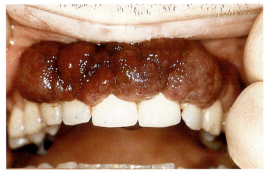

Abbildung 2.1-8 Ausgeprägte Kaposi-Sarkome der Gingiva.

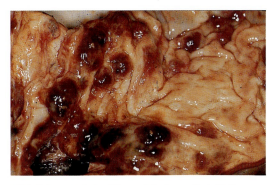

Abbildung 2.1-9 Kaposi-Sarkom-Befall des Magens (Sektionspräparat).

Tabelle 2.1-2 Klassifikation des HIV-assoziierten Kaposi-Sarkoms.

	Günstige Prognose (alle folgenden Kriterien)	Ungünstige Prognose (eines der folgenden Kriterien)
Tumor	Beschränkung auf: • Haut und/oder • Lymphknoten und/oder • minimale orale Beteiligung	• Ödeme oder Ulzerationen durch das KS • Viszeraler Befall • Ausgedehnter oraler Befall
Immunsystem	• > 200 $CD4^+$-T-Zellen/µl	• < 200 $CD4^+$-T-Zellen/µl
Systembeteiligung	• Bisher keine opportunistischen Infektionen • Keine B-Symptomatik • Karnofsky-Index > 70	• Opportunistische Infektionen in der Vorgeschichte • B-Symptomatik • Karnofsky-Index < 70 • Andere HIV-assoziierte Erkrankungen (z. B. Lymphom, neurologische Erkrankungen)

Strukturen betreffen können und oft mit ausgeprägten Lymphödemen einhergehen (Abb. 2.1-7). Gelegentlich kommt es nach Traumen oder an mechanisch stark belasteten Stellen, z. B. im Bereich alter Exzisionsnarben oder in Lokalisation eines vorher durchgemachten Herpes zoster, im Sinne eines Köbner-Effektes, zum Auftreten neuer Kaposi-Sarkome. Bei dem überwiegenden Teil der betroffenen Patienten werden im weiteren Verlauf auch innere Organe befallen. Nach dem Organsystem Haut, das in über 90 % der Fälle betroffen ist, werden am häufigsten der Gastrointestinaltrakt (Abb. 2.1-9), die Lungen und Lymphknoten befallen. Grundsätzlich können alle Organsysteme vom KS befallen werden, einzige Ausnahme ist das zentrale Nervensystem (Erklärung: in diesem kommt die Ursprungszelle, die lymphatische Endothelzelle, nicht vor).

Die verschiedenen Organmanifestationen können zu vital bedrohlichen Komplikationen führen. Ein ausgeprägter Befall des Oropharynx kann Eß- oder auch Atmungsbehinderungen zur Folge haben, es könne Blutungen auftreten oder Obstruktionen bis hin zum Ileus. Ein pulmonaler Befall, röntgenologisch erkennbar u. a. an disseminierten Fleckschatten oder Mittel- und Unterfeld-betonten peribronchialen und perivaskulären Streifenschatten, kann zur respiratorischen Insuffizienz führen. Ein pleuraler Befall ist an rezidivierenden Pleuraergüssen erkennbar, ein Befall des Urogenitaltraktes u. a. an Harnröhrenstrikturen. Der Krankheitsverlauf ohne Therapie ist typischerweise durch einen schnellen Progreß gekennzeichnet, gelegentlich können auch spontane Remissionen einzelner Herde oder ein stationärer Verlauf über viele Jahre beobachtet werden [11, 13, 14].

Von den verschiedenen Stadieneinteilungen wird heute vor allem die aus dem Jahr 1997 stammende Klassifikation der ACTG (AIDS Clinical Trials Group) [15] verwendet, die eine Einteilung in günstige oder ungünstige Prognose vornimmt. Auch wenn diese Klassifikation den immunologischen Parameter CD4-Lympho-

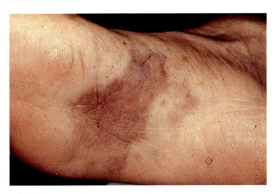 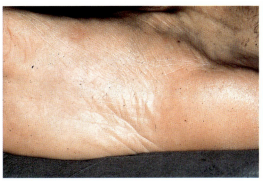

Abbildung 2.1-10 Kaposi-Sarkome der Fußsohle, die aufgrund von Schmerzen die Gehfähigkeit des Patienten deutlich einschränkten.

Abbildung 2.1-11 Gleicher Ausschnitt wie Abbildung 2.1-10, 4 Wochen nach Beendigung einer fraktionierten Röntgenweichstrahltherapie (Strahlengesamtdosis 24 Gy).

zyt beinhaltet, werden die HI-Viruslast und insbesondere das virologische Ansprechen der Patienten auf die antiretrovirale Therapie und ebenso des KS nicht berücksichtigt (Tab. 2.1-2). Da die letzten Jahre gezeigt haben, daß dieses für die individuelle Prognose von größter Bedeutung ist, hat die ACTG-Klassifikation an Bedeutung verloren.

■ Differentialdiagnose
Hämangiom, Angiosarkom, Lymphangiosarkom, Granuloma pyogenicum, bazilläre Angiomatose.

■ Therapie
Das Kaposi-Sarkom hat einen sehr variablen Verlauf; entsprechend muß sich die Therapie an der klinischen Schwere der Erkrankung und ihrem Verlauf orientieren. Grundsätzlich kann zwischen lokalen und systemischen Maßnahmen unterschieden werden.

Lokalmaßnahmen kommen hauptsächlich bei einzelnen umschriebenen Läsionen zum Einsatz; insbesondere bei stigmatisierenden bzw. kosmetisch störenden Lokalisationen wie Gesicht, Hals oder Unterarme. Zum Einsatz kommende Maßnahmen sind Camouflage, chirurgische Exzision, Laser- oder Kryochirurgie, Röntgenbestrahlung (Abb. 2.1-10, 2.1-11), photodynamische Therapie oder intraläsionale Injektion von Interferon oder Chemotherapeutika [16–18]. Sofern ein progredienter multilokulärer Befall vorhanden ist, sind systemische Therapien indiziert. Während dies früher immer Interferon- oder Chemotherapie bedeutete, kommt heute die größte Bedeutung einer effizienten antiretroviralen Therapie zu. In vielen Fällen kommt es unter alleiniger antiretroviraler Therapie zur Tumorremission, die jedoch langsamer als unter Chemo- oder Interferontherapie vonstatten geht. Sofern ein sehr ausgeprägter kutaner Befall oder symptomatische KS-Manifestationen innerer Organsysteme vorliegen, ist eine zusätzliche Behandlung mit

Interferon oder Chemotherapeutika erforderlich. Bei Patienten mit CD4-Lymphozyten > 200 mm^3 liegen die Ansprechraten für eine Interferontherapie (z. B. 9 Mio. IE/d) bei etwa 20–50%. Je ausgeprägter der Immundefekt ist, um so geringer ist die Wahrscheinlichkeit einer Tumorremission unter Interferon [19–21]. Neue Untersuchungen haben gezeigt, daß niedrige prätherapeutische endogene Interferon-Spiegel mit einer höheren Ansprechwahrscheinlichkeit einhergehen [22]. Als Chemotherapeutika werden heute überwiegend liposomale Anthrazykline (Doxorubicin, Daunorubicin) eingesetzt, alternativ können auch eine Kombination von Vincristin oder Vinblastin mit Bleomycin, eine Monotherapie mit Etoposid oder das ABV-Schema angewandt werden [23–25]. Unter einer Chemotherapie muß mit dem gehäuften Auftreten opportunistischer Infektionen gerechnet werden [26]. Neuere Therapieansätze, wie Angiogenese-Inhibitoren oder Zytokine, können noch nicht abschließend beurteilt werden [24].

Literatur zu 2.1.2.5

1. Chang Y, Cesarman E, Pessin MS, et al. Identification of Herpesvirus-Like DNA Sequences in AIDS-Associated Kaposi's Sarcoma. Science 1994; 266: 1865–9.
2. Schulz TF. KSHV/HHV8-associated lymphoproliferations in the AIDS setting. Eur J Cancer 2001; 37: 1217–26.
3. Blauvelt A. The role of human herpesvirus 8 in the pathogenesis of Kaposi's sarcoma. Adv Dermatol 1999; 14: 167–206.
4. Ensoli B, Sgadari C, Barillari G, Sirianni MC, Sturzl M, Monini P. Biology of Kaposi's sarcoma. Eur J Cancer 2001; 37: 1251–69.
5. Plettenberg A, Pammer J, Mildner M, Weninger W, Tschachler E. Expression of the proto-oncogene BCL-2 in spindle-cells and occasional endothelial cells of Kaposi's sarcoma in situ. Sixth European conference on clinical aspects and treatment of HIV-infection. Hamburg 11.–15. October 1997. Abstrakt-Band.
6. Pammer J, Plettenberg A, Weninger W, Diller B, Mildner M, Uthman A, Issing W, Sturzl M, Tschachler E. CD40 antigen is expressed by endothelial cells and tumor cells in kaposi's sarcoma. Am J Pathol 1996; 5: 1387–96.
7. Albrecht D, Meyer T, Lorenzen T, Stoehr A, Meigel W, Arndt A, Plettenberg A. Serologie und PCR in der HHV-8-Diagnostik. In: Brockmeyer N, et al. (Hrsg). HIV-Infekt. Berlin: Springer-Verlag, 1999: 512–7.
8. Sturzl M, Brandstetter H, Roth WK. Kaposi's sarcoma: a review of gene expression and ultrastructure of KS spindle cells in vivo. AIDS Res Hum Retroviruses 1992; 8: 1753–63.
9. Weninger W, Uthman A, Pammer J, Pichler A, Ballaun C, Lang I, Plettenberg A, Bankl H, Stürzl M, Tschachler E. Vascular endothelial growth factor production in normal epidermis and in benign and malignant epithelial skin tumors. Lab Invest 1996; 75: 647–58.
10. Friedman-Kien A, Laubenstein L, Marmor M, et al. Kaposi's sarcoma and pneumocystis pneumonia among homosexual men – New York City and California. MMWR 1981; 30: 305–8.
11. Tappero JW, Conant MA, Wolfe SA. Kaposi's sarcoma. Epidemiology, pathogenesis, histology, clinical spectrum, staging criteria and therapy. J Am Acad Dermatol 1993; 28: 371–6.

12. Plettenberg A, Dettke T, Meigel W. Klinik und Therapie des HIV-assoziierten Kaposi-Sarkoms. Dtsch Med Wochenschr 1990; 115: 106–13.
13. Pletteberg A, Meigel W. Endemic Kaposi's sarcoma – etiopathogenesis, epidemiology, clinical presentation and therapy. Allergologie 1994; 7: 295–302.
14. Plettenberg A, Ramsauer J, Meigel W. HIV-assoziierte Hauterkrankungen. Hautarzt 1997; 48: 58–72.
15. Krown SE, Testa MA, Huang J. AIDS-related Kaposi's sarcoma: prospective validation of the AIDS Clinical Trials Group staging classification. AIDS Clinical Trials Group Oncology Committee. J Clin Oncol 1997; 15: 3085–92.
16. Schöfer H, Ochsendorf FR, Hochscheid I, Milbradt R. Kaposi-Sarkome im Gesicht: Palliative Behandlung mit Kryochirurgie, intraläsionaler Chemotherapie, Röntgenweichstrahltherapie und Camouflage. Hautarzt 1991; 42: 492–8.
17. Szeimies RM, Lorenzen T, Abels C, Bäumler W, Landthaler M, Meigel W, Plettenberg A. Photochemotherapie kutaner Kaposi-Sarkome mit Indocyaningrün. Hautarzt 2001; 52: 322–6.
18. Plettenberg A, Janik I, Kolb H, Meigel W. Lokaltherapeutische Maßnahmen beim HIV-assoziierten Kaposi-Sarkom mit besonderer Berücksichtigung der Röntgenweichstrahltherapie. Strahlenther und Onkol 1991; 167: 208–13.
19. Krown SE. The role of interferon in the therapy of epidemic Kaposi's sarcoma. Semin Oncol 1987; 14: 27–37.
20. Plettenberg A, Kern P, Klare A, Dietrich M, Meigel W. HIV-associated Kaposi's sarcoma treated with recombinant interferon alfa-2a. Long-term results. In: Freund M, Link H, Welte K (eds). Cytokines in Hemopoiesis, Oncology, and AIDS. Berlin: Springer-Verlag, 1990: 631–7.
21. Krown SE. AIDS-associated Kaposi's sarcoma: pathogenesis, clinical course and treatment. AIDS 1988; 2: 71–80.
22. Plettenberg A, Albrecht D, Lorenzen, T, Meyer T, Arndt R, Stoehr A. Monitoring of endogenous interferon alpha and human herpesvirus 8 in HIV-infected patients with Kaposi's sarcoma. Eur J Med Res 2002; 7: 19–24.
23. Cattelan A, Calabro M, Gasperini P, et al. Acquired immunodeficiency syndrome-related Kaposi's sarcoma regression after highly active antiretroviral therapy: biologic correlates of clinical outcome. J Natl Cancer Inst Monogr 2001; 28: 44–9.
24. Mihalcea AM, Smith DL, Monini P, Sgadari C, Ensoli B, Gill PS. Treatment update for AIDS-related Kaposi's sarcoma. AIDS 1999; 13 (Suppl A): S215–25.
25. Mitsuyasu RT. Update on the pathogenesis and treatment of Kaposi's sarcoma. Curr Opin Oncol 2000; 12: 174–80.
26. Plettenberg A, van Dyk U, Stoehr A, Albrecht H, Stellbrink HJ, Berger J, Meigel W. Increased Risk for Opportunistic Infections during Chemotherapy in HIV-Infected Patients with Kaposi's Sarcoma. Dermatology 1997; 194: 234–7.

2.1.2.6 Dermatologische Erkrankungen bei HIV

Martin Hartmann

■ **Einleitung**

In der Zeit vor der hochaktiven antiretroviralen Therapie (HAART) waren insbesondere die Hauterkrankungen häufig, die durch die Immunsuppression bedingt waren. Diese Dermatosen treten nach Ansprechen auf die antiretrovirale Therapie nur noch selten auf und sind nicht mehr atypisch oder therapieresistent [1]. Teilweise werden sie in den einzelnen Kapiteln besprochen.

■ **HIV-assoziierte Dermatosen ohne oder mit nicht wirksamer HAART**

Grundsätzlich ist das Auftreten der HIV-assoziierten Dermatosen vom Immunstatus abhängig. So treten z. B. Mollusca contagiosa oder ulzerierender Herpes bei niedrigeren CD4-Zellzahlen auf als die orale Haarleukoplakie oder der Herpes zoster.

■ **Akute HIV-Infektion**

Im Rahmen der akuten HIV-Infektion kann es zu einem rubelli- bis morbilliformen Exanthem kommen, teilweise verbunden mit makulosquamösen Veränderungen der Hände und Füße, die einem Palmar- oder Plantarsyphilid ähneln. Nicht selten sind auch die Schleimhäute mit einer Rötung oder Ulzerationen beteiligt.

■ **Virale Infektionen**

Während der Herpes labialis weitgehend wie bei Immunkompetenten verläuft, kommt es bei niedrigen CD4-Zellzahlen mit zunehmender Immundefizienz neben den typischen gruppierten Bläschen durch fortschreitende Gewebenekrosen zu chronischen ulzerierenden Verlaufsformen im Genitoanalbereich (Abb. 2.1-12). Der Herpes simplex persistens et exulcerans zeigt klinisch ein polyzyklisch begrenztes häufig belegtes Ulkus mit fehlender Heilungstendenz. Bei einer Erkrankungsdauer von mehr als 4 Wochen besteht nach CDC-Definition das Vollbild AIDS. Die Diagnose sollte im IFT oder in der PCR bestätigt werden. Schwierig ist die Abgrenzung der CMV-Ulzeration. Bei Aciclovir-Resistenz kommen Foscarnet oder Cidofovir zum Einsatz. Bei Paronychien sollte differentialdiagnostisch an HSV gedacht werden (Herpetic whitlow).

Der Herpes zoster kann schon in frühen Stadien der HIV-Infektion auftreten, bei fortgeschrittenem Immundefekt können mehrsegmentale Formen bis zum Zoster generalisatus oder hämorrhagische und nekrotisierende Manifestationen imponieren. Selten kommt es zu chronisch ulzerierenden Verlaufsformen.

Bei HIV-infizierten Patienten treten Mollusken bei einer mittleren CD4-Zellzahl von 200/µl auf. Die Häufigkeit steigt in späten Stadien der HIV-Infektion. Charakteristisch ist der sonst bei Erwachsenen untypische extragenitale Befall. Das Gesicht ist oft betroffen, die Aussaat kann flächenhaft sein. Ebenso treten zwei- bis dreifach größere Riesenmollusken auf, die differentialdiagnostisch von

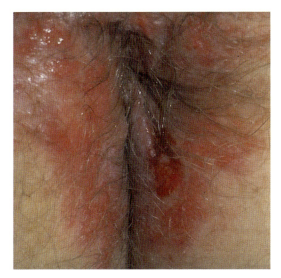

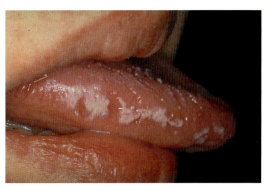

Abbildung 2.1-13 Orale Haarleukoplakie.

Abbildung 2.1-12 Herpes analis.

Basaliom, Keratoakanthom oder systemischen Mykosen (s. u.) abgegrenzt werden müssen.

HPV-Infektionen sind auch bei höheren CD4-Zellzahlen häufig, sowohl als Verrucae (auch oral) oder als Condylomata acuminata. Bei ausgedehntem Befall sind auch tumoröse Formen bekannt (Buschke-Löwenstein-Tumor). Bei chronischer Infektion der High-risk-HPV-Typen (HPV-16 oder HPV-18) kann es bei perianalen oder zervikalen Läsionen zum Carcinoma in situ und folgend zu Spinaliomen kommen. Das Zervixkarzinom zählt seit 1992 zu den AIDS-definierenden Erkrankungen. Charakteristisch ist für alle Verlaufsformen die ausgeprägte Therapieresistenz. Neben den üblichen Therapien sprechen diese Läsionen auch auf die Immune response modifier (IRM, z. B. Imiquimod) an.

Die orale Haarleukoplakie wurde erstmalig 1984 beschrieben und war lange Zeit pathognomonisch für die HIV-Infektion. Klinisch erinnert sie an die orale Candidose. Sie sitzt jedoch vornehmlich an den Zungenrändern, ist streifig und läßt sich nicht ablösen (Abb. 2.1-13). Pathogenetisch stellt sie eine lokale Koinfektion mit dem Epstein-Barr-Virus dar und spricht auf eine hochdosierte Aciclovir-Therapie an [2].

■ **Bakterielle Infektionen**
Bakterielle Infektionen bei HIV werden am häufigsten durch Staphylococcus aureus verursacht und treten auch in frühen Stadien der HIV-Infektion auf. Es kommt zu atypischen Verlaufsformen wie plaqueförmigen Follikulitiden, Botryomykose oder Pyomyositis.

Im Rahmen einer atypischen Mykobakteriose kann es zu ulzerierenden, abszedierenden oder hyperkeratotischen kutanen Verläufen kommen.

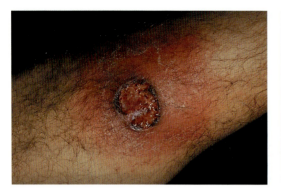
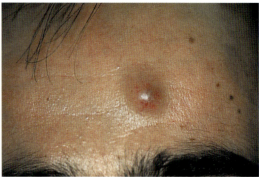

Abbildung 2.1-14 Lues maligna.

Abbildung 2.1-15 Bazilläre Angiomatose.

Zusätzlich zu den schon vielgestaltigen kutanen Veränderungen der Syphilis bei Immunkompetenten kommt es bei HIV-Infektion zu schweren sekundären Verläufen mit ulzerierenden (Abb. 2.1-14) oder botryoformen Bildern und Allgemeinsymptomen, die bereits früher als Syphilis maligna beschrieben wurden [3].

Die bazilläre Angiomatose ist eine Erkrankung der fortgeschrittenen HIV-Infektion und wird durch Rochalimaea verursacht. Klinisch finden sich meist multiple runde erythematöse Papeln oder Knoten, die dem Kaposi-Sarkom, dem pyogenen Granulom oder dem Angiom ähneln (Abb. 2.1-15). Die Diagnose sollte histologisch gesichert werden.

■ **Mykotische Infektionen**

Eine der dermatologischen Markererkrankungen ist die orale Candidose. Sie tritt am häufigsten als pseudomembranöse Form auf und kann vor allem bei niedrigen CD4-Zellzahlen und antimykotischer Vorbehandlung mit einer Azol-Resistenz verbunden sein, die dann eine systemische i.v. Therapie notwendig macht [4].

Dermatophyteninfektionen sind bei HIV-Infektion schon in den frühen Stadien der Infektion häufig. Überwiegend wird Trichophyton rubrum nachgewiesen. Klinisch manifestiert sich die Infektion als (akrale) Tinea und im Verlauf als Onychomykose, die auch nur durch oberflächliche weißliche Zeichnung imponieren kann.

Bei CD4-Zellzahlen unter 100/µl kann es im Rahmen von systemischen Mykosen zu Hautabsiedelungen kommen. Klinisch finden sich überwiegend Papeln, die an Mollusken erinnern. Am häufigsten ist die Kryptokokkose, seltener sind Kokzidioidomykose oder Histoplasmose. Unter HAART treten diese Infektionen praktisch nicht mehr auf [5]. Bei Zuwanderern aus Thailand sollte zusätzlich an eine Penicillium-marneffei-Infektion gedacht werden [6].

Bei Skabiesverdacht oder krustösen Bildern unklarer Genese sollte an die hochinfektiöse Scabies norvegica gedacht werden, die gut auf eine Ivermectin-Therapie anspricht.

Nichtinfektiöse dermatologische Erkrankungen

Das seborrhoische Ekzem tritt gehäuft bei HIV-Infektion auf und kann antimykotisch behandelt werden.

Auch die Psoriasis war vor Einsetzen der HAART häufig und konnte zusätzlich unter dem Bild eines M. Reiter verlaufen. Sie kann schon allein auf eine antiretrovirale Therapie ansprechen [7].

Pruriginöse Hautveränderungen kommen vermehrt im späten Stadium der HIV-Infektion mit Immundefekt vor und werden als papulöse Dermatitis bei HIV bezeichnet. Abgegrenzt werden sollte die eosinophile Follikulitis. Charakteristisch ist die ausgeprägte Therapieresistenz. An hypererge Insektenstichreaktionen sollte gedacht werden.

Nach Einführung der HAART bereiten in den Industrieländern nur noch einzelne dermatologische Erkrankungen Probleme (Tab. 2.1-3) [8].

Nach Einführung der antiretroviralen Therapie treten zunehmend Nebenwirkungen der Virostatika in den Vordergrund. Dabei kann man zwischen Kurzzeitnebenwirkungen (z. B. allergische Reaktionen) und Langzeitnebenwirkungen unterscheiden (z. B. mitochondriale Toxizität). Im Bereich der Dermatologie sind die nachfolgenden Nebenwirkungen wichtig.

Tabelle 2.1-3 Veränderung der dermatologischen Manifestationen unter HAART.

Dermatose/ Erreger	Klinik	Therapie	Bedeutung unter HAART
Seborrhoisches Ekzem	Nasolabial oder stammbetonte Rötung mit gelblich fettiger Schuppung	Ketoconazol (Nizoral®, Terzolin®), Steroide extern, ggf. Itraconazol	Verläuft unter HAART wie bei HIV-negativen Patienten
Verrucae (HPV)	Papillomatöse Veränderungen der Haut oder Schleimhäute	Chirurgische Entfernung, Imiquimod (Aldara®)	Therapieresistenz
Psoriasis vulgaris	Erythematosquamöse Plaques, Pusteln, Arthritis	Dithranol (MICANOL®), Calcipotriol (Psorcutan®), Methotrexat 15 mg/Wo.	Verläuft unter HAART wie bei HIV-negativen Patienten
Onychomykosen (Dermatophyten)	Nageldystrophie	Itraconazol (Sempera®), Terbinafin (Lamisil®)	Gelegentlich therapieresistent
Papular eruption of AIDS	Stecknadelkopfgroße, teils follikulär gebundene Papeln	Steroide lokal, Lichttherapie (z. B. SUP), ggf. Itraconazol (Sempera®)	Selten unter HAART

Exantheme

Unter dem Einsatz der nukleosidischen Reverse-Transkriptase-Hemmer (Nucleoside-analogue reverse transkriptase inhibitors, NRTI) wurden nur selten dermatologische Nebenwirkungen wie longitudinale Melanoonychien oder Exantheme beobachtet. Auch die Therapie mit Proteinaseinhibitoren mußte selten wegen dermatologischer Nebenwirkungen (s. u.) abgebrochen werden. Erst seitdem zunehmend die nicht-nukleosidischen Reverse-Transkriptase-Hemmer (non nucleoside-analogue reverse transcriptase inhibitors, NNRTI) Efavirenz (EFV, SUSTIVA®), Nevirapin (NVP, Viramune®) und Delavirdin (DLV, Rescriptor^{TM}, in Deutschland nicht zugelassen) die Proteinaseinhibitoren ersetzen, sind die Arzneimittelexantheme häufiger zu sehen. Trotz der gleichen Wirkstoffklasse gibt es unter den Substanzen Besonderheiten [9, 10].

- **Nevirapin**
  Der Wirkstoff von Viramune® ist Nevirapin, ein Dipyridodiazepin-Derivat. Während der klinischen Studien zeigte sich schon bald, daß Hautreaktionen häufig auftreten. Die Auswertung von 4 klinischen Studien (BI 1011, BI 1037, ACTG 241, BI 1046) ergab bei 33% von 658 Patienten Exantheme (im Kontrollarm bei 16%), die zu 19% als leicht und zu 4,9% als schwer eingeschätzt wurden. Eine Metaanalyse aller Kombinationstherapien ergab durchschnittlich in 17% der Fälle ein Arzneimittelexanthem, das bei 7% zum Therapieabbruch führte. Ein Stevens-Johnson-Syndrom wurde in 0,5% der Fälle (8/1752) diagnostiziert. Die Exantheme treten überwiegend in den ersten 40 Tagen der Therapie auf. Die prophylaktische Gabe von Steroiden, Antihistaminika oder eine einschleichende Dosierung konnte in klinischen Studien noch nicht überzeugen.
- **Delavirdin**
  Die Wirksubstanz von Rescriptor^{TM} ist Delavirdin. Schon in den frühen klinischen Studien fiel bei gesunden Freiwilligen eine Exanthemrate von bis zu 36% auf. Bei HIV-Patienten wurden Inzidenzen von 18–25% gefunden, zur Hälfte mit dem Schweregrad 1 [11]. Andere Untersuchungen fanden bei der Kombination von DLV/AZT mit AZT Exantheme in 36% der Fälle (vs. 12% im Kontrollarm). Sie treten zwischen dem 7. und 15. Tag (Median 11 Tage) auf. Selten kam es begleitend zu Schleimhautbeteiligung, Fieber oder Gesichtsödemen.
- **Efavirenz**
  SUSTIVA® mit dem Wirkstoff Efavirenz ist der vorerst letzte nicht-nukleosidische Reverse-Transkriptase-Hemmer. Neben den zentralnervösen stehen die Hautmanifestationen im Vordergrund der Nebenwirkungen. Bei durchschnittlich 28% (vs. 18% im Kontrollarm) der therapierten Patienten wurden Arzneimittelexantheme festgestellt. Dabei sind die Hautreaktionen überwiegend Grad 1–2 (s. Abb. 2.1-16). 20% der Patienten benötigten eine Therapie des Exanthems, 6% unterbrachen die Dosis, 2% dauerhaft. Bei einer Metaanalyse von 80.000 Patienten unter Efavirenz traten in 5 Fällen ein Erythema multiforme und in 4 Fällen ein Stevens-Johnson-Syndrom auf.

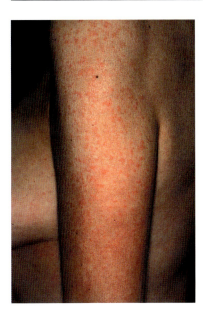
Abbildung 2.1-16 Arzneimittelexanthem auf EFV.

Zusammenfassend läßt sich sagen, daß schwere Hautreaktionen in absteigender Häufigkeit bei Nevirapin, dann bei Delavirdin und am seltensten bei Efavirenz gesehen werden. Die überwiegende Zahl der NNRTI-Exantheme tritt verzögert, d. h. nach 1–2 Wochen, auf. Frühere Reaktionen sind selten, da diese Substanzklasse oft zum ersten Mal gegeben wird.

Nach dem heutigen Kenntnisstand kann bei fehlenden Alternativen eine Weitertherapie versucht werden, wenn die Schleimhäute nicht beteiligt sind, keine Blasen auftreten, keine Erythrodermie oder systemische Zeichen wie Fieber, Arthralgien oder gastrointestinale Symptomatik bestehen [12].

Therapeutisch ist der Nutzen einer Steroidtherapie umstritten, eine symptomatische Therapie des Juckreizes mit Antihistaminika ist sinnvoll.

Immunrestaurationssyndrom
Besonders bei Patienten mit niedrigen Helferzellzahlen (CD4 < 50 Zellen/µl) können nach immunologischem Ansprechen auf die antiretrovirale Therapie zurückliegende Infektionen wiederaufflammen. Dies betrifft Erkrankungen der Herpes-, Pox-, HPV- und Hepatitisviren sowie Mykobakterien [13]. Auch allergische Reaktionen können wiederaufflammen.

Retinoid-ähnliche Nebenwirkungen
Bei der Monotherapie mit Indinavir (CRIXIVAN®) fiel in 14% der Fälle eine Xerosis (Hauttrockenheit) und bei 8% eine Mundtrockenheit auf. Später wurden unter einer Indinavir-haltigen antiretroviralen Kombinationstherapie vermehrt Haarausfall und Paronychien (eingewachsene Zehennägel) beobachtet [14].

In der dermatologischen Literatur sind diese Nebenwirkungen bei der Therapie mit Retinoiden seit Jahren bekannt. So führte z. B. eine Therapie mit Acitretin

(Neotigason®) in bis zu 100% der Fälle zu einer Cheilitis sicca, bei bis zu 80% zu einer Xerosis und bei einem geringeren Prozentsatz zu Haarausfall und Nagelveränderungen. Deshalb wurde der Begriff der „Retinoid-ähnlichen Nebenwirkungen" bei der antiretroviralen Therapie geprägt. Diese Nebenwirkungen führen allerdings nur selten zu einem Absetzen der Medikation und scheinen unter den neueren Proteinaseinhibitoren Amprenavir und Ritonavir deutlich seltener aufzutreten.

Das Lipodystrophie-Syndrom
Das Lipodystrophie-Syndrom bei HIV-Infektion wurde nach Einführung der Proteinaseinhibitoren (PI) 1996 erstmals beobachtet. Die Genese der Fettverteilungsstörung ist noch unklar. Am ehesten scheinen die nukleosidischen Reverse-Transkriptase-Hemmer im Rahmen der sog. mitochondrialen Toxizität dafür verantwortlich. Darüber hinaus werden nach längerer antiretroviraler Therapie Laborabweichungen mit Triglyzerid-, Cholesterin-, Glukose- und Laktaterhöhungen gesehen.

Durch Umsetzen auf die beiden nicht-nukleosidischen Reverse-Transkriptase-Hemmer Nevirapin (Viramune®) und Efavirenz (SUSTIVA®) können die Fettstoffwechselstörungen gebessert werden. Neben den Fettstoffwechselstörungen treten auch Fettverteilungsstörungen auf, deren Standardisierung noch aussteht. Grundsätzlich wird bei der Fettverteilungsstörung (Lipodystrophie) zwischen Fettzu- und -abnahme (Lipatrophie) unterschieden. Die Lipodystrophien werden nicht selten als erstes durch den Patienten wahrgenommen. Sie können

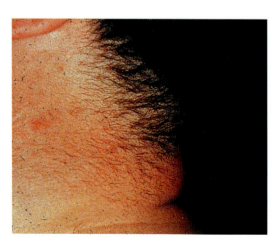

Abbildung 2.1-17 Buffalo hump.

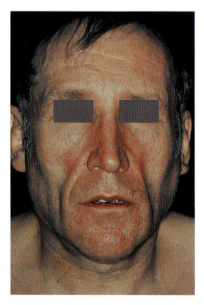

Abbildung 2.1-18 Faziale Lipatrophie.

von zusätzlichen Beschwerden begleitet sein, wie z. B. Kopfschmerzen beim „Buffalo hump". Klinisch werden folgende Fettverteilungsstörungen beobachtet:

Der Buffalo hump ist eine Fettvermehrung im Nacken (Abb. 2.1-17). Eine weitere charakteristische Fettzunahme tritt im Bauchbereich auf. Im Computertomogramm zeigt sich häufig eine tiefe viszerale Beteiligung, dabei ist das Omentum bzw. das mesenteriale und retroperitoneale Fettgewerbe betroffen. Klinisch zeigt sich die abdominale Fettzunahme oft als Stammfett, „die Hose paßt nicht mehr". Eine Objektivierung kann im Computertomogramm oder mit der „Dual energy x-ray absorptiometry" (DEXA) erfolgen. Bei Frauen tritt in ähnlich hohen Prozentsätzen wie der abdominellen Fettvermehrung eine Brustvergrößerung auf. Neben der Fettvermehrung wird auch ein Fettabbau beobachtet. Dieser ist an den Extremitäten besonders deutlich, charakteristisch ist auch eine Verminderung des bukkalen Fettgewebes (Bichat-Fettpfropf; Abb. 2.1-18) und des Fettgewebes der Glutealregion. Prominente Venen führen die Patienten nicht selten zum Arzt. Es wird diskutiert, ob die Lipodystrophie ein obligates Begleitphänomen einer effektiven antiretroviralen Therapie oder sogar ein Zeichen der Immunrekonstitution ist. Da wahrscheinlichste Ursache die Therapie mit einem NRTI ist, wird am ehesten eine NRTI-freie Behandlung empfohlen. Eine günstige Beeinflussung der Lipatrophie ist nur selten möglich. Eine Therapie mit humanem Wachstumshormon (Serostim^{TM}) kann die Fettverteilungsstörung ebenfalls günstig beeinflussen. Klinische Studien mit dieser Therapieform haben begonnen. Grundsätzlich wirkt sich sportliche Betätigung günstig auf die Fettverteilungsstörungen aus. An spezifischen (fettsenkenden) Medikamenten werden geprüft: Gemfibrozil (Gevilon®), Atorvastin (Sortis®), Fluvastin (Cranoc®, LOCOL®) und Pravastatin (Liprevil®, Mevalotin®, Pravasin®). Bei umschriebenen Fettverteilungsstörungen wird auch eine Fettabsaugung oder Fettimplantation durchgeführt. Das Auftreten von Lipodystrophie, Laktaterhöhungen und Polyneuropathien wird mit der Hemmung der Polymerase Gamma erklärt. Dieses Enzym ist entscheidend für die Replikation der mitochondrialen DNA (mtDNA) und führt bei Hemmung zu einer verminderten Mitochondrienfunktion [15].

Literatur zu 2.1.2.6

1. Mirmirani P, Hessol NA, Maurer TA, Berger TG, Nguyen P, Khalsa A, Gurtman A, Micci S, Young M, Holman S, Gange SJ, Greenblatt RM. Prevalence and predictors of skin disease in the Women's Interagency HIV Study (WIHS). J Am Acad Dermatol 2001; 44: 785–8.
2. Näher H, Helfrich ST, Hartmann M, Freese UK. EBV-Replikation und Therapie der oralen Haarleukoplakie mit Acyclovir. Hautarzt 1990; 41: 680–2.
3. Hartmann M, Petzoldt D. STD bei HIV-Infektion. Hautarzt 1997; 48: 206–11.
4. Hartmann M, Petzoldt D. Treatment of Azole-resistant candidiasis with liposomal amphotericine B in the era of HAART. Wien: Dermatology, 2000: 320.

5. Klein A, Juschka U, Hartmann M. Absetzen der Sekundärprophylaxe nach Kryptokokkose. Eur J Med Res 2001; 6: 85.
6. Rimek D, Zimmermann T, Hartmann M, Prariyachatigul C, Kappe R. Disseminated Penicillium marneffei infection in an HIV-positive female from Thailand in Germany. Mycoses 1999; 42: 25–8.
7. Hartmann M. Treatment of Psoriasis in a Patient with Human Immunodeficiency Virus. 3rd ICTHI, Birmingham, 1996.
8. Greenspan D, Canchola AJ, MacPhail LA, Cheikh B, Greenspan JS. Effect of highly active antiretroviral therapy on frequency of oral warts. Lancet 2001; 357: 1411–2.
9. Carr A, Cooper DA. Adverse effects of antiretroviral therapy. Lancet 2000; 356: 1423–30.
10. Ward HA, Russo GG, Shrum J. Cutaneous manifestations of antiretroviral therapy. J Am Acad Dermatol 2002; 46: 284–93.
11. Bellmann PC. Clinical experience with adding delavirdine to combination therapy in patients in whom multiple antiretroviral treatment including protease inhibitor has failed. AIDS 1998; 12: 1333–40.
12. Kohlbrenner V, Dransfield K, Love J, Cotton D, Hall D, Robinson P, Myers M. Cutaneous eruptions associated with Nevirapine (NVP) Therapy in HIV-1 infected individuals. (Unveröffentlicht.)
13. Lederman MM, Valdez H. Immune restoration with antiretroviral therapies. JAMA 2000; 284: 223–8.
14. Calista D, Boschini A. Cutaneous side effects induced by indinavir. Eur J Dermatol 2000; 10: 292–6.
15. Hartmann M, Petzoldt D. Lipodystrophie-Syndrom bei HIV-Infektion. Hautarzt 2000; 51: 159–63.

2.1.2.7 Antiretrovirale Therapie

ANDREAS PLETTENBERG

Die Fortschritte in der antiretroviralen Therapie haben einen deutlichen Rückgang sowohl der Todesfälle als auch der AIDS-definierenden Ereignisse bewirkt [1]. Gegenwärtig sind 18 Medikamente zur Therapie der HIV-Infektion zugelassen, die vier unterschiedlichen Gruppen zugeordnet werden. Für weitere Substanzen mit z.T. anderen Wirkungsprinzipien ist für die nahe Zukunft eine Zulassung zu erwarten. Trotz der Erfolge kann mit den momentan verfügbaren Medikamenten keine Viruseradikation (= Heilung) erreicht werden. Auch wenn es offen bleibt, ob dies jemals möglich sein wird, kann der Zukunft optimistisch entgegengeblickt werden. Die HIV-Infektion ist auf dem Wege, eine dauerhaft behandelbare Erkrankung zu werden, deren Voranschreiten verhindert werden kann und die nicht mehr zwangsläufig zum Tode führt.

■ Grundlagen

Eine anhaltende und wirksame Hemmung der Virusreplikation, erkennbar am Abfall der „Viruslast", verhindert die Progression der HIV-Infektion und ermöglicht eine Immunrekonstitution, die vor allem am Anstieg der CD4-Lymphozyten erkennbar ist [2, 3]. Dieses kann sowohl die Rückbildung HIV-assoziierter Allgemeinsymptome (Gewichtszunahme, Steigerung der Lebensqualität) als auch die Heilung HIV-assoziierter Krankheitsbilder (Remission von Kaposi-Sarkom oder opportunistischen Infektionen) bewirken.

Eine Verminderung von Morbidität und Mortalität ist bereits durch eine Senkung der Viruslast um 1–2 log 10 zu erreichen. Ziel einer jeden Therapie ist es aber, die Virusreplikation weitmöglichst zu senken. Je niedriger die Viruslast ist, um so geringer ist das Risiko für Resistenzentstehung und Therapieversagen [4]. Von einem sehr guten Therapieerfolg wird heute ausgegangen, wenn die Viruslast unter die Nachweisgrenze der zur Verfügung stehenden Testverfahren gesenkt werden kann, die gegenwärtig bei 7–20 Genomkopien/ml Blut liegt. Hierbei ist zu berücksichtigen, daß die Virusreplikation in den verschiedenen Kompartimenten (u.a. Blut, lymphatische Organe, ZNS, Sperma) durchaus unterschiedlich sein kann und das Kompartiment Blut weniger als 10% der Gesamtvirusmenge repräsentiert. Es hat sich gezeigt, daß besondere Bedeutung der initialen Therapie zukommt. Der Erfolg der antiretroviralen Therapie ist um so größer, je schneller und weiter die Viruslast unter der ersten Therapie abfällt.

Der Erfolg einer antiretroviralen Behandlung hängt keineswegs nur von der antiviralen Potenz der zum Einsatz kommenden Medikamente ab. Ein ganz wesentlicher weiterer Faktor ist die Compliance bzw. Adhärenz des Patienten, d.h. die Fähigkeit, die verordnete Therapie regelhaft einzunehmen. In Abhängigkeit von den individuellen Erfordernissen können Therapien mit 2 bis > 20 Tabletten pro Tag bzw. 1–5 täglichen Einnahmezeitpunkten zur Anwendung kommen [5]. Die Wahl der Medikamente ist zudem von der Begleitmedikation (mögliche Wechselwirkungen), von Begleiterkrankungen bzw. vorhandenen Resistenzmutationen anhängig zu machen. Für Europa wird gegenwärtig davon ausgegangen, daß bei etwa 10% der Personen, bei denen erstmals eine antiretrovirale Therapie erfolgen soll, bereits Primärresistenzen bestehen [6]. Aus diesem Grunde ist es empfehlenswert, vor Beginn einer antiretroviralen Therapie sowie bei allen Wechseln aufgrund von Therapieversagen eine Resistenzanalyse zu veranlassen.

Ein weiterer Faktor für den Erfolg einer antiretroviralen Therapie ist die Bioverfügbarkeit der Medikamente. Mit dem sog. therapeutischen Drugmonitoring ist es möglich, unzureichende Spiegel festzustellen. Besondere Bedeutung hat dies bei der Behandlung mit Proteaseinhibitoren, deren Bioverfügbarkeit individuell sehr unterschiedlich sein kann [7].

■ Die verschiedenen Medikamente

Die 18 heute zur Verfügung stehenden Medikamente können in vier Gruppen unterteilt werden:
1. NRTI (nukleosidische Reverse-Transkriptase-Hemmer);
2. NtRTI (nukleotidische Reverse-Transkriptase-Hemmer);
3. NNRTI (nicht-nukleosidische Reverse-Transkriptase-Hemmer);
4. PI (Proteasehemmer).

Die Medikamente der Gruppen 1–3 verhindern die Virusreplikation über eine Blockierung der reversen Transkriptase.

Während NRTI von der reversen Transkriptase bei der Synthese der proviralen DNA als falsche Bausteine eingebaut werden und so einen Kettenabbruch verursachen, bewirken die NNRTI über eine Interaktion mit der hydrophoben Region der p66-Untereinheit eine Blockierung der katalytisch aktiven Bindungsstelle des Enzyms. NRTI und NtRTI sind sog. *Prodrugs*, die im Organismus zunächst zum wirksamen Triphosphat phosphorylisiert werden müssen. Das NtRTI Tenofovir besitzt bereits eine Phosphatgruppe, so daß hier weniger Phosphorylierungsschritte erforderlich sind. NNRTI und PI sind ohne weitere Metabolisierung wirksam. PI setzen erst später im Replikationszyklus der Viren ein: Bei Ausschleusung neuer Viren aus infizierten Zellen sowie während der nachfolgenden Reifungsphase bewirken PI die Hemmung der HIV-Protease, so daß die ausgeschleusten Viren nicht infektiös und vermehrungsfähig sind. Die zur Verfügung stehenden Medikamente und deren Besonderheiten sind in den Tabellen 2.1-4 und 2.1-5 aufgeführt [8].

■ **Zeitpunkt des Therapiebeginns**
Nach wie vor ist dies Gegenstand einer kontroversen Diskussion. Während im Verlauf der ersten Jahre der antiretroviralen Therapie der Zeitpunkt des Therapiebeginns eher hin zur früheren HIV-Infektion verschoben wurde, hat sich das im zurückliegenden Jahr für asymptomische Patienten geändert. Aufgrund neuer Erkenntnisse wird in dieser Gruppe von Patienten die Therapie heute eher später bzw. bei höherer Viruslast begonnen.

Laut nationalen und internationalen Empfehlungen wird für Personen mit HIV-assoziierten Symptomen oder Erkrankungen des Stadiums CDC B oder C eine antiretrovirale Therapie eindeutig und unabhängig von Laborparametern empfohlen. Deutlich differenzierter sind die Empfehlungen für die Gruppe der asymptomatischen Patienten. Tabelle 2.1-6 zeigt den im Juni 2002 abgestimmten Entwurf zur Aktualisierung der Deutsch-Österreichischen Richtlinien zur antiretroviralen Therapie (der zum Zeitpunkt der Drucklegung noch nicht endgültig verabschiedet war). Nähere Informationen über die aktuell gültigen Empfehlungen sind u.a. unter *www.dagnae.de/richtl/AntiretroviraleTherapie.htm* und *www.ifi-Infektiologie.de* erhältlich [9, 10].

■ **Initiale Therapie**
Monotherapien oder Kombinationen aus nur 2 Substanzen gelten heute als obsolet. Die in Betracht kommenden Firstline-Therapien können in folgende drei Kategorien unterteilt werden: 2 NRTI + 1 NNRTI; 2 NRTI + 1 (oder 2) PI; 3 NRTI.

2 NRTI + 1 NNRTI
Die gegenwärtig empfohlenen Kombinationen beinhalten alle als Basis zwei NRTI, zu denen jeweils ein NNRTI, ein oder zwei PI oder ein dritter NRTI gegeben wird. Häufige NRTI-Kombinationen sind: AZT + 3TC (dies liegt mit

Tabelle 2.1-4 Substanzgruppen und Handelsnamen.

Substanz-gruppe	Handelsname	Substanz	Kürzel	Hersteller
NRTI	Retrovir®	Zidovudin	AZT	GlaxoSmithKline
	Epivir™	Lamivudin	3TC	GlaxoSmithKline
	Combivir™	Zidovudin Lamivudin	AZT + 3TC	GlaxoSmithKline
	Videx®	Didanosin	ddI	Bristol-Myers Squibb
	HIVID®	Zalcitabin	ddC	Roche
	Zerit®	Stavudin	d4T	Bristol-Myers Squibb
	Ziagen™	Abacavir	ABC	GlaxoSmithKline
	Trizivir™	Zidovudin + Lamivudin + Abacavir	AZT + 3TC + ABC	GlaxoSmithKline
NtRTI	Viread	Tenofovir	TNF	Gilead
NNRTI	Viramune®	Nevirapin	NVP	Boehringer Ingelheim
	SUSTIVA®	Efavirenz	EFV	DuPont Pharma
	Rescriptor	Delavirdin	DLV	Pharmacia & Upjohn
PI	FORTOVASE®	Saquinavir	SQV (-SGC)	Roche
	INVIRASE®	Saquinavir	SQV (-HGC)	Roche
	CRIXIVAN®	Indinavir	IDV	MSD Sharp & Dohme
	VIRACEPT®	Nelfinavir	NFV	Agouron Europ. Vertrieb: Roche
	Agenerase™	Amprenavir	APV	GlaxoSmithKline
	Norvir™	Ritonavir	RTV	Abbott
	Kaletra®	Lopinavir + Ritonavir	LPV/r	Abbott

Combivir™ als fixe Kombination vor), AZT + ddI, d4T + ddI oder d4T + 3TC. Weitere Kombinationen kommen in Betracht. Es ist zu beachten, daß möglichst ein gut liquorgängiger NRTI zum Einsatz kommt (insbesondere AZT und d4T). Von einigen Kombinationen wird abgeraten: AZT + d4T, d4T + ddC und ddI + ddC. Tenofovir ist gegenwärtig für die Firstline-Therapie nicht zugelassen.

Als zusätzliche NNRTI werden Nevirapin oder Efavirenz gegeben. Vorteile derartiger 3er-Kombinationen (2 NRTI + 1 NNRTI) gegenüber dem Einsatz von 2 NRTI + 1 PI sind vor allem die geringere Tablettenzahl. Die NNRTI zeichnen sich durch lange Halbwertszeiten aus, so daß für Efavirenz eine 1 x tägliche,

Tabelle 2.1-5 Nebenwirkungen und Dosierungen.

Handelsname	Wichtigste Nebenwirkungen	Diätvorschriften	Dosierungen*
Retrovir®	Neutropenie, Anämie, Übelkeit, Kopfschmerz		2 x 250 mg (2 x 1 Kps.)
Epivir™	Kopfschmerz, Durchfall, Neuropathie		2 x 150 mg (2 x 1 Tbl.)
Combivir™	Kopfschmerz, Neutropenie, Anämie, Übelkeit, Durchfall, Neuropathie		2 x 300 mg AZT + 2 x 150 mg 3TC (2 x 1 Tbl.)
Videx®	Pankreatitis, Neuropathie, Durchfall	Nüchtern einnehmen	> 60 kg KG: 2 x 200 mg oder 1 x 400 mg (2 x 2 oder 1 x 1 Kps.) < 60 kg KG: 2 x 150 mg oder 1 x 300 mg
HIVID®	Neuropathie, orale Ulzera		3 x 0,75 mg (3 x 1 Tbl.)
Zerit®	Neuropathie, Pankreatitis, Schlafstörungen, Myalgien, Transaminasenerhöhung		> 60 kg KG: 2 x 40 mg < 60 kg KG: 2 x 30 mg (2 x 1 Kps.)
Ziagen™	Hypersensitivitätssyndrom, Übelkeit, Müdigkeit, Kopfschmerzen, Schlafstörungen		2 x 300 mg (2 x 1 Tbl.)
Viramune®	Exanthem, Fieber, Transaminasenerhöhung		14 Tage 1 x 200 mg (1 x 1 Tbl.), dann 2 x 200 mg (2 x 1 Tbl.)
Rescriptor	Exanthem, Übelkeit, Durchfall		3 x 400 mg (3 x 4 Tbl.)
SUSTIVA®	Zentralnervöse Nebenwirkungen, Exanthem		1 x 600 mg (1 x 3 Kps.)
FORTOVASE®	Durchfall, Übelkeit, Dyspepsie	Mit eiweiß-/fettreicher Kost einnehmen	3 x 1200 mg (3 x 6 Kps.)
INVIRASE®	Durchfall, Übelkeit, Völlegefühl	Mit eiweiß-/fettreicher Kost einnehmen	Nur in Kombination mit RTV
CRIXIVAN®	Nephrolithiasis, Hyperbilirubinämie, trockene Haut, Nagelbettentzündung	Nüchtern einnehmen	3 x 800 mg (3 x 2 Kps.)

Tabelle 2.1-5 Nebenwirkungen und Dosierungen. *(Fortsetzung)*

Handelsname	Wichtigste Nebenwirkungen	Diätvorschriften	Dosierungen*
VIRACEPT®	Durchfall, Übelkeit, Exanthem	Nicht nüchtern einnehmen	3 x 750 mg (3 x 3 Tbl.)
Agenerase™	Exanthem, Kopfschmerz, Durchfall	Nicht mit sehr fettreicher Mahlzeit	2 x 1200 mg (2 x 8 Kps.)
Norvir™**	Durchfall, Übelkeit, Triglyzerid- und Transaminasenerhöhung, periorale Taubheitsgefühle		2 x 600 mg (2 x 6 Kps.) einschleichen!
Kaletra®	Durchfall, Kopfschmerz, Müdigkeit, Transaminasen-, Triglyzeriderhöhung	Mit Mahlzeit einnehmen	2 x 400 mg Kaletra® + 2 x 100 mg RTV (2 x 3 Kps.)

* Von den angegebenen Dosierungen gibt es insbesondere bei Doppel-PI oder PI-NNRTI-Kombinationen Abweichungen.
** Norvir™ wird oft als einer der beiden Kombinationspartner bei PI-Kombinationen gegeben. In diesen Fällen abweichende Norvir™-Dosierung.
Für die Richtigkeit der Angaben kann keine Gewähr gegeben werden.

für Nevirapin eine 2 x tägliche Einnahme ausreicht. Obwohl auch NNRTI über das Zytochrom-P-450-System metabolisiert werden, sind die Interaktionen mit anderen Medikamenten weniger ausgeprägt, als dies bei den Proteaseinhibitoren der Fall ist [11]. Nachteile der NNRTI sind die vergleichsweise schnelle Resistenzentstehung bei unzureichender Suppression der Virusreplikation.

2 NRTI + 1 (oder 2) PI

Die Wirksamkeit von PI-haltigen Therapien ist im Unterschied zu anderen Kombinationen auch bei Patienten mit weit fortgeschrittenen Immundefekten gut belegt. Resistenzen entwickeln sich langsamer als bei NNRTI, so daß Proteaseinhibitor-haltige Therapien zudem bevorzugt bei Personen mit sehr hoher Viruslast initial zum Einsatz kommen. Proteaseinhibitoren werden zunehmend „geboostert" gegeben, d.h., zusätzlich zu LPV, SQV, APV oder IDV wird Ritonavir in niedriger Dosis eingenommen. Dieses bewirkt eine bessere Bioverfügbarkeit der in therapeutischer Dosis gegebenen PI mit der Folge, daß eine 2 x tägliche Einnahme ausreichend ist. Kaletra® ist der erste PI, bei dem der Hersteller eine fixe Kombination zur Zulassung gebracht hat. Für Nelfinavir wurde gezeigt, daß eine 2 x tägliche Einnahme auch ohne Ritonavir möglich ist.

Tabelle 2.1-6 Therapieindikationen und Empfehlungen (abgestimmter Entwurf zur Aktualisierung der Deutsch-Österreichischen Richtlinien zur antiretroviralen Therapie, Stand Juni 2002, noch nicht endgültig verabschiedet).

	CD4-Lymphozyten/µl	HIV-RNA Kopien/ml	Therapieempfehlung	Grundlage der Empfehlung
HIV-assoziierte Symptome und Erkrankungen (CDC C, B)	Alle Werte	Alle Werte	Eindeutig	Studie mit klinischen Endpunkten
Asymptomatische Patienten (CDC A)	< 200	Alle Werte	Eindeutig	Studie mit klinischen Endpunkten
	200–350	Alle Werte	Im allgemeinen ratsam	Surrogatmarker-Studie
	350–500	> 50.000–100.000	Im allgemeinen ratsam oder vertretbar (abhängig von der Dynamik)	Surrogatmarker-Studie
		< 50.000	Vertretbar	Expertenmeinung
	> 500	Alle Werte	Vertretbar	Expertenmeinung
Akutes retrovirales Syndrom	Alle Werte	Alle Werte	Vertretbar	Surrogatmarker-Studie

3 NRTI

Die Datenlage zu den 3fach-NRTI-Kombinationen ist weniger groß als zu den anderen Kombinationen. Es sind bisher nur wenige Kombinationen untersucht (AZT + 3TC + ABC und ddI + d4T + 3TC), und es fehlen Langzeitdaten. Es gibt Hinweise, daß derartige Kombinationen, insbesondere bei Patienten mit initial hoher Viruslast, weniger erfolgreich als die anderen Kombination sind. Besondere Bedeutung kommt dem Trizivir™ zu, das 3 NRTI vereint (AZT + 3TC + ABC) und somit besonders Compliance-fördernd ist (2 x 1 Tablette/d).

■ Secondline- und Salvage-Therapie

Der virologische Erfolg einer Firstline-Therapie ist frühestens 4 Wochen nach dem Beginn einschätzbar. Eine aussagekräftige Beurteilung ist meist nach 3 und gelegentlich erst nach 6 Monaten möglich. Ziel jeder Firstline-Therapie ist die Senkung der Viruslast unter die Nachweisgrenze. Gelingt dieses nicht oder kommt es zum Wiederanstieg der Viruslast, müssen additive oder alternative Maßnahmen erwogen werden. Als Secondline- oder Salvage-Therapie kommen eine große Zahl verschiedener Kombinationen in Betracht. Ein wichtiges Hilfsmittel zur Auswahl der einzusetzenden Medikamente ist die Resistenzanalyse, die in derartigen Fällen angestrebt werden sollte [12–14].

■ **Zusammenfassende Beurteilung**

Das therapeutische Vorgehen kann heute individuell auf den einzelnen Patienten abgestimmt werden. Aufgrund der großen Zahl der zur Verfügung stehenden Medikamente kann für fast jeden Patienten eine Kombination gefunden werden, die ausreichend gut vertragen wird. Sofern möglich, sollte die Wahl der Medikamente von Resistenzanalysen abhängig gemacht werden. Aufgrund der großen Komplexität der antiretroviralen Therapie, der vielfältigen Wechselwirkungen, der z. T. erheblichen Nebenwirkungen und dem immensen Erkenntniszugewinn sollten Therapieentscheidungen immer in Kooperation mit Ärzten oder Einrichtungen getroffen werden, die sich intensiv mit der Thematik auseinandersetzen. Die Empfehlungen der Deutschen AIDS-Gesellschaft, die regelmäßig aktualisiert werden, sollten zu Rate gezogen werden.

Literatur zu 2.1.2.7

1. Palella FJ Jr, Delaney KM, Moorman AC, et al. Declining morbidity and mortality among patients with advanced human immunodeficiency virus infection. HIV Outpatient Study Investigators. N Engl J Med 1998; 338: 853–60.
2. Raboud JM, Montaner JS, Conway B, et al. Suppression of plasma viral load below 20 copies/ml is required to achieve a long-term response to therapy. AIDS 1998; 12: 1619–24.
3. Mellors JW, Munoz A, Giorgi JV, et al. Plasma viral load and CD4+ lymphocytes as prognostic markers of HIV-1 infection. Ann Intern Med 1997; 126: 946–54.
4. Kempf DJ, Rode RA, Xu Y, et al. The duration of viral suppression during protease inhibitor therapy for HIV-1 infection is predicted by plasma HIV-1 RNA at the nadir. AIDS 1998; 12: F9–F14.
5. Max B, Sherer R. Management of the adverse effects of antiretroviral therapy and medication adherence. Clin Infect Dis 2000 Jun; 30 (Suppl 2): S96–116.
6. Hirsch MS, Conway B, D'Aquila RT, et al. Antiretroviral drug resistance testing in adults with HIV infection: implications for clinical management. International AIDS Society – USA Panel. JAMA 1998; 279: 1984–91.
7. Luber AD, Merry C. Standard methods to measure HIV drug concentrations. Lancet 2001 Sep 15; 358 (9285): 930.
8. Carr A, Cooper DA. Adverse effects of antiretroviral therapy. Lancet 2000 Oct 21; 356 (9239): 1423–30.
9. Carpenter CC, Cooper DA, Fischl MA, et al. Antiretroviral therapy in adults: updated recommendations of the International AIDS Society-USA Panel. JAMA 2000 Jan 19; 283 (3): 381–90.
10. German-Austrian Guidelines for HIV-Therapy during Pregnancy. Eur J Med Res 1999; 4: 35–42.
11. Staszewski S, Morales-Ramirez J, Tashima KT, et al. Efavirenz plus zidovudine and lamivudine, efavirenz plus indinavir, and indinavir plus zidovudine and lamivudine in the treatment of HIV-1 infection in adults. N Engl J Med 1999; 341: 1865–73.
12. Gallant JE. Strategies for long-term success in the treatment of HIV infection. JAMA 2000 Mar 8; 283 (10): 1329–34.

13. Plettenberg A, Albrecht D, Lorenzen T, et al. Resistance analyses in HIV infected patients with a history of multiple antiretroviral treatment regimens. Sex Transm Infect 2001; 77: 449–52.
14. Montaner JS, Mellors JW. Antiretroviral therapy for previously treated patients. N Engl J Med 2001 Aug 9; 345 (6): 452–5.

2.1.2.8 HIV-Postexpositionsprophylaxe (PEP)
Andreas Plettenberg

■ Expositionen
Der sowohl in Deutschland als auch weltweit mit Abstand häufigste Weg der HIV-Übertragung ist der ungeschützte Geschlechtsverkehr zwischen einer HIV-negativen und einer HIV-positiven Person. Dieser Infektionsweg macht in Deutschland gegenwärtig 80–85% aller Neuinfektionen aus. An zweiter Stelle hinter der sexuellen Übertragung folgt mit 14% der Gebrauch HIV-kontaminierter Injektionsnadeln bei drogenabhängigen Patienten. Alle anderen Fälle wie vertikale Transmission oder beruflich erworbene HIV-Infektionen machen weniger als 1% aus [1].

Die verschiedenen Arten von Expositionen gehen mit unterschiedlichen Risiken einher. Die Übertragungswahrscheinlichkeit bei der Transfusion von HIV-kontaminierten Vollblut- oder Plasmaspenden liegt bei annähernd 100%. Das Risiko der HIV-Übertragung von einer infizierten Mutter auf das Neugeborene beträgt ohne Prophylaxe etwa 10–30%, mit Prophylaxe liegt es unter 5%. Für perkutane Verletzungen mit HIV-kontaminierten scharfen oder spitzen Gegenständen im medizinischen Bereich wird ein mittleres Übertragungsrisiko von 1:300 (1:100 bis 1:1000) angenommen. Für den Spritzen- oder Nadeltausch unter Drogenabhängigen beträgt das mittlere Übertragungsrisiko 1:150, für den ungeschützten Analverkehr 1:180, für den ungeschützten aufnehmenden Vaginalverkehr 1:250 und für den eindringenden ungeschützten Vaginalverkehr 1:1000 [1–3].

Ob im konkreten Einzelfall eine HIV-Infektion übertragen wird, hängt von vielen verschiedenen Faktoren ab. Von Bedeutung sind die Zahl der übertragenen Erreger, die Art und Dauer der Exposition, die Art des übertragenen Materials, die Viruslast der Indexperson oder aber bei sexueller Exposition das Vorhandensein von Schleimhautläsionen bzw. sexuell übertragbarer Erkrankungen. Weiterhin von Bedeutung sind die Virulenz der Viren und die Funktionsfähigkeit des Immunsystems des Exponierten [1, 3, 4].

■ Sofortmaßnahmen
Sofern es zu einer HIV-Exposition kommt, sind als erstes die sog. Sofortmaßnahmen durchzuführen.

Im beruflichen Bereich ist dies nach Schnitt- oder Stichverletzung mit einem HIV-kontaminierten Messer, Skalpell oder einer Kanüle zunächst die Förderung des Blutflusses durch z. B. Spreizung der Wunde oder seitliche Kompression (mind. 1 min). Nachfolgend sollte ein satt mit Antiseptikum getränkter Tupfer auf die Wunde gelegt werden (mind. 10 min, Antiseptikum nachträufeln).

Sofern geschädigte oder entzündlich veränderte Haut mit HIV-haltigen Sekreten exponiert wurde, steht an erster Stelle die Reinigung der Wunde bzw. der Umgebung mit alkoholgetränkten Tupfern. Bei Kontamination des Auges mit HIV-haltigen Sekreten ist idealerweise eine Augenspülung mit 5% wäßriger PVP-Lösung durchzuführen. Nach Spritzen von HIV-kontaminierten Sekreten in die Mundhöhle sollte zunächst ausgespien und sodann 5mal für jeweils 15 s mit 80%igem Ethanol gespült werden. Für den Fall, daß die angegebenen Lösungen für Mund- oder Augenspülungen nicht unverzüglich zur Hand stehen, ist eine Spülung mit Wasser durchzuführen [1, 3].

■ **Medikamentöse PEP**
Nach den Sofortmaßnahmen (besser noch: währenddessen) ist zu entscheiden, ob eine medikamentöse PEP erfolgen soll. Diese wird vor allem dann empfohlen, wenn das individuelle Risiko der HIV-Übertragung größer ist als das mittlere Risiko (dieses beträgt im beruflichen Bereich 1:300).

Ein erhöhtes Risiko wird bei sehr tiefen Stich- oder Schnittverletzungen angenommen (Risiko um den Faktor 16 höher als 1:300), beim Vorhandensein sichtbarer Blutspuren auf dem verletzenden Instrument (Risiko um Faktor 5 höher), bei Verletzungen mit Kanülen oder Nadeln, die sich zuvor in einer Vene oder Arterie einer HIV-infizierten Person befunden haben (Risiko um Faktor 5 höher) oder aber bei einer Indexperson mit hoher Viruslast (Risiko um Faktor 6 höher).

Bei Exposition von Schleimhaut bzw. entzündlich veränderter Haut mit HIV-kontaminierten Sekreten ist das Risiko um den Faktor 10 niedriger als das vorgenannte mittlere Risiko [5–7].

Die Tabelle 2.1-7 faßt zusammen, in welchen beruflichen und außerberuflichen Situationen eine PEP empfohlen wird.

Die Standard-PEP sieht die Einnahme von 2 Nukleosidanaloga (i. d. R. Combivir™ oder die beiden Einzelmedikamente Retrovir® plus Epivir™) sowie einen Proteaseinhibitor (VIRACEPT®, CRIXIVAN® oder Kaletra®) oder einen NNRTI (SUSTIVA®) vor (Tab. 2.1-8). Sofern eine PEP als indiziert angesehen wird, sollte diese möglichst unverzüglich begonnen werden; je früher, desto besser. Der maximale Schutz der HIV-PEP ist vermutlich nur dann gegeben, wenn die Einnahme der Medikamente innerhalb der ersten 2 h nach Exposition beginnt [8]. Jedoch wird die Einleitung einer PEP auch für den Fall empfohlen, das bereits mehr Zeit (bei perkutaner bzw. intravenöser Exposition bis zu 24 h, bei Schleimhautexpositionen bis zu 72 h) verstrichen ist.

Die Medikamente sollen möglichst über einen Zeitraum von 4 Wochen gegeben werden. In Abhängigkeit von den individuellen Gegebenheiten können auch an-

Tabelle 2.1-7 Empfehlungen zur PEP.

Berufliche Exposition

• Perkutane Verletzung mit Hohlraumnadel oder Messer (nach Kontakt mit Körperflüssigkeiten mit hoher Viruslast)	Empfehlen
• Tiefe Verletzungen (meist Schnitt)	Empfehlen
• Sichtbares Blut auf Instrument	Empfehlen
• Nadel nach intravenöser Infusion	Empfehlen
• Patient hatte AIDS oder hohe Viruslast	Empfehlen
• Perkutane oberflächliche Verletzung (z. B. chirurgische Nadel)	Anbieten
• Kontakt von Schleimhaut oder verletzter Haut mit Flüssigkeiten mit potentiell hoher Viruskonzentration (insbesondere Blut, Plasma, Liquor)	Anbieten
• Kontakt von Schleimhaut oder verletzter Haut mit Flüssigkeiten wie Urin oder Speichel	Nicht empfehlen
• Kontakt von unverletzter Haut mit Blut (auch bei hoher Viruskonzentration)	Nicht empfehlen

Außerberufliche Exposition

• Transfusion von HIV-haltigen Blutkonserven oder Erhalt von mit hoher Wahrscheinlichkeit HIV-haltigen Blutprodukten	Empfehlen
• Ungeschützter vaginaler oder analer Geschlechtsverkehr (z. B. geplatztes Kondom) mit einer HIV-infizierten Person	Empfehlen
• Gebrauch eines HIV-kontaminierten Drogen-Injektionsbesteckes	Empfehlen
• Ungeschützter oraler Geschlechtsverkehr mit der Aufnahme von Sperma des HIV-infizierten Partners in den Mund	Anbieten
• Küssen und andere Sexualpraktiken ohne Sperma-/Blutschleimhautkontakte	Nicht empfehlen
• Verletzung an gebrauchten Injektionsbestecken (unbekannter Herkunft) zur Injektion von Drogen oder Medikamenten	Nicht empfehlen

Tabelle 2.1-8 Standardprophylaxe.

Combivir™	2 x 1		VIRACEPT®	2 x 5
oder			*oder*	
Retrovir® 250	2 x 1	*plus*	CRIXIVAN®400	3 x 2
plus			*oder*	
Epivir™	2 x 1		Kaletra®	2 x 3
			oder	
			Sustiva®	1 x 1 (à 600 mg)

dere Medikamente zum Einsatz kommen. Dieses ist insbesondere zu überlegen, wenn die Indexperson antiretroviral behandelt wird. Im Falle einer Schwangerschaft sollte die exponierte Frau nur 2 Nukleosidanaloga (also im Regelfall Combivir™) einnehmen (keinen Proteaseinhibitor) [1, 3, 9].

Bei Frauen im gebärfähigen Alter ohne sichere Antikonzeption sollte bei gegebener Indikation eine PEP begonnen und zeitgleich ein Schwangerschaftstest durchgeführt werden. Sofern eine Betroffene postpartal stillt, sollte sofort nach Beginn einer PEP abgestillt bzw. eine Stillpause durchgeführt werden [1, 3].

Wenn während der ersten Wochen nach Exposition ein akutes fiebriges Krankheitsbild auftritt, ist an eine akute HIV-Infektion zu denken und eine HIV-PCR zu erwägen. Im positiven Falle sollte unverzüglich eine Schwerpunkteinrichtung aufgesucht und die Option der Frühtherapie besprochen werden [3].

Die gemeinsamen Empfehlungen der Deutschen und Österreichischen AIDS-Gesellschaften werden gegenwärtig überarbeitet. Sobald die neuen Empfehlungen verabschiedet sind, können sie auf der Webseite der Deutschen AIDS-Gesellschaft oder des Robert-Koch-Institutes nachgelesen werden. Ebenfalls wird ein Update auf der Webseite des *ifi*-Institutes für interdisziplinäre Infektiologie GmbH zu finden sein *(www.ifi-Infektiologie.de)*.

Nebenwirkungen

Die medikamentenspezifischen Akutnebenwirkungen sind den Fachinformationen zu entnehmen. Keines der antiretroviralen Medikamente ist für die Indikation „PEP" zugelassen. Es gibt Hinweise, daß bei Gesunden im Rahmen der PEP mehr Nebenwirkungen auftreten, als dies bei HIV-positiven Personen der Fall ist. Studien haben gezeigt, daß in mehr als 30% der Fälle die PEP aufgrund von Nebenwirkungen vorzeitig abgebrochen wird. Zu potentiellen Spätfolgen der PEP bei Gesunden liegen bisher kaum Daten vor [3].

▪ Außerberufliche HIV-PEP

In den Deutsch-Österreichischen Empfehlungen zur PEP ist zu lesen, daß unter bestimmten Bedingungen auch nach außerberuflicher HIV-Exposition eine PEP indiziert ist. Die Indikationen sind der Tabelle 2.1-7 zu entnehmen. Bisher ist die Frage, wer die Kosten der außerberuflichen HIV-PEP übernimmt, nicht geklärt. Während es in den Deutsch-Österreichischen Empfehlungen heißt, daß die antiretroviralen Medikamente zu Lasten der gesetzlichen Krankenversicherung verordnet werden können, bestreitet dieses der Bundesverband der Kassenärztlichen Vereinigungen. Grundsätzlich besteht die Möglichkeit, die Medikamente auf einem Privatrezept zu rezeptieren. Problematisch an diesem Vorgehen ist, daß es für weniger gut situierte Personen keineswegs einen sofortigen Zugang zu den notwendigen Medikamenten bedeutet, die zusammen etwa € 1000 kosten. Dieses bedeutet, daß im Einzelfall für den behandelnden Arzt eine erhebliche Rechtsunsicherheit besteht.

Literatur zu 2.1.2.8

1. Plettenberg A, Albrecht D, Lorenzen T, Stoehr A. HIV-PEP: State of the art. Bundesgesundheitsblatt 2000; 43 (Suppl 1): S18–25.
2. Centers for Disease Control and Prevention. Public health service statement on management of occupational exposure to human immunodeficiency virus, including considerations regarding zidovudine postexposure use. MMWR 1990; 39: 1–14.
3. Deutsche und Österreichische AIDS-Gesellschaft. Postexpositionelle Prophylaxe nach HIV-Exposition. Deutsch-Österreichische Empfehlungen. Dtsch Med Wochenschr 1998; 25/26 (Suppl): 4–16.
4. Gürtler L und Mitarbeiter. Vorschlag zum Verhalten und Handeln nach Kontamination mit HIV-haltiger Flüssigkeit. Dtsch Ärztebl 1989; 86 (19): 899–902.
5. Cardo DM, Culver DH, Ciesielski CA, et al. A case-control study of HIV seroconversion in health care workers after percutaneous exposure to HIV-infected blood: clinical and public health implications. N Engl J Med 1997; 337: 1485–90.
6. Centers for Disease Control and Prevention. Public health service guidelines for the management of health-care worker exposures to HIV and recommendations for postexposure prophylaxis. MMWR 1998; 47: 1–33.
7. Lurie P, Miller S, Hecht F. Postexposure prophylaxis after nonoccupational HIV-Exposure. JAMA 1998; 280: 1769–73.
8. Shih CC, Kaneshima H, Rabin L, et al. Postexposure prophylaxis with zidovudine suppresses human immunodeficiency virus type 1 infection in SCID-hu mice in a time-dependent manner. J Infect Dis 1991; 163: 625–7.
9. UK Health Departments. Guidelines on Post-Exposure Prophylaxis for Health Care Workers Occupationally Exposed to HIV. London: PHLS, AIDS & STD Centre at the Communicable Disease Surveillance, 1997. *http://www.phls.co.uk/facts/hivoctr.pdf.*
10. Katz MH, Gerberding JL. The Care of Persons with Recent Sexual Exposure to HIV. Ann Intern Med 1998; 28: 306–12.

2.1.3 HTLV-I-Infektion

Erwin Tschachler

■ **Einleitung**

Das humane T-Zell-Leukämievirus Typ I (HTLV-I), das erste humanpathogene Retrovirus, wurde 1980 von amerikanischen Patienten mit kutanem T-Zell-Lymphom isoliert. Durch seroepidemiologische und molekulare Studien konnte der Zusammenhang zwischen einer Infektion mit HTLV-I und dem Auftreten der sog. adulten T-Zell-Leukämie (ATL) gesichert werden. Eine Hautbeteiligung kommt bei dieser Leukämie in bis zu 70 % der Fälle vor und tritt häufig als Erstmanifestation dieser Erkrankung auf.

■ **Virologie**

HTLV-I gehört zu den komplexen Retroviren und enthält in seinem Genom neben Regionen, die für *gag, pol* und *env* Proteine kodieren, auch Gene, die durch mehrfach gespleißte mRNS exprimiert werden. Dazu gehören insbesondere die *tax*-Proteine (*Trans*aktivator in der Region *x*) und die *rex*-Proteine (*R*egulator in der Region *x*). Erstere transaktivieren die HTLV-I-*LTR* in trans und steigern dadurch die Syntheserate für die virale RNS; das 27-KD-*rex*-Protein beschleunigt den Transport der viralen genomischen und *env*-RNS vom Zellkern in das Zytoplasma [1, 2].

Obwohl HTLV-II weniger genau untersucht wurde als HTLV-I, gelten die meisten Eigenschaften, die auf HTLV-I zutreffen, einschließlich der Transformation von T-Zellen in vitro und der Existenz und Bedeutung von transregulatorischen Genen, auch für HTLV-II [1, 2]. Bis heute konnte jedoch, mit Ausnahme von zwei Fällen einer sehr seltenen Variante von Haarzelleukämie, keine Erkrankung mit einer HTLV-II-Infektion in Verbindung gebracht werden.

■ Epidemiologie

Die Übertragung von HTLV-I/-II erfolgt in erster Linie durch Geschlechtsverkehr [2, 3]. In der vertikalen Übertragung von HTLV-I scheint die Übertragung von der Mutter auf das Kind durch die Muttermilch eine wichtigere Rolle zu spielen als die perinatale oder intrauterine Ansteckung [2, 3].

Durch serologische Testungen kann eine HTLV-I-Infektion nicht von einer HTLV-II-Infektion unterschieden werden. Mit Hilfe molekularer Untersuchungen können die beiden Viren aber klar voneinander abgegrenzt werden [1, 2]. HTLV-I ist in Südjapan endemisch, wobei die Seroprävalenz je nach Ort und untersuchter Altersgruppe 1–36% betragen kann [2, 3]. Ähnliche endemische Muster werden auf den Karibischen Inseln gefunden, vor allem auf Jamaika, sowie in Äquatorialafrika [2, 3]. In den Vereinigten Staaten findet sich eine HTLV-I/-II-Seroprävalenz von 0,025% [3]. In Europa werden vergleichbare Daten angenommen, allerdings finden sich Häufungen von HTLV-I/-II-Seropositivität einerseits bei Einwanderern aus der Karibik und andererseits bei i.v. Drogenabhängigen in Norditalien.

■ Der natürliche Verlauf der HTLV-I-Infektion und die HTLV-I-assoziierten Krankheitsbilder

Von 10.000 HTLV-I-Trägern, die älter als 40 Jahre sind, erkranken jährlich zwischen 6 und 17 an ATL [2–4]. Die Latenzzeit von der Infektion bis zum Ausbruch der Leukämie beträgt mindestens 20 Jahre.

Die prototypische ATL ist eine akut verlaufende Krankheit [2, 5, 6], die durch die Kombination verschiedener Organmanifestationen wie Hepatosplenomegalie, systemische Lymphadenopathie, Beteiligung des Zentralnervensystems und Hautveränderungen mit der Präsenz von charakteristischen Leukämiezellen mit multilobulärem Kern im peripheren Blut charakterisiert wird. Hautveränderungen können als uncharakteristische erythematöse Flecken, als disseminierte Papeln (Abb. 2.1-19), noduläre Tumoren oder als Erythrodermie auftreten. Bei einem hohen Prozentsatz von Patienten mit akut verlaufender ATL kommt es zu einer ausgeprägten Hyperkalzämie, die einen aggressiven Verlauf ankündigt

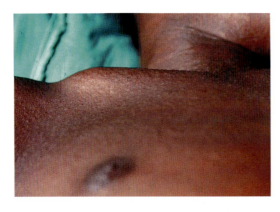

Abbildung 2.1-19 Disseminierte Papeln bei einem Patienten mit prototypischer ATL.

[2, 5, 6]. Neben der prototypische ATL gibt es eine chronische und eine *„smoldering"* (eine entsprechende deutsche Übersetzung wäre: schwelende) Form. Die beiden letzteren Formen können in eine akute Verlaufsform übergehen.

Als weitere Hautmanifestation der HTLV-I-Infektion kann es bei Kindern zum Auftreten schwerer, chronisch rezidivierender Ekzeme kommen, die mit Hautinfektionen durch *Staphylococcus aureus* und β-hämolysierenden Streptokokken einhergehen [7]. Außerdem wurde HTLV-I als Erreger einer chronischen progressiven Myelopathie identifiziert, die in der Karibik als tropische spastische Paraparese *(Tropical spastic paraparesis, TSP)* und in Japan als HTLV-I-assoziierte Myelopathie *(HTLV-I-associated myelopathy, HAM)* bezeichnet wird [2, 3].

■ Diagnose und Differentialdiagnose der ATL

Für die Diagnose einer ATL sind das klinische Bild, der Krankheitsverlauf, der Nachweis von ATL-Zellen im peripheren Blut und die Erhebung des HTLV-I-Serostatus von grundlegender Bedeutung. Im Idealfall sollte die monoklonale Integration von HTLV-I in Leukämie- oder Lymphomzellen durch Southern-Hybridisierung nachgewiesen werden.

■ Prognose und Therapie der ATL

Die Therapie der akuten ATL greift auf Kombinationen von zytotoxischen Medikamenten zurück, die auch bei anderen Leukämieformen eingesetzt werden (CHOP, COMLA, VEPA, CAP). Remission und Kontrolle der lebensbedrohlichen Hyperkalzämie wurden berichtet [2, 5, 6]. Der Verlauf der chronischen und der *„Smoldering"*-ATL ist weniger dramatisch, die Überlebenszeit nach Diagnosestellung beträgt mehrere Jahre, und eine Beteiligung der inneren Organe sowie eine Hyperkalzämie werden weniger häufig beobachtet als bei der akuten ATL [5, 6]. Diese Formen sollten erst chemotherapeutisch behandelt werden, wenn die Erkrankung in einen krisenhaften Verlauf übergeht.

■ HTLV-I und das kutane T-Zell-Lymphom (CTCL)

Berichte über retrovirale Partikel in der Haut und in den Lymphknoten von Patienten mit Mycosis fungoides und Sézary-Syndrom sowie der Nachweis von HTLV-I-DNS bei kutanem T-Zell-Lymphom liegen von einzelnen Forschergruppen vor, konnten jedoch in Untersuchungen an größeren Patientengruppen nicht verifiziert werden [8], so daß derzeit kein Hinweis auf eine Beteiligung von HTLV-I beim CTCL besteht.

Literatur zu 2.1.3

1. Rosenberg N, Jolicoeur P. Retroviral pathogenesis. Retroviruses. Edited by Coffin JM, et al. Cold Spring Harbor Laboratory Press, 1997: 475–585.
2. Johnson JM, et al. Molecular biology and pathogenesis of the human T-cell leukaemia/lymphotropic virus Type-1 (HTLV-1). Int J Exp Pathol 2001; 82: 135–47.
3. Edlich RF, et al. Global epidemic of human T-cell lymphotropic virus type-I (HTLV-I). J Emerg Med 2000; 18: 109–19.
4. Kondo T, et al. Risk of adult T-cell leukemia/lymphoma in HTLV-I carriers. Lancet 1987; ii: 159.
5. Bazarbachi A, Hermine O. Treatment of adult T-cell leukaemia/lymphoma: current strategy and future perspectives. Virus Res 2001; 78: 79–92.
6. Tschachler E, et al. Human Retroviral Disease: Human T-Lymphotropic Viruses. In: Fitzpatrick TB, Eisen AZ, Wolff K, Freedberg IM, Austen KF, Goldsmith LA, Katz SI (eds). Dermatology in General Medicine. New York: McGraw Hill, 1999: 2497–505.
7. La Grenade L, et al. Clinical, pathologic, and immunologic features of human T-lymphotropic virus type I-associated infective dermatitis in children. Arch Dermatol 1998; 134: 439–44.
8. Bazarbachi A, et al. Mycosis fungoides and Sezary syndrome are not associated with HTLV-I infection: an international study. Br J Haematol 1997; 98: 927–33.

2.2 Herpesviren

2.2.1 Grundlagen

Helmut Schöfer

Die Familie der Herpesviren (Herpesviridae) gehört zu den komplexen DNA-Viren. Morphologisch sind sich diese etwa 100 nm großen Viren so ähnlich, daß auch elektronenmikroskopisch eine Differenzierung nicht möglich ist. Die Doppelstrang-DNA der Herpesviren ist von ikosaedrisch angeordneten Kapsomeren umgeben, das Nukleokapsid wird jeweils von einer amorphen Tegumentschicht und einer Doppelmembran (Envelope) mit Pseudospikes eingeschlossen. Nach genetischen Kriterien werden Alpha-, Beta- und Gamma-Herpesviren (Subfamilien) unterschieden. Von den ca. 100 bekannten Arten gelten bisher 8 als humanpathogen. Sie werden als humane Herpesviren (HHV-1 bis HHV-8) zusammengefaßt [1]. HHV-6, HHV-7 und HHV-8 wurden erst in den Jahren von 1980 bis 1994, z.T. mit neu entwickelten Nachweismethoden (Representational difference analysis), entdeckt. Mit dem Nachweis weiterer humanpathogener Herpesviren bzw. der Neuzuordnung bekannter Erkrankungen zu Vertretern dieser Virusfamilie ist daher zu rechnen.

Die HHV haben ausgeprägte dermatotrope und neurotrope Eigenschaften, für das Epstein-Barr-Virus (HHV-5) und für HHV-8 wurde eine onkogene Potenz nachgewiesen. Das Spektrum der klinischen Manifestationen, die durch HHV hervorgerufen werden können, reicht von den „Fieberbläschen" des Herpes labialis über schwere Enzephalitiden bis zum Burkitt-Lymphom und Kaposi-Sarkom (Tab. 2.2-1).

Die Primärinfektionen mit HHV sind meist asymptomatisch und rufen neben einer lebenslangen Viruslatenz eine humorale Immunität hervor, die oft über viele Jahre bis Jahrzehnte vor einer Zweitinfektion schützt. Bei sekundärer Immundefizienz treten jedoch häufig endogene Reaktivierungen latenter Viren auf. Die Schwere solcher Erkrankungen korreliert meist mit der Schwere der Immundefizienz.

Weitgehende Übereinstimmung ganzer Genomabschnitte (z.B. bei HHV-6 und HHV-7), gemeinsames Vorkommen verschiedener Herpesviren in der gleichen Zielzelle und die hohe Sensitivität der Nachweismethoden (z.B. PCR-Techniken) mit hoher Rate falsch-positiver Ergebnisse haben in der Vergangenheit

Tabelle 2.2-1 Humane Herpesviren (HHV-1 bis HHV-8) und assoziierte Erkrankungen.

Erreger	Sub-Familie	Haut- und Schleimhautinfektionen	Sonstige Erkrankungen
HHV-1 (HSV-1) Herpes-simplex-Virus 1	α	Herpes simplex labialis, Herpes genitalis, Eczema herpeticatum, chronisch-progressiver mukokutaner Herpes bei Immundefizienz	ZNS-Infektionen: Enzephalitis, Fazialisparese, Trigeminusneuralgie Polyradikulitis; Keratitis dendritica
HHV-2 (HSV-2) Herpes-simplex-Virus 2	α	Genitaler/analer Herpes simplex, chronisch progressiver mukokutaner Herpes bei Immundefizienz, Herpes neonatorum	ZNS: Meningitis, Enzephalitis; Myelitis, Polyradikulitis, Kaudasyndrom
HHV-3 (VZV) Varicella-Zoster-Virus	α	Varizellen, Herpes zoster	ZNS-Infektionen: Meningitis, Enzephalitis; Hirnnervenläsionen, Myositis, Guillain-Barré-Syndrom, Enzephalomyelitis, Pneumonie, Reye-Syndrom
HHV-4 (EBV) Epstein-Barr-Virus	γ	Infektiöse Mononukleose (Pfeiffer-Drüsenfieber, Kissing disease), orale Haarleukoplakie	Burkitt-Lymphom u.a. Nasopharyngealkarzinom X-chromosomales, lymphoproliferatives Syndrom, Meningoenzephalitis, zerebellare Ataxie, Fazialisparese, Polyradikulitis
HHV-5 (CMV) Humanes Zytomegalie-Virus	β	Haut- und Schleimhautexantheme oder -ulzera bei schwerer Immundefizienz	Kongenitale Neugeboreneninfektionen (WYATT-Syndrom) Bei schwerer Immundefizienz: Ösophagitis, Colitis, Pneumonie, Hepatitis, Myelitis, Enzephalitis, Chorioretinitis, Infektionen der Nebennieren
HHV-6 [2]	β	Exanthema subitum (Dreitagefieber)	Hepatitis, Lymphadenopathie, chronisches Müdigkeitssyndrom? Transplantatabstoßungs-Krise? Enzephalitis? AIDS-Cofaktor? HIV-Periodontitis? M. Hodgkin und NHL? Multiple Sklerose?
HHV-7 [3]	β	Exanthema subitum? Mononukleose? Pityriasis rosea?	Reaktivierung latenter HHV-6-Infektionen Neurologische Symptome? Transplantatabstoßungs-Krise?
HHV-8 [4]	γ	Kaposi-Sarkom, HHV-8-Exanthem	Body-cavity based B-cell lymphoma (seltenes NHL), Castleman-Syndrom

immer wieder zu Zuordnungsproblemen der einzelnen Erreger und Erkrankungen geführt. Tabelle 2.2-1 gibt einen Überblick über die humanen Herpesviren und die wesentlichen durch diese hervorgerufenen Erkrankungen.

Literatur zu 2.2.1

1. Roizman B, Pellet PE. The family herpesviridae: a brief introduction. In: Knipe DM, Howley PM (eds). Fields Virology. 4th edn., Vol 2, Chapter 71. Philadelphia: Lippincott, Williams & Wilkins, 2001: 2381–97.
2. Salahuddin SZ, Ablashi DV, Markham PD, et al. Isolation of a new virus, HBLV, in patients with lymphoproliferative disorders. Science 1986; 234: 596–601.
3. Frenkel N, Schirmer EC, Wyatt LS, et al. Isolation of a new herpesvirus from human $CD4^+$-T cells. Proc Natl Acad Sci (USA) 1990; 87: 748–52.
4. Chang Y, Cesarman E, Pessin MS. Identification of herpesvirus-like DNA sequences in AIDS-associated Kaposi's sarcoma. Science 1994; 266: 1865–9.

2.2.2 Herpes-simplex-Virusinfektion Typ 1

H. Martina Lilie, Sawko W. Wassilew

■ Definition
Primäre und rezidivierende Infektionen mit dem humanen Herpesvirus 1 (HHV-1).

■ Synonyme
Herpes simplex labialis, Gingivostomatitis, Keratoconjunctivitis herpetica, Ekzema herpeticatum u. a.

■ Erreger
Humanes Herpesvirus 1 (HHV-1), Herpes-simplex-Virus Typ 1 (HSV-1).

■ Epidemiologie
Die Herpes-simplex-Viren gehören weltweit zu den häufigsten Krankheitserregern beim Menschen.

Epidemiologische Daten zur Primärinfektion liegen nicht vor, da bis zu 90% der Primärinfektionen klinisch inapparent verlaufen, in nur 9% der Fälle geringe Beschwerden beschrieben werden und nur bei ca. 1% nach einer Inkubationszeit von bis zu 9 Tagen klinisch manifeste Symptome auftreten. Bei ca. 25% der mit HSV-1 infizierten Personen kommt es zum rezidivierenden Herpes labialis.

Die Seroprävalenz variiert innerhalb der untersuchten Populationen: Es findet sich eine HSV-1-Antikörper-Prävalenzrate von 36–85% in verschiedenen Populationen unterschiedlicher Länder [1, 2]. Wutzler und Mitarbeiter wiesen eine stetig ansteigende Prävalenz von HSV-1-Antikörpern mit zunehmendem Alter nach, wobei mehr als 88 % der über 40jährigen Probanden seropositiv waren [3].

■ Übertragungswege
Die Übertragung erfolgt in der Regel durch Schmierinfektion von Mensch zu Mensch.

■ Diagnostik
Die Diagnostik von Herpesvirusinfektionen kann sowohl aus epidemiologischen als auch therapieorientierten Gründen durchgeführt werden.

Meist weisen Prodromalsymptome wie Juckreiz, Mißempfindungen, lokalisierter und/oder neuralgiformer Schmerz sowie die kurze Zeit später auftretenden typischen Hautveränderungen auf eine HSV-Infektion hin. Beweisend für die Diagnose ist aber nur der Nachweis von Viren mittels Elektronenmikroskop, Viruskultur oder Polymerase-Kettenreaktion (PCR). Hierzu eignen sich Abstriche von Haut- und Schleimhaut, Rachenspülwasser und Biopsien. Der Nachweis virusinfizierter multinukleärer Riesenzellen im Tzanck-Test ist wenig spezifisch. Sensitiver und spezifischer ist der Schnellnachweis virusinfizierter Zellen mit Hilfe typspezifischer monoklonaler Antikörper. Die serologische Diagnostik mit dem Nachweis komplementbindender oder neutralisierender Antikörper ist durch den Nachweis von Antikörpern mit Immunfluoreszenz oder ELISA-Technik abgelöst worden. Diese Tests sind bei V. a. zerebrale Infektionen sowie zur Klärung epidemiologischer Fragestellung sinnvoll [4].

■ Klinik
Bei der klinischen Manifestation unterscheidet man primäre, latente und rezidivierende HSV-1-Infektionen. Sie können sowohl asymptomatisch sein als auch mit den unterschiedlichsten Symptomen einhergehen. Die Intensität ist von verschiedenen Faktoren, u. a. von der Lokalisation der Hautveränderungen, abhängig [4, 6].

Primärinfektion
Sie kann bis zu 3 Wochen und länger andauern. Klinisch finden sich unterschiedliche Symptome wie herpetiforme Bläschen auf erythematösem Grund, Ödeme, Erosionen und Ulzerationen. Bis zu 48 Stunden vor Auftreten der Hautveränderungen werden häufig allgemeine Symptome beschrieben, wie Pruritus, Mißempfindungen und lokaler Schmerz. Bei der Gingivostomatitis herpetica handelt es sich um eine Primärinfektion, die vorwiegend bei Kleinkindern bis zum 5. Lebensjahr auftritt. Neben Fieber und allgemeinem Krankheitsgefühl finden sich Lymphknotenschwellungen. Bei der Maximalvariante, dem Aphthoid Pospischill-Feyrter, zeigen sich Vesikel, Aphthen und Ulzerationen im gesamten Mundschleimhautbereich (Abb. 2.2-1).

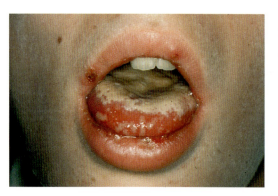 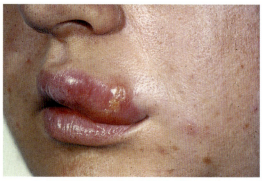

Abbildung 2.2-1 Herpes labialis, Primärinfektion (Gingivostomatitis aphthosa).

Abbildung 2.2-2 Herpes labialis, Rezidivinfektion.

Latente Infektion
In dieser Phase ist der Patient asymptomatisch, kann aber Viren ausscheiden.

Rezidivinfektion
Die Reaktivierung der Viren erfolgt durch verschiedene Irritationen, u. a. physikalische Reize, wie UV-Licht, psychologische Reize, Streß u. v. a. m. Die Symptome des Herpes labialis rezidivans variieren in Ausprägung und Frequenz inter- und intraindividuell. Nach dem oft nur wenige Stunden andauernden Prodromalstadium mit Pruritus, Schmerzen, Mißempfindungen u. a. treten herpetiforme Bläschen auf erythematösem Grund auf, die innerhalb weniger Tage eintrüben. Nach ca. 6–10 Tagen heilt der Herpes labialis rezidivans ab (Abb. 2.2-2).

■ **Differentialdiagnose**
Angulus infectiosus, Herpes zoster, Impetigo contagiosa, Stomatitis aphthosa, Pyodermie, Kontaktdermatitiden.

■ **Therapie**
Lokale symptomatische Maßnahmen sind zur Behandlung eines Herpes labialis in der Regel ausreichend. Sie orientieren sich an der Akuität der Hautläsionen und umfassen sowohl antiinflammatorische, antiseptische, kühlende als auch krustenlösende Therapeutika wie Lösungen, Cremes und Salben. Falls diese Maßnahmen nicht ausreichend sind, kann in Ausnahmefällen zur Abkürzung der Rezidive eine Episodentherapie mit den zur Verfügung stehenden Virostatika durchgeführt werden [4, 5, 7–9]. Da hierzu keinerlei Studien vorliegen, richtet sich die Dosierung nach den Empfehlungen zur Therapie des Herpes genitalis. Alle Virostatika sind nur während der Virusreplikation wirksam, deshalb ist ein sehr früher Therapiebeginn nach Auftreten der ersten Symptome/Hautveränderungen anzustreben. Leider können die bekannten antiherpetischen Virostatika weder die latente Infektion noch das Auftreten der Herpesrezidive verhindern.

Primärinfektion

Behandlungsziele sind u. a. die Hemmung der Virusreplikation, eine Abkürzung der Schmerzdauer und die Verhinderung systemischer Komplikationen.

Wenn eine Therapie notwendig wird, ist in Ausnahmefällen die intravenöse Aciclovir-Therapie mit 3 x 5–10 mg/kg KG/d sinnvoll.

Latente Infektion

Die Suppressionstherapie unterdrückt die subklinische Virusausscheidung und beeinflußt günstig die rezidivfreien Intervalle.

Rezidivinfektion

Lokalmaßnahmen (s. o.) sind regelmäßig ausreichend. Die in Deutschland zugelassenen lokalen Virostatika sind nicht bewiesen wirksam. Dies gilt für Zinksulfat-haltige Gele (Virudermin® Gel, Lipactin® Gel), Melissenextrakt-haltige Creme (Lomaherpan® Creme), Interferon-haltige Externa (z. B. Fiblaferon® Gel) u. a.

Eine Penciclovir-haltige Creme (Vectavir Creme) darf als einzig bewiesenes Lokaltherapeutikum zur Behandlung der Symptome eines Herpes labialis angesehen werden. Sie kann die Dauer der Symptome, wie Schmerzen und Juckreiz, um 20–30 % signifikant abkürzen. Aciclovir-haltige Cremes haben eine ähnliche Wirksamkeit [10].

Ob dieser Effekt ausreichend ist, muß in jedem Einzelfall entschieden werden. Bei regelhaft schmerzhaften Herpes-labialis-Rezidiven empfiehlt sich eine temporäre Suppression durch die perorale Gabe eines Virostatikums entsprechend der Suppressionsbehandlung beim Herpes genitalis (s. Kap. 2.2.3 Herpes-simplex-Virusinfektion Typ 2, Tab. 2.2-4). Eine intravenöse Virostatikatherapie ist beim Ekzema herpeticatum und der Meningoenzephalitis herpetica mit bis zu 3 x 10 mg/kg KG/d für 7–10 Tage indiziert [4].

Prophylaktische und therapeutische Herpes-simplex-Vakzine werden zur Zeit klinisch geprüft.

Literatur zu 2.2.2

1. Nahmias AJ, Lee FK, Beckman-Nahmias S. Sero-epidemiological and -sociological patterns of herpes simplex virus infection in the world. Scand J Infect Dis 1990; 69 (Suppl): 19–36.
2. Schillinger JA, McQuillan GM, Nahmias AJ, Lee FL, Johnson RE, St. Louis ME. National prevalence of herpes simplex virus type 1 infection (abstract L79). 38th Interscience Conference on Antimicrobial Agents and Chemotherapy, San Diego, 1998.
3. Wutzler P, Doerr HW, Faerber I, Eichhorn U, Helbig B, Sauerbrei A, et al. Seroprevalence of Herpes Simplex Virus Type 1 and Type 2 in Selected German Populations – Relevance for the Incidence of Genital Herpes. J Med Virol 2000; 61: 201–7.
4. Wassilew SW. Herpes-simplex-Erkrankungen und ihre medikamentöse Therapie. Dtsch Apoth Z 1993; 21: 17–30.

5. Wassilew SW. Virustatika. In: Korting HC, Sterry W (Hrsg). Therapeutische Verfahren in der Dermatologie. Dermatika und Kosmetika. Berlin, Wien: Blackwell Wissenschafts-Verlag, 2001: 307–18.
6. Nahmias AJ, Roizman B. Infection with Herpes simplex Viruses 1 and 2. Part 1-3. N Engl J Med 1973; 667–73, 719–25, 781–9.
7. Field JH, Thackray AM. Can herpes simplex virus latency be prevented using conventional nucleoside analogeon chemotherapy? Antiviral Chemistry & Chemotherapie 1997; Vol 8 (Suppl 1): 59–66.
8. Mahler V, Schuler G. Therapie von Varizella-Zoster und Herpes-simplex-Virus-bedingten Erkrankungen. Teil 1–2. Der Hautarzt 2001; 52: 464–71, 554–74.
9. Stanberry L, Cunningham A, Mertz G, Mindel A, Peters B, Reitano M, et al. New developments in the epidemiology, natural history and management of genital herpes. Antiviral Res 1999; 42: 1–14.
10. Spruance SL, Johnson J, Spaulding T, and the ACV Cream Study Group. Acyclovir Cream for the Treatment of Herpes Simplex Labialis: The Results of Two Double-Blind, Placebo-Controlled Trials. Antiviral Res 2001; 50, A 60, Abstract No 74.

2.2.3 Herpes-simplex-Virusinfektion Typ 2

H. Martina Lilie, Sawko W. Wassilew

■ Definition
Primäre und rezidivierende Infektionen mit dem humanen Herpesvirus 2 (HHV-2).

■ Synonyme
Herpes simplex genitalis/glutaealis/digitalis, Herpessepsis des Neugeborenen.

■ Erreger
Humanes Herpesvirus 2 (HHV-2), Herpes-simplex-Virus Typ 2 (HSV-2).

■ Epidemiologie
Der Herpes genitalis gehört zu den häufigsten sexuell übertragbaren Erkrankungen. Bei unter 12jährigen Personen findet sich in der Regel keine Seroprävalenz, während sie bei den 15- bis 40jährigen Personen je nach untersuchter Kohorte zwischen 30 und 70% variiert [1–3]. In einer vom National Health and Nutrition Examination Survey (NHANES) durchgeführten Untersuchung zeigte sich bis 1991 ein deutlicher Anstieg der Seroprävalenzrate bis auf 21,7%, wobei nur ca. 9% dieser Personen klinische Symptome angaben [4]. In der Studie von Wutzler et al. zeigte sich eine Seroprävalenzrate von 12,8%, wobei 81% eine Koinfektion mit HSV-1 aufwiesen [5]. Hohe Prävalenzraten für HSV-2 korrelieren mit höherem Lebensalter, weiblichem Geschlecht, einer hohen Anzahl von wechselnden Sexualpartnern und einem niedrigen sozioökonomischen Status [2, 5].

Nach der Primärinfektion kommt es, abhängig von der Lokalisation, bei ca. 60% der Patienten zu Herpes-genitalis-Rezidiven [6].

■ Übertragungswege
Die Übertragung erfolgt in der Regel durch Schmierinfektion von Mensch zu Mensch.

■ Diagnostik
Siehe Kapitel 2.2.2 Herpes-simplex-Virusinfektion Typ 1.

■ Klinik

Primärinfektion
Sie manifestiert sich meist nach der Pubertät in Form einer Balanitis (Abb. 2.2-3) bzw. Vulvovaginitis herpetica, die mit sehr starken Schmerzen, Dysurie und Fluor einhergehen. Zusätzlich können Allgemeinsymptome wie Fieber, Kopf- und Muskelschmerzen auftreten. Die Krankheitsdauer kann bis zu 28 Tage betragen.

Latente Infektion
In dieser Phase ist der Patient asymptomatisch, kann aber Viren ausscheiden.

Rezidivinfektion
Die Rezidive kündigen sich bei ca. 80% der Patienten durch lokalen Schmerz und neuritische Beschwerden an. Die herpetiformen Bläschen entstehen nach 1–2 Tagen und gehen schnell in Erosionen über. Sie manifestieren sich perigenital, im Bereich der Sakral- und Glutäalregion und im Bereich der Finger (Abb. 2.2-4).

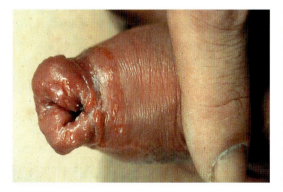

Abbildung 2.2-3 Herpes genitalis, Primärinfektion.

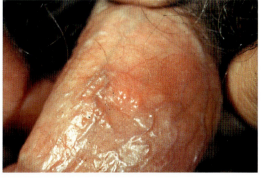

Abbildung 2.2-4 Herpes genitalis, Rezidivinfektion.

■ Differentialdiagnose

Pilzinfektionen, fixes Arzneimittelexanthem, Lues I, Ulcus molle, Lichen planus, Lichen sclerosus et atrophicus, allergische/toxische Kontaktdermatitiden, Morbus Behçet.

■ Therapie

Eine Lokaltherapie mit Virostatika-haltigen Cremes oder Salben ist beim Herpes genitalis unwirksam. Deshalb sollte die Virostatikatherapie in der Regel peroral oder in schweren Fällen intravenös durchgeführt werden.

Primärinfektion

Behandlungsziele beim primären Herpes genitalis bestehen darin, die Dauer der Virusausscheidung, vor allem aber der Symptome, wie Juckreiz und Schmerzen, abzukürzen sowie Komplikationen (aseptische Meningitis, Urethritis u.a.) zu verhindern [1, 7–9] (Tab. 2.2-2).

Latente Infektion

Die Suppressionstherapie mit Aciclovir ist eine nebenwirkungsfreie Therapie und über 10 Jahre gut dokumentiert. Sie unterdrückt die subklinische Virusausscheidung zu 95% [8, 10] (s. Tab. 2.2-4).

Rezidivinfektion

Auch bei ihr besteht das Behandlungsziel darin, die Virusausscheidung sowie die Symptome (Juckreiz und Schmerzen) abzukürzen. Auch die sog. episodische Behandlung einzelner Rezidive sollte gemäß den Empfehlung der CDC durchgeführt werden [7, 11] (Tab. 2.2-3). Bei mehr als 6 schmerzhaften Rezidiven pro Jahr kann eine Suppressionstherapie durchgeführt werden (Tab. 2.2-4).

Eine gesicherte, gut wirksame Immuntherapie gegen rezidivierende Herpes-simplex-Infektionen besteht zur Zeit nicht [12]. Prophylaktische und therapeutische Herpes-simplex-Vakzine werden zur Zeit klinisch geprüft. Die günstigsten Resultate liegen bisher mit rekombiniertem Glykoprotein D vom Herpes-simplex-Virustyp 2 vor [13], das zusammen mit immunboosternden Adjuvanzien injiziert wird. Vakzinierte Patienten haben in einer Studie bis zu 30% weniger Rezidive [14]. Verglichen mit der Reduktion von Rezidiven um 90% oder

Tabelle 2.2-2 Therapie der ersten Episode des Herpes genitalis gemäß Richtlinien der CDC [7].

Aciclovir	oral	3 x 400 mg/d	für 7–10 d
Aciclovir	oral	5 x 200 mg/d	für 7–10 d
Aciclovir	i.v.	3 x 5 mg/kg KG/d	für 7–10 d in schweren Fällen
Famciclovir	oral	3 x 250 mg/d	für 7–10 d
Valaciclovir	oral	2 x 1000 mg/d	für 7–10 d

Tabelle 2.2-3 Episodische antivirale Therapie des Herpes genitalis gemäß Richtlinien der CDC (weniger als 6 Rezidive pro Jahr).

Aciclovir	oral	3 x 400 mg/d	für 5 d
Aciclovir	oral	5 x 200 mg/d	für 5 d
Aciclovir	oral	2 x 800 mg/d	für 2 d
Valaciclovir	oral	2 x 500 mg/d	für 5 d
Famciclovir	oral	2 x 125 mg/d	für 5 d

Tabelle 2.2-4 Antivirale Suppressionstherapie des Herpes genitalis gemäß Richtlinien der CDC [7] (bei mehr als 6 schmerzhaften Rezidiven pro Jahr).

Aciclovir	oral	2 x 400 mg/d
Famciclovir	oral	2 x 250 mg/d
Valaciclovir	oral	1 x 500 mg/d
Valaciclovir	oral	1 x 1000 mg/d

mehr unter peroraler Virostatikabehandlung ist das Ergebnis dieser Vakzination unbefriedigend. Grundsätzlich anders als diese Subunit-Vakzine sind die sog. DISC(Disabled-infectious-single-cycle)-Viren zur Vakzination [15]. Diese DNA-Vakzine werden intramuskulär appliziert. Es bleibt aber abzuwarten, inwieweit sie als prophylaktische oder therapeutische Maßnahmen zur Prävention des Herpes genitalis zum Einsatz kommen.

Literatur zu 2.2.3

1. Corey L, Handsfield HH. Genital Herpes and Public Health. JAMA 2000; 282: 791–4.
2. Nahmias AJ, Lee FK, Beckman-Nahmias S. Sero-epidemiological and -sociological patterns of herpes simplex virus infection in the world. Scand J Infect Dis 1990; 69 (Suppl): 19–36.
3. Stanberry L, Rosenthal SL. The Epidemiology of Herpes Simplex Virus Infections in Adolescents. Herpes 1999; 6: 1, 12–5.
4. Fleming DT, McQuillan GM, Johnson RE, Nahmias AJ, Aral SO, Lee FK, et al. Herpes simplex virus type 2 in the United States, 1976 to 1994. N Engl J Med 1997; 337: 1105–11.
5. Wutzler P, Doerr HW, Faerber I, Eichhorn U, Helbig B, Sauerbrei A, et al. Seroprevalence of Herpes Simplex Virus Type 1 and Type 2 in Selected German Populations – Relevance for the Incidence of Genital Herpes. J Med Virol 2000; 61: 201–7.
6. Wassilew SW. Herpes-simplex-Erkrankungen und ihre medikamentöse Therapie. Dtsch Apoth Z 1993; 21: 17–30.
7. Centers of Disease Control and Prevention. Guidelines for treatment of sexually transmitted diseases. MMWR 1998; 47: RR-1.

8. Stanberry L, Cunningham A, Mertz G, Mindel A, Peters B, Reitano M, et al. New developments in the epidemiology, natural history and management of genital herpes. Antiviral Res 1999; 42: 1–14.
9. Langenberg AGM, Corey L, Ashley RL, Leong WP, Straus SE, for the Chiron HSV Vaccine Study Group. A prospective study of new infections with the herpes simplex virus type 1 and type 2. N Engl J Med 1999; 341: 1432–8.
10. Wald A, Zeh J, Barnum G, Davis LG, Corey L. Suppression of subclinical shedding of herpes simplex virus type 2 with acyclovir. Ann Intern Med 1996; 124: 8–15.
11. Spruance S, Tyring S, DeGregorio B, Miller C, Beutner K, and the Valaciclovir HSV Study Group. A large-scale, placebo-controlled, dose-ranging trial of peroral valacyclovir for episodic treatment of recurrent herpes genitalis. Arch Intern Med 1996; 156: 1729–35.
12. Stanberry LR. Herpes immunization – on the threshold. J Eur Acad Dermatol Venereol 1996; 7: 120–8.
13. Corey L, Langenberg AGM, Ashley R, Sekulovich RE, Izu AE, Douglas JM, et al. Recombinant Glycoprotein Vaccine for the Prevention of Genital HSV-2 Infection. JAMA 1999; 282: 331–40.
14. Straus SE, Corey L, Burke RL, Savarese B, Barnum G, Krause PR, et al. Placebo-controlled trial of vaccination with recombinant glycoprotein D of herpes simplex virus type 2 for immunotherapy of genital herpes. Lancet 1994; 343: 1460–3.
15. Fricker J. Herpes vaccines: Spinning a new DISC. Lancet 1996; 348: 1576.

2.2.4 Varicella-Zoster-Virus

GERD GROSS

■ Definition

Das Varicella-Zoster-Virus (VZV) verursacht zwei unterschiedliche Krankheitsbilder: die Windpocken (Varizellen) und die Gürtelrose (Zoster).

Die Windpocken sind eine hochkontagiöse Infektionskrankheit nicht-immuner Personen vorwiegend des Kindesalters (Abb. 2.2-5).

Der Zoster ist eine akut auftretende neurodermale Krankheit bei partieller Immunität gegen VZV (sog. VZV-Zweiterkrankung), die durch einseitig und dermatomal lokalisierte, gruppiert stehende Bläschen und Eryrtheme, kombiniert mit ebenfalls dermatomalen Schmerzen und Parästhesien, charakterisiert ist.

■ Synonyme

Windpocken; Varicella, Chickenpox (engl.); Petite vérole variante (franz.); Gürtelrose; Zoster, Herpes Zoster, Shingles (engl.); Zona (franz.); Ignis sacer (archaisch).

■ Erreger

Sowohl die Varizellen als auch der Zoster sind auf die Infektion mit Varicella-Zoster-Viren (VZV) zurückzuführen. VZV sind humane Herpesviren und bilden mit dem Herpes-simplex-Virus (HSV) Typ 1 und Typ 2 die Subgruppe der Alpha-

Tabelle 2.2-5 Wichtige Daten zur Erforschung der Varicella-Zoster-Virusinfektion.

1861	Von Bärensprung	Beschreibung der „Gürtelkrankheit"
		Differenzierte Beschreibung der Varizellen und des Zosters
1867	Hebarbed	Übertragbarkeit des Virus „VZV" von einem Windpocken-
1875	Steiner	Patienten auf Freiwillige
1909	Von Bokay	Aufdeckung des Zusammenhangs zwischen Varizellen und
1932	Brunsgard	Zoster und Bestimmung der Inkubationszeit der Varizellen
1943	Garland	
1921	Lipschütz	Beschreibung des histopathologischen Bildes
1953	Weller	Vermehrung von VZV in Gewebekulturen
1977	Oakes et al.	Restriktionsendonuklease – Charakterisierung der
1984	Straus et al.	VZV-DNA

Herpesviren. Hierbei handelt es sich um besonders schnell replizierende Viren. Die systematische Nomenklatur beschreibt VZV als humanes Herpesvirus (HHV) Typ 3. Das Varicella-Zoster-Virus ist elektronenmikroskopisch vom HSV Typ 1 und HSV Typ 2 kaum zu unterscheiden und weist einen ähnlichen Aufbau auf (Abb. 2.2-5).

Ein VZV-Partikel hat einen Durchmesser von ca. 150 bis max. 180 nm und besteht aus einem DNS-Innenkörper (Core) mit einer DNS-Doppelstranghelix, die aus 125.000 Basenpaaren aufgebaut ist. Das Molekulargewicht beträgt 100×10^6 dl. Der Innenkörper ist umgeben von einer Eiweißhülle (Nukleokapsid) aus identischen Untereinheiten (sog. Kapsomere) (Abb. 2.2-5). Dieses Nukleokapsid wiederum hat eine umgebende Schutzhülle (Envelope), die Lipid- und Glykoprotein-haltig ist und eine wesentliche Bedeutung für zahlreiche immunologische Reaktionen des Wirts gegen VZV hat. Die umhüllten Virionen sind infektionstüchtig. Fünf Glykoproteine (gp I–V) sind bekannt. Die Infektiosität von VZV läßt sich durch monoklonale Antikörper gegen gp I, gp II und gp III neutralisieren.

■ Epidemiologie

Varizellen

VZV ist ubiquitär verbreitet. Windpocken gelten in Deutschland als typische Kinderkrankheit, wobei über 90% der Fälle bei Kindern beiderlei Geschlechts und aller Rassen unter 12 Jahren auftreten [1]. In ca. 3% aller Fälle erfolgt die Infektion nach dem 15. Lebensjahr. Einigen Quellen zufolge sind Varizellen bei Erwachsenen, die in den Tropen leben, häufiger als in anderen Regionen der Welt. Der Manifestationsindex bei der VZV-Infektion beträgt 70% (Abb. 2.2-5) und die Inkubationszeit 10–14 Tage (max. 20 Tage). Die Infektiosität beginnt ca. 48 Stunden vor Auftreten des Exanthems und endet mit der Ablösung der Krusten. Bei im-

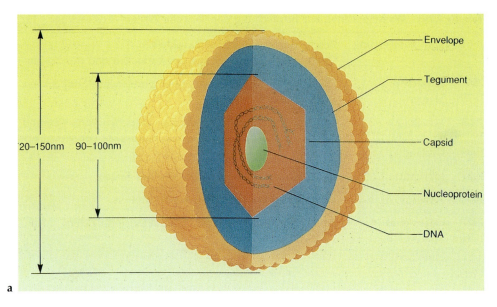
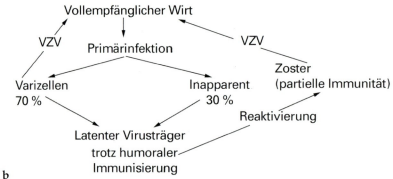

Abbildung 2.2-5a, b (a) Modellhafte Darstellung eines VZV-Partikels im Schnitt; (b) Virus-Wirtsbeziehung bei der VZV-Infektion.

munsupprimierten Personen ist das Risiko, an Windpocken zu erkranken, besonders groß [2].

An Varizellen erkrankte Patienten müssen im Krankenhaus konsequent isoliert werden. Unkomplizierte Windpockenfälle im Kindesalter sollten möglichst nicht stationär behandelt werden. Ausnahmen bilden Komplikationen mit Organbefall. Pränatale Infektionen mit der Folge einer kongenitalen Schädigung sind selten und stets auf Winkpockenerkrankung in der Gravidität zurückzuführen. Die perinatale VZV-Infektion ca. 1 Woche vor Geburt kann zu einem sehr schweren Krankheitsbild beim Kind mit Todesfolge führen [3].

Zoster

Das geschätzte Risiko, an einem Zoster zu erkranken, bezogen auf die gesamte Lebensspanne und die Gesamtbevölkerung, beträgt ca. 10–20% [4]. Zoster in der Säuglingsperiode ist auf intrauterine Übertragung des Virus von einer an Windpocken erkrankten Graviden auf die Leibesfrucht zurückzuführen. Im Normalfall rezidiviert die VZV-Infektion nur einmal im Leben. Bei immundefizienten Patienten kann es zu zwei, extrem selten auch zu mehreren Rezidiven kommen. Im Gegensatz zu HSV-Infektionen, bei denen bis zu 300 symptomatische und asymptomatische Reaktivierungen bei einem Menschen während des Lebens beobachtet werden und das Rezidivrisiko mit dem Alter abnimmt, steigt das Risiko, eine VZV-Reaktivierung zu erleiden, mit dem Alter an [5].

Die Inzidenz, an Zoster zu erkranken, liegt laut der zwei weltgrößten Studien zwischen 1,3 Zosterfällen pro 1000 untersuchten Personen pro Jahr (Bevölkerung Rochester, USA) [6] und 3,39 Zosterfällen pro 1000 Personen pro Jahr (Patienten aus Allgemeinpraxen Großbritanniens) [7]. Die Inzidenz steigt gleichmäßig bis zum Erwachsenenalter an und bleibt dann mit 2–3 Fällen pro 1000 Personen pro Jahr bis zum Ende des 4. Dezenniums konstant. Ab dem 50. Lebensjahr erreicht die Inzidenz 5 Fälle und steigt bei den 60- bis 70jährigen auf 6–7 Fälle pro 1000 Personen und Jahr weiter. Bei Patienten mit 80 Jahren und älter liegt die Inzidenz bei jährlich mehr als 10 Fällen pro 1000 Personen. Somit erkranken mehr als die Hälfte aller Menschen, die das 85. Lebensjahr erreichen, zu irgendeinem Zeitpunkt des Lebens an Zoster [7].

Insgesamt gesehen werden pro Jahr in Deutschland ca. 300.000–450.000 Patienten mit der Diagnose „Zoster" behandelt. Die Tendenz ist aufgrund der zunehmenden Lebenserwartung in Deutschland steigend. Die Zosterinzidenz bei HIV-Infizierten und an Krebs erkrankten Erwachsenen ist wesentlich höher als bei immunkompetenten Personen desselben Alters [8]. Kinder, die an Leukämie erkrankt sind, weisen eine 50- bis 100fach höhere Inzidenz als gesunde gleichaltrige Kinder auf [4, 8]. Dies deutet auf die Abhängigkeit der VZV-Reaktivierung von der zellvermittelten Immunität des Patienten hin.

■ Übertragungswege

Varizellen

Die Übertragung der Varizellen erfolgt durch Tröpfcheninfektion. „Windpocken" gehören zu den fliegenden Infektionen, d. h., vom Virus können große Entfernungen zurückgelegt werden. Schmierinfektionen sind sehr selten, aber möglich. Eintrittspforten sind der Nasen-Rachen-Raum und die Konjunktiven. Nach Passage der regionären Lymphknotenstationen kommt es zur ersten Virämie. Im Anschluß daran werden verschiedene viszerale Organe wie v. a. Leber, Milz, Lunge, Nieren und Gehirn befallen. Die darauf folgende sekundäre Virämie endet mit dem Erreichen der Haut und der Entwicklung des Windpockenexanthems.

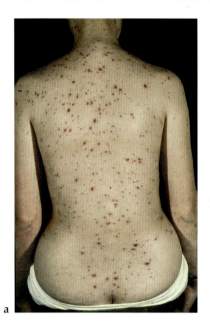
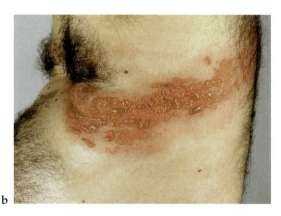

Abbildung 2.2-6a, b (a) Varizellen am Stamm einer erwachsenen Frau (Varicellae adultorum); typische Heubner-Sternkarte (pleomorphes Exanthem); (b) Zoster thoracicus (Zoster des Dermatoms Th 5 links) mit dermatomalen, vorwiegend gruppierten Bläschen und Blasen.

Zoster

Nach der Abheilung der Primäreffloreszenzen gelangen die Viren über die afferenten Nervenbahnen in sensorische Ganglienzellen des ZNS und werden dort „latent". Die Latenzphase umfaßt in der Regel mehrere Jahrzehnte, bevor es zur Reaktivierung kommt. Auslöser ist ein Ungleichgewicht zwischen VZV und dem zellulären Immunsystem. Sinkt die speziell gegen VZV gerichtete Immunität ab, kommt es zu Reaktivierung und Replikation des Virus, die zu Entzündung und Nekrose in den sensorischen Ganglien führen. Die Viren wandern entlang der sensorischen Nerven zur Haut und führen zum Bild des Zosters mit Schmerzen, Erythemen und gruppiert stehenden Bläschen im Bereich eines bis zu drei nebeneinanderliegenden, z.T. überlappenden Hautinnervationsgebieten (Dermatomen) (Abb. 2.2-6). Vor Auftreten der charakteristischen Hautveränderungen treten in der Regel prodromale Schmerzen und Parästhesien in den von der VZV-Reaktivierung betroffenen Dermatomen auf.

■ Diagnostik

Varizellen und Zoster
In der Regel kann die Diagnose durch das charakteristische klinische Bild gestellt werden. Dennoch müssen Varizellen und Zoster von einer Reihe anderer Krankheitsbilder abgegrenzt werden. Dies ist gelegentlich besonders schwierig in der Prodromalphase des Zosters. Die Labordiagnostik umfaßt u.a. den für die Praxis nach wie vor wichtigen Tzanck-Test [9]. Der einfache Tzanck-Test erlaubt rasch über Nachweis multinukleärer Riesenzellen in Giemsa- oder HE-gefärbten Abstrichen vom Bläschengrund (zytopathischer Effekt von VZV) die Zuordnung

des Bläschens zu einem akuten Herpesvirusinfekt. Allerdings erlaubt dieser Test keine Abgrenzung zwischen VZV und HSV.

Bevorzugt werden heute zum Erregernachweis die VZV-DNA-Polymerase-Kettenreaktion (PCR), der Virusnachweis über Zellkultur und der Nachweis spezifischer Antikörper eingesetzt. Indikationen zur Erregerdiagnostik bestehen bei Verdacht auf VZV-Infektion der schwangeren Frau und des Neugeborenen, bei atypischen VZV-Infektionen abwehrgeschwächter Patienten und bei V. a. VZV-Infektion des Zentralnervensystems. Zum Nachweis VZV-spezifischer Immunglobuline der Klassen IgG, IgM und IgA eignen sich vor allem der Enzyme-linked immunosorbent assay (ELISA) und die Immunfluoreszenztechnik. Patienten mit Varizellen weisen IgM-Antikörper auf. Im Unterschied zum HSV-Rezidiv läßt sich der Zoster als VZV-Rezidiv serologisch durch einen IgG-Antikörperanstieg und in ca. 60% der Fälle durch einen IgM- und/oder IgA-Antikörpernachweis diagnostizieren [1].

Aufgrund der zeitraubenden und teuren Technik, der geringen Sensitivität sowie der fehlenden Spezifität bei der Abgrenzung gegenüber HSV wird der elektronenoptische Virusnachweis heute nicht mehr empfohlen [9, 10].

■ **Klinik**

Das klinische Bild der Varizellen
Nach einer milden Prodromalphase kommt es zum charakteristischen Exanthem (Abb. 2.2-6), das über ca. 2–4 Tage von Fieber begleitet wird. Das Exanthem entwickelt sich oft ausgehend vom behaarten Kopf mit Maculae, Papulae und Vesiculae, die typischerweise von einem roten Hof umgeben sind und von Pustel- und Krustenbildung gefolgt werden. Das Nebeneinander der unterschiedlichen Effloreszenzen (Pleomorphie) ist ebenso charakteristisch wie die zentrifugale Ausbreitung des Varizellenexanthems. Die Schleimhäute (Mundschleimhaut, Konjunktiven, Rachen, Genitale) sind regelmäßig mit befallen. Die Varizellen werden meist von einem starken Juckreiz begleitet, der zum Aufkratzen der Effloreszenzen, Impetiginisierung und Narbenbildung führen kann. Normalerweise erfolgt die Abheilung über ca. 2–3 Wochen. Komplikationen treten v. a. bei Erwachsenen und bei abwehrschwachen bzw. immunsupprimierten Patienten auf. Hier sind die prodromalen und allgemeinen Symptome wie Fieber und Arthralgien heftiger. Der Verlauf kann protrahiert sein. Lokale Komplikationen sind die hämorrhagischen Varizellen (Varicellae haemorrhagica), die bullösen und gangräneszierenden Varizellen (Varicellae bullosae, Varicellae gangraenosae). Schwerwiegende Organkomplikationen treten in ca. 5% aller Fälle auf. Hierbei steht die Bronchopneunomie ganz im Vordergrund. Weitere Komplikationen sind aseptische Meningitis, Enzephalitis und Myelitis [2]. Im Erwachsenenalter (Abb. 2.2-6) können Varizellen schwer verlaufen und, wenn spät entdeckt, tödlich enden.

Varizellen während der Schwangerschaft
Die Konsequenzen kongenitaler und perinataler Varizellen sind prinzipiell immer schwer, hängen aber in ihrem Ausmaß von Zeitpunkt der Infektion ab.

Infektion während des 1. Trimenons der Schwangerschaft
(vor der 15. Schwangerschaftswoche)
Hier kann die VZV-Infektion zum Tod der Frucht führen. Ansonsten sind schwere kongenitale Mißbildungen an Auge, Skelett und den Händen zu erwarten.

Infektion während des 2. und 3. Trimenons
Aufgrund mütterlicher Antikörper kann die VZV-Infektion hier folgenlos verlaufen, und das Kind kann gesund zur Welt kommen. In manchen Fällen entwickelt sich ein Zoster bereits in frühester Kindheit.

Varizellen während der ersten 10 Tage des Lebens (kongenitale Varizellen)
Das Kind kommt wegen fehlender mütterlicher Antikörper mit Varizellen zur Welt. Insgesamt schweres klinisches Bild mit großem Risiko für Organkomplikationen. Mortalität bis ca. 30% [2].

Das klinische Bild des Zosters
Die Symptomatik des Zosters leitet sich davon ab, daß der Zoster die Hirn- und Spinalnervenganglien befällt und zu asymmetrischen Hautveränderungen im Ausbreitungsgebiet führt. In der Regel geht dem Zoster an der Haut ein Prodromalstadium voraus, das mit Müdigkeit und Fieber einhergehen kann. Oft klagen die Patienten über Parästhesien, Brennen und Schmerzen, die dermatomal angeordnet sind und Anlaß zu Fehldiagnosen wie Cholezystitis, Gallenkolik, Appendizitis, Diskusprolaps und Herzinfarkt geben können. Normalerweise kommt es dann zu segmentbeschränkten erythematösen Maculae, später Papulae und Vesiculae, die charakteristischerweise gruppiert angeordnet sind (Abb. 2.2-6).

Die gesamte Dauer des Zosters an der Haut variiert normalerweise zwischen 7 und 10 Tagen, kann sich aber auch über 3–4 Wochen erstrecken. Der Zoster kann sich in mehreren Nervensegmenten nebeneinander, i. d. R. in lückenloser Folge, manifestieren (Zoster multiplex unilateralis). Die Überschreitung der Mittellinie ist selten (Zoster duplex). Ebenfalls selten ist der asymmetrische Befall mehrerer Dermatome auf beiden Körperseiten [12].

Besonders häufig ist der Zoster im Brustbereich lokalisiert (50–56%), gefolgt vom Zoster im Kopfbereich (20%). Seltener sind zervikale, lumbale und sakrale Dermatome befallen [6, 7, 11]. Die Lokalisation des Zosters weist eine Altersabhängigkeit auf (Abb. 2.2-7). Bei ca. 1–2% wird ein disseminierter Befall der Haut beobachtet (sog. Zoster disseminatus) [11, 12]. Die Abgrenzung dieses Bildes von Windpocken kann schwierig sein, da die Mehrzahl der Effloreszenzen nicht dermatomal angeordnet ist. Bei immundefizienten Patienten wird der Zoster disseminatus wesentlich häufiger beobachtet. Innere Organe wie Lunge und Gehirn sind hier oft mit befallen [12].

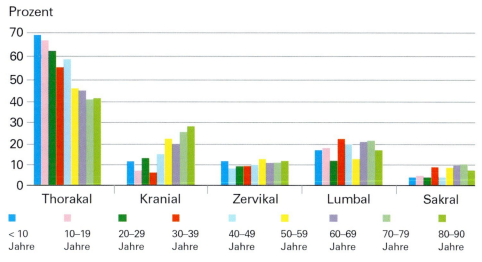

Abbildung 2.2-7 Altersabhängigkeit der Lokalisation des Herpes zoster [11].

Komplikationen des Zosters können sowohl im Verlauf des akuten Zosters als auch als chronische Folgekrankheiten in Erscheinung treten. Am häufigsten werden Komplikationen an der Haut, am Auge und am Zentralnervensystem beobachtet (Tab. 2.2-6). Chronische Zosterschmerzen (postherpetische Neuralgie) gelten als die häufigste und besonders beeinträchtigende Komplikation des Zosters [13].

Tabelle 2.2-6 Komplikationen des Zosters [12].

	Hautorgan	Nervensystem	Auge	Innere Organe
Komplikationen im Akutstadium	Bakterielle Sekundärinfektionen (Staph. aureus, Streptoc. spp.) Zoster haemorrhagicus Zoster gangraenosus Zoster generalisatus	Enzephalitis Meningitis Granulomatöse Arteriitis Segmentale Paresen Fazialisparese bei Zoster oticus	Konjunktivitis Episkleritis/Skleritis Uveitis Keratitis Iridozyklitis	Pneumonie Ösophagitis Myokarditis Enterokolitis Pankreatitis Arthritis
Chronische Komplikationen	Persistierender Zoster Narbenbildung (atrophische, hypertrophische Narben) Hypo-/Depigmentierung Granulomatöse Hautveränderungen Pseudolymphom Psoriasis-Manifestation (Köbner-Phänomen)	Postherpetische Neuralgie Guillain-Barré-Syndrom Myelitis Motorische Neuropathie Bauchwandhernien Zwerchfell-Lähmung Harnblasendysfunktion	Keratitis Chorioretinitis Opticus Neuritis Vaskulitis Panophthalmie Atrophie des Nervus opticus	

■ Differentialdiagnose

Varizellen
Während früher die Abgrenzung der Variola vera und der atypischen Variola mitigata (Variolois) bei teilweisem Immunschutz Probleme bereitete [2], sind heute wichtige Differentialdiagnosen der Zoster disseminatus (Zoster generalisatus), das Ekzema herpeticatum, der Strophulus infantum, die Impetigo (v. a. die Impetigo durch β-hämolysierende Streptokokken) und seltener auch Insektenstiche.

Zoster
An erster Stelle ist hier der zosteriforme Herpes simplex zu nennen, der wie der Zoster mit Schmerzen einhergehen kann, allerdings nicht dermatomal lokalisiert ist. Weitere differentialdiagnostische Probleme können bei blasenbildenden Dermatosen und beim bullösen und hämorrhagischen Erysipel auftreten. Auch Phlegmone und Panniculitis müssen v. a. beim frühen Zoster ausgeschlossen werden [10, 12].

■ Therapie

Therapie der Varizellen
Im Normalfall ist symptomatische Behandlung mit Bettruhe, lokaler Applikation von Schüttelmixturen (z. B. Vioformzinkschüttelmixtur), bei Juckreiz mit Antihistaminika und bei Sekundärinfektion mit Antibiotika ausreichend. Kommt es zur stationären Aufnahme, sind Patienten mit Windpocken immer zu isolieren, da eine sehr starke Kontagiosität besteht.

Bei Varizellen im Erwachsenenalter ist eine parenterale Aciclovir-Behandlung, bei V. a. Pneumonie in Kombination mit Antibiotika, indiziert. Bei immunsupprimierten und onkologischen Patienten im Kindesalter kommt eine Therapie mit Varicella-Zoster-Immunglobulin evtl. zusammen mit parenteraler antiviraler Therapie (Aciclovir u. a.) in Frage.

Prophylaxe der Varizellen
In Deutschland steht für gesunde Kinder ab dem 9. Lebensmonat, für Jugendliche und Erwachsene sowie für immunsupprimierte Personen ein Lebendimpfstoff (Varilrix®) zur Verfügung. Die Impfung ist laut Empfehlung der STIKO (Ständige Impfkommission am Robert-Koch-Institut) für alle ungeimpften 12- bis 15jährigen Jugendlichen ohne Varizellenanamnese vorgesehen (persönliche Mitteilung Prof. Dr. P. Wutzler, Universität Jena). Seronegativen Risikopersonen und deren unmittelbaren Kontaktpersonen, seronegativem medizinischem Personal sowie seronegativen Frauen mit Kinderwunsch wird ebenfalls die Impfung empfohlen [14]. Unter anderen gehören zu Risikopersonen auch Patienten mit Neurodermitis (Dermatitis atopica).

Wichtig ist, daß die Varizellenschutzimpfung auch zur postexpositionellen Varizellenprophylaxe bei empfänglichen Personen, die mit Risikopersonen Kontakt hatten, während 5 Tagen nach Exposition eingesetzt werden kann.

Therapie des Zosters
Ziele der Zosterbehandlung sind die Hemmung der Virusreplikation, die Linderung der Schmerzen in der Akutphase, die Begrenzung der Hautveränderungen sowie die Verhinderung der PHN und anderer akuter und chronischer Komplikationen [10].
Die Therapie des Zosters umfaßt folgende drei Säulen [10]:
1. die lokale Dermatotherapie;
2. die systemische antivirale Chemotherapie;
3. die Schmerztherapie sowie die Prävention chronischer Schmerzen (sog. PHN).

Lokale Dermatotherapie
Eine lokale antivirale Therapie des Zosters existiert nicht. Die topische Therapie mit feuchten desinfizierenden Umschlägen und mit Vioformzinkschüttelmixtur ist vorwiegend symptomatisch, aber wichtig.

Systemische antivirale Chemotherapie
Die zur Verfügung stehenden systemischen Virustatika Aciclovir, Valaciclovir, Famciclovir und Brivudin [15, 16] (Abb. 2.2-8; Tab. 2.2-7) sind laut verschiedener Studien [Übersicht: 10] in bezug auf die Senkung akuter Zosterschmerzen und die Verhinderung der Ausbreitung der zosterischen Hautveränderungen äquivalent wirksam. Die oral einsetzbaren Virustatika Valaciclovir, Famciclovir und Brivudin haben eine vergleichbare Wirksamkeit in der Prävention chronischer Zosterschmerzen (sog. postherpetische Neuralgie, PHN) [10]. Brivudin ist in der Tagesdosis von 1 Tablette (125 mg) pro Tag über 7 Tage laut einer Vergleichsstudie äquivalent wirksam bezüglich des Auftretens der PHN wie Famciclovir (3 x 250 mg/d über 7 d) [17]. Außerdem ist Brivudin der oralen Aciclovir-Therapie (5 x 800 mg/d über 7 d) überlegen [10]. Brivudin hat eine besonders hohe Spezifität für VZV und damit eine höhere antivirale Potenz in der Therapie des Zosters als Aciclovir, Valaciclovir und Famciclovir [18]. Mit der Einfachdosierung

Tabelle 2.2-7 Aktuelle antivirale Therapie des Zosters [10].

Valaciclovir	oral	3 x 1000 mg/d	für 7 d
Aciclovir	oral	5 x 800 mg/d	für 7 d
Aciclovir	i.v.	3 x 5–7,5 mg/d	für 7 d
Aciclovir	i.v.*	3 x 8–10 mg/d	für 7–10 d
Famciclovir	oral	3 x 250 mg/d	für 7 d
Brivudin	oral	1 x 125 mg/d	für 7 d

* Zoster bei immundefizienten Patienten

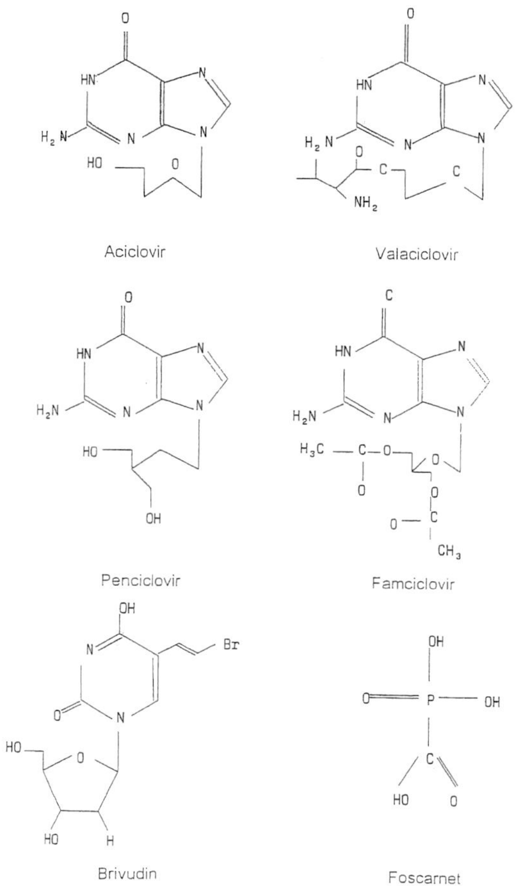

Virale Infektionen

Abbildung 2.2-8 In Deutschland zur Therapie des Zosters zugelassene systemisch applizierbare antivirale Substanzen.

weist Brivudin damit gegenüber den anderen zur Verfügung stehenden oralen Zoster-Therapeutika eine Überlegenheit auf.

Die parenterale Aciclovir-Therapie mit dreimaligen intravenösen Infusionen zu 8–10 mg/kg Körpergewicht und Tag ist jedoch bei immundefekten Patienten, bei schwerem Zoster ophthalmicus und Augenbefall, bei Zoster oticus und bei Zosterkomplikationen des Nervensystems vorzuziehen. Auch multimorbide ältere Zosterpatienten in schlechtem Allgemeinzustand und mit Compliance-Problematik sollten mit i.v. Aciclovir-Infusionen behandelt werden [10]. Bei Aciclovir und Valaciclovir ist stets die Nierenfunktion zu kontrollieren und bei Bedarf eine Dosisanpassung durchzuführen. Dies entfällt bei Brivudin. Bei Aciclovir-Resistenz kommt als Alternative Foscarnet i.v. (Dosierung 3 x 40 mg/kg KG/d über 7 d) in Frage. Foscarnet ist sehr nephrotoxisch [19]. Ist auch diese Therapie erfolglos, bleibt als einzige Option die intravenöse Therapie mit Cidofovir [20].

Schmerztherapie und Prävention der chronischen Zosterschmerzen (PHN)

Bereits im Akutstadium des Zosters muß Schmerzfreiheit durch konsequente Schmerztherapie angestrebt werden [10, 13]. Die frühestmögliche systemische antivirale Therapie, kombiniert mit einer konsequenten Schmerztherapie, kann dem Auftreten der PHN vorbeugen. Als Entscheidungshilfe kann ein Zoster-Score Anwendung finden [21]. Er ermöglicht, Patienten mit einem erhöhten PHN-Risiko zu identifizieren und gezielt einer adäquaten Therapie zuzuführen. Die Therapie des Zosterschmerzes soll nach den WHO-Richtlinien zur Schmerztherapie erfolgen [10] (Tab. 2.2-8).

Tabelle 2.2-8 Therapie des Zosterschmerzes nach den WHO-Richtlinien [10].

WHO-Stufe 1 (Nichtopioide)

Milde Schmerzen

Metamizol	10–20 Tropfen	4mal/d oder
Paracetamol	500 mg	3- bis 4mal/d
Acetylsalicylsäure	500 mg	3mal/d

Mäßige Schmerzen

Metamizol	30–40 Tropfen	4mal/d oder
Naproxen	500 mg	2- bis 3mal/d oder
Diclofenac	ab 50 mg	3- bis 4mal/d

WHO-Stufe 2 (Nichtopioide und/oder niederpotente Opioide in Kombination mit Koanalgetika)

Niederpotente Opioide

Tramadol	200–600 mg	pro Tag oder
Tilidin plus Naloxon	300–600 mg	pro Tag oder

Koanalgetika

Amitriptylin	20–150 mg	pro Tag oder/plus
Gabapentin	900–2400 mg	pro Tag oder/plus
Carbamazepin	400–1600 mg	pro Tag oder/plus
Clonazepam	1–3 mg	pro Tag

Sympathikusblockade?

WHO-Stufe 3 (Hochpotente Opioide, die in Monotherapie oder mit den o. g. Koanalgetika verordnet werden können)

Hochpotente Opioide

Morphin initial	5–20 mg	2- bis 3mal/d oder häufiger oder
Buprenorphin	0,8–4 mg	pro Tag oder

Epiduralblockaden?

Prophylaxe

Erfahrungen über Auswirkungen der Varizellen-Impfung in der Kindheit auf die Inzidenz des Zosters sind erfolgsversprechend. Auch das Impfvirus verbleibt latent in den Neuronen. Es kann ebenfalls wieder reaktiviert werden und einen Zoster auslösen. Allerdings ist dies weitaus seltener der Fall und führt zu einer abgeschwächteren Form des Zosters als die natürliche Infektion mit VZV [22].

Eine Auffrischung der immunologischen Abwehrreaktionen kann auch durch Vakzination mit dem Varizella-Impfstoff bei älteren Erwachsenen ab dem 50. Lebensjahr erfolgen. Im Ergebnis einer Impfstudie an 202 Personen im Alter von 55–87 Jahren kam es zu einem Anstieg der zellvermittelten Immunität (CMI). Nebenwirkungen waren selten [23]. Laut der bisherigen Beobachtungen scheinen die Häufigkeit und Schwere des Zosters durch diese Boosterung der VZV-spezifischen CMI gesenkt werden zu können.

Literatur zu 2.2.4

1. Doerr HW, Rentschler M, Scheifler G. Serologic detection of active infections with human herpes viruses (CMV, EBV, HSV, VZV): Diagnostic potential of IgA class- and IgG class-specific antibodies. Infection 1987; 15: 93–8.
2. Whitley RJ. Varicella zoster virus infections. In: Galasso GJ, Whitley RF, Merigan TC (eds). Antiviral agents and viral diseases of man. Raven Press 1990; 235–63.
3. Enders G. Infektionen und Impfungen in der Schwangerschaft. München, Wien, Baltimore: Urban & Schwarzenberg, 1991.
4. Balfour HH Jr. Varicella zoster virus infections in immunocompromised hosts. Am J Med 1988; 85: 68–73.
5. Meier JL, Straus SE. Comparative biology of latent varicella zoster virus and herpes simplex virus infections. J Infect Dis 1992; 166 (Suppl): 13–23.
6. Ragozzino MW, Melton LJ, Kurland TL, et al. Population based study of herpes zoster and its sequelae. Medicine (Baltimore) 1982; 61: 310–6.
7. Hope-Simpson RE. The nature of herpes zoster. A long term study and new hypothesis. Proc Roy Soc Med 1965; 58: 9–20.
8. Kost RG, Straus SE. Postherpetic neuralgia-pathogenesis, treatment and prevention. N Engl J Med 1996; 335: 23–42.
9. Gross G, Doerr HW. Labordiagnose dermatotroper Virusinfektionen: Erregerisolierung. In: Korting HC, Sterry H (Hrsg). Diagnostische Verfahren in der Dermatologie. Berlin, Wien: Blackwell Wissenschafts-Verlag, 2001: 647–54.
10. Gross G, Schöfer H, Wassilew S, et al. Leitlinie Zoster und Zosterschmerzen der Arbeitsgemeinschaft Dermatologische Infektiologie der Deutschen Dermatologischen Gesellschaft. (in Druck.)
11. Meister W, Neiss A, Gross G, et al. Demography, symptomatology and course of disease in ambulatory zoster patients. Intervirology 1998; 41: 272–7.
12. Gross G. Zoster. Dtsch Med Wochenschr 1997; 122: 132–9.
13. Malin JP. Zoster und Nervensystem. Dtsch Med Wochenschr 1996; 121: 635–8.

14. Impfempfehlungen der Ständigen Impfkommission (STIKO) am Robert-Koch-Institut. Epidemiologisches Bulletin 2001; 28: 204–18.
15. Preiser W, Berger A, Doerr HW. Therapie viraler Erkrankungen. Dtsch Ärztebl 2000; 50: 2882–8.
16. Gross G, Laskowski J. Virustatika. In: Korting HC, Sterry W (Hrsg). Therapeutische Verfahren in der Dermatologie. Berlin, Wien: Blackwell Wissenschafts-Verlag, 2001: 197–202.
17. Wassilew SW, Schumacher K, Städtler G, et al. Brivudin compared to famciclovir in the prevention of postherpetic neuralgia. A randomized double-blind multicenter trial. Fourth Internat Conf on Varizella, Herpes zoster, postherpetic neuralgia. La Jolla, USA, March 3–5, 2001.
18. De Clercq E, Descamps J, De Somer P. (E)-5-(2 Bromovinyl)-2′-deoxyuridine: A potent and reactive antiherpes agent. Proc Natl Acad Sci (USA) 1979; 76: 2947–51.
19. Breton G, Fillet AM, Katlama C, et al. Acyclovir-resistant herpes zoster in patients with human immunodeficiency virus infection: results of foscarnet therapy. Clin Infect Dis 1998; 27: 1525–7.
20. Safrin S, Cherrington J, Jaffe HS. Clinical uses of cidofovir. Rev Med Virol 1986; 7: 145–56.
21. Meister W, Neiss A, Gross G, et al. A prognostic score for postherpetic neuralgia in ambulatory patients. Infection 1998; 26 (6): 359–63.
22. La Russa P, Steinberg S, Gershon AA. Varicella vaccine for immunocompromised children: results of collaborative studies in the United States and Canada. J Infect Dis 1996; 174 (Suppl): 320–3.
23. Levin MJ. Use of varicella vaccines to prevent herpes zoster in older individuals. Arch Virol 2001; 17 (Suppl): 151–60.

2.2.5 Epstein-Barr-Virus

Helmut Schöfer

■ Definition

Das Epstein-Barr-Virus (EBV) ist ein lymphotropes γ-Herpesvirus, das B-Lymphozyten, aber auch Epithelzellen des Oro- und Nasopharynx, der Schild- und Speicheldrüsen sowie des Magens befällt. Auch dendritische Zellen und die glatte Muskulatur können infiziert werden. Das EBV ruft vor allem die infektiöse Mononukleose hervor und hinterläßt eine lebenslange Immunität. Stumme Primärinfektionen mit lebenslanger Viruslatenz sind charakteristisch [1, 2].

Bei sekundärer (iatrogen, HIV u.a.) Immundefizienz spielt das EBV bei der Induktion und Promotion maligner Tumoren wie dem Burkitt-Lymphom oder dem Nasopharyngealkarzinom eine wichtige Rolle. Als erstes nachgewiesenes Tumorvirus des Menschen [3] wurde seine onkogene Potenz auch für Morbus Hodgkin, Non-Hodgkin-Lymphome und Magenkarzinome vor allem bei immundefizienten Patienten belegt. Bei unbehandelten HIV-Patienten tritt bei ca. 10% eine „orale Haarleukoplakie" auf [4, 5]. Dabei handelt es sich um eine charakteristische Leukoplakie der Zungenseitenflächen. Sie gilt als wichtige Markererkrankung der HIV-Infektion [6] und anderer Formen schwerer, erworbener Immundefizienz.

■ Synonyme
Infektiöse Mononukleose, Mononukleose, Pfeiffer-Drüsenfieber, Kissing disease.

■ Erreger
Humanes Herpesvirus 4 (HHV-4), Epstein-Barr-Virus (EBV, EB-Virus).

■ Epidemiologie
Weltweit verbreitete γ-Herpesvirusinfektion mit nahezu 100 % Durchseuchungsrate im Erwachsenenalter. Stumme oder abortive Infektionen im Kleinkindesalter, klinische Manifestationen überwiegend bei älteren Kindern und Jugendlichen. Burkitt-Lymphome endemisch in Teilen Afrikas, Nasopharyngealkarzinome bei Männern in Südchina. Orale Haarleukoplakie (OHL) bei HIV-Infizierten und Patienten mit langanhaltender iatrogener Immunsuppression (z. B. Organtransplantierte).

■ Übertragungswege
Hauptüberträger ist der menschliche Speichel. In der oralen Mukosa läßt sich eine massive Virusreplikation nachweisen. Ein „shedding" infektionsfähiger Viren im Mundspeichel findet sich bei ca. 20 % aller Virusträger. Die Übertragung mittels Speicheltröpfchen führt bei heranwachsenden Jugendlichen gelegentlich im Frühjahr zu kleinen Endemien und gab der Erkrankung die Bezeichnung „Kissing disease". Im Oropharynx werden die Viren von den Schleimhautepithelien und den B-Zellen des Waldeyer-Rachenrings aufgenommen und führen schließlich zu einer Lymphozytose. Memory-B-Lymphozyten gelten als langlebiges Virusreservoir. Seltener kommt es zu genitalen Übertragungen.

■ Diagnostik
Ein Anstieg der spezifischen IgG-Antikörper um 4 Titerstufen innerhalb von 2 Wochen gilt ebenso wie der Nachweis von IgM-Antikörpern oder des EBV-spezifischen nukleären Antigens (EBNA) als diagnostisch für akute EBV-Infektionen (*infektiöse Mononukleose*). Unspezifisch finden sich eine massive Leukozytose (bis 40.000 Zellen/μl), massenhaft atypische, monozytoide Lymphozyten, häufig eine Erhöhung der Lebertransaminasen und ein positiver Paul-Bunnell-Schnelltest (Nachweis heterophiler Antikörper). Der quantitative EBV-DNA-Nachweis im Patientenblut mittels PCR (EBV-Viruslast) bei verschiedenen lymphoproliferativen Erkrankungen von Organtransplantierten und HIV-Patienten befindet sich noch im Stadium der Evaluierung [7]. In Gewebeschnitten (bei *oraler Haarleukoplakie,* Burkitt-Lymphom u. a.) gilt der Nachweis von EBV mittels In-situ-Hybridisierung als Goldstandard, aber auch diverse PCR-Techniken stehen zur Diagnostik selbst in Paraffinschnitten zur Verfügung [8]. Histologisch zeigt die

OHL auffallende Verbände großer Zellen, die an Pflanzenzellen erinnern und transepithelial ausgeschleust werden.

■ Klinik

Infektiöse Mononukleose

Die infektiöse Mononukleose, ein meist gutartiges und komplikationsarmes febriles Krankheitsbild mit atypischer, monozytoider Lymphozytose, generalisierter Lymphadenopathie und Hepatosplenomegalie, gilt als primäre EBV-Infektion. Sie verläuft bei Kleinkindern meist stumm und wird bei ca. 20–50 % aller Infektionen von Jugendlichen und Erwachsenen klinisch manifest. Im Anschluß an die spontane Abheilung verbleibt eine lebenslange Immunität. Die Inkubationszeit dauert bei Kleinkindern 10–14 Tage, bei Jugendlichen und Erwachsenen bis zu 8 Wochen. Danach tritt als Leitsymptom eine Pharyngitis mit mäßigem Krankheitsgefühl, remittierendem Fieber und regionaler oder generalisierter Lymphadenopathie auf. Die Tonsillen sind durch monozytäre B-Zellinfiltrate entzündlich vergrößert und grau-weiß belegt. Interstitielle Nephritis, Hepatitis, Meningoenzephalitis, Perikarditis oder Pneumonie sowie eine Milzruptur bei Hepatosplenomegalie können (selten!) komplizierend hinzutreten. Bei ca. 5–15 % aller Patienten werden Hautsymptome sichtbar. Meist handelt es sich um urtikarielle Exantheme, die an Masern oder Röteln erinnern und am Stamm beginnen. Juckreiz besteht nur gelegentlich (Abb. 2.2-9). Periorbitale Ödeme und petechiale Einblutungen am Gaumen ergänzen den klinischen Befund. Wird während einer infektiösen Mononukleose mit Ampicillin (u.a.) antibiotisch behandelt, kommt es nahezu obligat zum Auftreten des Exanthems.

Orale Haarleukoplakie

Die orale Haarleukoplakie (OHL), erstmals 1984 von Greenspan et al. bei HIV-Infizierten beschrieben, wurde mittlerweile auch nach verschiedenen Organtransplantationen beobachtet (Niere, Leber, Herz, Knochenmark). Sie gilt als benigne Erkrankung, besitzt aber diagnostische Bedeutung als klinischer Marker einer schweren zellulären Immundefizienz. Sehr selten wurde diese produktive EBV-Infektion auch bei Gesunden beobachtet. Typischerweise beginnt die OHL mit vertikalen weißen Streifen der Zungenseitenflächen, die zu größeren Plaques konfluieren können (Abb. 2.2-10). Eine Ausbreitung auf den Zungenrücken ist möglich, eine Beteiligung der bukkalen Schleimhaut sehr selten. Symptome (Zungenbrennen, Geschmacksstörungen) sind meist auf eine gleichzeitig bestehende, orale Candida-Infektion zurückzuführen.

Gianotti-Crosti-Syndrom

Auch das üblicherweise durch Hepatitis-B-Viren ausgelöste Gianotti-Crosti-Syndrom mit einem akrolokalisierten, lichenoid-papulösen oder papulo-vesikulösen Exanthem im Gesicht, an den Extremitäten und den Nates kann durch EBV ausgelöst werden [9]. Da keine Viren in den Effloreszenzen nachweisbar sind, scheint es sich um eine kutane Reaktion auf die Virusinfektion zu handeln („Virusid").

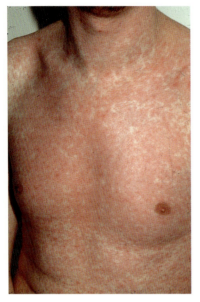

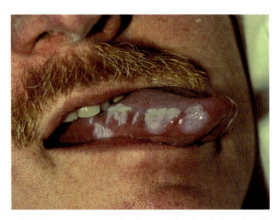

Abbildung 2.2-10 Orale Haarleukoplakie durch EBV bei einem HIV-Patienten.

Abbildung 2.2-9 Infektiöse Mononukleose. Makulös-urtikarielles Exanthem bei akuter EBV-Infektion.

■ **Differentialdiagnose**

Infektiöse Mononukleose
Das Krankheitsbild der infektiösen Mononukleose kann auch durch CMV (s. Kap. 2.2.6 Zytomegalie-Virus) hervorgerufen werden. Masern, Streptokokkenangina, Diphtherie und Arzneimittelexantheme, aber auch eine akute HIV-Erkrankung, die 2–3 Wochen post infectionem auftritt, müssen abgegrenzt werden. Nach Polio-, BCG- u.a. Impfungen auftretende postvakzinale Exantheme können ein identisches klinisches Bild zeigen.

Orale Haarleukoplakie
Die orale Haarleukoplakie kann mit anderen Leukoplakieformen, dem Lichen ruber mucosae und gelegentlich auch mit einer oralen Candida-Infektion verwechselt werden. Histologisch zeigen sich zwar auffallend große, helle Zellen, die in Verbänden transepithelial ausgeschleust werden, doch müssen auch hier andere Leukoplakien, insbesondere die Pseudo-OHL, abgegrenzt werden [10].

■ **Therapie**

Infektiöse Mononukleose
Die infektiöse Mononukleose wird symptomatisch behandelt, eine antivirale Therapie ist nicht erforderlich und aufgrund der Ätiopathogenese der Sym-

ptome (Freisetzung proinflammatorischer Zytokine aus reaktiven T-Lymphozyten) nicht effektiv. Meist genügen Bettruhe und eine symptomatische Behandlung der Pharyngitis (Lutschpastillen, Mundspülungen mit Cetylpyridiniumchlorid u.a., bei starken Schmerzen Lösungen oder Lutschtabletten mit Lokalanästhetika).

Orale Haarleukoplakie
Die orale Haarleukoplakie spricht zwar innerhalb von 2–4 Wochen auf Aciclovir an, rezidiviert jedoch 1–4 Monate nach dem Absetzen. Eine Behandlung ist nur in Ausnahmefällen erforderlich. Eventuelle subjektive Symptome verschwinden meist nach Behandlung einer bei bis zu 80% assoziierten Candida-Infektion. Mit der Einführung der hochaktiven antiretroviralen Kombinationstherapie ist die OHL bei HIV-Patienten sehr viel seltener geworden. Bestehende Herde bilden sich unter dem therapiebedingten (HAART) Anstieg der CD4-Zellen zurück.

Literatur zu 2.2.5

1. Kieff E, Rickinson AB. Epstein-Barr virus and its replication. In: Knipe DM, Howley PM (eds). Fields Virology. 4th edn. Vol 2, Chapter 74. Philadelphia: Lippincott, Williams & Wilkins, 2001: 2511–74.
2. Rickinson AB, Kieff E. Epstein-Barr virus. In: Knipe DM, Howley PM (eds). Fields Virology. 4th edn. Vol 2, Chapter 74. Philadelphia: Lippincott, Williams & Wilkins, 2001: 2575–97.
3. Barr YM, Epstein MA. Virus particles in cultured lymphoblasts from Burkitt's lymphoma. Lancet 1964; 1: 702–3.
4. Greenspan JS, Greenspan D. Oral hairy leukoplakia: diagnosis and management. Oral Surg Oral Med Oral Pathol 1989; 67: 396–403.
5. Ammatuna P, Campisi G, Giovannelli L, Giambelluca D, Alaimo C, Mancuso S, Margiotta V. Presence of Epstein-Barr virus, cytomegalovirus and human papillomavirus in normal oral mucosa of HIV-infected and renal transplant patients. Oral Dis 2001; 7: 34–40.
6. Schöfer H. Frühsymptome der HIV-Erkrankung an Haut und Schleimhäuten. AIDS-Forschung (AIFO) 1991; 6: 633–48.
7. Gulley ML. Molecular diagnosis of Epstein-Barr virus-related diseases. J Mol Diagn 2001; 3: 1–10.
8. Chang KL, Chen YY, Shibata D, Weiss LM. Description of an in situ hybridization methodology for detection of Epstein-Barr virus RNA in paraffin-embedded tissues, with a survey of normal and neoplastic tissues. Diagn Mol Pathol 1992, 1: 246–55.
9. Schopf RE. Gianotti-Crosti-Syndrom bei Epstein-Barr-Virus-Infektion. Hautarzt 1995; 46: 714–6.
10. Itin PH, Cajacob A, Langauer S, Diamantis I. Pseudo hairy leukoplakia. Br J Dermatol 1993; 128: 589–91.

2.2.6 Zytomegalie-Virus

HELMUT SCHÖFER

■ **Definition**

Zytomegalie-Viren sind typische Vertreter der β-Herpesviren mit einem besonderen Tropismus für Speicheldrüsen. Sie sind weltweit verbreitet und werden meist stumm und streng artenspezifisch übertragen. Eine symptomatische, Mononukleose-artige Primärinfektion tritt bei deutlich weniger als 5 % aller Neuinfektionen auf. Nach der Übertragung kann CMV lebenslang latent in Knochenmarkzellen und in peripheren Monozyten persistieren. Nach einer akuten Erkrankung werden die Viren oft jahrelang mit dem Urin und anderen Körperflüssigkeiten ausgeschieden [1]. Für immundefiziente Patienten und Neugeborene mit unreifem Immunsystem birgt die latente oder neu erworbene CMV-Infektion erhebliche Gefahren, massive Krankheitssymptome und Komplikationen mit letalem Ausgang können auftreten. HIV-Infizierte und Patienten mit iatrogener Immundefizienz bei Autoimmunerkrankungen oder nach Organtransplantation sind besonders gefährdet. Haut- und Schleimhautläsionen treten nahezu ausschließlich als Komplikation einer systemischen CMV-Infektion auf. Sie beschränken sich meist auf die Schleimhäute und ihre Übergangszonen. Läsionen der freien Haut sind selten, aber außerordentlich formenreich.

■ **Synonyme**

Zytomegalie, CMV-Infektion (Cytomegalovirus), Einschlußkörperchenkrankheit.

■ **Erreger**

Zytomegalie-Virus, CMV, HHV-5.

■ **Epidemiologie**

Weltweit verbreitete, häufige Herpesvirusinfektion. Die Durchseuchungsrate überschreitet bei schlechten sozioökonomischen Bedingungen schon vor der Pubertät die 50 %-Marke und kann durch spätere sexuelle Übertragungen noch weiter bis auf annähernd 100 % ansteigen.

■ **Übertragungswege**

CMV wurde in vielen Körperflüssigkeiten (Urin, Speichel, Ejakulat, Zervikalsekret, Muttermilch) sowie in Fäzes und Lymphozyten nachgewiesen. Es besitzt nur eine relativ geringe Infektiosität. Direkter Kontakt mit virushaltigen Körperflüssigkeiten ist für die Übertragung erforderlich (Tröpfchen-, Schmierinfektion). Im Kindesalter erfolgt die Infektion meist durch Speichel, Urin oder Fäzes, aber im Gegensatz zu den anderen HHV-Infektionen spielt auch die kongenitale Übertragung eine wichtige Rolle. Im Erwachsenenalter auftretende Neuinfektionen/ Serokonversionen sind überwiegend auf sexuelle Kontakte zurückzuführen, aber auch durch Bluttransfusionen und Organtransplantationen möglich.

■ **Diagnostik**

Wegen ihrer geringen klinischen Spezifität werden CMV-Infektionen der Haut und der Schleimhäute meist durch die auffälligen histologischen Veränderungen diagnostiziert. Wesentliche histologische Merkmale sind in infizierten Endothel- und Epithelzellen auftretende 8–10 µ große intranukleäre Einschlußkörperchen, die von einem hellen Halo umgeben sind („Eulenaugenzellen", Riesenzellen). Weniger große Einschlußkörperchen (2–4 µ) werden auch im Zytoplasma infizierter Zellen gefunden. CMV läßt sich in Geweben immunhistochemisch nachweisen. Aus Körperflüssigkeiten wird das Virus per Antigenassay oder DNA-Nachweis (PCR) isoliert oder angezüchtet. Serologisch stehen kommerzielle Enzym-Immunoassays zur Verfügung. Floride Infektionen lassen sich sehr früh durch den Nachweis des „Immediate-early-Antigens" (in 98% positiv) feststellen. Die kulturelle Anzucht der Erreger ist für den klinischen Alltag zu aufwendig (Dauer 2 Wochen). Beim Verdacht auf eine CMV-Infektion ist unbedingt zu beachten, daß ein alleiniger Erregernachweis noch keine Infektion beweist. Häufig findet sich CMV als klinisch nicht relevanter Begleitkeim anderer Infektionen. Die CMV-Infektion ergibt sich somit gelegentlich erst als Ergebnis einer Ausschlußdiagnostik.

■ **Klinik**

Das klinische Spektrum CMV-assoziierter Hautläsionen reicht von makulösen, rubeoliformen, papulös-purpuriformen oder vesikulösen Exanthemen über indurierte Knoten bis zu scharf begrenzten Ulzerationen [2]. Kutane Infektionen treten nahezu ausschließlich bei schwerer Immundefizienz und einer bereits etablierten systemischen Infektion auf. Die Neugeborenen-Zytomegalie kann mit schweren Allgemeinsymptomen wie Hepatosplenomegalie, Mikrozephalie, Taubheit, Chorioretinitis, Pneumonie, Hyperbilirubinämie und Thrombozytopenie einhergehen. Als Residuen können geistige Behinderung, Blindheit und Taubheit zurückbleiben. An der Haut sind Purpura, Ikterus und sog. „Blueberry-Muffin"-Läsionen [3] charakteristisch. Bei Organtransplantierten stehen Pneumonie, Hepatitis, Retinitis und Infektionen des Gastrointestinaltrakts im Vordergrund. Bei Nierentransplantierten mit massiver Immunsuppression wurden CMV-Infektionen für 20% aller Organabstoßungen, 30% aller febrilen Episoden und 25% aller Todesfälle verantwortlich gemacht [4]. Mit den neueren Immunsuppressiva haben sich diese Zahlen deutlich verringert. Peri- und intraanal, aber auch in der Dammregion, am Gesäß oder den Hüften können scharf begrenzte Ulzerationen mit unterminiertem Rand auftreten. Pathogenetisch liegt den CMV-Ulzerationen eine Vaskulitis zugrunde. In den 80er Jahren, als noch keine antiretrovirale Therapie zur Verfügung stand, sind viele Patienten mit fortgeschrittener HIV-Infektion (CD4-Zellzahl < 100 Zellen/µl) an einer CMV-Retinitis erblindet oder an einer systemischen CMV-Infektion erkrankt. Seit 1995, nach Einführung der hochaktiven antiretroviralen Kombinationstherapie, wurden CMV-Komplikationen bei HIV-Patienten wesentlich seltener. An Haut und Schleimhäuten wurden bei HIV-Infizierten großflächige, wie ausgestanzt aussehende

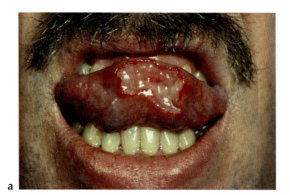
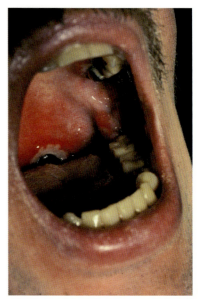

Abbildung 2.2-11a, b (a) CMV-Infektion bei einem AIDS-Patienten, großflächiges, „ausgestanztes" Ulkus der Zungenspitze; (b) aphthöse Ulzeration am Gaumensegel.

Ulzerationen (Abb. 2.2-11), aber auch livide noduläre Effloreszenzen [5] beschrieben. Ähnlich wie EBV kann auch CMV ein Mononukleose-artiges Krankheitsbild auslösen (CMV-Mononukleose). Meist bei Kleinkindern oder Frauen zwischen 20 und 30 Jahren treten, allerdings weniger ausgeprägt als bei der EBV-Mononukleose, Fieber (> 10 Tage), Kältezittern, Übelkeit und Myalgien auf. Laborchemisch zeigen sich erhöhte Lebertransaminasen, atypische Lymphozytose und ein negativer heterophiler Agglutinationstest. In etwa einem Drittel aller Fälle tritt ein wenige Stunden bis 2 Tage bestehendes, rubeoliformes Exanthem betont an der unteren Extremität auf. Wie bei der EBV-Mononukleose kommt es nach Applikation von Ampicillin nahezu obligat zu einem makulösen Exanthem. Nach epidemiologischen Schätzungen sind etwa 8 % aller Mononukleosefälle durch CMV bedingt.

■ Differentialdiagnose
Die CMV-Infektion der Neugeborenen teilt o. g. Spektrum von Symptomen mit einer ganzen Reihe anderer kongenitaler Infektionen, die unter dem Akronym TORCH-Syndrom zusammengefaßt werden. TORCH steht für „*T*oxoplasmosis, *o*ther infections such as syphilis or bacterial sepsis, *r*ubella, *c*ytomegalovi- and *h*erpes simplex" [6].

Bei Organtransplantierten und HIV-Infizierten müssen die Schleimhautulzera (Abb. 2.2-11) von habituellen Aphthen, dem Morbus Behçet, traumatischen Ulzerationen und Herpes-simplex-Ulzerationen abgegrenzt werden. Die Exantheme erfordern den Ausschluß von Arzneimittelreaktionen, Virusexanthemen und der sekundären Syphilis. Die CMV-Mononukleose läßt sich nur serologisch/virologisch von der EBV-Mononukleose abgrenzen.

∎ Therapie

Aciclovir ist für die Behandlung von CMV-Infektionen mangels einer Thymidinkinase nicht geeignet. Als Standardpräparate gelten heute Ganciclovir und bei Ganciclovir-Resistenz Foscavir® oder Cidofovir. Akute systemische Erkrankungen werden initial mit 2 x 5 mg/kg KG/d Ganciclovir-Kurzinfusionen behandelt. Nach therapeutischem Ansprechen wird die Dosis auf 1 x 5 mg/kg KG/d halbiert oder auf die orale Gabe von 3 x 1000 mg Ganciclovir umgestellt. Bei Therapieversagen/Resistenzentwicklung oder Unverträglichkeit kann auf Foscavir® 60 mg/kg KG i.v. alle 8 Stunden oder 90 mg/kg KG i.v. alle 12 Stunden oder auf Cidofovir (HPMPC) gewechselt werden. Alle drei gegen CMV aktiven Substanzen besitzen ein hohes Potential unerwünschter Wirkungen (z. B. Nephrotoxizität) und sollten möglichst unter klinischer Kontrolle der Patienten verabreicht werden. Im Urin konzentriertes Foscavir® kann an der Genitalschleimhaut schmerzhafte Ulzerationen auslösen.

Literatur zu 2.2.6

1. Mocarski ES, Courcelle CT. Cytommegaloviruses and their replication. In: Knipe DM, Howley PM (eds). Fields Virology. 4th edn. Vol 2, Chapter 76. Philadelphia: Lippincott, Williams & Wilkins, 2001: 2629–63.
2. Lesher JL. Cytomegalovirus infections and the skin. J Am Acad Dermatol 1988; 18: 1333–8.
3. Hödl S, Aubock L, Reiterer F, Soyer HP, Muller WD. Blueberry-Muffin-Baby. Hautarzt 2001; 52: 1035–42.
4. Marker SC, Howard RJ, Simmons RL, et al. Cytomegalovirus infection: A quantitative prospective study of three hundred twenty consecutive renal transplants. Surgery 1981; 89: 660–71.
5. Penneys NS, Hicks B. Unusual cutaneous lesions associated with acquired immunodeficiency syndrome. J Am Acad Dermatol 1985; 13: 845–52.
6. Fine JD, Arndt KA. The TORCH syndrome: a clinical review. J Am Acad Dermatol 1985; 12: 697–706.

2.2.7 Humanes Herpesvirus 6

HELMUT SCHÖFER

∎ Definition

Das humane Herpesvirus Typ 6 wurde 1986 von Salahuddin und Gallo als erstes der heute 3 bekannten Roseoloviren (HHV-6A, -6B, HHV-7) aufgrund seines zytopathischen Effektes in Zellkulturen von Patienten mit lymphoproliferativen Erkrankungen entdeckt [1] und schon bald als Erreger des sog. Dreitagefiebers (Exanthema subitum) identifiziert. Es handelt sich um ein lymphozytotropes β-Herpesvirus. Zwei Subtypen, HHV-6A und HHV-6B, sind bekannt [2, 3]. Mit einer HHV-6-Infektion wird eine ganze Reihe von Erkrankungen assoziiert. Allgemein sind dies: das Chronic-fatigue-Syndrom, die Multiple Sklerose, Lymphome (Morbus Hodgkin, NHL) und Leukämien. Für alle diese Erkrankungen ließen sich jedoch bis heute keine schlüssigen ätiopathogenetischen Beweise finden. Fest steht, daß das HHV-6B der häufigste Auslöser des Exanthema subitum ist und sowohl morbilli- wie rubeoliforme Exantheme auslösen kann. Mehrfach wurde HHV-6 auch mit einer Form der infektiösen Mononukleose, einer Sarkoidose und Schleimhautkarzinomen in Verbindung gebracht. Aber auch hierfür fehlen bis heute gesicherte ätiopathogenetische Beweise. Für die Manifestation des Exanthema subitum ist meist HHV-6B verantwortlich. Dem HHV-6A konnte bisher keine Erkrankung eindeutig zugeordnet werden. HHV-6 gilt als möglicher Cofaktor der HIV-Infektion, der den Krankheitsverlauf negativ beeinflußt [4].

■ Synonyme
Exanthema subitum, Dreitagefieber, Roseola infantum, 6. Krankheit, Zahorsky-Krankheit.

■ Erreger
β-Herpesvirus HHV-6 (Subtypen HHV-6A, HHV-6B), alte Bezeichnung: „HBLV" („Human B-lymphotropic virus").

■ Epidemiologie
Ubiquitäres Virus. Beide Subtypen zeigen eine altersabhängig ansteigende Durchseuchungsrate von 35–95%.

■ Übertragungswege
Die Übertragung erfolgt durch Speichel oder aerogen im Kleinkindesalter. Auch intrauterine, perinatale und transplantationsbedingte Übertragungen sind möglich. Die Viren können in epithelialen Speicheldrüsenzellen und in Immunzellen sehr lange überdauern, hieraus resultieren asymptomatische Virusträger.

■ Diagnostik
Allgemein: Klinisches Bild und Verlauf, Granulozytopenie, relative Lymphozytose. *Spezifisch:* Direkter Virusnachweis aus Lymphozytenkulturen (zytopathischer Effekt: Bildung von Synzytien aus ballonierenden Zellen), PCR, serologischer Nachweis des HHV-6-spezifischen Antigens. Die serologischen Nachweise virusspezifischer Antikörper sind lediglich zu Verlaufskontrollen geeignet. IgM-Antikörper treten 5–7 Tage, IgG-Antikörper 7–10 Tage nach Beginn des Exanthems auf (ELISA, IFT). Häufig Kreuzreaktivität mit anderen Herpesviren (v. a. CMV). Bei einem Viertel aller Exanthema-subitum-Fälle können IgM-Antikörper ausbleiben. Andererseits finden sich bei jedem 20. Erwachsenen persistierende IgM-Antikörper.

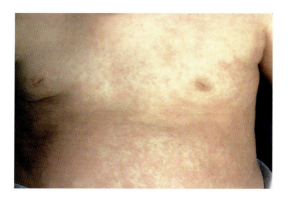

Abbildung 2.2-12 HHV-6. Exanthema subitum (Dreitagefieber) mit blaßrotem, makulösem Exanthem am Stamm.

■ Klinik

Das Exanthema subitum beginnt bei Kleinkindern nach einer 1- bis 2wöchigen Inkubationsphase mit einem 3 Tage anhaltenden hohen Fieber. Begleitend können Fieberkrämpfe (bei raschem Temperaturanstieg), Meningoenzephalitiden, entzündliche Atemwegsbeschwerden, Erbrechen und andere gastrointestinale Symptome auftreten. Zusammen mit der Entfieberung tritt „überraschend" (subitum) ein flüchtiges blaßrotes, makulöses oder makulopapulöses Exanthem auf (Abb. 2.2-12), das sich vom Stamm auf die Extremitäten ausbreitet. Das Gesicht bleibt ausgespart. Nach 1–3 Tagen verschwindet das Exanthem spontan [5]. Es verbleibt eine lebenslange Immunität. Primäre Infektionen im Erwachsenenalter sind selten und schwerverlaufend. Sie manifestieren sich unter dem Bild einer infektiösen Mononukleose, als generalisierte Lymphadenopathie oder auch als atypische Hepatitis. Reaktivierungen sind unter schwerer Immunsuppression möglich (Transplantationsmedizin, AIDS) und können zu Pneumonien und Graft-versus-host-Reaktionen führen.

■ Differentialdiagnose

Alle exanthematischen Virusinfektionen (Rubeola, Masern, ECHO-Viren), sonstige febrile Infekte, Arzneimittelexantheme.

■ Therapie

Symptomatische Behandlung mit fiebersenkenden Mitteln (z. B. Paracetamol), Bettruhe, evtl. Krampfprophylaxe. Foscarnet und Cidofovir sind gegen HHV-6 wirksame Virustatika [6], werden aber beim unkomplizierten Exanthema subitum nicht eingesetzt. Lediglich virämische Zustände immundefizienter Erwachsener mit schweren Allgemeinsymptomen können eine virustatische Therapie erforderlich machen. Aciclovir, Valaciclovir und Famciclovir besitzen nur eine geringe Aktivität gegen β-Herpesviren (s. Tab. 2.2-1, Kap. 2.2.1) und werden daher gegen HHV-6 nicht empfohlen.

Literatur zu 2.2.7

1. Salahuddin SZ, Ablashi DV, Markham PD, et al. Isolation of a new virus, HBLV, in patients with lymphoproliferative disorders. Science 1986; 234: 596–601.
2. Pellet PE, Dominguez G. Human herpesviruses 6A, 6B, 7 and their replication. In: Knipe DM, Howley PM (eds). Fields Virology. 4th edn. Vol 2, Chapter 80. Philadelphia: Lippincott, Williams & Wilkins, 2001: 2769–84.
3. Yamanishi K. Human herpesvirus 6 and human herpesvirus 7. In: Knipe DM, Howley PM (eds). Fields Virology. 4th edn. Vol 2, Chapter 81. Philadelphia: Lippincott, Williams & Wilkins, 2001: 2785–801.
4. Lusso P, Gallo RC. Human herpesvirus 6 in AIDS. Immunology Today 1995; 16: 67–71.
5. Menz AM, Eggers HJ. Die neuen Herpesviren HHV 6, HHV 7, HHV 8 und ihre Krankheitsbilder. H + G 1998; 4: 200–6.
6. De Clercq E, Naesens L, De Bolle L, Schols D, Zhang Y, Neyts J. Antiviral agents active against human herpesviruses HHV-6, HHV-7 and HHV-8. Rev Med Virol 2001; 11: 381–95.

2.2.8 Humanes Herpesvirus 7

HELMUT SCHÖFER

■ Definition
HHV-7 ist ein ubiquitäres lymphozytotropes β-Herpesvirus. Es wurde 1990 erstmals von Frenkel aufgrund seiner zytopathischen Effekte (große ballonierte Zellen, Zellfusionen) in stimulierten Zellkulturen eines gesunden Mannes nachgewiesen [1]. Seither ist man auf der Suche nach einer durch HHV-7 ausgelösten Erkrankung. Eine Reihe von Mitteilungen über HHV-7-assoziierte Erkrankungen (chronisches Müdigkeitssyndrom, Pityriasis rosea u. a.) mußte wegen methodischer Unsicherheiten (s. Klinik) kritisch relativiert werden.

■ Synonyme
Keine.

■ Erreger
β-Herpesvirus HHV-7.

■ Epidemiologie
Ubiquitäres Virus mit einer altersabhängig ansteigenden Durchseuchungsrate von 35–95%.

■ Übertragungswege
Übertragung durch Speichel oder aerogen im Kleinkindesalter, auch in Muttermilch wurde HHV-7 nachgewiesen. Viruslatenz in epithelialen Speicheldrüsenzellen und in Immunzellen, asymptomatische Träger.

■ **Diagnostik**
PCR, Viruslast, Serologie (ELISA, IFT, Kreuzreaktionen mit HHV-6A).

■ **Klinik**
Mit einer HHV-7-Infektion wird eine ganze Reihe von Krankheiten assoziiert: Chronic-fatigue-Syndrom, Hepatitis, Pneumonitis nach Knochenmarktransplantation, lymphoproliferative Erkrankungen. Eindeutige ätiopathogenetische Zusammenhänge konnten jedoch bisher nicht bewiesen werden. Auch die Rolle von HHV-7 bei der Pityriasis rosea wird weiterhin kontrovers diskutiert. Nach ersten Berichten von Drago et al. 1997 [2, 3] schien die Ursache der Pityriasis rosea geklärt. Weitere Untersuchungen zeigten jedoch, daß schon bei 3jährigen eine sehr hohe Durchseuchungsrate für HHV-7 besteht und die Röschenflechte auch ohne eine assoziierte aktive HHV-7-Infektion vorkommt [4, 5] (Abb. 2.2-13).

Auch für das Exanthema subitum, dessen Hauptursache sicherlich HHV-6 ist, wird HHV-7 als zweiter Erreger diskutiert [6], aber auch eine indirekte Auslösung dieses Krankheitsbildes durch Transaktivierung einer latenten HHV-6B-Infektion ist möglich. Selbst ein Mononukleose-artiges Krankheitsbild soll durch HHV-7 ausgelöst werden. Die Möglichkeit falsch-positiver PCR-Untersuchungen durch die sehr hohe Sensitivität der Methoden oder durch übereinstimmende Genomabschnitte von HHV-6 und HHV-7 sowie die gelegentlich nachzuweisende Koinfektion von Zellen mit beiden Viren erschweren die korrekte Zuordnung der in Geweben nachweisbaren Erreger als tatsächliche Krankheitsauslöser. Zudem führt HHV-7 zu einer Reaktivierung latenter HHV-6-Infektionen. Bei einer Reihe von Autoimmunerkrankungen wie dem systemischen Lupus erythematodes, dem Sjögren-Syndrom und der Fibromyalgie wurden Reaktivierungen latenter HHV-7 nachgewiesen. Ob sie allerdings zu einer Verschlechterung dieser Erkrankungen beitragen, ist ungewiß.

■ **Differentialdiagnose**
Keine.

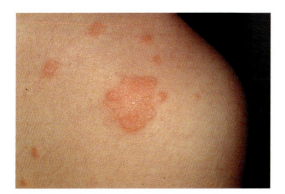

Abbildung 2.2-13 Pityriasis rosea („Röschenflechte") mit Primärplaque an der Schulter. Zusammenhang mit HHV-7-Infektion in Diskussion.

■ **Therapie**
Nach In-vitro-Untersuchungen von De Clercq et al. [7] sind Cidofovir und Foscarnet die beiden besten gegen HHV-7 wirksamen Virustatika. Eine Vielzahl vorausgegangener In-vitro-Studien hatte bereits gezeigt, daß die sonstigen verfügbaren antiviralen Substanzen (insbesondere Aciclovir, Valaciclovir, und Famciclovir) im Einsatz gegen die β-Herpesviren (CMV, HHV-6, HHV-7) nicht effektiv sind.

Literatur zu 2.2.8

1. Frenkel N, Schirmer EC, Wyatt LS, et al. Isolation of a new herpesvirus from human CD4+ T cells. Proc Natl Acad Sci (USA) 1990; 87: 748–52.
2. Drago F, Ranieri E, Malagutti F, et al. Human herpesvirus 7 in pityriasis rosea. Lancet 1997; 349: 1367–8.
3. Drago F, Ranieri E, Malagutti F, et al. Human herpesvirus 7 in pityriasis rosea. Electron microscopy investigations and polymerase chain reaction in mononuclear cells, plasma and skin. Dermatology 1997; 195: 374–8.
4. Chuh AAT, Peiris JSM. Lack of evidence of active human herpesvirus 7 (HHV-7) infection in three cases of pityriasis rosea in children. Pediatr Dermatol 2001; 18: 381–3.
5. Wong WR, Tsai CY, Shih SR, Chan HL. Association of pityriasis rosea with human herpesvirus-6 and human herpesvirus-7 in Taipei. J Formos Med Assoc 2001; 100: 478–83.
6. Tanaka K, Kondo T, Torigoe S, et al. Human herpesvirus 7: Another causal agent for roseola (exanthema subitum). J Pediatr 1994; 125: 1–5.
7. De Clercq E, Naesens L, De Bolle L, Schols D, Zhang Y, Neyts J. Antiviral agents active against human herpesviruses HHV-6, HHV-7 and HHV-8. Rev Med Virol 2001; 11: 381–95.

2.2.9   Humanes Herpesvirus 8

Dirk Albrecht, Andreas Plettenberg

■ **Definition**
Das 1994 identifizierte humane Herpesvirus 8 (HHV-8) gehört zur Gruppe der Gamma-Herpesviren. Es ist im Gewebe aller Arten des Kaposi-Sarkoms sowie der beiden seltenen Lymphomentitäten *Multicentric Castleman's disease* und *Primary effusion lymphoma* zu finden.

■ **Synonym**
Kaposi-Sarkom-assoziiertes Herpesvirus (KSHV).

■ **Erreger**
Das humane Herpesvirus 8 (HHV-8) ist das jüngste der bisher identifizierten humanpathogenen Viren der Herpesgruppe. HHV-8 wurde 1994 bei der gezielten Suche nach einem übertragbaren Erreger des Kaposi-Sarkoms (KS) identifiziert [1]. HHV-8 gehört wie z. B. das Epstein-Barr-Virus zur lymphotropen Unterfamilie der Gamma-Herpesviren und macht innerhalb dieser zusammen mit den nicht humanpathogenen Herpesvirus saimiri und Herpesvirus ateles das Genus der Rhadinoviren aus. Es ist zu vermuten, daß bei HHV-8 ähnlich wie bei EBV eine je nach Infektionsstadium und Erkrankungsbild variable Expression verschiedener antigener Strukturen, z. B. lytischer oder latenz-assoziierter Antigene, vorliegt. Dieses ist auch eine mögliche Erklärung für die z. T. sehr unterschiedlichen Ergebnisse zur Seropositivität.

■ **Epidemiologie**
Bald nach der Identifizierung des Erregers folgten erste seroepidemiologische Studien.
Insgesamt liegt die HHV-8-Seropositivität bei Patienten mit AIDS-assoziiertem KS bei annähernd 100%, bei HIV-Positiven höher als bei HIV-Negativen, bei Homosexuellen höher als bei Heterosexuellen und bei Männern höher als bei Frauen. Die Seropositivität in Nordeuropa beträgt etwa 2%, im Mittelmeerraum ist diese deutlich höher. Somit handelt es sich bei HHV-8, anders als bei den übrigen Herpesviren, nicht um ein ubiquitäres Virus [4].

■ **Übertragungswege**
Die genauen Übertragungswege von HHV-8 sind bis heute unklar. Ein sexueller Übertragungsweg kann als gesichert angenommen werden [5]. Darüber hinaus scheint es jedoch nach Untersuchungen an Kindern und sexuell nicht aktiven Personen auch einen nicht-sexuellen Übertragungsweg zu geben; auch die Möglichkeit einer perinatalen Transmission scheint gegeben [6]. Studien zur Nachweisbarkeit des Virus in Speichel und Tonsillengewebe weisen darauf hin, daß möglicherweise ein oraler Übertragungsweg eine Rolle zu spielen scheint.

■ **Diagnostik**
HHV-8-Infektion: Für die Diagnostik einer HHV-8-Infektion stehen serologische und molekularbiologische Methoden zur Verfügung [7]. Die verfügbaren serologischen Tests müssen jedoch in bezug auf individuelle Patienten mit Vorsicht interpretiert werden [4]. An Biopsiematerial aus einem KS gelingt der HHV-8-Nachweis mittels PCR fast immer; aus peripherem Blut läßt sich HHV-8 ebenfalls nachweisen, es ist dazu jedoch meist eine kontaminationsempfindliche Nested-PCR erforderlich, weswegen die routinemäßige Durchführung dieses Nachweises Speziallabors vorbehalten ist. Ferner konnte in seriellen Untersuchungen HIV-positiver Patienten gezeigt werden, daß eine HHV-8-Virämie nur intermittierend auftritt; der Aussagewert einer einzelnen negativen PCR aus peripherem Blut ist daher begrenzt.

■ **Klinik**

Die HHV-8-Infektion verläuft überwiegend asymptomatisch. Das Virus kann, vermutlich ähnlich wie andere Viren der Herpesgruppe, lebenslang im einmal infizierten Organismus persistieren.

Das häufigste HHV-8-assoziierte Krankheitsbild ist das Kaposi-Sarkom (s. Abschn. 2.1.2.5). Neben dem KS scheint das Virus für die Pathogenese zweier weiterer Krankheitsbilder von Bedeutung zu sein.

Primary effusion lymphoma (PEL), auch Body-cavity-based lymphoma (BCBL) genannt, ist ein seltenes malignes B-Zell-Lymphom, das durch zellreichen malignen Erguß in Pleura oder andere Körperhöhlen ohne faßbaren nodalen Befall charakterisiert ist. Es ist häufig mit einer HIV-Infektion assoziiert und betrifft vornehmlich homosexuelle Männer. Die Zell-Morphologie ähnelt großzellig-immunoblastischen oder anaplastischen Lymphomen [8].

Multicentric Castleman's disease (MCD) ist eine seltene benigne lymphatische Hyperplasie, die durch eine Kombination von mehreren Befunden wie Lymphadenopathie, Hepatosplenomegalie, hämolytische Anämie, Exanthem oder aber Hypergammaglobulinämie charakterisiert ist. Es besteht das Risiko einer Konversion der Erkrankung hin zu einem malignen Lymphom. Therapeutisch werden Splenektomie sowie systemische Steroid- oder Chemotherapie diskutiert; im Gegensatz zur klassischen Castleman-Erkrankung profitieren die Patienten nicht von der chirurgischen Exzision einzelner befallener Knoten.

Weiter gab es in der Vergangenheit Berichte über eine Assoziation von HHV-8 mit Erkrankungen wie epitheliale Tumoren der Haut, blasenbildende Erkrankungen, multiples Myelom oder aber Sarkoidose. Diese Daten konnten nachfolgend nicht bestätigt werden.

■ **Therapie**

Es konnte in vitro gezeigt werden, daß HHV-8 empfindlich gegenüber Virustatika wie Ganciclovir, Foscarnet und Cidofovir ist. Auch wenn eine kleine skandinavische Studie gezeigt hat, daß Kaposi-Sarkome bei 3 von 5 Patienten unter Foscavir® rückläufig waren, hat sich diese Therapieform nicht durchgesetzt.

Literatur zu 2.2.9

1. Chang Y, Cesarman E, Pessi MS, et al. Identification of Herpesvirus-Like DNA Sequences in AIDS-Associated Kaposi's Sarcoma. Science 1994; 266: 1865–9.
2. Schulz TF. KSHV/HHV8-associated lymphoproliferations in the AIDS setting. Eur J Cancer 2001; 37: 1217–26.
3. Friedman-Kien A, Laubenstein L, Marmor M, et al. Kaposi's sarcoma and pneumocystis pneumonia among homosexual men – New York City and California. MMWR 1981; 30: 305–8.

4. Rabkin CS, Schulz TF, Whitby D, et al. Interassay correlation of human herpesvirus 8 serologic tests. HHV-8 Interlaboratory Collaborative Group. J Infect Dis 1998; 178: 304–9.
5. Brambilla L, Boneschi V, Ferrucci S, Taglioni M, Berti E. Human herpesvirus-8 infection among heterosexual partners of patients with classical Kaposi's sarcoma. Br J Dermatol 2000; 143: 1021–5.
6. Vitale F, Viviano E, Perna AM, et al. Serological and virological evidence of non-sexual transmission of human herpesvirus type 8. Epidemiol Infect 2000; 125: 671–5.
7. Albrecht D, Meyer T, Lorenzen T, et al. Serologie und PCR in der HHV-8-Diagnostik. In: Brockmeyer N, et al. (Hrsg). HIV-Infekt. Berlin: Springer-Verlag, 2000: 512–7.
8. Nador RG, Cesarman E, Chadburn A, et al. Primary effusion lymphoma: a distinct clinicopathologic entity associated with the Kaposi's sarcoma-associated herpes virus. Blood 1996; 88: 645–56.

2.3 Pockenviren

WILHELM MEIGEL

■ **Grundlagen**

Pockenviren sind für ein breites Spektrum von Lebewesen pathogen. Humanpathogene Pockenviren sind die Orthopoxviren, die Parapoxviren, das Molluscipoxvirus und die Tanapoxviren. Es gibt noch eine Reihe anderer, für verschiedene Tierspezies pathogene Poxviren (z. B. Avipoxviren), die jedoch, da sie nicht humanpathogen sind, hier nicht besprochen werden.

Pockenviren sind epitheliotrop und haben deshalb für die Dermatologie erhebliche klinische Bedeutung. Einige Pockenviren verursachen tödlich verlaufende Allgemeininfektionen (Variola vera, Affenpocken), andere lösen selbstlimitierende lokale Infektionen aus (Orf/Melkerknoten, Kuhpocken), und wieder andere verursachen völlig harmlose Infektionen (Molluscum contagiosum).

Poxviren sind große, komplex aufgebaute DNS-Viren, welche im Zytoplasma befallener Zellen replizieren. Diese Virusvermehrung geschieht mit eigenen Enzymsystemen des Virus und ist unabhängig vom Zellkern der Wirtszelle. Lichtmikroskopisch können diese Strukturen als sog. Guarnieri-Körperchen sichtbar gemacht werden. Pockenviren üben bei ihrer Replikation toxische Effekte auf die Wirtszellen aus.

Die Größe der Pockenviren (200–400 nm) und die auffällige Oberflächenstruktur im Elektronenmikroskop erlauben eine sichere Differenzierung in der Negativkontrastierung, z. B. von Herpesviren.

Literatur zu 2.3

1. Diven DG. An overview of poxviruses. J Am Acad Dermatol 2001; 44: 1–14.

2.3.1 Orthopoxviren

2.3.1.1 Pocken

■ **Definition**
Pocken werden durch das Variolavirus verursacht, das zur Familie der Orthopoxviren gehört. Es handelt sich um eine schwer verlaufende, hochkontagiöse und mit hoher Mortalität einhergehende Viruserkrankung, die durch weltweite Schutzimpfungen heute als erloschen gilt.

■ **Synonyme**
Variola vera, Smallpox.

■ **Erreger**
Poxvirus variolae, ein quaderförmiges hüllentragendes DNS-Virus, 200–250 nm groß.

■ **Epidemiologie**
Die Geschichte der Pocken, deren genauer Ursprung unbekannt ist und die im Verlauf von Jahrtausenden Schrecken und Tod über Millionen Menschen gebracht haben, ist faszinierend. Es war deshalb ein Triumph der Medizin, als im Mai 1980 die WHO (Global Commission for the Certification of Smallpox Eradication) die globale Ausrottung der Pocken verkünden konnte. Nach der Zerstörung aller Variola-Stämme, die weltweit in zahlreichen Laboratorien gehalten wurden, gibt es z. Z. nur noch zwei Institutionen, die mit Wissen und Billigung der WHO Variolaviren vorhalten (Centers for Disease Control and Prevention in Atlanta, USA, und Staatliches Russisches Forschungszentrum für Virologie und Biotechnologie in Koltsovo, Novosibirsk). Schon vor den Ereignissen des 11. September 2001 waren immer wieder Diskussionen über die Möglichkeit des Einsatzes von Variolaviren als biologische Waffe durch Terroristenstaaten oder -gruppen diskutiert worden, was wegen des komplett fehlenden Impfschutzes aller Menschen unter 30–40 Jahren und des fraglichen Impfschutzes älterer, früher geimpfter Menschen nach dem Wegfall der Pockenschutzimpfung im Fallen eines terroristischen Anschlages desaströse Auswirkungen haben würde. Die Kenntnis von Klinik und Diagnostik der Pocken ist deshalb auch heute noch ein absolutes Erfordernis für jeden Arzt.

■ **Übertragungswege**
Eintrittspforte des Pockenvirus ist der Respirationstrakt. Es gibt kein Tierreservoir, was nicht zuletzt die Ausrottung der Pocken durch weltweite Impfprogramme ermöglicht hat. Infizierte sind vom Prodromalstadium bis zum Abfall der Krusten kontagiös. Das Pockenvirus ist gegen Umwelteinflüsse sehr stabil.

■ Diagnostik

Histopathologisch charakteristisch sind eine ballonierende Degeneration der Keratinozyten und die bereits erwähnten zytoplasmatischen Einschlußkörperchen nach Guarnieri. Im Gegensatz weisen durch Varizella-/Zosterviren verursachte Läsionen mehrkernige Keratinozyten auf. Die Labordiagnostik ist Speziallaboratorien vorbehalten und beinhaltet sowohl Negativkontrastierungen im Elektronenmikroskop als auch die Anzüchtung des Virus auf Hühnerembryonen oder in der Gewebekultur. Serologische Parameter wie Komplementbindungsreaktion sind für die Frühdiagnose ohne Bedeutung, da sie erst ab dem 10. Erkrankungstag positiv werden. Moderne molekularbiologische Verfahren wie die PCR können heute ebenso eingesetzt werden und erlauben eine Abgrenzung von anderen Ortho- und Parapoxviren.

■ Klinik

Pocken haben eine Inkubationszeit von 12–13 Tagen. In dieser Zeit findet eine massive Virusvermehrung statt. Es kommt dann zu einem 3tägigen Prodromalstadium mit ausgeprägten Allgemeinsymptomen und Fieber regelhaft über 40 Grad. Nach einer kurzen Besserung („Ruhe vor dem Sturm") entwickelt sich das charakteristische Exanthem, das sich über Makulae, Papeln und Bläschen zu den typischen Pusteln mit zentraler Dellung entwickelt und ab dem 9. Tag in Verkrustung übergeht (Abb. 2.3-1). Das Exanthem ist streng monomorph, vorzugsweise am Kopf und distal ausgeprägt, streckseitenbetont, der Rumpf ist geringer befallen, die Schleimhäute sind regelhaft mitbeteiligt. Es gab stets verschiedene klinische Verlaufsformen, von denen Variola major („schwarze Blattern") diejenige mit der höchsten Letalität war, während Variola minor (Alastrim)

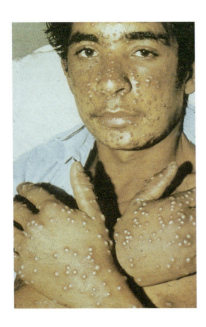

Abbildung 2.3-1 Pockenexanthem.

durch einen milden, prognostisch guten Verlauf gekennzeichnet war. Subspezies des Variolavirus wurden für diese verschiedenen Verläufe verantwortlich gemacht, wenngleich es nie gelang, diese zu identifizieren. Die Letalität bei verschiedenen Epidemien lag zwischen 20 und 60%, Überlebende blieben zeitlebens durch die typischen Pockennarben gezeichnet, die Infektion der Cornea war ein häufiger Grund für Erblindung.

■ Differentialdiagnose
Die wichtigsten Differentialdiagnosen sind die Varizellen (polymorphes Exanthem, sog. „Sternkarte"), die sekundäre Syphilis und die Pityriasis lichenoides et varioliformis acuta.

■ Therapie
Es gibt keine spezifische Therapie gegen Pocken. In der Vergangenheit beschränkte sich die Behandlung auf komplizierende bakterielle Infektionen und eine Intensivpflege in Isolierstationen.

Die Pockenschutzimpfung wurde mit einer attenuierten Lebendvakzine – dem Vacciniavirus – durchgeführt und war bis Ende der 70er Jahre in Deutschland eine Pflichtimpfung. Da sie gleichzeitig gegen Affenpocken schützt, ist sie heute nur noch für ausgewählte Risikogruppen indiziert (Laborpersonal in Spezialeinrichtungen, Special forces des Militärs). Einzelheiten siehe Abschnitt 2.3.1.4 Vaccinia.

Literatur zu 2.3.1.1

1. Breman JG, Henderson DA. Poxvirus dilemmas – Monkeypox, smallpox and biologic terrorism. N Engl J Med 1998; 339: 556–9.
2. Klainer AS. Smallpox. Clin Dermatol 1989; 7: 19–22.
3. Ropp SL, Jin Q, Knight JC, et al. PCR strategy for identification and differentiation of smallpox and other orthopoxviruses. J Clin Microbiol 1995; 33: 2069–76.
4. World Health Organization. The global eradication of smallpox: final report of the Global Commission for the Certification of Smallpox Eradication. Geneva: World Health Organization, 1980.

2.3.1.2 Affenpocken

■ Definition
Es handelt sich um eine klinisch den echten Pocken ähnliche Erkrankung, die allerdings milder verläuft und durch ein Orthopoxvirus verursacht wird, das auch humanpathogen ist.

■ Erreger
Orthopoxvirus, das zuerst bei asiatischen Affen in Gefangenschaft isoliert wurde.

■ Epidemiologie
Der erste Fall von Affenpocken beim Menschen wurde 1970 in Zentralafrika beobachtet. Das Virusreservoir sind Eichhörnchen und Affen, die in den Regenwäldern dieser Region leben. Beim Menschen wurden einige hundert Fälle in jeweils kleineren Epidemien ausschließlich in Zentralafrika beobachtet. Befallen werden vorwiegend Kinder, die nicht gegen Pocken geimpft sind. Zwischen 1981 und 1986 waren in Zaire von 330 Fällen von Affenpocken 86% der erkrankten Kinder jünger als 10 Jahre. Genauere Feldstudien durch die WHO sind durch die Bürgerkriegswirren in diesen Regionen nicht möglich.

■ Übertragungswege
Vorwiegend Kontakt mit infizierten Affen, Ansteckung von Mensch zu Mensch ist möglich, jedoch deutlich weniger häufig als bei Variola vera (9% gegenüber 25–40%).

■ Klinik
Die Symptomatik ist geringer ausgeprägt als bei Variola vera, die Hauterscheinungen sind gruppierter, und es besteht eine Neigung zu Lymphadenopathie.

■ Therapie und Prophylaxe
Symptomatisch. Die Pockenschutzimpfung ist gegen Affenpocken wirksam.

Literatur zu 2.3.1.2

1. Fine PE, Jezek Z, Grab B, Dixon H. The transmission potential of monkeypox virus in human populations. Int J Epidemiol 1988; 17: 643–50.
2. Ladnyi ID, Ziegler P, Kima A. A human infection caused by monkey-pox virus in Basankusu Territory, Democratic Republic of the Congo. Bull WHO 1972; 46: 593–7.
3. Jezek Z, Fenner F. Human monkeypox. In: Monographs in Virology. Vol 17. Basel: Karger, 1988.
4. Jezek Z, Szczeceniowsky M, Paluka KM, Mutombo M. Human monkeypox: clinical features of 282 patients. J Infect Dis 1987; 156: 293–8.

2.3.1.3 Kuh-/Katzenpocken

■ Definition
Pustulöse, prognostisch benigne Viruserkrankung durch ein Orthopoxvirus, das Kühe, Katzen, kleine Nager und gelegentlich auch Menschen infizieren kann.

■ Erreger
Orthopoxvirus der Spezies Kuhpockenvirus.

■ Epidemiologie
Kuhpocken kommen sporadisch in England, Zentral- und Osteuropa vor, in anderen Teilen der Welt wurde das Virus nicht isoliert. Das Reservoir bilden wahrscheinlich kleine Nager. Katzen und Kühe infizieren sich durch Kontakt mit diesen Nagern. Menschen können sich berufsbedingt bei Kühen infizieren, häufiger ist jedoch eine Übertragung von infizierten Katzen.

■ Diagnostik
Histopathologisch sind die zytoplasmatischen Einschlüsse größer als bei Pocken oder Vaccinia. Ansonsten ist auch hier die Elektronenmikroskopie als direkte Nachweismethode nützlich.

■ Klinik
Die Inkubationszeit beim Menschen beträgt eine Woche. Es kommt zu multiplen Vesikeln und Pusteln, bevorzugt an unbedeckten Arealen wie Gesicht und Händen. Fieber, Allgemeinsymptome und Lymphadenopathie kommen vor. Spontanheilung erfolgt binnen 3–4 Wochen, schwerere Verläufe sind bei Immunsuppression möglich.

■ Differentialdiagnose
Infektionen beim Menschen sind vor allem von Parapoxvirusinfektionen wie Orf oder Melkerknoten abzugrenzen, ansonsten sind Herpesinfektionen oder Milzbrand zu bedenken.

■ Therapie
Da eine kausale Therapie nicht existiert, beschränkt sich die Behandlung auf die Gabe von Antipyretika und Antibiotika. Einzelfälle wurden mit Antivaccinia-Immunglobulin behandelt.

Literatur zu 2.3.1.3

1. Baxby D, Bennet M, Getty B. Human cowpox 1969–93: a review. Br J Dermatol 1994; 131: 598–607.
2. Eis-Hubinger AM, Gerritzen A, Schneweis KE, et al. Fatal cowpox-like virus infection transmitted by cat. Lancet 1990; 2: 880.
3. Nasemann T, Mayr A, Schaeg G, et al. Infektion eines Mädchens mit Kuhpockenvirus bei Katzen. Hautarzt 1987; 38: 414–8.
4. Westey JP, Yirrer N, Norval M. What is human catpox/cowpox infection. Int J Dermatol 1991; 30: 696–8.

2.3.1.4 Vaccinia

■ Definition
Vaccinia als Erkrankung ist seit dem Wegfall der obligatorischen Pockenschutzimpfung nur als Infektion bei Laborpersonal in speziellen Einrichtungen denkbar. Andererseits sind die klinischen Erscheinungen nach Inokulation des Impfvirus sowohl beim normalen Impffall als auch bei Komplikationen aus der Vergangenheit gut dokumentiert.

■ Synonym
Impfpocken.

■ Erreger
Das Vacciniavirus ist ein Orthopoxvirus, das ursprünglich vom Kuhpockenvirus abstammt. Edward Jenner verwendete vor zwei Jahrhunderten einen Kuhpockenstamm in seiner Pockenschutzvaccine. Das heutige Vacciniavirus repräsentiert ein Laborvirus, das sowohl für den Menschen als auch für andere Vertebraten, aber auch für Zellen in Gewebekulturen pathogen ist und über kein natürliches Reservoir verfügt.

■ Epidemiologie
Es gibt keine natürliche Infektion mit dem Vacciniavirus. Die durch die terroristische Bedrohung erneut aufgeflammte Diskussion über den möglichen Einsatz von Variola vera als biologische Waffe hat auch die Debatte über erneute Massenimpfungen mit Vacciniavirus neu belebt, die jedoch auch schon vorher geführt worden war. Mit der Ausrottung der Pocken wurde die in vielen Ländern vorgeschriebene Pflichtimpfung gegen Pocken mit dem Vaccinia-Impfstoff ausgesetzt, was zum einen zu einer erheblichen Kostenreduktion im öffentlichen Gesundheitswesen führte, zum anderen aber auch mit dem Wegfall der z.T. fatalen Erkrankungen nach Vakzination verbunden war. Allerdings sind dadurch z.Z. weltweit alle Kinder und jungen Erwachsenen ohne Impfschutz gegen

Pocken. Die älteren Erwachsenen dürften nur noch über einen eingeschränkten Impfschutz verfügen.

■ Übertragungswege
Das Vacciniavirus konnte nach einer Impfung durch Schmierinfektion vom Impfling auf andere Körperstellen übertragen werden (Autoinokulation) oder von diesem auf nicht geimpfte Personen aus der Umgebung, ebenfalls durch Schmierinfektion, gelangen. Eine Übertragung durch Tröpfcheninfektion ist nicht möglich.

■ Diagnostik
Verifizierung durch Elektronenmikroskopie und Differenzierung von anderen Orthopox- und Parapoxviren per Kultur und Serologie in Speziallaboratorien.

■ Klinik
Nach der Impfung mit einer Lanzette, die in Deutschland als Skarifikation an der Oberarmaußenseite durchgeführt wurde, kam es innerhalb von 2–3 Tagen zu einer Impfpapel, die sich regelhaft zu einem genabelten Bläschen und anschließend zu einer Impfpustel mit Umgebungserythem entwickelte. Die allgemeine Impfreaktion war am 10. Tag am stärksten. Dabei kam es zu regionaler Lymphadenopathie, Fieber und Krankheitsgefühl. Die Kruste an der Inokulationsstelle fiel nach ca. 3 Wochen ab und hinterließ eine genabelte Impfnarbe, die auch nach Jahren noch als Dokumentation einer erfolgreichen Impfung diente.

Die Impfung mit einem nichtattenuierten Lebendvirus konnte auch zu pathologischen Impfreaktionen führen, die entweder lokal oder systemisch waren. Lokal kam es dabei gelegentlich zu bakterieller Superinfektion der Impfstelle. Generalisierte Vaccinia bei Erstimpflingen am 9. postvakzinalen Tag war prognostisch günstig, während das Exzema vaccinatum als generalisierte Impfreaktion bei geimpften Atopikern oder Atopikern ohne Impfschutz aus der Umgebung des Impflings mit einer Letalität von 5% belastet war. Die atopische Dermatitis war deshalb auch eine Kontraindikation bei der gesetzlich vorgeschriebenen Pockenschutzimpfung vergangener Tage. Bei Erstimpflingen im Kleinkindalter oder auch maternofetal konnte sich eine Impfenzephalitis mit ernster Prognose und Folgeschäden entwickeln. Die in den Zeiten der Pflichtimpfung noch nicht vorhandene Problematik der HIV-induzierten Immunsuppression wäre bei einer durch terroristische Aktivitäten erzwungenen Massenimpfung ein Problem, da ernste Komplikationen bei Einzelimpfungen von HIV-Infizierten bekannt wurden.

■ Therapie
Prävention durch Ausschluß gefährdeter Personen von der Impfung. Behandlung, abgesehen von symptomatischen Maßnahmen, mit Vacciniahyperimmunglobulin, falls verfügbar.

Literatur zu 2.3.1.4

1. Lane JM, Ruben FL, Neff JM, et al. Complications of smallpox vaccination 1968. National surveillance in the United States. N Engl J Med 1969; 281: 1201–8.
2. Redfield RR, Wright DC, James WD, et al. Disseminated vaccinia in a military recruit with human immunodeficiency virus (HIV) disease. N Engl J Med 1987; 316: 673–6.

2.3.2 Parapoxviren

2.3.2.1 Ecthyma contagiosum

■ **Definition**
Ecthyma contagiosum wird durch das Parapoxvirus ovis verursacht. An sich eine bei Schafen endemisch vorkommende Viruserkrankung, wird sie durch Schmier- und Kontaktinfektion auf den Menschen übertragen.

■ **Synonyme**
Orf, Schafpocken, Lippengrind der Schafe.

■ **Erreger**
Das Parapoxvirus ovis ist ein 200–380 nm großes quaderförmiges DNS-Virus mit einer strukturierten rautenförmigen Oberfläche in der elektronenmikroskopischen Darstellung. Es ist gegen Austrocknung und Kälte relativ stabil und überlebt auch außerhalb des Tierreservoirs auf Zäunen oder in Stallungen.

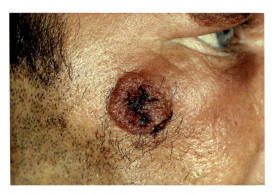

Abbildung 2.3-2   Ecthyma contagiosum.

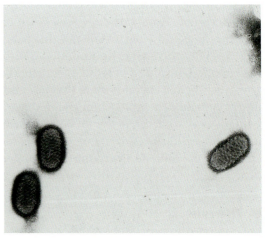

Abbildung 2.3-3   Orf-Virus, elektronenmikro-skopische Darstellung.

■ Epidemiologie
Orf kommt weltweit vor und ist als Tierseuche vor allem für die mit Schafzucht befaßte Landwirtschaft in Europa, Australien, Asien, weniger in den USA von Bedeutung. Die Infektion beim Menschen ist überwiegend auf die mit Schafzucht und Tierverarbeitung befaßten Berufsgruppen beschränkt.

■ Übertragungswege
Durch direkten Kontakt mit erkrankten Tieren, aber auch durch Verletzungen an kontaminierten Zäunen und Gegenständen entwickeln sich bei Schafen (bevorzugt bei Lämmern im Frühjahr) knotige und nässende Infiltrate perioral und am Übergang zu den Schleimhäuten. Schäfer und Metzger, ausnahmsweise auch andere Kontaktpersonen, infizieren sich entweder direkt bei den Tieren oder durch kontaminierte Gegenstände.

■ Diagnostik
Wichtig ist eine sorgfältige Anamnese bezüglich eines Kontakts mit erkrankten Tieren. Histopathologisch finden sich charakteristische, wenn auch nicht absolut spezifische Veränderungen. In Abhängigkeit vom Entwicklungsstadium der Läsion finden sich in den oberen epidermalen Schichten intrazytoplasmatische amphophile molluscumkörperchenartige Einschlußkörper, später intraepidermale Bläschen, die eine Folge der viral induzierten Zerstörung der Keratinozyten sind (ballonierende Degeneration), im weiteren Verlauf entstehen eine pseudoepitheliomatöse Hyperplasie sowie eine epidermale und adnexale Nekrose. In der gefäßreichen oberen Dermis besteht ein lymphoplasmazelluläres Infiltrat.

Elektronenoptisch ist das Quadervirus in der Negativkontrastierung gut darstellbar. Immunologische und kulturelle Verfahren sind in der Routinediagnostik unnötig.

■ Klinik
Beim Menschen entwickelt sich nach einer Inkubationszeit von wenigen Tagen an der Stelle der Inokulation, überwiegend der Finger, ein typisches klinisches Bild, das sich über eine makulopapulöse Effloreszenz, die sich irisartig erweitert, schließlich zu einem nässenden Knoten entwickelt. Über ein Krustenstadium erfolgt eine spontane Abheilung ohne Residuen, es sei denn, es kam zu einer bakteriellen Superinfektion. Allgemeinreaktionen fehlen üblicherweise, regionale Lymphadenopathie kann vorkommen.

■ Differentialdiagnose
Melkerknoten durch Paravaccinia sind klinisch und histologisch identisch, unterscheiden sich jedoch durch die Art des Tierkontakts. Im Bläschenstadium sind Herpesinfektionen, später knotige Effloreszenzen wie Granuloma pyogenicum, primäre Syphilis und im Spätstadium atypische Mykobakteriosen abzugrenzen.

■ **Therapie**
Symptomatisch, da spontane Abheilung, evtl. Behandlung der Superinfektion.

Literatur zu 2.3.2.1

1. Leavell UW, McNamara MJ, Muelling R, Talbert WM, Rucker RC, Dalton AJ. Orf: report of 19 human cases with clinical and pathological observations. JAMA 1968; 204: 109–16.
2. Mendez B, Burnett JW. Orf. Cutis 1989; 44: 286–7.

2.3.2.2 Melkerknoten

■ **Definition**
Durch das den Parapoxviridae zugehörende Paravacciniavirus ausgelöste Eutererkrankung bei Rindern. Humaninfektionen, die klinisch von Orf nicht unterscheidbar sind, kommen bei Tierkontakt vor, insbesondere bei Melkern, Tierärzten.

■ **Synonyme**
Melkerknoten, Paravaccinia, Melkerpocken, Spitzpocken, Euterpocken.

■ **Erreger**
Parapoxvirus, das als identisch oder zumindest sehr nahe verwandt mit dem Orf-Virus angesehen wird.

■ **Epidemiologie**
Die Erkrankung wurde bereits von Jenner 1798 beobachtet, der sie als „falsche" Kuhpocken bezeichnete, da eine Infektion offensichtlich nicht gegen Variola vera schützte. Der Nachweis eines Parapoxvirus aus einer typischen Läsion gelang aber erst 1963. Die Inzidenz ist weltweit.

■ **Diagnostik**
Siehe Abschnitt 2.3.2.1 Ecthyma contagiosum.

■ **Klinik**
Die klinischen Veränderungen sind identisch mit der Orf-Erkrankung.

■ **Differentialdiagnose**
Siehe Abschnitt 2.3.2.1 Ecthyma contagiosum.

■ **Therapie**
Symptomatisch, da spontane Abheilung regelhaft.

Literatur zu 2.3.2.2

1. Friedman-Kien AE, Rowe WP, Banfield WG. Milker's nodules: isolation of a poxvirus from a human case. Science 1963; 140: 1335–6.
2. Gassmann U, Wyler R, Wittek R. Analysis of parapoxvirus genomes. Arch Virol 1985; 83: 17–31.

2.3.3 Sonstige Poxviren

2.3.3.1 Molluscum contagiosum

■ **Definition**
Molluscum contagiosum ist eine Virusinfektion von Haut und Schleimhäuten durch das zu den Poxviridae gehörende Molluscum-contagiosum-Virus (MCV).

■ **Synonym**
Dellwarzen.

■ **Erreger**
Das Molluscum-contagiosum-Virus ist mit 200 x 300 nm eines der größten Pockenviren und kann im Gegensatz zu anderen Pockenviren nicht in vitro kultiviert werden. Molekulargenetisch kann man drei Stämme unterscheiden, die jedoch klinisch keine unterschiedlichen Bilder hervorrufen.

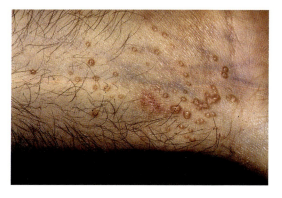

Abbildung 2.3-4 Mollusca contagiosa.

■ Epidemiologie

Die Erkrankung kommt weltweit vor. Kinder sind bevorzugt betroffen, weiter erkranken junge, sexuell aktive Erwachsene und Patienten mit Immunsuppression. Atopiker sind besonders gefährdet.

■ Übertragungswege

Über Körperkontakt, genitale Läsionen bei Erwachsenen werden beim Sexualkontakt übertragen.

■ Diagnostik

Die Klinik ist so charakteristisch, daß sich diagnostische Maßnahmen im allgemeinen erübrigen. Im Zweifelsfall ist eine histologische Untersuchung hilfreich. Diese zeigt invaginierte epitheliale Lobuli mit einem zentralen Hornkrater. Suprabasal finden sich eosinophile Einschlußkörperchen im Zytoplasma der Keratinozyten, die zum Hornkrater hin zunehmend hämatoxyphil werden und die gesamte Zelle ausfüllen.

■ Klinik

Es finden sich einzeln oder gruppiert stehende hautfarbene bis gelbliche Papeln, die typischerweise zentral gedellt sind („Dellwarzen"), zuweilen durch Autoinokulation in strichförmiger Anordnung (Pseudo-Köbner-Phänomen). Aus dem zentralen Krater entleert sich auf Druck eine käsige Masse, die mit Viren vollgepfropfte Keratinozyten enthält (sog. Molluscumkörperchen). Mollusken können an jeder Körperstelle auftreten, bevorzugt werden jedoch die Beugen. Die Größe der Läsionen variiert von 1 mm bis 1–2 cm Durchmesser, letztere als Riesenmollusken bezeichnete Herde sieht man bei Immunsupprimierten und insbesondere bei HIV-Infizierten mit schlechter Immunlage. Sehr selten können auch Schleimhäute betroffen sein. Bei Immunsupprimierten und Atopikern kann es zu disseminierter Aussaat und sekundärer Ekzematisation kommen („Eczema molluscatum").

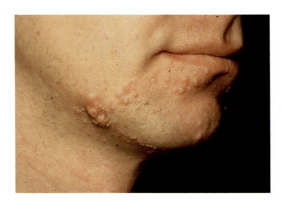

Abbildung 2.3-5 Mollusca contagiosa (HIV-Patient).

■ Differentialdiagnose

Bei Kindern sind andere banale Virusinfektionen der Haut durch humane Papillomviren (Verrucae vulgares, Condylomata acuminata) in bestimmten Lokalisationen, vor allem anogenital, abzugrenzen. Bei HIV-Infizierten sind disseminierte Kryptokokkose oder Histoplasmose differentialdiagnostisch von Bedeutung.

■ Therapie

Chirurgische Maßnahmen mit verschiedenen Methoden (Exkochleation, Laserentfernung mit CO_2- oder gepulstem Farbstofflaser) sind ebenso üblich wie konservative Methoden, u. a. Podophyllotoxin, Cantharidin oder Vitamin-A-Säure. Auch die lokale photodynamische Therapie wurde versucht. Viele Infektionen mit MCV heilen aber auch spontan ab, so daß letztendlich eine teure und apparativ oder medikamentös aufwendige Therapie nicht indiziert ist und die Methode der Wahl die Kürettage nach Applikation lokalanästhesierender Cremes bleibt. Wegen der großen Rezidivgefahr ist die Therapie bei Immunsupprimierten unbefriedigend, bei HIV-Patienten ist durch die kombinierte antiretrovirale Therapie, verbunden mit der teilweisen Restaurierung des Immunsystems, eine deutliche Verbesserung des therapeutischen Erfolgs eingetreten.

Literatur zu 2.3.3.1

1. Epstein E. Cantharidin therapy for molluscum contagiosum in children. J Am Acad Dermatol 2001; 45: 638.
2. Hicks CB, Myers SA, Giner J. Resolution of intractable molluscum contagiosum in a human immunodeficiency virus-infected patient after institution of antiretroviral therapy with ritonavir. Clin Infect Dis 1997; 24: 1023–5.
3. Pauly CR, Artis WM, Jones HE. Atopic dermatitis, impaired cellular immunitiy, and molluscum contagiosum. Arch Dermatol 1978; 114: 391–3.
4. Porter CD, Archard LC. Characterisation by restriction mapping of three subtypes of molluscum contagiosum virus. J Med Virol 1992; 38: 1–6.
5. Smetana Z, Malik Z, Orenstein A, Mendelson E, Ben-Hur E. Treatment of viral infections with 5-aminolevulinic acid and light. Lasers Surg Med 1997; 21: 351–8.
6. Whitaker SB, Wiegand SB, Budnick SD. Intraoral molluscum contagiosum. Oral Surg Oral Med Oral Path 1991; 72: 334–6.

2.4 Humane Papillomaviren

Eggert Stockfleth

2.4.1 Grundlagen

Humane Papillomaviren (HPV) infizieren ausschließlich Epithelzellen der Haut oder Schleimhaut. Ihre Infektiosität variiert stark und ist u. a. von der Menge der vorhandenen Viruspartikel, der Art und Intensität des Kontaktes sowie dem Immunstatus des infizierten Patienten abhängig. Bis zu Beginn der 70er Jahre ging man von einem einzigen Erreger der verschiedenen Warzentypen beim Menschen aus. Die molekulare Klonierung von Papillomavirus-DNA aus klinischen Läsionen und ihre Charakterisierung durch Gen-Sequenzanalyse ermöglichten jedoch eine weitere Differenzierung. Bisher werden mehr als 84 HPV-Genotypen unterschieden, die mit weitgehend spezifischen klinischen Bildern assoziiert sind (Tab. 2.4-1). Partielle HPV-Sequenzen, die in Biopsien identifiziert wurden, lassen allerdings auf die Existenz von mehr als 50 weiteren HPV-Typen schließen. Die außerordentliche Vielfalt der Papillomaviren gilt als Ergebnis einer Evolution über viele Millionen Jahre.

Tabelle 2.4-1   Charakteristische Erreger bei klinischen Warzen.

Warzentyp	HPV-Genotyp (Haupterreger)
Verrucae plantares	1, 2, 4
Verrucae vulgares	1, 2, 3, 4
Verrucae planae juveniles	3, 10
Epidermodysplasia verruciformis	5, 8 (Intermediate risk) und diverse der EV-Gruppe
Condylomata acuminata	6, 11 (Low risk) 16, 18, 31 (High risk)
Bowenoide Papulose	16
Morbus Heck	13, 32

Papillomavirus-Partikel sind kugelig mit einem Durchmesser von 50–55 nm. Die Proteinhülle (Kapsid) ist als Ikosaeder mit 72 identischen Untereinheiten aufgebaut. Das Kapsid umschließt das Virusgenom, eine ringförmig geschlossene, doppelsträngige DNA mit 7200–8000 Basenpaaren. Die Genomorganisation aller Typen weist große Gemeinsamkeiten auf. Man unterscheidet drei Regionen:

1. eine ca. 400–1000 Basenpaare umfassende, nicht kodierende Region aus kleinen ORFs (Open reading frames, offene Leserahmen) mit regulatorischen Aufgaben bei der Transkription und DNA-Replikation;
2. eine sog. „frühe Region" (Early region, ER) aus mindestens sieben ORFs (E1–7) mit der Kodierung für regulatorische Proteine in der DNA-Replikation, Transkription und Zelltransformation;
3. eine sog. „späte Region" (Late region, LR), die für die viralen Strukturproteine L1 und L2 kodiert.

Bei den als „Hochrisiko"-Typen identifizierten genitalen HPV-Genotypen (s. Tab. 2.4-1) kann es zur Integration von Virus-DNA in das Wirtszellgenom kommen. Die Expression der Onkogene E6 und E7 führt zu einer Immortalisierung von Keratinozyten. Die Proteine bedingen eine Stimulation der Zellproliferation und verzögern gleichzeitig Zelldifferenzierung und Zellalterung, u. a. durch Ausschalten des Tumorsuppressorproteins p53. Mutationen des p53-Gens sind die häufigsten genetischen Veränderungen von Malignomen des Menschen. Die unterschiedliche Assoziation von HPV-6/-11 mit Condylomata acuminata und von HPV-16/-18 mit zervikalen Präkanzerosen und Karzinomen korreliert mit unterschiedlichen Aktivitäten der E6- und E7-Genprodukte. E6 und E7 gelten daher als die entscheidenden Onkogene. Man vermutet, daß eine weitere Gruppe von HPV-Typen (HPV-5, -8 und weitere) bei Personen mit normaler Immunabwehr nur zu subklinischen Infektionen, bei Patienten mit Epidermodysplasia verruciformis oder erworbenen Immundefekten jedoch zu einem extensiven Befall an Warzen führen kann. Bei Einwirkung zusätzlicher karzinogener Faktoren wie z. B. UV-Strahlung kommt es hier häufig zur Entwicklung von Plattenepithelkarzinomen (Spinaliome).

Papillomaviren gelangen über Mikroverletzungen zu den Keratinozyten des *Stratum basale* der Epidermis. Nach einer unbestimmten Latenzzeit wird durch das Virus ein verstärktes Zellwachstum verursacht. Allerdings bleibt in den meisten Fällen die Differenzierungsfähigkeit der infizierten Zellen erhalten. Es entsteht histologisch ein typisches Akanthopapillom als selbstlimitierender gutartiger epithelialer Tumor. Mit der fortschreitenden Differenzierung der Keratinozyten werden zunehmend virale Gene exprimiert. Virale Strukturproteine werden gebildet und schließlich reife Viruspartikel zusammengesetzt. Zellkerne in den oberen keratinisierten Hautschichten können z. T. erhebliche Viruspartikel-Konzentrationen aufweisen. Mit dem Abschilfern der Zellen werden diese Partikel freigesetzt und können weitere Infektionen verursachen.

Eine symptomatische HPV-Infektion kann mit einer Spontanremission enden. Die Rate an spontanen Regressionen von Hautwarzen liegt bei ca. 60 % in den ersten zwei Jahren und gilt als Resultat einer zellulären Immunreaktion. Sie ist meist mit bleibender Immunität verbunden. Jede klinische, HPV-assoziierte Läsion kann jedoch auch persistieren und je nach Lokalisation unterschiedliche Symptome zeigen, so daß eine Therapie erforderlich wird. Bei subklinischen Infektionen und in der Umgebung von klinischen Läsionen kann in den Keratinozyten HPV-DNA nachgewiesen werden. Diese Viruspersistenz gilt als Hauptursache für die allgemein hohen Rezidivraten nach therapeutischen Interventionen.

Literatur zu 2.4.1

1. Bosch FX, Rohan T, Schneider A, et al. Papillomavirus Research: Updating results to the year 2000. Highlights of the HPV 2000 International Papillomavirus conference. J Clin Pathol 2001; 54: 1–13.
2. IARC Monograph. IARC monographs on the evaluation of carcinogenic risks to human. Human papillomaviruses. IARC Lyon (France) 1995; 64.
3. Schneider A, Wagner D. Infektionen der Frau mit genitalem humanen Papillomvirus. Dtsch Ärztebl 1993; 90: 730–2.
4. Grußendorf-Conen EI, Schwarz E. Viruswarzen an Haut und Schleimhaut. Berlin: Blackwell Wissenschafts-Verlag, 1996.
5. Fritsch P. Dermatologie und Venerologie. Lehrbuch und Atlas. Berlin: Springer, 1998.
6. Janeway CA, Travers P. Immunologie, Spektrum. Heidelberg: Akademischer Verlag, 1997.

2.4.2 Verrucae vulgares

■ **Definition**
HPV-induzierte Warzen der äußeren Haut.

■ **Erreger**
HPV-2, -4, -7, -57.

■ **Epidemiologie**
Verrucae vulgares sind weltweit verbreitet und kommen sehr häufig vor. Die Inzidenz liegt weltweit bei ca. 13 % und weist einen Gipfel im ersten und zweiten Lebensjahrzehnt auf.

■ **Übertragungswege**
Warzen werden durch direkten Hautkontakt oder durch unbelebte Vektoren übertragen. Sehr häufig kommt es zu einer Autoinokulation (z. B. durch Kratzeffekte) mit multipler Ausbreitung der Warzen.

■ **Diagnostik**
Die Diagnose von Warzen ist aufgrund ihres typischen klinischen Erscheinungsbildes durch reine Inspektion möglich, spezielle Untersuchungsmethoden sind hier nicht erforderlich.

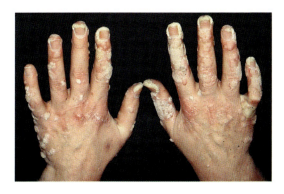

Abbildung 2.4-1 Verrucae vulgares.

■ Klinik

Bei Verrucae vulgares handelt es sich um singuläre oder multiple, meist exophytisch wachsende hautfarbene Tumoren mit charakteristischer papillomatöser, rauher Oberfläche. Sie treten vorwiegend an den Dorsalseiten von Fingern und Handrücken auf. Verrucae vulgares können zu größeren Platten konfluieren. Befinden sich die Warzen perionychal, kann es zu dystrophen Veränderungen des Nagels kommen.

■ Therapie und Prophylaxe

Verrucae vulgares weisen eine hohe Rate an Spontanremission auf. In diesem Fall heilt die Läsion ohne Narbenbildung ab. In Abhängigkeit von der Lokalisation können Warzen jedoch kosmetisch stark stören oder sehr schmerzhaft sein. In diesem Fall sollten zunächst keratolytische Salicylsäure-haltige Salben oder Lacke verwendet werden. Die Lösungen sollten mindestens 3mal täglich appliziert werden, was in der Regel zur Abheilung in 4–6 Wochen führt. Bei Rezidiven oder hartnäckigem Befall können die Warzen chirurgisch entfernt werden (Kryotherapie, Exkochleation, Laser).

Bei langjährigen therapieresistenten kutanen Warzen konnte Imiquimod (Aldara® 5% Creme) topisch erfolgreich angewendet werden. Dieser Wirkstoff induziert lokal eine Interferonbildung und verstärkt damit das körpereigene lokale Immunsystem. Es besteht Grund zu der Annahme, daß es sich hier um einen ersten kausalen Ansatz zur Therapie von HPV-induzierten Erkrankungen handelt. Bei stark hyperkeratotischen Verrucae hat sich die vorherige Abtragung der Hyperkeratosen (z. B. durch Laser) und der anschließende Einsatz von Imiquimod (Aldara® 5% Creme; unter Okklusion z. B. mit Plastikfolie über 8 Stunden 5mal wöchentlich über mehrere Wochen) bewährt.

Literatur zu 2.4.2

1. Bosch FX, Rohan T, Schneider A, et al. Papillomavirus Research: Updating results to the year 2000. Highlights of the HPV 2000 International Papillomavirus conference. J Clin Pathol 2001; 54: 1–13.
2. Wagner TL, Ahonen CL, Couture AM, Gibson SJ, Miller RL, et al. Modulation of TH1 and TH2 cytokine production with the immune response modifiers, R-848 an imiquimod. Cell Immunol 1999; 191: 10–9.
3. Schneider A. Moderne Behandlungskonzepte HPV-assoziierter Erkrankungen. Handbuch HPV und Genitalwarzen, 1998.
4. Grußendorf-Conen EI, Schwarz E. Viruswarzen an Haut und Schleimhaut. Berlin: Blackwell Wissenschafts-Verlag, 1996.
5. Fritsch P. Dermatologie und Venerologie. Lehrbuch und Atlas. Berlin: Springer, 1998.
6. Janeway CA, Travers P. Immunologie, Spektrum. Heidelberg: Akademischer Verlag, 1997.

2.4.3 Verrucae plantares

■ **Definition**
Unter Plantarwarzen versteht man das Auftreten von Warzen an den Fußsohlen, meist an Stellen erhöhter Belastung.

■ **Synonyme**
Plantarwarzen, Fußsohlenwarzen, Dornwarzen.

■ **Erreger**
HPV-1, -2, -4, -60, -63.

■ **Epidemiologie**
Die Verbreitung entspricht den Verrucae vulgares. Verrucae plantares kommen sehr häufig bei Kindern und Jugendlichen vor.

■ **Übertragungswege**
Die Übertragung erfolgt durch Kontakt mit Viruspartikeln. Die Patienten infizieren sich häufig in Schwimmbädern, Gemeinschaftsduschen oder Turnsälen: durch Feuchtigkeit und Wärme werden infizierte Keratinozyten von Fußsohlen abgelöst, und es kommt zur Inokulation von Viruspartikel in die mazerierte Haut von Gesunden.

■ **Diagnostik**
Verrucae plantares bieten ein typisches klinisches Bild, eine spezielle Diagnostik ist nicht erforderlich. Bei der Inspektion fallen zahlreiche braunschwarze Punkte oder Streifen auf, die durch Thrombosierung von Kapillarschlingen entstehen.

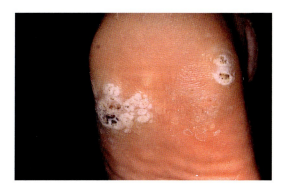

Abbildung 2.4-2   Verrucae plantares.

■ **Klinik**

Es handelt sich um stark verhornte, häufig sehr schmerzhafte Warzen an Stellen erhöhter Belastung der Fußsohlen. Die Läsionen können einzeln stehend und endophytisch wachsend sein (Myrmezien) oder oberflächlich wachsen und zu Beeten konfluieren (Mosaikwarzen). Aufgrund des beständigen Druckes kommt es zu teilweise tiefem Einwachsen in die Haut, was sehr schmerzhaft sein kann. Plantarwarzen sind als knotige Verdickungen tastbar, häufig jedoch lediglich in Form eines zentralen Porus sichtbar.

■ **Differentialdiagnose**

Die Abgrenzung zu Clavi (Hühneraugen) und einfachen Schwielen ist erforderlich.

■ **Therapie und Prophylaxe**

Geht man von einer Inokulation auf nassen Böden aus, ist es sinnvoll, prophylaktisch entsprechendes Schuhwerk zu tragen.

Insbesondere bei tief einwachsenden Dornwarzen ist die Anwendung von keratolytischen Lacken indiziert, da durch eine schichtweise Abtragung der Hyperkeratosen die eingestülpten Plantarwarzen langsam nach außen wandern und somit weniger Schmerzen auftreten. Bei Therapieresistenz oder Rezidiven kann auf eine aggressivere chirurgische Intervention zurückgegriffen werden, allerdings ist auch bei chirurgischen Eingriffen mit einer erheblichen Rezidivrate zu rechnen. Hier hat die postoperative Anwendung von Imiquimod (Aldara® 5% Creme) gute Erfolge gezeigt, vor allem in der geringen Rezidivneigung (s. a. Kap. 2.4.2 Verrucae vulgares). Teilweise zeigen Wechselbäder in sehr warmem und kaltem Wasser verblüffende Ergebnisse. Das Tragen von orthopädischen Schuheinlagen entlastet den plantaren Druck, der auf die Verrucae wirkt, z. T. erheblich und fördert die Abheilung.

Literatur zu 2.4.3

1. Bosch FX, Rohan T, Schneider A, et al. Papillomavirus Research: Updating results to the year 2000. Highlights of the HPV 2000 International Papillomavirus conference. J Clin Pathol 2001; 54: 1–13.
2. Wagner TL, Ahonen CL, Couture AM, Gibson SJ, Miller RL, et al. Modulation of TH1 and TH2 cytokine production with the immune response modifiers, R-848 an imiquimod. Cell Immunol 1999; 191: 10–9.
3. Schneider A. Moderne Behandlungskonzepte HPV-assoziierter Erkrankungen. Handbuch HPV und Genitalwarzen, 1998.
4. Grußendorf-Conen EI, Schwarz E. Viruswarzen an Haut und Schleimhaut. Berlin: Blackwell Wissenschafts-Verlag, 1996.
5. Fritsch P. Dermatologie und Venerologie. Lehrbuch und Atlas. Berlin: Springer, 1998.
6. Janeway CA, Travers P. Immunologie, Spektrum. Heidelberg: Akademischer Verlag, 1997.

2.4.4 Verrucae planae juveniles

■ Definition
Multiple plane Verrucae im Gesicht oder auf dem Handrücken.

■ Synonyme
Flachwarzen, juvenile Warzen.

■ Erreger
HPV-3; Intermediärwarzen HPV-10, -28 bei immunsupprimierten Patienten.

■ Übertragungswege
Die Warzen werden durch Kontakt übertragen. Sehr häufig kommt es zu einer Autoinokulation (z.B. durch Kratzeffekte) mit multipler Ausbreitung und damit typischem artifiziellem Verteilungsmuster.

■ Diagnostik
Auch diese Warzen sind in den meisten Fällen aufgrund ihres Erscheinungsbildes eindeutig zuzuordnen. In Zweifelsfällen kann eine histologische Differenzierung erfolgen.

■ Klinik
Plane Warzen sind kaum über das Hautniveau erhabene, mäßig derbe, rundliche oder ovale hautfarbene Papeln. In seltenen Fällen sind sie polygonal, können in der Farbe auch rötlich oder graugelblich erscheinen. Sie treten in der Regel multipel auf. Die Oberfläche der planen Warzen ist stumpf und fein gepunktet. Sie

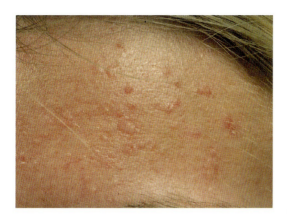

Abbildung 2.4-3 Verrucae planae juveniles.

kommen an Hand- und Fingerrücken, an den Handgelenken und distalen Unterarmen, aber auch bevorzugt im Gesicht vor. Dabei sind vor allem Jugendliche betroffen. Plane Warzen können über mehrere Jahre persistieren, bevor es zu einer vollständigen spontanen Remission kommt. Häufig geht dieser Spontanremission plötzlich eine auffällige Zunahme an Anzahl und Größe der vorhandenen Läsionen voran.

Bei der Histologie von Verrucae planae fällt eine Durchsetzung der oberen Epidermisschichten mit einem breiten Band vakuolisierter Zellen auf.

■ Differentialdiagnose
Eine Abgrenzung zu Epheliden oder flachen seborrhoischen Keratosen oder Stuccokeratosis ist erforderlich.

■ Therapie und Prophylaxe
Besonders bei kosmetisch problematischen Lokalisationen sollten die Patienten auf die Möglichkeit einer spontanen Regression hingewiesen werden. Ist eine therapeutische Intervention indiziert, sprechen plane Warzen in der Regel gut auf lokale Anwendung von Vitamin-A-Säurelösung an. Kommt es durch die Anwendung zu einer lokalen Irritation und Immunantwort, verschwinden die Warzen innerhalb von 6–8 Wochen. Wegen der Gefahr einer Narbenbildung oder Pigmentationsstörung durch Kryotherapie sollte auf großflächige chirurgische Verfahren verzichtet werden.

Literatur zu 2.4.4

1. Bosch FX, Rohan T, Schneider A, et al. Papillomavirus Research: Updating results to the year 2000. Highlights of the HPV 2000 International Papillomavirus conference. J Clin Pathol 2001; 54: 1–13.

2. Wagner TL, Ahonen CL, Couture AM, Gibson SJ, Miller RL, et al. Modulation of TH1 and TH2 cytokine production with the immune response modifiers, R-848 an imiquimod. Cell Immunol 1999; 191: 10–9.
3. Schneider A. Moderne Behandlungskonzepte HPV-assoziierter Erkrankungen. Handbuch HPV und Genitalwarzen, 1998.
4. Grußendorf-Conen EI, Schwarz E. Viruswarzen an Haut und Schleimhaut. Berlin: Blackwell Wissenschafts-Verlag, 1996.
5. Fritsch P. Dermatologie und Venerologie. Lehrbuch und Atlas. Berlin: Springer, 1998.
6. Janeway CA, Travers P. Immunologie, Spektrum. Heidelberg: Akademischer Verlag, 1997.
7. Weisshaar E, Neumann HJ, Gollnick H. Successful treatment of disseminated facial verrucae with contact immunotherapy. Eur J Dermatol 1998; 8 (7): 488–91.

2.4.5 Condylomata acuminata

■ **Definition**
Primär benigne Warzen im Bereich der genitalen Haut- und Schleimhaut.

■ **Synonym**
Feigwarzen.

■ **Erreger**
Condylomata acuminata sind mit den HPV-Genotypen 6 und 11 assoziiert.

■ **Epidemiologie**
Die Prävalenz genitaler HPV-Infektionen ist mit ca. 5–10% bei Frauen im Alter zwischen 30 und 50 Jahren ausgesprochen hoch. Dabei finden sich bei ca. 1% der Erkrankten klinische Veränderungen, bei ca. 4% lassen sich subklinische Läsionen durch Zytologie oder Kolposkopie nachweisen. Die Inzidenz an Condylomata stieg in den letzten Jahren rapide an.

■ **Übertragungswege**
Condylomata acuminata gelten aufgrund ihrer Übertragung durch sexuelle Kontakte als „Sexually transmitted disease" (STD). Ein entscheidender Risikofaktor ist die Zahl der Sexualpartner. Durch oral-genitale Kontakte kann es zur Infektion der Mundschleimhaut kommen. HPV-Infektionen können perinatal von der Mutter auf das Neugeborene übertragen werden, eine respiratorische Papillose beim Kind ist jedoch äußerst selten. Da die Erkrankung auch durch Viruspartikel in abgeschilferten Hautzellen übertragen werden kann, ist eine Infektion durch kontaminierte Instrumente oder als Schmierinfektion nicht auszuschließen.

Diagnostik

Condylomata acuminata sind aufgrund ihres charakteristischen Aussehens durch Inspektion zu erkennen. Subklinische, meist plane Kondylome im Bereich des inneren weiblichen Genitale (z. B. der Zervix uteri) können im Rahmen einer Kolposkopie mittels Applikation von 3%iger Essigsäure sichtbar gemacht werden. Manchmal ist eine histologische Kontrolle notwendig.

Klinik

Condylomata acuminata finden sich vor allem im Genitoanalbereich, Prädilektionsstellen sind die am meisten mechanisch beanspruchten Stellen am Frenulum, inneren Präputialblatt und Sulcus coronarius beim Mann, an der hinteren Kommissur sowie den Labia majora und minora bei der Frau. Es finden sich hautfarbene, meist multiple, weiche warzige Gebilde, die zunehmend wachsen und zu großen papillomatösen Knoten oder plattenartigen Gebilden werden („Hahnenkamm"). In den meisten Fällen verursachen Condylomata acuminata keine Beschwerden; Schmerzen, Brennen oder Juckreiz treten selten auf. Allerdings können durch die Erkrankung psychische Probleme wie der Verlust des sexuellen Selbstwertgefühls entstehen.

Als Sonderform der Condylomata acuminata treten in seltenen Fällen sog. „Riesenkondylome" (Buschke-Löwenstein) auf, die enorme Ausmaße annehmen, destruierend wachsen und in ihrem Verlauf bereits zu einem verrukösen Plattenepithelkarzinom transformieren können.

Differentialdiagnose

Condylomata acuminata müssen von den im Rahmen einer Lues auftretenden Condylomata lata abgegrenzt werden.

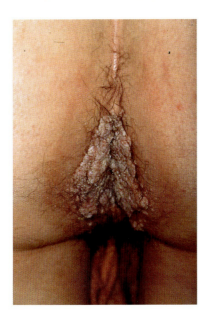

Abbildung 2.4-4 Condylomata acuminata.

Eine weitere genitale HPV-assoziierte Manifestation sind die sog. Condylomata plana, kleine flache Papeln am äußeren Genitale, im Analkanal sowie vor allem intravaginal und zervikal. Die Läsionen sind oft erst durch Kolposkopie und Essigsäure-Test erkennbar und werden nach ihrem Differenzierungsgrad in unterschiedlich schwere Stufen einer intraepithelialen Dysplasie eingeteilt. Sie sind zu etwa 20% mit den „Hochrisiko"-HPV-Genotypen 16 und 18 vergesellschaftet und gelten im Gegensatz zu Condylomata acuminata als potentielle Präkanzerosen. Eine Unterscheidung von „Niedrigrisiko(Low-risk)"- oder „Hochrisiko(High-risk)"-HPV-Genotypen ist aufgrund der klinischen Manifestation allein nicht möglich, so daß die Einführung eines HPV-DNA-Screeningverfahrens diskutiert wird.

■ Therapie und Prophylaxe

Für die Therapie von Condylomata acuminata stehen sowohl medikamentöse als auch chirurgische Therapieverfahren zur Verfügung. Dabei kommen Podophyllotoxin 0,5% oder 5-Fluorouracil zum Einsatz. Kryotherapie, konventionelle Chirurgie (Scherenschlag) oder Laserablation sollten in Lokalanästhesie erfolgen. Allen Verfahren gemeinsam ist der zunächst symptomatische Ansatz, die Warzen zu entfernen, die Viruslast drastisch zu verringern und damit eine Abheilung zu erreichen. Aufgrund infizierter, subklinisch verbliebener Keratinozyten in der Umgebung ist die Rezidivrate bei allen Verfahren jedoch relativ hoch.

Ein erster kausaler Therapieansatz bestand in der Applikation von Interferonen zur Beeinflussung der spezifischen Immunantwort gegen die Virusinfektion. In der klinischen Anwendung konnte sich diese Applikation bisher nicht durchsetzen. Das Prinzip der Stimulierung einer spezifischen T-Zell-Antwort (Th-1) wird seit einigen Jahren erfolgreich durch die Substanz Imiquimod genutzt. Dieser sog. „Immune response modifier" induziert lokal die Bildung von Zytokinen, wie z.B. auch Interferonen, kann vom Patienten als Creme aufgetragen werden und erfaßt auch die subklinisch infizierten Keratinozyten in der Umgebung der Warze.

Aufgrund der Assoziation von HPV-Infektionen mit Malignomen der Zervix ist es von klinischem Interesse, eine Prophylaxe durch Vakzinierung einzuführen. Da aufgrund des Gewebetropismus von Papillomviren eine Anzüchtung in vitro bisher nicht möglich war, werden zur Vakzinierung virusähnliche Partikel (VLP) eingesetzt. Ihr Einsatz bei Condylomata acuminata und HPV-assoziierten Karzinomen ist z.Z. in der klinischen Überprüfung.

Literatur zu 2.4.5

1. Bosch FX, Rohan T, Schneider A, et al. Papillomavirus Research: Updating results to the year 2000. Highlights of the HPV 2000 International Papillomavirus conference. J Clin Pathol 2001; 54: 1–13.

2. Schneider A, Wagner D. Infektionen der Frau mit genitalem humanem Papillomvirus. Dtsch Ärztebl 1993; 90: 730–2.
3. Wagner TL, Ahonen CL, Couture AM, Gibson SJ, Miller RL, et al. Modulation of TH1 and TH2 cytokine production with the immune response modifiers, R-848 an imiquimod. Cell Immunol 1999; 191: 10–9.
4. Testerman TL, Gerster JF, Imbertson LM, et al. Cytokine induction by the immunomodulators imiquimod and S-27609. J Leukoc Biol 1995; 58: 365–72.
5. Coleman N, Birley HD, Renton AM, Hanna NF, Ryait BK, Byrne M, et al. Immunological events in regressing genital warts. Am J Clin Pathol 1994; 102: 768–74.
6. Tyring SK, et al. A randomized, controlled, molecular study of condylomata acuminata clearance during treatment with imiquimod. J Infect Dis 1998; 178: 551–5.
7. Edwards L, Ferenczy A, Baker D, Owens ML, Fox TL, Hougham AJ, Schmitt KA. Self-administered topical 5% imiquimod cream for external genital warts. Arch Dermatol 1998; 134: 25–30.
8. Beutner KR, Tyring SK, Trofatter KF Jr, Spruance S, Owens ML, Fox TL, Hougham AJ, Schmitt KA. Imiquimod, a patient-applied immune-response modifier for the treatment of external genital warts. Antimicrob Agents Chemother 1998; 42: 789–94.
9. Gollnick H, et al. Safety and efficacy of imiquimod 5% cream in the treatment of penile genital warts in uncircumcised men when applied three times weekly or once per day. Int J STD AIDS 2001; 12: 22–8.
10. Schneider A. Moderne Behandlungskonzepte HPV-assoziierter Erkrankungen. Handbuch HPV und Genitalwarzen, 1998.

2.4.6 Bowenoide Papulose

■ Definition
Makulo-papulöse Veränderungen im Genitalbereich mit dem histologischen Bild eines Carcinoma in situ, Sonderform der Condylomata plana.

■ Erreger
Die bowenoide Papulose ist fast ausschließlich mit HPV-16 assoziiert.

■ Diagnostik
Die makroskopischen Veränderungen einer bowenoiden Papulose sind relativ unspezifisch. Für eine eindeutige Identifizierung ist die histologische Aufarbeitung einer Biopsie erforderlich.

■ Klinik
Die bowenoide Papulose besteht aus multiplen flachen rötlichen oder pigmentierten Papillomen am äußeren Genitale. Der Durchmesser der Läsionen beträgt durchschnittlich 2–8 mm. Sie können teils vereinzelt, teils gruppiert zusammenliegen und zu größeren Plaques konfluieren. Die Oberfläche kann glatt, glänzend oder auch feinverrukös sein und Mazeration zeigen. Beim Mann, der deutlich

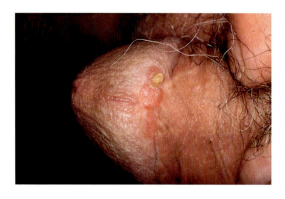

Abbildung 2.4-5 Bowenoide Papulose.

häufiger betroffen ist, entwickelt sich die Erkrankung hauptsächlich an der Glans, am Präputium, am Penisschaft und in der Leiste. Bei Frauen sind vorwiegend Vulva, Perianal- und Dammregion betroffen. Die Erkrankung verläuft in den meisten Fällen symptomlos und sehr rasch. Eine bowenoide Papulose weist sehr häufig Spontanremissionen auf, allerdings besteht eine erhebliche Rezidivneigung. Im histologischen Bild findet sich bei regelrechtem Basalzell-Lager eine auffällige Aufhebung der Schichtung der Epidermis mit Zell- und Kernatypien wie beim M. Bowen. Die bowenoide Papulose gilt als Carcinoma in situ und Infektionsquelle für Hochrisiko-HPV-Typen. Nach jahrelangem Verlauf ist von einer obligaten Präkanzerose auszugehen.

■ **Differentialdiagnose**
Aufgrund ihres klinischen und histologischen Erscheinungsbildes sollte eine bowenoide Papulose von Condylomata acuminata, Condylomata plana, Lichen ruber planus oder Granuloma anulare abgegrenzt werden.

■ **Therapie und Prophylaxe**
Aufgrund der hohen Rate an Spontanremissionen und dem niedrigen Entartungsrisiko beim Jugendlichen sollte zunächst eine abwartende Haltung eingenommen werden. Regelmäßige Nachkontrollen mit eventueller histologischer Kontrolle werden aber dringend empfohlen.

Literatur zu 2.4.6

1. Grußendorf-Conen EI, Schwarz E. Viruswarzen an Haut und Schleimhaut. Berlin: Blackwell Wissenschafts-Verlag, 1996.
2. Mackenzie-Wood A, Kossard S, de Launey J, Wilkinson B, Owens ML. Imiquimod 5% cream in the treatment of Bowen's disease. J Am Acad Dermatol 2001; 44: 462–70.

2.4.7 Morbus Heck

■ **Definition**
HPV-assoziierte multiple verruköse Papulose der Mundschleimhaut.

■ **Synonyme**
Mundschleimhautwarzen, fokale epitheliale Hyperplasie.

■ **Erreger**
Diese Schleimhauthyperplasie ist mit HPV-13, selten mit HPV-32 assoziiert.

■ **Epidemiologie**
Dieses Krankheitsbild kommt in Europa eher selten vor. Bei den Eskimos tritt der M. Heck mit einer Prävalenz von 30% in der Gesamtbevölkerung auf. Ferner findet sich dieses Krankheitsbild gehäuft bei Indianern im Amazonasgebiet. Da der M. Heck lediglich bei bestimmten ethnischen Volksgruppen vorkommt und eine familiäre Häufung beschrieben ist, wird eine genetische Disposition vermutet.

■ **Diagnostik**
Die Erkrankung ist durch sorgfältige Inspektion von anderen Erkrankungen der Mundschleimhaut abzugrenzen.

■ **Klinik**
Es finden sich multiple hautfarbene bis weißliche, weiche Papeln an der gesamten Mundschleimhaut (Lippen, Wangen, Zunge). Sie haben einen Durchmesser von 1–4 mm und können zu größeren Arealen konfluieren. Die Papeln können Monate bis Jahre ohne Symptome bestehen und werden in den meisten Fällen als Zufallsbefund z. B. bei Inspektion durch einen Zahnarzt entdeckt. Die Läsionen des M. Heck weisen einen primär benignen Verlauf auf und bilden sich innerhalb von zwei Monaten bis zu zwei Jahren in fast allen Fällen spontan zurück.

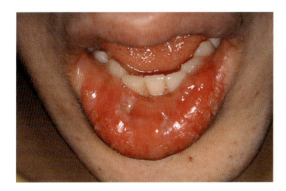

Abbildung 2.4-6 Morbus Heck.

■ Differentialdiagnose
Leukoplakien, „White-sponge"-Nävus.

■ Therapie und Prophylaxe
Die Veränderungen bei der fokalen epithelialen Hyperplasie sind in der Regel ohne Symptome und müssen daher nicht therapiert werden. Bei funktionellen Störungen im Bereich der Mundhöhle können sie mittels chirurgisch ablativer Verfahren (z. B. Elektrokauter) entfernt werden. In einzelnen Fällen wurde von einer erfolgreichen lokalen Behandlung mit Interferon berichtet.

Literatur zu 2.4.7

1. Grußendorf-Conen EI, Schwarz E. Viruswarzen an Haut und Schleimhaut. Berlin: Blackwell Wissenschafts-Verlag, 1996.
2. Steinhoff M, Metze D, Stockfleth E, Luger T. Successful topical treatment of focal hyperplasia (Heck's disease) with interferon-β. Br J Dermatol 2001; 144: 1067–70.

2.4.8 Epidermodysplasia verruciformis (EV)

■ Definition
Exzessive generalisierte Verrukose der Haut mit Tendenz zur malignen Entartung.

■ Erreger
Die EV ist mit unterschiedlichen HPV-Genotypen assoziiert (Tab. 2.4-2). Bei maligner Entartung lassen sich allerdings fast ausschließlich HPV-5 und -8 nachweisen.

Tabelle 2.4-2 HPV-Genotypen bei Epidermodysplasia verruciformis.

Klinische Veränderungen	Assoziierte HPV-Genotypen
Verrucae planae	3, 10
Pityriasis-versicolor-ähnliche Maculae und Plaques	5, 8, 9, 12, 14, 15, 17, 19, 20, 21, 22, 23, 24, 25, 36, 37, 38, 46, 47, 49
EV-assoziierte Präkanzerosen und Hautkarzinome	5, 8, 14, 17, 20

■ Epidemiologie

Die EV ist selten, tritt familiär gehäuft auf, beginnt in der Kindheit und bildet sich nicht zurück. Ursächlich findet sich ein spezifischer zellulärer Immundefekt in Assoziation mit MHC II gegen HPV, der nach bisherigem Kenntnisstand ohne klar definierten Vererbungsmodus auftritt.

■ Klinik

Es finden sich ausgesprochen polymorphe Effloreszenzen, die über den ganzen Körper verbreitet sein können. Unterschiedliche Warzentypen können auftreten. Besonders auffällig sind dabei plane Warzen im Gesicht und am Körperstamm, die einer Pityriasis versicolor ähnlich sehen. EV-Läsionen an lichtexponierten Hautarealen neigen zu maligner Entartung (Plattenepithelkarzinome bei bis zu 30%). Als kokarzinogener Faktor gilt die UV-Exposition nach viraler Tumorinitiierung mit HPV.

■ Differentialdiagnose

Gleiche klinische Bilder können mit einem erworbenen Immundefekt z.B. bei HIV-Infektion oder bei immunsupprimierten Patienten auftreten (Verrucosis generalisata). Eine generalisierte Varikose wurde auch im Rahmen des Wiskott-Aldrich-Syndroms beschrieben.

■ Therapie und Prophylaxe

Patienten mit EV sollten unter regelmäßiger dermatologischer Kontrolle stehen. Ein intensiver dauerhafter UV-Schutz als Karzinomprophylaxe sollte angewendet werden. Bei allen Patienten mit generalisierter Verrucose sind die Warzen äußerst therapieresistent. Alle Präkanzerosen und Kanzerosen sollten chirurgisch entfernt werden. Alternativ kann 5-Fluorouracil-Salbe eingesetzt werden, die allerdings keine große Eindringtiefe aufweist. Das Auftreten neuer Warzen kann mit dem systemischen Einsatz von Retinoiden (z.B. Isotretinoin, Acitretin) über einen limitierten Zeitraum unterdrückt werden. Ferner gibt es

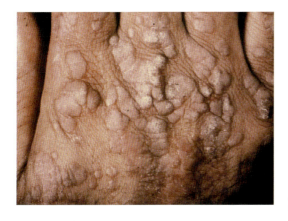

Abbildung 2.4-7 Epidermodysplasia verruciformis.

einzelne Fallberichte über den erfolgreichen lokalen Einsatz von Imiquimod (Aldara® 5% Creme), was lokal zu einer Steigerung der zellulären Immunität führt.

Literatur zu 2.4.8

1. Grußendorf-Conen EI, Schwarz E. Viruswarzen an Haut und Schleimhaut. Berlin: Blackwell Wissenschafts-Verlag, 1996.

2.5 Coxsackie-Viren

HELMUT SCHÖFER

2.5.1 Grundlagen

Die erstmals im Rahmen einer Poliomyelitis-Epidemie 1948 in Coxsackie im Bundesstaat New York isolierten Viren [1] gehören zur Familie der Picorna-Viren (Picornaviridae), Gattung Enteroviren. Enteroviren sind für eine Vielzahl von klinischen Syndromen verantwortlich, mehr als 30 Subtypen wurden als Ursache polymorpher Exantheme identifiziert. Coxsackie-A-Viren gehören zu den humanen Enterovirus-Spezies (HEV) HEV-A, -B und -C, alle Coxsackie-B-Viren zur HEV-Spezies B [2]. Die insgesamt 30 bisher bekannten Coxsackie-Viren führen überwiegend zu asymptomatischen Infektionen, können jedoch auch schwere neurologische Erkrankungen wie Poliomyelitis, Meningitis und Guillain-Barré-Syndrom, respiratorische Erkrankungen, Hepatitis, Myokarditis, Perikarditis, Myalgien und gastrointestinale Beschwerden mit z. T. letalem Ausgang hervorrufen. Auch die sog. Sommergrippe und die Bornholmer Krankheit entstehen durch Coxsackie-Viren. Wie die Analyse einer ausgedehnten Enterovirus-Epidemie 1998 in Taiwan zeigte, besitzen die Erreger dieser Virusgruppe besonders dermatotrope und neurotrope Eigenschaften [3]. Für den Dermatologen relevante Erkrankungen sind vor allem die Hand-Fuß-Mund-Erkrankung, die Herpangina Zahorsky und die sehr seltene Maul- und Klauenseuche des Menschen.

Literatur zu 2.5.1

1. Dalldorf G, Sickles GM. An unidentified, filtrable agent isolated from the faeces of children with paralysis. Science 1948; 108: 61–2.
2. Pallansch MA, Roos RP. Enteroviruses: polioviruses, coxsackieviruses, echoviruses, and newer enteroviruses. In: Knipe DM, Howley PM (eds). Fields Virology. 4th edn. Vol. 1, Chapter 24. Philadelphia: Lippincott, Williams & Wilkins, 2001: 723–75.
3. Liu CC, Tseng HW, Wang SM, Wang JR, Su IJ. An outbreak of enterovirus 71 infection in Taiwan, 1998: epidemiologic and clinical manifestations. J Clin Virol 2000; 17: 23–30.

2.5.2 Hand-Fuß-Mund-Erkrankung

■ **Definition**
Akute, durch Enteroviren (überwiegend Coxsackie-Viren) ausgelöste Erkrankung mit kleinvesikulösen Läsionen an Händen und Füßen sowie aphthösen Schleimhautläsionen, die überwiegend Kleinkinder befällt. Das auffällige Verteilungsmuster, bei meist nur sehr gering ausgeprägten Allgemeinsymptomen, führt zur klinischen Diagnose. Es handelt sich um eine prognostisch gutartige Erkrankung mit spontaner Abheilung [1–4].

■ **Synonyme**
Hand-Fuß-Mund-Erkrankung, Hand-foot-and-mouth disease, falsche Maul- und Klauenseuche.

■ **Erreger**
Coxsackie-A16-Virus, selten auch Coxsackie A5, A7, A9, A10, B2, B3, B5 oder Enterovirus 71.

■ **Epidemiologie**
Ubiquitäre Viruserkrankung mit jahreszeitlicher Häufung in den Sommermonaten. Überwiegend sind Kleinkinder betroffen. Auftreten aber in jedem Alter und ohne geschlechtliche Prävalenz möglich. Es scheint eine hohe Infektiosität zu bestehen, in betroffenen Kollektiven erkranken bis zu 50 % der Exponierten [3].

■ **Übertragungswege**
Häufigste Übertragungsart ist die Tröpfcheninfektion, aber auch Übertragungen durch direkten Kontakt scheinen vorzukommen.

■ **Diagnostik**
Charakteristisches klinisches Bild und eine positive Viruskultur führen zur Diagnose. Die Erfolgsrate der Virusisolation verbessert sich durch die Entnahme von mehreren Proben aus verschiedenen Lokalisationen (Stuhl, Bläscheninhalt, Rachenabstrich) erheblich. Eine serologische Bestätigung der Verdachtsdiagnose ist durch die Vielzahl der in Frage kommenden Enterovirusarten nur selten erfolgreich. Histologisch finden sich intraepidermale Blasen, retikuläre/ballonierende Degeneration von Epidermiszellen, Papillenödem, Endothelschwellungen und lymphohistiozytäre Infiltrate [5].

■ **Klinik**
3–5 Tage nach einer Infektion werden zunächst leichte Allgemeinsymptome wie subfebrile Temperaturen, Appetitlosigkeit, Übelkeit und eine Pharyngitis bemerkt. Anschließend finden sich in der Mundhöhle, vor allem pharyngeal, aber auch am harten und weichen Gaumen sowie bukkal und an Zunge und

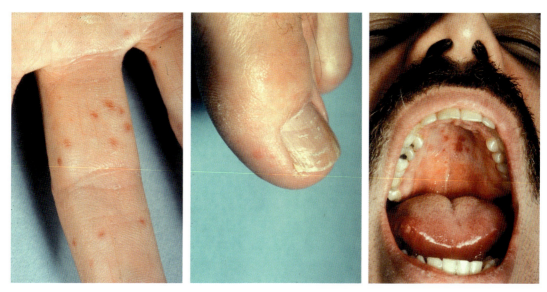

Abbildung 2.5-1 Hand-Fuß-Mund-Erkrankung. Kleine Bläschen an Hand **(links)** und Fuß **(Mitte)** und orale Aphthen **(rechts)** bei einem 22jährigen HIV-Patienten mit Coxsackie-Virusinfektion.

Gingiva rasch erodierende Bläschen. Die Erosionen sind scharfrandig begrenzt, wenige Millimeter bis 1 cm groß und sehr schmerzhaft. Die meist gleichzeitig an Händen und Füßen auftretenden weißen Bläschen auf erythematösem Grund (Abb. 2.5-1) erreichen eine Größe von 3–7 mm Durchmesser und werden zunächst kaum bemerkt. Sie bevorzugen Hand- und Fußrücken, treten aber auch an Palmae und Plantae auf. Bei Kleinkindern kann auch die Windelregion befallen sein. Nur selten kommt es zu einem generalisierten makulopapulösen Exanthem. Juckreiz ist gelegentlich, jedoch nicht bei allen Patienten vorhanden. Der Allgemeinzustand verschlechtert sich in der Regel nur geringfügig oder gar nicht. Kleinkinder können subfebrile Temperaturen entwickeln.

■ **Differentialdiagnose**
Habituelle Aphthen, Herpangina Zahorsky, Schleimhautbeteiligung beim Erythema exsudativum multiforme, Maul- und Klauenseuche des Menschen (extrem selten), bei Kleinkindern: Windeldermatitis.

■ **Therapie**
Symptomatische Behandlung mit desinfizierenden Lutschpastillen oder Mundspülungen mit Cetylpyridiniumchlorid u.a., bei starken Schmerzen Lösungen oder Lutschtabletten mit Lokalanästhetika.

Literatur zu 2.5.2

1. Robinson CR, Doane FW, Rhodes AJ. Report of an outbreak of febrile illness with pharyngeal lesions and exanthem: Toronto, summer 1957 – isolation of a group A Coxsackie virus. Can Med Assoc J 1958; 79: 615–21.
2. Hufnagel M. Hand-Fuß-Mund-Krankheit. Dtsch Med Wochenschr 2001; 126: 1125.
3. Sala F, Mansi MF, Ferrari L, Perotta E, Andreani B. Malattia mani-piedi-bocca: andamento nella citta di Milano (1980–86). Studio epidemiologico attraverso i dati dell'ambulatorio comunale-scolastico dell'Istituto di Clinica Dermatologica I e Dermatologia Pediatrica dell'Universita. [Hand-foot-mouth disease: its course in the city of Milan (1980–86). Epidemiologic study.]. G Ital Dermatol Venereol 1989; 124: 63–6.
4. Liu CC, Tseng HW, Wang SM, Wang JR, Su IJ. An outbreak of enterovirus 71 infection in Taiwan, 1998: epidemiologic and clinical manifestations. J Clin Virol 2000; 17: 23–30.
5. Elsner P, Lechner W, Stanka F. Hand-Fuß-Mund-Krankheit. Hautarzt 1985; 36: 161–4.

2.5.3 Herpangina

■ Definition
Die irreführende Bezeichnung Herpangina Zahorsky bezieht sich nicht auf eine durch Herpesviren, sondern auf eine durch Coxsackie-Viren ausgelöste Angina („Halsentzündung"). Auch eine Verwechslung mit der ebenfalls von dem amerikanischen Pädiater John Zahorsky beschriebenen Zahorsky-Krankheit (= Exanthema subitum, s. Kap. 2.2.7) liegt nahe. Charakteristisch ist das Auftreten dieses meist gutartig verlaufenden Racheninfektes bei Kindern unter 7 Jahren im Sommer und Herbst mit hohem Fieber, Bläschen und Ulzerationen im Rachenbereich. Nach 2 Wochen erfolgt eine spontane, komplikationslose Abheilung [1, 2].

■ Synonyme
Herpangina Zahorsky, herpetische Pharyngitis, Pharyngitis vesicularis, ulzerierende Pharyngitis, Angina herpetica.

■ Erreger
Coxsackie-Viren Typ A1–A6, A8, A10, A22, sehr selten Typ B oder ECHO-Viren.

■ Epidemiologie
Es erkranken weltweit überwiegend Kinder bis 7 Jahre, vereinzelt aber auch Jugendliche und Erwachsene. Bevorzugtes Auftreten im Sommer und Herbst (sporadische Fälle, Endemien, Epidemien).

■ Übertragungswege
Tröpfchen- und Schmierinfektionen.

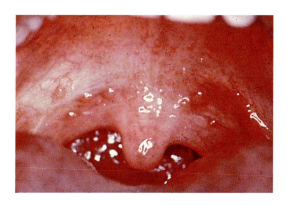

Abbildung 2.5-2 Herpangina Zahorsky. Sagokornartige Bläschen am weichen Gaumen.

■ Diagnostik

Virusisolation aus Stuhl, seltener auch aus Nasenrachenabstrichen möglich. Serologisch Serokonversion bzw. deutlicher Antikörperanstieg (ELISA, IFT).

■ Klinik

Die Erkrankung beginnt mit einem plötzlich einsetzenden hohen Fieber (bis 40 °C), das über 4–5 Tage anhält. Gleichzeitig oder kurz nach Fiebereintritt klagen die Kinder über starke Halsschmerzen und Schluckbeschwerden, gelegentlich treten Übelkeit, Erbrechen, Bauch- und Muskelschmerzen hinzu. Am Gaumen, der Uvula, dem Pharynx und auf den Tonsillen entwickeln sich kleine (2–4 mm) sagokornartige, kettenartig angeordnete Bläschen mit entzündlichem Randsaum (Areola), die unter Größenzunahme rasch erodieren (Abb. 2.5-2). Es resultieren gelblich belegte Ulzerationen, die nach wenigen Tagen spontan abheilen. Asymptomatische Umgebungsinfektionen (Serokonversion, Antikörperanstieg) werden beobachtet.

■ Differentialdiagnose

Gingivostomatitis herpetica, Diphtherie, Mundsoor, Plaut-Vincent-Angina.

■ Therapie

Symptomatische Behandlung (antipyretisch, analgetisch, lokal desinfizierende Mundspülungen).

Literatur zu 2.5.3

1. Forman ML, Cherry JD. Enanthems associated with uncommon viral syndromes. Pediatrics 1968; 41: 873–82.
2. Nakayama T, Urano T, Osano M, Hayashi Y, Sekine S, Ando T, Makinom S. Outbreak of herpangina associated with Coxsackievirus B3 infection. Pediatr Infect Dis J 1989; 8: 495–8.

2.6 Maul- und Klauenseuche

HELMUT SCHÖFER

■ **Definition**
Die echte Maul- und Klauenseuche ist eine hochinfektiöse Zoonose klauentragender Tiere (Schafe, Ziegen, Schweine, Rinder, Rotwild, Damwild) durch das sehr kleine (20–30 nm) MKS-Virus aus der Gruppe der Picorna-Viren. Eine derzeit in Europa aktuelle Epidemie nahm Anfang 2001 in England ihren Ausgang. Sie wird vor allem auf die vor Jahren veranlaßte Einstellung der Impfungen zurückgeführt. Deutschland galt von 1989 bis 2001 als MKS-frei. Der Mensch ist nur in wenigen Ausnahmefällen betroffen. In der Regel liegt ein beruflicher Kontakt mit infizierten Tieren vor (Schlachter, Tierärzte, Melker, Jäger). Haut und Schleimhäute können gleichermaßen befallen sein. Treten keine schweren Komplikationen (z. B. bakterielle Sekundärinfektionen, Nephritis, Myokarditis, Gastroenteritis oder Orchitis) auf, ist beim Menschen mit einem gutartigen, selbstlimitierten Verlauf zu rechnen. Eine Meldepflicht für Erkrankungen des Menschen sieht das Infektionsschutzgesetz nicht vor. Das Tierseuchengesetz und die daraus hervorgegangene MKS-Verordnung sind jedoch zu beachten.

■ **Synonyme**
Maul- und Klauenseuche, aphthöses Fieber, Foot-and-mouth disease.

■ **Erreger**
Maul- und Klauenseuche-Virus, MKS-Virus, „Aphthovirus", Foot-and-mouth disease virus (FMDV).

■ **Epidemiologie**
Extrem infektiöse Seuche unter Klauentieren. Nach mehreren Jahren MKS-Freiheit in Europa trat 2001 erneut eine Epidemie auf. Hunderttausende Tiere mußten getötet werden. Der Mensch erkrankt nur sehr sporadisch bei intensivem Tierkontakt.

■ **Übertragungswege**
Infektion des Menschen meist durch direkten Kontakt mit erkrankten Tieren. Übertragung durch den Speichel der Tiere, aber auch durch infizierte Gegenstände. Auch in Rohmilch, unbehandelten Rohmilchprodukten und rohem Fleisch können infektionsfähige Erreger auftreten.

■ Diagnostik
Serologie (Anstieg spezifischer Antikörpertiter im ELISA, IFT), Virusisolation aus Bläschen, Erosionen und Stuhl. Histologisch finden sich intradermale Vesikel mit eosinophiler Zellpyknose und retikulärer Degeneration der Epidermis.

■ Klinik
Der Mensch wird als Fehlwirt nur selten und dann meist stumm infiziert (asymptomatischer Antikörperanstieg). In Einzelfällen kommt es am Infektionsort (Eintrittspforte) nach kurzer Inkubationszeit (2–6 Tage) und prodromalen Beschwerden (Fieber, allgemeines Krankheitsgefühl, Kopf- und Rückenschmerzen) zu einer Blase. Zwei Tage später treten bei Virämie aphthöse Ulzerationen von 3–6 mm Durchmesser auf. Die Schleimhautläsionen finden sich im gesamten Mund- und Rachenraum und können sich auch ins Lippenrot ausbreiten. Aphthenähnliche Ulzerationen können in der Phase der Virämie (Dauer 2–3 Tage) auch auf der freien Haut auftreten. Prädilektionsstellen sind Palmae und Plantae. Es besteht mäßiger bis starker Juckreiz. Für die weitere Entwicklung ist eine stark entzündliche Mundschleimhaut mit eitrig eingetrübten Bläschen und entzündlichem Halo charakteristisch. Nach Untergang der Bläschen bleiben stark schmerzhafte Erosionen und Ulzerationen zurück, die innerhalb von 2 Wochen komplett und ohne Narben abheilen. An der Haut sind vor allem die Finger und Zehen sowie die Palmae und Plantae betroffen. Auch hier finden sich spontan abheilende Bläschen.

■ Differentialdiagnose
„Falsche Maul- und Klauenseuche" (Hand-Fuß-Mund-Krankheit durch Coxsackie-Viren Typ A5, A9, A10, A16 oder Typ B2, B5; s. Kap. 2.5.2), Herpangina Zahorsky (s. Kap. 2.5.3) und das Aphthoid Pospischill-Feyrter (s. Kap. 2.2.2 Herpes-simplex-Virusinfektion Typ 1).

■ Therapie
Symptomatische Behandlung mit austrocknenden Lotiones (Zinklotio DRF, Clioquinol oder synthetischer Gerbstoff).

Literatur zu 2.6

1. Capella GL. Foot-and-mouth disease in human beings. Lancet 2001; 358 (9290): 1374.
2. David W, Brown G. Foot-and-mouth disease in human beings. Lancet 2001; 357 (9267): 1463.
3. Van der Poel WH. [Transmission of the foot-and-mouth disease virus through milk and meat products is not a threat for human health (holländisch)]. Tijdschr Diergeneeskd 2001; 126: 285–6.

2.7 Parvovirus B19

Susanne Modrow

■ Definition
Das Parvovirus B19 ist ein Vertreter des Genus *Erythrovirus* der Virusfamilie der *Parvoviridae*. Es infiziert ausschließlich den Menschen. Die Einteilung erfolgt aufgrund der molekularen Charakteristika und des Zelltropismus der Infektion. Die produktive Virusvermehrung, die mit der Bildung großer Mengen an Nachkommenviren einhergeht, findet nahezu ausschließlich in sich differenzierenden Erythrozytenvorläuferzellen (BFU-C, BFU-E) statt [1].

■ Synonyme
Parvovirus B19, Erythrovirus B19. Erythema infectiosum, Ringelröteln, Slapped cheek disease, Fifth disease. Gloves-and-socks-Syndrom, Papular-purpuric-Syndrom, Papular-purpuric-gloves-and-socks-Syndrom (PPGSS).

■ Erreger
Mit einem Partikel-Durchmesser von 18–26 nm zählt das Parvovirus B19 zu den kleinsten Viren. Die infektiösen Partikel besitzen keine Hüllmembran, bestehen aus den Strukturproteinen VP1 und VP2 und enthalten eine einzelsträngige, etwa 5600 Basen lange DNA als Genom. Während der produktiven Replikation in erythroiden Vorläuferzellen wird ein weiteres Virusprotein, das Nichtstrukturprotein NS1, gebildet. Die infizierten Zellen werden durch Apoptose zerstört.

■ Epidemiologie
Das Parvovirus B19 wurde 1975 als Kontamination in einer Blutkonserve entdeckt [2], bis heute gilt es als das einzige humanpathogene Virus der *Parvoviridae*. 1983 erfolgte die Identifizierung des Virus als Verursacher des *Erythema infectiosum* [3]. Infektionen durch Parvovirus B19 ereignen sich überwiegend in der Kindheit. Die Durchseuchungsrate in der Bevölkerung steigt jedoch kontinuierlich auf etwa 70–80 % bei den 40- bis 50jährigen. In den meisten Fällen wird das Virus innerhalb von 3–6 Wochen aus den Patienten eliminiert, Reinfektionen wurden bei immunologisch gesunden Personen bisher nicht beobachtet. Bei etwa 20 % der Infizierten erfolgt eine verzögerte Viruseliminierung, die Erreger bleiben mehrere Monate im peripheren Blut vorhanden [4]. Selten findet man auch eine über mehrere Jahre andauernde Persistenz des Virus im Blut.

■ **Übertragungswege**

Parvovirus B19 wird üblicherweise oral durch Tröpfcheninfektion übertragen. In akut infizierten Personen findet man das Virus in sehr großen Konzentrationen von 10^{11} bis zu 10^{13} Partikeln pro Milliliter Blut. In der frühen Infektionsphase, in der noch keine virusspezifischen Antikörper im Serum nachweisbar sind, sind die Viren auch im Speichel vorhanden. Die Virusmengen in Speichel und Blut sinken zeitgleich mit dem Aufbau einer spezifischen Immunantwort, die meist zur Eliminierung des Virus führt. Bei den chronisch-persistierenden B19-Infektionen findet man über längere Zeit Virusmengen von 10^3 bis 10^7 Partikeln pro Milliliter Blut [5]. Diese Personen scheiden das Virus gewöhnlich nicht mehr in so großen Mengen im Speichel aus, daß eine Übertragung durch Tröpfcheninfektion möglich ist. Da die Viren im Blut der Patienten vorhanden sind, kann die Übertragung der Infektion auch durch kontaminiertes Blut (Konserven, Plasma) erfolgen [6]. Die Viren sind hüllenlos und daher besonders stabil gegenüber chemischen und physikalischen Inaktivierungsmethoden. Deswegen sind sie als infektiöse Viren auch in Blutprodukten wie den Gerinnungsfaktoren VIII und IX, in Albumin und anderen aus Blutplasma gewonnenen Präparaten (z. B. PPSB) vorhanden und werden durch sie übertragen [7].

■ **Diagnostik**
- Akute Infektion
  Virus-DNA, VP2-spezifische IgM, (VP1/VP2-spezifische IgG)
- Abgelaufene Infektion
  VP1/VP2-spezifische IgG
- Persistierende Infektion
  Virus-DNA, VP1/VP2-spezifische IgG, NS1-spezifische IgG

Die Diagnostik der akuten Parvovirus-B19-Infektion erfolgt durch den Nachweis der Virus-DNA in Blut oder Serum durch die Polymerase-Kettenreaktion und von IgM-Antikörpern gegen die Strukturproteine im ELISA, Westernblot oder Immunfluoreszenztest unter Einsatz gentechnisch produzierter Antigene. Die Virämie ist 7–9 Tage nach Kontakt mit dem Virus am höchsten und sinkt in den folgenden Wochen. Meist kann bereits nach 2–3 Monaten kein Virus mehr im Blut nachgewiesen werden. Ab dem 10.–14. Tag nach Kontakt lassen sich meist parallel mit dem Auftreten des Exanthems die ersten IgM-Antikörper nachweisen, die hauptsächlich gegen die VP2-Proteine gerichtet sind; sie sinken oft sehr rasch ab und sind unter Umständen schon 3–4 Wochen nach Kontakt nicht mehr nachweisbar. Etwa 2 Wochen nach Kontakt treten die ersten IgG-Antikörper gegen die VP1- und VP2-Proteine auf, vor allem die VP1-spezifischen Antikörper sind neutralisierend. Sie bleiben lebenslang nachweisbar und schützen vor Reinfektionen. Persistierende Infektionen sind durch VP1/VP2-spezifische IgG-Antikörper, den kontinuierlichen Nachweis der Virus-DNA im Blut und gehäuft durch das Auftreten NS1-spezifischer Antikörper gekennzeichnet.

Virale Infektionen

■ Klinik

Infektionen mit Parvovirus B19 können mit einer großen Bandbreite unterschiedlicher Erkrankungen assoziiert sein [8]. Der Infektionsverlauf und die Schwere der Symptome sind vom hämatologischen und immunologischen Status der Patienten abhängig.

Bei immunologisch gesunden Personen verlaufen knapp ein Drittel der Parvovirus-B19-Infektionen ohne Symptome. Vor allem bei Kindern verursacht das Virus das *Erythema infectiosum* (Ringelröteln), auch als *Slapped cheek disease* oder *Fifth disease* bekannt. Das *Erythema infectiosum* ist durch ein unspezifisches Prodromalstadium mit erkältungsähnlichen Symptomen (Fieber, Kopfschmerzen, leichte Übelkeit, Durchfall) gekennzeichnet [9]. Nach etwa 2–5 Tagen erscheint der charakteristische Ausschlag, zuerst als feurig-rote Eruption auf den Wangen (Abb. 2.7-1a). Ein zweites Stadium des Ausschlags, ein makulopapulöses Exanthem auf den Gliedmaßen, das häufig die für die Ringelröteln typischen Girlanden oder Ringe zeigt, folgt nach weiteren 1–4 Tagen (Abb. 2.7-1b). Bei Kindern verlaufen die Parvovirus-B19-Infektionen meist problemlos. Als häufigste Komplikation der Parvovirus-B19-Infektion beim Erwachsenen, aber auch bei Kindern, finden sich Gelenkentzündungen (Arthritiden und Arthralgien) vor allem der kleinen Gelenke beider Hände und Füße [10, 11]. Sie dauern gewöhnlich 1–2 Wochen an, bleiben bei etwa 20% der Patienten jedoch über Monate oder auch Jahre bestehen oder können immer wiederkehren. In diesen Fällen bleibt das Virus im Blut und/oder in den betroffenen Gelenken vorhanden,

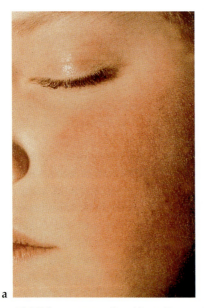
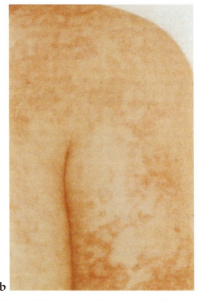

a b

Abbildung 2.7-1a, b Akute Parvovirus-B19-Infektion. **(a)** Feurig-rote Hauteruption auf den Wangen (Slapped cheek disease); **(b)** Girlanden- und Ringel-förmiges Exanthem an Schulter und Oberarm (Ringelröteln).

und es entwickeln sich persistierende Infektionen. Weil Parvovirus B19 vor allem erythroide Vorläuferzellen befällt und zerstört, treten im Infektionsverlauf akute Anämien mit vorübergehender Abnahme der Retikulozyten und der Hämoglobinwerte auf. Auch die Anämien können über längere Zeit andauern oder rekurrieren. Daneben treten Veränderungen in den Werten anderer Blutzellen, z. B. eine Abnahme der Thrombozyten und der neutrophilen Granulozyten, auf [12]. Diese Symptomatik kann in Einzelfällen zu lebensbedrohenden und auch tödlichen Verläufen führen.

Eine weitere Manifestation der Infektion im Hautbereich ist das *Gloves-and-socks-Syndrom* oder *Papular-purpuric-Syndrom*, das gelegentlich in Verbindung mit der Parvovirus-B19-Infektion beschrieben wurde (Abb. 2.7-2) [13]. Hierbei handelt es sich um eine akute, selbstlimitierende Dermatose mit purpurfarbenen, vaskulitischen Läsionen, die sich auf die Hände (Abb. 2.7-2a) und Füße (Abb. 2.7-2b) beschränkt und mit der Ausbildung von Ödemen, Fieber und Läsionen auch in anderen Hautbereichen (Gesicht) und an der Mund- und Rachenschleimhaut einhergeht [14, 15].

In Hautbiopsien kann man in den Endothelzellen der Kapillaren Virusgenome nachweisen. Außerdem wurden Purpura Schoenlein-Henoch, idiopathische thrombozytopenische Purpura (Morbus Werlhof), transitorische Panzytopenien, das virusassoziierte hämophagozytäre Syndrom (VAHS), akute Hepatitis

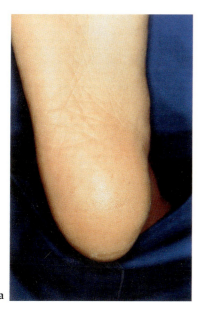
a

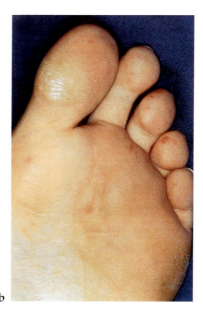
b

Abbildung 2.7-2a, b Gloves-and-socks-Syndrom (Papular-purpuric-Syndrom) in Verbindung mit der Parvovirus-B19-Infektion. **(a)** Läsionen an der Fingerkuppe; **(b)** Läsionen an der Fußsohle und den Zehen.
(Die Aufnahmen wurden freundlicherweise von Prof. Dr. Wilhelm Stolz, Städtisches Krankenhaus München-Schwabing zur Verfügung gestellt.)

und Leberversagen, Glomerulonephritis, Myokarditis und dilatative Kardiomyopathie als mögliche Folgen der Parvovirus-B19-Infektion beschrieben (Tab. 2.7-1).

Aufgrund der virusbedingten Zerstörung der erythroiden Vorläuferzellen entwickeln Patienten mit zugrundeliegenden Erkrankungen des blutbildenden

Tabelle 2.7-1 Erkrankungen, die in Zusammenhang mit Parvovirus-B19-Infektionen auftreten.

Immunkompetente Personen

Häufig	Ringelröteln (Erythema infectiosum)
	Transiente Anämie
	Transiente Thrombozytopenie
	Transiente Granulozytopenie
	Arthralgien/Arthritis
Selten	Persistierende Thrombozytopenie
	Persistierende Granulozytopenie
	Purpura Schoenlein-Henoch
	Idiopathische thrombozytopenische Purpura
	Gloves-and-socks-Syndrom, Papular-purpuric-gloves-and-socks-Syndrom (PPGSS)
	Panzytopenie
	Virusassoziiertes hämophagozytäres Syndrom (VAHS)
	Akutes Leberversagen/Hepatitis
	Myokarditis
	Glomerulonephritis
	Enzephalitis
	Myelitis transversa

Patienten mit hämatologischen Grunderkrankungen

Schwere Anämie
Aplastische Krise

Schwangere Frauen

Spontanabort
Hydrops fetalis
Intrauteriner Kindstod

Immunsupprimierte Patienten

Chronische Anämie
Chronische Arthritis
Chronische Thrombozytopenie
Chronische Granulozytopenie
Chronische Panzytopenie
Erythroblastopenie (Pure red cell aplasia)
Myokarditis/Perikarditis/akutes Herzversagen
Akutes Leberversagen/Hepatitis
Meningitis/Enzephalitis

Systems (Sichelzellanämie, erbliche Sphärozytose, Thalassämien, hämolytische Autoimmunanämie u. ä.) häufig schwere, lebensbedrohende Anämien mit völligem Fehlen der Retikulozyten. Diese aplastischen Krisen können jedoch auch bei Patienten mit erythroidem Stress z. B. bei schweren Blutverlusten oder bei Eisenmangelanämie auftreten.

Wenn sich schwangere Frauen mit dem Parvovirus B19 infizieren, kann das mit schweren Folgen für den Fetus verbunden sein. In der Frühschwangerschaft werden Spontanaborte beobachtet. Vor allem im 2. und 3. Trimenon der Schwangerschaft können die Viren transplazentar auf den Fetus, der in diesem Entwicklungsstadium infizierbare Erythrozytenvorläufer ausgebildet hat, übertragen werden. Durch die infektionsbedingte Unterbrechung der Bildung von roten Blutkörperchen kommt es im Fetus zu schweren Anämien mit der Folge von Ödemen und Wassereinlagerungen im Gewebe (Aszites, Hydrothorax, Hydroperikard). Dieser *Hydrops fetalis* führt unbehandelt fast immer zum Tod des ungeborenen Kindes und zum Abort [16]. Aber auch 15 % der Fälle von intrauterinem Kindstod in der Spätschwangerschaft zeigen eine Assoziation mit Parvovirus-B19-Infektionen. Hinweise auf Schädigungen oder Mißbildungen des Fetus als Folge der Infektion gibt es bisher nicht.

Bei immunsupprimierten Patienten (angeborene Immundefizienzen, Transplantationspatienten, HIV-infizierte Personen) verlaufen die Parvovirus-B19-Infektionen meist chronisch-persistierend mit Auftreten von rekurrierenden Exanthemen bzw. *Graft-versus-host-Syndrom* und verursachen schwere, lebensbedrohende Erkrankungen wie chronische Anämie, Retikulozytopenie, Neutropenie und Erythroblastopenie (PRCA, Pure red cell aplasia) [17]. Bei dieser Patientengruppe findet man auch gehäuft das Auftreten von Myokarditis, Perikarditis, akutem Herz- und Leberversagen, Meningitis und Enzephalitis.

■ Differentialdiagnose
Röteln, Masern, Windpocken, ECHO-Virusinfektionen, Scharlach.

■ Therapie und Prophylaxe
Bis heute gibt es weder einen Impfstoff zum Schutz vor Infektionen mit dem Parvovirus B19 noch antivirale Chemotherapeutika zu ihrer Behandlung. Aplastische Krisen müssen umgehend mit Bluttransfusionen therapiert werden. Ebenso muß man bei Infektion des Fetus mit dem Auftreten erster Ödeme oder dem Absinken der Hb-Werte beim Kind unter 8 bis 10 g/dl über die Nabelschnurvene Blut zuführen.

Literatur zu 2.7

1. Takahashi T, Ozawa K, Takahashi K, Asano S, Takaku F. Susceptibility of human erythropoietic cells to parvovirus B19 in vitro increases with differentiation. Blood 1990; 75: 603–10.

2. Cossart YE, Flield AM, Cant B, Widdows D. Parvovirus-like particles in human sera. Lancet 1975; 1: 72–3.
3. Anderson MJ, Jones SE, Fisher-Hoch SP, Lewis E, Hall SM, Bartlett CL, Cohen BJ, Mortimer PP, Pereira MS. Human parvovirus, the cause of erythema infectiosum (fifth disease)? Lancet 1983; 1: 1378.
4. Hemauer A, Gigler A, Searle K, Beckenlehner K, Raab U, Broliden K, Wolf H, Enders G, Modrow S. Prevalence of NS1-specific antibodies in patients infected with parvovirus B19 and in pregnant women. J Med Virol 2000; 60: 48–55.
5. Cassinotti P, Siegl G. Quantitative evidence for persistence of human parvovirus B19 DNA in an immunocompetent individual. Eur J Microbiol Infect Dis 2000; 19: 886–7.
6. Yee TT, Cohen BJ, Pasi KJ, Lee CA. Transmission of symptomatic parvovirus B19 infection by clotting factor concentrate. Br J Haematol 1996; 93: 457–9.
7. Prowse C, Ludlam CA, Yap PL. Human parvovirus B19 and blood products. Vox Sang 1997; 72: 1–10.
8. Modrow S. Parvovirus B19 – Ein Infektionserreger mit vielen Erkrankungsbildern. Dtsch Ärztebl 2001; 98: A1620–4.
9. Cherry JD. Parvovirus infections in children and adults. Adv Pediatr 1994; 46: 245–69.
10. Reid DM, Reid TM, Brown T, Rennie JA, Eastmond M. Human parvovirus-associated arthritis: a clinical and laboratory description. Lancet 1985; 1: 422–5.
11. White DG, Woolf AD, Mortimer PP, Cohen BJ, Blake DR, Bacon PA. Human parvovirus arthropathy. Lancet 1985; 1: 419–21.
12. Scheurlen W, Ramasubbu K, Wachowski O, Hemauer A, Modrow S. Chronic autoimmune thrombocytopenia/neutropenia in a boy with persistent parvovirus B19 infection. J Clin Virol 2001; 20: 173–8.
13. Martinez-Martinez P, Maranon A. Infection by human parvovirus B19: „gloves and socks" papular purpuric syndrome. Diagn Microbiol Infect Dis 2000; 36: 209–10.
14. Aractingi S, Bakhos D, Flageul B, Verola O, Brunet M, Dubertret L, Morinet F. Immunhistochemical and virological study of skin in the papular-purpuric gloves and socks syndrome. Br J Dermatol 1996; 135: 599–602.
15. Grilli R, Izquierdo MJ, Farina MC, Kutzner H, Gadea I, Martin L, Requena L. Papular-purpuric „gloves and socks" syndrome: polymerase chain reaction demonstration of parvovirus B19 DNA in cutaneous lesions and sera. J Am Acad Dermatol 1999; 41: 793–6.
16. Anderson MJ, Khousam MN, Maxwell DJ, Gould SJ, Happerfield LC, Smith WJ. Human parvovirus B19 and hydrops fetalis. Lancet 1988; 1: 535.
17. Schleuning M, Jäger G, Holler E, Hill W, Thomssen C, Denzlinger C, Lorenz T, Ledderose G, Wilmanns W, Kolb HJ. Human parvovirus B19-associated disease in bone marrow transplantation. Infection 1999; 27: 114–7.

2.8 Virales hämorrhagisches Fieber

Tino F. Schwarz

2.8.1 Grundlagen

Virusbedingte hämorrhagische Fieber umfassen eine Gruppe von viralen Infektionen, die durch Fieber, Hämorrhagien und Multiorganversagen charakterisiert sind. Die Letalität dieser Infektionen, die oftmals epidemisch auftreten, ist teilweise erheblich. Nicht zuletzt durch den internationalen Reiseverkehr kommt es zu gelegentlichen Einschleppungen dieser Infektionen aus endemischen in nichtendemische Gebiete, was stets von einem großen Medieninteresse begleitet wird. Von besonderem Interesse sind diejenigen virusbedingten hämorrhagischen Fieber, die nosokomial übertragen werden können (Tab. 2.8-1) [1].

Besteht bei einem Patienten nach Aufenthalt in einem Endemiegebiet hohes Fieber, so sollte immer auch an die Möglichkeit eines virusbedingten hämorrhagischen Fiebers gedacht werden (Tab. 2.8-2) [2].

Die Erreger der virusbedingten hämorrhagischen Fieber gehören zur Familie der Flaviviridae, Arenaviridae, Filoviridae sowie Bunyaviridae. Trotz molekularbiologischer Unterschiede weisen die Erreger hinsichtlich ihrer klinischen Auswirkungen große Ähnlichkeiten auf.

Das klinische Syndrom eines virusbedingten hämorrhagischen Fiebers beginnt mit Fieber, Myalgien sowie Malaise. Innerhalb weniger Tage entwickelt sich ein dramatisches Multiorganversagen. Die vaskuläre Dysregulation, verbunden mit Hypotension, Exanthem und konjunktivaler Injektion, geht in ein kapilläres „Leakage"-Syndrom, Hämorrhagien und Schock über. Die Hämorrhagien zeigen sich in den Organen sowie durch Blutungen in die Körperhöhlen. Zudem kommt es zu ausgeprägten Nekrosen. Die Leber wie auch das lymphoide System sind meist immer betroffen, und in der Lunge zeigt sich eine interstitielle Pneumonie oder Hämorrhagien. Dagegen finden sich oftmals keine entzündlichen Reaktionen, was durch die immunsuppressive Wirkung der viralen Glykopro-

Tabelle 2.8-1 Erreger von virusbedingtem hämorrhagischem Fieber mit dokumentiertem nosokomialem Übertragungsrisiko.

- Ebola-Virus
- Marburg-Virus
- Hämorrhagisches Krim-Kongo-Fieber-Virus
- Lassa-Virus
- Junin-Virus
- Machupo-Virus

Tabelle 2.8-2 Anamnestische Fragen bei Verdacht auf virusbedingtes hämorrhagisches Fieber.

- Wo hielt sich der Patient genau auf (urbane und/oder ländliche Gebiete)?
- Wie ist die epidemiologische Situation in dieser Region?
- Wann erfolgte die Ausreise aus dem Endemiegebiet (Inkubationszeit: max. 21 Tage)?
- In welcher Jahreszeit war der Aufenthalt (Regenzeit, Trockenzeit)? Kam es während des Aufenthaltes zu häufigen Niederschlägen?
- Ist ein Kontakt zu Vektoren (Mückenstiche, Zeckenstiche), Nagern, Affen, Schafen, Kamelen, Ziegen oder Tierkadavern erinnerlich? Nahm der Patient an Schlachtungen oder ähnlichem teil?
- Hatte der Patient sexuellen Kontakt zu Einheimischen?
- Erfolgte eine medizinische Behandlung während des Aufenthaltes?
- Welche Impfungen wurden vor der Reise durchgeführt?
- Sind Mitreisende oder bekannte Personen im Urlaubsland an ähnlichen Symptomen erkrankt?

teine oder der Zytokinproduktion erklärt wird. Die Pathogenese der Hämorrhagien ist nur teilweise geklärt. Es finden sich zwar fast immer eine Thrombozytopenie, eine thrombozytäre Dysfunktion und eine disseminierte intravaskuläre Koagulation, das erklärt jedoch die ausgeprägten Hämorrhagien nicht eindeutig. Eine wichtige Rolle scheint zudem die Schädigung der endothelialen Auskleidung der Gefäße zu spielen.

Literatur zu 2.8.1

1. Fock R, Wirtz A, Peters M, et al. Management und Kontrolle lebensbedrohlicher hochkontagiöser Infektionskrankheiten. Bundesgesundheitsbl 1999; 42: 389–401.
2. Meyer CG, May J, Schwarz TF. Tropische Viruserkrankungen. Dtsch Med Wochenschr 1999; 124: 1043–51.

2.8.2 Flaviviridae

2.8.2.1 Dengue-Virus

■ **Definition**

Die Dengue-Virusinfektion ist eine durch Stechmücken übertragene Virusinfektion. Sie gilt hinsichtlich Morbidität und Mortalität als die wichtigste Arbovirose des Menschen. Das Dengue-Virus verursacht drei unterschiedlich schwer verlaufende klinische Manifestationen: *Dengue-Fieber (DF), hämorrhagisches Dengue-*

Fieber (DHF) und *Dengue-Schock-Syndrom (DSS)*. Als Folge des zunehmenden internationalen Reiseverkehrs ist diese Erkrankung heute eine der wichtigen reisemedizinisch relevanten Virusinfektionen.

■ Synonyme
Break-bone fever, Dandy fever, Denguero, Bouquet fever, Giraffe fever, Polka fever.

■ Erreger
Die Dengue-Viren (DEN) gehören zur Familie der Flaviviridae, Genus Flavivirus. Es lassen sich vier Serotypen, DEN-1, DEN-2, DEN-3 und DEN-4, unterscheiden. Das Genom besteht aus einzelsträngiger RNA mit Plusstrangorientierung.

■ Epidemiologie
Das klinische Bild des DF wurde erstmals während eines Ausbruchs 1780 in Philadelphia beschrieben. Für die weltweite Ausbreitung und die Verteilung der vier DEN-Serotypen sind die Urbanisation, der internationale Reiseverkehr und Warenhandel sowie mangelnde Vektorkontrollmaßnahmen verantwortlich. Nach Schätzungen der WHO kommt es jährlich zu etwa 50–100 Millionen Fällen von DF und mehreren hunderttausenden Erkrankungen am DHF. Das Virus tritt endemisch in Südostasien, Australien, Ozeanien, Mittel- und Südamerika, der Karibik, West- und Ostafrika auf [1]. In den letzten Jahren wurde eine stetige Zunahme der DEN-Endemiegebiete beobachtet.

■ Übertragungswege
Die Übertragung von DEN auf den Menschen erfolgt durch den Stich von Aedes(A.)-Species, insbesondere A. aegypti, A. albopticus. Das Virus kann in Eiern von Aedes-Species, in die es bei der Oviposition übertragen wird, möglicherweise jahrelang persistieren. Nach der Blutmahlzeit beträgt die extrinsische Inkubationszeit 8–12 Tage.

■ Diagnostik
Beim DF findet sich eine Leukopenie mit absoluter Granulozytopenie und Thrombozytopenie. Typisch ist ferner eine Hämokonzentration als Folge der Erhöhung der Kapillarpermeabilität. Bei schweren Verläufen des DHF kommt es zur Verlängerung der Prothrombinzeit mit einer verminderten Konzentration der Gerinnungsfaktoren II, V, VII, IX und XII.

Als schnellste Methode zum Nachweis einer akuten Infektion gelten Nukleinsäureamplifikationstechniken (NAT). Virale Genome lassen sich verläßlich innerhalb der ersten 4 Tage nach Fieberbeginn nachweisen.

Die serologische Diagnostik basiert auf dem Nachweis von DEN-spezifischen Antikörpern der IgM- und IgG-Klasse mittels verschiedener Verfahren. Schwierig ist jedoch die serologische Unterscheidung zwischen einer Erst- und Reinfektion. Kreuzreaktionen mit Antikörpern gegen andere Flaviviren kommen vor.

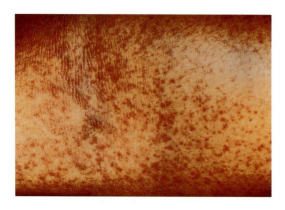

Abbildung 2.8-1 Petechiales Exanthem bei einem Patienten mit hämorrhagischem Dengue-Fieber.

■ Klinik

Die Inkubationszeit beträgt 3–14 Tage. Die Erkrankung beginnt mit abruptem Fieberanstieg bis 41 °C, begleitet von starken frontalen und retrobulbären Kopfschmerzen. Es kommt zu einem transienten fazialen Erythem, konjunktivaler Injektion, einem generalisierten makulären Exanthem, Myalgien sowie Arthralgien (Abb. 2.8-1). Oftmals bestehen zudem Appetitlosigkeit, Übelkeit, Erbrechen und Abgeschlagenheit. Ein intensiver Pruritus, z. T. mit Schuppung, der insbesondere die Handflächen und Fußsohlen betrifft, ist möglich. Während der Entfieberung kann es zu leichten hämorrhagischen Symptomen mit Petechien kommen.

Beim DHF, das zwischen dem 3. bis 8. Tag nach Erkrankungsbeginn auftritt, imponieren die Hämorrhagien mit Ekchymosen, Hämatemesis, Melaena, Metro-, Menorrhagien, Epistaxis sowie Hämaturie.

■ Differentialdiagnose

Malaria, Typhus, West-Nil-Fieber, Mayaro-Fieber, Chikungunya-Fieber, Gelbfieber, Rift-Valley-Fieber, hämorrhagisches Krim-Kongo-Fieber, Ebola-Fieber, Marburg-Fieber, Lassa-Fieber, venezolanisches hämorrhagisches Fieber.

■ Therapie

Die Behandlung erfolgt symptomatisch und supportiv. Die Behandlung des DHF und DSS bedarf einer intensivmedizinischen Betreuung.

Literatur zu 2.8.2.1

1. Gubler DJ. Dengue and Dengue hemorrhagic fever. Clin Microbiol Rev 1998; 11: 480–96.

2.8.2.2 Gelbfieber

■ **Definition**
Gelbfieber ist eine durch Stechmücken übertragene Infektion, die durch das gleichnamige Virus verursacht wird.

■ **Synonyme**
Yellow fever, Gelbfieber-Virusinfektion.

■ **Erreger**
Das Gelbfieber-Virus gehört zum Genus Flavivirus der Familie der Flaviviridae. Das Virusgenom besteht aus RNA in Plusstrangorientierung.

■ **Epidemiologie**
Gelbfieber ist im sog. Gelbfiebergürtel Afrikas und Südamerikas endemisch [1]. Wiederholt wurde das Virus durch nicht geimpfte Reisende eingeschleppt.

■ **Übertragungswege**
Das Virus wird durch Stechmücken der Aedes- und Haemagogus-Species übertragen. Tierische Reservoire sind Primaten. Bei der Übertragung wird zwischen dem urbanen und sylvatischen Zyklus unterschieden.

■ **Diagnostik**
Der Erregernachweis erfolgt heute mittels Nukleinsäureamplifikationstechniken (NAT). Die serologische Diagnostik basiert auf dem Nachweis von spezifischen Antikörpern der IgM- und IgG-Klasse mittels verschiedener Verfahren. Kreuzreaktionen mit Antikörpern gegen andere Flaviviren kommen vor.

■ **Klinik**
Die Inkubationszeit beträgt 3–6 Tage. Beim klassischen Bild durchläuft die Erkrankung mehrere Phasen: Prodromal-, Remissions-, Intoxikations- und Genesungsphase. Die Erkrankung beginnt mit hohem Fieber bis 41 °C. Im Stadium der Intoxikation kommt es zu Hämorrhagien, Ikterus und Nierenversagen.

■ **Differentialdiagnose**
Malaria, Hepatitis A, Typhus, Leptospirose, Rift-Valley-Fieber, hämorrhagisches Krim-Kongo-Fieber, Ebola-Fieber, Marburg-Fieber, venezolanisches hämorrhagisches Fieber.

■ **Therapie**
Die Behandlung erfolgt symptomatisch und supportiv. Meist ist eine intensivmedizinische Betreuung erforderlich. Zur Prophylaxe steht eine wirksame lebendattenuierte Vakzine zur Verfügung.

Literatur zu 2.8.2.2

1. Robertson SE, Hull BP, Tomori O, et al. Yellow fever – a decade of reemergence. J Am Med Ass 1996; 14: 1157–62.

2.8.3 Arenaviridae

2.8.3.1 Lassa-Fieber

■ **Definition**
Bei Lassa-Fieber handelt es sich um eine durch Nager übertragene Infektion, die durch das gleichnamige Virus verursacht wird.

■ **Synonym**
Lassa-Virusinfektion.

■ **Erreger**
Lassa-Virus gehört zum Genus Arenavirus der Familie der Arenaviridae. Das Virusgenom besteht aus segmentierter einzelsträngiger RNA in Negativstrangorientierung.

■ **Epidemiologie**
Die Erkrankung ist in Westafrika beheimatet. Jährlich werden ca. 100.000 Erkrankungen mit etwa 5000 Todesfällen registriert. Besonders häufig tritt das Virus in Nigeria, Sierra Leone, Ghana, Liberia und Guinea auf. Verwandte Erreger wurden in Mosambik, Zimbabwe und der Zentralafrikanischen Republik gefunden. Die Bedeutung von Lassa-Fieber wird durch die nach Deutschland, England, Japan, USA und Kanada importierten Infektionen verdeutlicht [1].

■ **Übertragungswege**
Das Lassa-Virus wird durch Exkremente der Vielzitzenratte (Mastomys natalensis) übertragen. Die Transmission von Mensch zu Mensch durch Sexualverkehr und enges Zusammenleben ist möglich.

■ **Diagnostik**
Der Erregernachweis erfolgt heute üblicherweise mittels Nukleinsäureamplifikationstechniken (NAT).

■ **Klinik**
Die Inkubationszeit beträgt 7–18 Tage; bei nosokomialer Übertragung schwankt sie zwischen 5 Tagen und 3 Wochen. Die Erkrankung beginnt mit hohem Fieber am 3.–6. Tag, Lumbal-, Gelenkschmerzen, trockenem Husten, exsudativer Pha-

ryngitis mit gelblichen Belägen, gastrointestinalen Symptomen und schmerzloser Lymphadenopathie. Typisch sind faziale und nuchale Ödeme, eine Dyspnoe sowie unstillbares Erbrechen. Neurologische Symptome, die sich zu einer Enzephalopathie entwickeln können, gelten als prognostisch ungünstig. Hämorrhagien treten in etwa 20% der Fälle auf. Nach überstandener Infektion findet sich bei etwa 30% der Patienten eine uni- oder bilaterale Innenohrschwerhörigkeit oder Taubheit. Die Erkrankung dauert 1–4 Wochen. Bei Schwangeren ist die Infektion mit hoher Mortalität von 25% verbunden.

■ Differentialdiagnose
Malaria, Rift-Valley-Fieber, hämorrhagisches Krim-Kongo-Fieber, Ebola-Fieber, Marburg-Fieber.

■ Therapie
Frühzeitige Gabe von Ribavirin senkt die Letalität um das 5- bis 10fache. Eine medikamentöse Prophylaxe mit Ribavirin ist für direkte Kontaktpersonen (Grad I) zu einem an Lassa-Fieber erkrankten Patienten angeraten.

Literatur zu 2.8.3.1

1. Guenther S, Emmerich P, Laue T, et al. Imported Lassa fever in Germany: Molecular characterization of a new Lassa virus strain. Emerg Infect Dis 2000; 6: 466–76.

2.8.3.2 Südamerikanische hämorrhagische Fieber

■ Definition
Zu den Erregern dieser Erkrankungen gehören das Junin-Virus (argentinisches hämorrhagisches Fieber) [1], Machupo-Virus (bolivianisches hämorrhagisches Fieber) [2], Guanarito-Virus (venezolanisches hämorrhagisches Fieber) [3] sowie Sabia-Virus (brasilianisches hämorrhagisches Fieber). Diese Infektionen werden durch verschiedene Nagerspezies übertragen.

■ Synonyme
Argentinisches hämorrhagisches Fieber, bolivianisches hämorrhagisches Fieber, venezolanisches hämorrhagisches Fieber sowie brasilianisches hämorrhagisches Fieber.

■ Erreger
Junin-, Machupo-, Guanarito- und Sabia-Virus gehören zu den Arenaviridae. Sie besitzen ein segmentiertes einzelsträngiges RNA-Genom negativer Polarität.

■ Epidemiologie
Die Erkrankungen treten ausschließlich in den namengebenden Ländern vor. Am besten ist bisher das Junin-Virus untersucht, das in der landwirtschaftlich genutzten Region von Buenos Aires auftritt und derzeit etwa noch 500 Erkrankungsfälle/Jahr verursacht.

■ Übertragungswege
Tierisches Reservoir sind verschiedene Nager. Übertragen werden die Viren durch Nagerexkremente.

■ Diagnostik
Für alle Erkrankungen stehen inzwischen Nukleinsäureamplifikationstechniken für den Erregernachweis zur Verfügung. Mittels diverser serologischer Verfahren lassen sich spezifische Antikörper der IgM- und IgG-Klasse nachweisen.

■ Klinik
Die Erkrankungen beginnen nach einer Inkubationszeit von maximal 21 Tagen im Gegensatz zu anderen hämorrhagischen Fiebern eher schleichend mit einer unspezifischen Prodromalsymptomatik. Als Komplikation kommt es zu neurologischen Störungen mit einer Enzephalopathie und zu Hämorrhagien. Die Letalität beträgt unbehandelt 10–30%.

■ Differentialdiagnose
Gelbfieber, hämorrhagisches Dengue-Fieber.

■ Therapie
Therapeutisch sind Ribavirin und ein in Argentinien speziell hergestelltes humanes Junin-Hyperimmunglobulin bei Junin-Virusinfektion wie auch vermutlich beim bolivianischen hämorrhagischen Fieber wirksam. Für die Guanarito- und Sabia-Virusinfektion erfolgt die Therapie symptomatisch und supportiv.

Zur Protektion vor einer Junin-Virusinfektion steht in Argentinien eine wirksame und verträgliche lebendattenuierte Vakzine zur Verfügung.

Literatur zu 2.8.3.2

1. Enria DA, Maiztegui JI. Antiviral treatment of Argentine hemorrhagic fever. Antiviral Res 1994; 23: 23–31.
2. Kilgore PE, Ksiazek TG, Rollin PE, et al. Treatment of Bolivian hemorrhagic fever with intravenous ribavirin. Clin Infect Dis 1997; 24: 718–22.
3. De Manzione N, Salas RA, Paredes H, et al. Venezuelan hemorrhagic fever: clinical and epidemiological studies of 165 cases. Clin Infect Dis 1998; 26: 308–13.

2.8.4 Filoviridae

2.8.4.1 Marburg-Fieber

■ **Definition**
Beim Marburg-Fieber handelt es sich um ein virusbedingtes hämorrhagisches Fieber, verursacht durch das Marburg(MBG)-Virus, mit bisher unbekanntem tierischem Reservoir.

■ **Synonym**
Marburg-Virusinfektion.

■ **Erreger**
MBG-Virus gehört in die Familie der Filoviridae. Das Genom des MBG-Virus besteht aus einer linearen, einzelsträngigen RNA-negativen Polarität.

■ **Epidemiologie**
Das MBG-Virus trat erstmals 1967 in Erscheinung, als Beschäftigte der Behring-Werke in Marburg/Lahn an einem bis dato unbekannten hämorrhagischen Fieber erkrankten. Die Indexfälle hatten zuvor direkten Kontakt zu Blut, Organen oder primären Zellkulturen, die von Grünen Meerkatzen gewonnen wurden. Der letzte Ausbruch ereignete sich vor kurzem in der DR Kongo. Seroepidemiologische Untersuchungen lassen jedoch ein Vorkommen des MBG-Virus in verschiedenen afrikanischen Ländern vermuten [1].

■ **Übertragungswege**
Bei den bisherigen Ausbrüchen des MBG-Virus spielte bei der initialen Infektion meist ein direkter Kontakt zu infizierten Tieren bzw. deren Blut, Organen oder Exkrementen die entscheidende Rolle. Die Erfahrungen zeigten, daß sekundäre Infektionen im wesentlichen das direkte familiäre Umfeld und den nosokomialen Bereich betreffen.

■ **Diagnostik**
Der Erregernachweis erfolg heute üblicherweise mittels Nukleinsäureamplifikationstechniken. Der Nachweis von Antikörpern erfolgt mittels der diversen serologischen Verfahren.

■ **Klinik**
Die Inkubationszeit beträgt etwa 3–5 Tage. Nach einer nur wenige Tage dauernden Prodromalzeit beginnt die Erkrankung mit hohem Fieber, schwerstem Krankheitsgefühl, Myalgien und Arthralgien. Im weiteren Verlauf der Erkrankung treten ein makulöses Exanthem, Enanthem, Konjunktivitis, Erbrechen, Übelkeit und Diarrhoen hinzu. Bei den Patienten besteht oftmals eine extreme

Exsikkose. Als Komplikationen können Nierenversagen sowie ZNS-Symptome mit Bewußtseinseintrübung bis hin zum Koma auftreten. Hämorrhagische Symptome finden sich bei etwa 25% der Patienten. Der Tod tritt infolge eines hämorrhagischen Schocks, eines Herz-Kreislauf-Versagens, Nierenversagens oder eines zerebralen Komas, bedingt durch Hirnblutungen, ein.

■ Differentialdiagnose
Malaria, Rift-Valley-Fieber, hämorrhagisches Krim-Kongo-Fieber, Ebola-Fieber, Gelbfieber.

■ Therapie
Die Behandlung erfolgt intensivmedizinisch symptomatisch und supportiv.

Literatur zu 2.8.4.1

1. Feldmann H, Slenczka W, Klenk HD. Emerging and reemerging of filoviruses. Arch Virol (Suppl) 1996; 11: 77–100.

2.8.4.2 Ebola-Fieber

■ Definition
Ebola-Fieber, verursacht durch das gleichnamige Virus, ist ein virusbedingtes hämorrhagisches Fieber mit hoher Letalität.

■ Synonym
Ebola-Virusinfektion.

■ Erreger
Das Ebola(EBO)-Virus gehört in die Familie der Filoviridae. Das Genom des EBO-Virus besteht aus einer linearen, einzelsträngigen RNA-negativen Polarität.

■ Epidemiologie
Das EBO-Virus wurde erstmals bei zwei Ausbrüchen im Sudan und in Zaire 1976 nachgewiesen. Typisch für diese Infektion sind schwerste Hämorrhagien und eine hohe Letalität [1–3]. Seither kam es wiederholt zu Epidemien in der DR Kongo, Uganda, Gabon sowie zu sporadischen Fällen an der Elfenbeinküste. Das tierische Reservoir dieser Infektion konnte bis heute nicht ermittelt werden.

■ Übertragungswege
Nach bisherigen Erkenntnissen wurde bei den Indexfällen als Ansteckungsquelle meist ein direkter Kontakt zu infizierten Tieren bzw. deren Blut, Organen oder Exkrementen vermutet. Sekundäre Infektionen erfolgten dann durch Mensch-zu-Mensch-Kontakte sowie nosokomial. Eine aerogene Übertragung kann nicht ausgeschlossen werden.

■ Diagnostik
Der Erregernachweis erfolgt heute üblicherweise mittels Nukleinsäureamplifikationstechniken. Der Nachweis von Antikörpern erfolgt mittels diverser serologischer Verfahren.

■ Klinik
Die Inkubationszeit beträgt etwa 5–7 Tage. Nach einer nur wenige Tage dauernden Prodromalzeit beginnt die Erkrankung mit hohem Fieber, schwerstem Krankheitsgefühl, Myalgien und Arthralgien. Im weiteren Verlauf der Erkrankung treten ein makulöses Exanthem, Enanthem, Konjunktivitis, Erbrechen, Übelkeit und Diarrhoen hinzu. Bei den Patienten besteht oftmals eine extreme Exsikkose. Als Komplikationen können ein Nierenversagen sowie ZNS-Symptome mit Bewußtseinseintrübung bis hin zum Koma auftreten. Hämorrhagische Symptome finden sich bei etwa 25% der Patienten. Der Tod tritt infolge eines hämorrhagischen Schocks, eines Herz-Kreislauf-Versagens, Nierenversagens oder eines zerebralen Komas, bedingt durch Hirnblutungen, ein. Die Letalität beträgt etwa 70%.

■ Differentialdiagnose
Malaria, Rift-Valley-Fieber, hämorrhagisches Krim-Kongo-Fieber, Marburg-Fieber, Gelbfieber.

■ Therapie
Die Behandlung erfolgt intensivmedizinisch symptomatisch und supportiv.

Literatur zu 2.8.4.2

1. Feldmann H, Slenczka W, Klenk HD. Emerging and reemerging of filoviruses. Arch Virol (Suppl) 1996; 11: 77–100.
2. Peters CJ, LeDuc JW. An introduction to Ebola: the virus and the disease. J Infect Dis 1999; 179 (Suppl): IX–XVI.
3. Khan AS, Sanchez A, Pflieger AK. Filoviral haemorrhagic fevers. Br Med Bull 1998; 54: 675–92.

2.8.5 Bunyaviridae

2.8.5.1 Rift-Valley-Fieber

■ **Definition**
Beim Rift-Valley-Fieber (RVF) handelt es sich um eine durch Stechmücken übertragene Virusinfektion, die durch das gleichnamige Virus (RVFV) verursacht wird.

■ **Synonyme**
Rift-Tal-Fieber, Rift-Valley-Fieber-Virusinfektion.

■ **Erreger**
RVFV gehört zum Genus Phlebovirus der Familie der Bunyaviridae. Das Virusgenom besteht aus segmentierter einzelsträngiger RNA-negativer Polarität.

■ **Epidemiologie**
Erstmals um 1930 in Ostafrika aufgetreten, ist diese Infektion heute infolge des Tierhandels in weiten Teilen Afrikas sowie dem Mittleren Osten endemisch [1]. 200.000 Erkrankungs- und ca. 600 Todesfälle wurden 1977 in Ägypten gezählt. 1987 wurde erstmals ein RVF-Ausbruch im Senegal mit etwa 25.000 Fällen beobachtet. Die RVFV-Infektion ist für die Viehzucht von erheblicher Bedeutung.

■ **Übertragungswege**
RVFV wird durch Stechmücken (Aedes, Anopheles, Culex, Eretmapodites, Mansonia, Culicoides) übertragen. Reservoire sind Nutztiere, bei denen die Infektion oft letal verläuft. Rift-Valley-Fieber ist eine typische Epizoonose. Wenn das RVF-Virus während solcher Enzootien durch Mücken auf Menschen übertragen wird, kann es zu Epidemien kommen. RVFV kann auch aerogen, z. B. beim Schlachten von Tieren, oder durch Kontakt mit Kadavern auf den Menschen übertragen werden.

■ **Diagnostik**
Der Erregernachweis erfolgt heute durch den Nachweis von viraler RNA mittels Nukleinsäureamplifikationstechniken (NAT). Serologisch lassen sich spezifische Antikörper der IgM- und IgG-Klasse mittels verschiedener Methoden nachweisen.

■ **Klinik**
Nach einer Inkubationszeit von 2–6 Tagen verläuft die Infektion meist symptomatisch, wobei es oftmals nur zu einer akuten fieberhaften Erkrankung kommt. Komplikationen mit Hämorrhagien, Enzephalitis, Hepatitis, Chorioretinitis und Netzhautblutungen betreffen 1 % der Infizierten. Die Retinitis tritt ca. 3 Wochen

nach der akuten Erkrankung auf und führt bei 50% der Patienten zu Residuen bis zur Erblindung. Letale Verläufe sind bei Hämorrhagien und Enzephalitis häufig.

■ **Differentialdiagnose**
Hämorrhagisches Krim-Kongo-Fieber, Ebola-Fieber, Marburg-Fieber, Gelbfieber, hämorrhagisches Dengue-Fieber.

■ **Therapie**
Die spezifische Therapie erfolgt mit Ribavirin.

Literatur zu 2.8.5.1

1. CDC. Rift Valley fever – East Africa, 1997–1998. Morb Mort Wkly Rep 1998; 47: 261–4.

2.8.5.2 Hämorrhagisches Krim-Kongo-Fieber

■ **Definition**
Beim hämorrhagischen Krim-Kongo-Fieber handelt es sich um eine durch Zecken übertragene Infektion, die durch das gleichnamige Virus (CCHFV) verursacht wird.

■ **Synonyme**
Crimean-Congo haemorrhagic fever, Kongo-Krim-Fieber, hämorrhagische Krim-Kongo-Fieber-Virusinfektion.

■ **Erreger**
CCHFV gehört zum Genus Nairovirus der Familie der Bunyaviridae. Das Genom besteht aus segmentierter einzelsträngiger RNA in Plusstrangorientierung.

■ **Epidemiologie**
Die Erkrankung ist bereits seit dem 11./12. Jahrhundert in Zentralasien bekannt. Der Erreger ist im östlichen und südöstlichen Europa, dem Mittleren Osten, Zentralasien und weiten Teilen Afrikas endemisch [1]. Für die Ausbreitung der Infektion spielen Zecken der Hyalomma-Species, die vornehmlich Vögel befallen, eine wichtige Rolle. Die Erkrankung tritt entweder als sporadische Infektion oder als kleinere Epidemie auf. Aufgrund der nosokomialen Übertragbarkeit des Erregers wurden wiederholt Krankenhausepidemien gemeldet.

■ Übertragungswege

Das Virus wird durch Zeckenstich übertragen. Tierisches Reservoir sind zumeist Nutztiere, wie Schafe, Ziegen, Kamele und Rinder. Die Infektion des Menschen erfolgt durch engen Kontakt mit zeckenbefallenen Tieren. Weitere Ansteckungsquelle ist das Blut oder Fleisch infizierter Tiere. Von besonderer Bedeutung ist die nosokomiale Übertragbarkeit von CCHFV durch Kontakt mit infektiösem Blut, Urin oder Stuhl von Erkrankten.

■ Diagnostik

Der Erregernachweis erfolgt durch den Nachweis von viraler RNA mittels Nukleinsäureamplifikationstechniken (NAT). Der Nachweis von spezifischen Antikörpern ist für die Diagnostik der akuten Infektion ohne Bedeutung.

■ Klinik

Die Inkubationszeit liegt zwischen 5 und 12 Tagen. Die Erkrankung beginnt mit abrupt einsetzendem hohem Fieber, Schüttelfrost, Malaise, Kopf-, Glieder- und Muskelschmerzen. Es treten Oberbauchbeschwerden mit Übelkeit und Erbrechen hinzu. Typisch sind ferner ein Gesichts- und Nackenödem sowie eine Hyperämie der Konjunktiven und des Pharynx. Hämorrhagische Symptome zeigen sich meist zuerst mit Petechien an Gaumen und Rücken. Schwerste Hämorrhagien mit Darmblutungen, Hämatemesis und Ekchymosen treten um den 4.–5. Krankheitstag hinzu (Abb. 2.8-2). Die Letalität beträgt 10–80%.

■ Differentialdiagnose

Rift-Valley-Fieber, Ebola-Fieber, Marburg-Fieber, Gelbfieber, hämorrhagisches Dengue-Fieber.

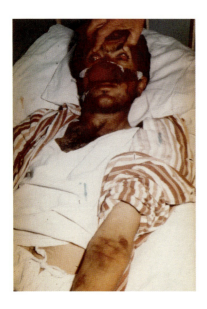

Abbildung 2.8-2 Hämorrhagien bei einem letal verlaufenden Fall von hämorrhagischem Krim-Kongo-Fieber.

■ Therapie
Die spezifische Therapie erfolgt mit Ribavirin, das sowohl oral als auch intravenös verabreicht werden kann. Eine medikamentöse Prophylaxe mit Ribavirin ist für direkte Kontaktpersonen (Grad I) zu einem mit CCHFV-infizierten Patienten angeraten.

Literatur zu 2.8.5.2

1. Schwarz TF, Nsanze H, Ameen AM. Clinical features of Crimean-Congo haemorrhagic fever in the United Arab Emirates. Infection 1997; 25: 364–7.

2.8.5.3 Hanta-Virusinfektionen

■ Definition
Bei den Hantaviren werden mehrere Serogruppen unterschieden, die verschiedene sowie unterschiedlich schwer verlaufende Krankheitsbilder verursachen. Im wesentlichen handelt es sich dabei um akutes Nierenversagen oder ein akutes Atemnotsyndrom. Hanta-Virusinfektionen werden durch unterschiedliche Nager übertragen.

■ Synonyme
Hämorrhagisches Fieber mit renalem Syndrom (Hantaanvirus, Balkan-Hantaviren), epidemische Nephropathie (Puumula-Virus, Dobrava-Virus), Hanta-pulmonary-Syndrom (Sin-Nombre-Virus, Andes-Virus, Laguna-Negra-Virus).

■ Erreger
Bei den Hantaviren lassen sich mehrere Serotypen unterscheiden. Sie gehören zum Genus Hantavirus der Familie der Bunyaviridae. Das Virusgenom besteht aus segmentierter einzelsträngiger RNA negativer Polarität.

■ Epidemiologie
Hantaviren kommen in Asien, Europa, Nord- und Südamerika vor [1]. Typisch für die Verbreitungsgebiete ist ein fokales Vorkommen. Infektionen erfolgen meist sporadisch, jedoch ist auch ein epidemisches Auftreten möglich.

■ Übertragungswege
Die Übertragung der verschiedenen Hantavirus-Serotypen erfolgt durch Kontakt mit Speichel, Urin und Fäzes von infizierten Nagern. Typisch ist eine strikte Reservoirbindung. Bei den südamerikanischen Hantaviren wird eine Mensch-zu-Mensch-Übertragung angenommen.

■ Diagnostik

Der Erregernachweis mittels Nachweis von viralen Genomen durch Nukleinsäureamplifikationstechniken wie auch die Isolierung in Zellkulturen gelingen nur selten. Akute Infektionen werden in der Regel durch den Nachweis spezifischer Antikörper der IgM- und IgG-Klasse nachgewiesen. Eine Kreuzreaktivität von Antikörpern gegen die verschiedenen Hantaviren ist zu berücksichtigen.

■ Klinik

Die Inkubationszeit beträgt 1–4 Wochen. Die Erkrankung beginnt abrupt mit Fieber, Myalgien, okulären Schmerzen und konjunktivaler Injektion. Bereits früh treten hämorrhagische Symptome hinzu. Abhängig vom Erreger kommt es entweder zu einem akuten Nierenversagen oder einem akuten Atemnotsyndrom. Die Letalität reicht von unter 1% bei der epidemischen Nephropathie über 10% beim HFRS bis zu 50–60% bei HPS.

■ Differentialdiagnose

Aufgrund des unterschiedlichen geographischen Vorkommens der Hantaviren sind mögliche Differentialdiagnosen variabel. Generell ist an Leptospirose, Q-Fieber, Rickettsiose sowie Mykoplasmose zu denken.

■ Therapie

Durch die Verabreichung von Ribavirin läßt sich die Mortalität beim HFRS signifikant reduzieren. Auch bei der epidemischen Nephropathie ist dieses Nukleosidanalogon wirksam. Beim HPS konnte jedoch durch Ribavirin keine Beeinflussung auf den Erkrankungsverlauf beobachtet werden. Die weitere Behandlung erfolgt symptomatisch und supportiv.

Literatur zu 2.8.5.3

1. Wells RM, Young J, Williams J, et al. Hantavirus transmission in the Unites States. Emerg Infect Dis 1997; 3: 361–5.

2.9 Masern

Peter Höger

■ **Definition**
Akute, hochkontagiöse Viruserkrankung, die in zwei Phasen – einem katarrhalischen Prodromalstadium und einem hochfieberhaften Exanthemstadium – verläuft.

■ **Synonyme**
Morbilli, Measles, Rubeola.

■ **Erreger**
Das Masernvirus ist ein einzelsträngiges RNA-Virus, das zum Genus Morbillivirus und zur Familie der Paramyxoviridae gehört. Es ist nur ein Serotyp bekannt.

■ **Epidemiologie**
Prävalenz und Altersgipfel von Masern sind abhängig von der Durchimpfungsrate der Bevölkerung. In Entwicklungsländern stellen Masern eine Erkrankung des Kleinkindesalters dar; sie verläuft dort häufig letal, da aufgrund der Masern-typischen zellulären Immundefizienz viele Kinder nach durchgemachter Masernerkrankung an einer Tuberkulose erkranken. Durch systematische Impfprogramme konnten Masern in vielen Ländern (USA, England, Schweden, Finnland) fast komplett eliminiert werden. In Deutschland kommt es aufgrund einer relativ niedrigen Durchimpfungsrate immer wieder zu Epidemien; bei der letzten Epidemie 1996 erkrankten mindestens 30.000 Personen. Seit Einführung der aktiven Impfung erkranken vornehmlich (ungeimpfte) Jugendliche und junge Erwachsene.

■ **Übertragungswege**
Die Übertragung erfolgt durch Tröpfcheninfektion und durch direkten Kontakt. Kontagiositäts- und Manifestationsindizes sind hoch (> 95%). Das Virus wird während des Prodromal- und zu Beginn des Exanthemstadiums über den Nasenrachenraum ausgeschieden, kann aber auch in Blut und Urin nachgewiesen werden. Infizierte Personen sind 3–5 Tage vor bis 4 Tage nach Exanthemausbruch infektiös. Während der Prodromalphase ist die Infektiosität am höchsten. Bei Immunsupprimierten dauert die Ausscheidungsphase länger. Nach durchgemachter Masernerkrankung hält die Immunität lebenslang an.

■ Diagnostik

Die Diagnose wird insbesondere bei gehäuften Erkrankungsfällen klinisch gestellt. Im Blutbild findet sich eine Leukozytopenie (Lympho- und Neutropenie). In Einzelfällen kann die Diagnose serologisch bestätigt werden; masernspezifisches IgM läßt sich im ELISA etwa vom 3. Exanthemtag an nachweisen. Bei (möglicherweise nicht ausreichend oder zu spät) Geimpften ist nur ein 4facher Titeranstieg im Hämagglutination-Hemmtest (HHT) oder IgG-ELISA beweisend für eine Infektion. Bei immunsupprimierten Patienten kann ein Direktnachweis des Virus mittels PCR oder Viruskultur aus Körperflüssigkeiten versucht werden.

■ Klinik

Nach einer Inkubationszeit von 8–12 Tagen beginnt die Erkrankung mit katarrhalischen Symptomen wie Konjunktivitis, Rhinitis, Halsschmerz und trockenem Husten (Prodromalstadium), die von mäßiggradigem Fieber begleitet sind. Am 3. Erkrankungstag, einen Tag vor Ausbruch des Exanthems, treten im Bereich der Wangenschleimhaut in Höhe der 1. Molaren kalkspritzerartige weiße Flecken auf, die von einem roten Saum umgeben sind (Koplik-Flecken) und bis zum 2. Tag des Exanthemstadiums persistieren. Nachdem das Fieber zunächst leicht zurückgeht, kehrt es mit Ausbruch des Exanthems am 4. Erkrankungstag zurück, begleitet von Kopfschmerz und schwerem Krankheitsgefühl. Das Exanthem ist teils grobfleckig makulös, teils makulopapulös, anfangs hellrot, dann rasch nachdunkelnd. Typisch ist die Konfluenz vieler Maculae (Abb. 2.9-1). Das Exanthem beginnt im Gesicht bzw. retroaurikulär und schreitet innerhalb von 2–3 Tagen in kranio-kaudaler Richtung fort, während es an den zunächst betroffenen Arealen bereits wieder abblaßt, teils mit einer feinlamellären Schuppung. Vereinzelt werden Petechien und Ekchymosen beobachtet. Das Exanthemstadium dauert insgesamt 4–6 Tage.

■ Komplikationen

- Pneumonie, entweder virusbedingt („Hechtsche Riesenzellpneumonie") oder als bakterielle Bronchopneumonie;

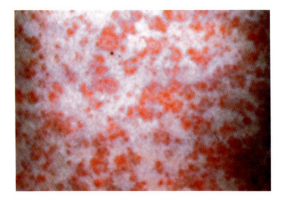

Abbildung 2.9-1 Typische Konfluenz der erythematösen Maculae bei Masern.

- Otitis media, meist durch bakterielle Superinfektion;
- Masernkrupp (Laryngotracheitis);
- Appendizitis;
- Enzephalitis und subakute sklerosierende Panenzephalitis (SSPE, Slow-virus-Infektion nach früher durchgemachter Maserninfektion, Häufigkeit 1:100.000, bei Geimpften 1:1.000.000);
- Reaktivierung einer abgelaufenen Tuberkulose.

■ Differentialdiagnose

Morbilliforme Exantheme treten gelegentlich bei Adenovirus- oder EBV-Infektionen auf. Am häufigsten werden sie als Arzneimittelexanthem (z. B. auf Aminopenicilline, Carbamazepin) beobachtet.

■ Therapie

Eine kausale Therapie ist nicht etabliert; bei Immunsupprimierten mit schwerem Krankheitsverlauf ist ein Therapieversuch mit Ribavirin zu diskutieren. In Entwicklungsländern konnte durch eine Vitamin-A-Substitution die Masernletalität gesenkt werden. Die wichtigste prophylaktische Maßnahme ist die aktive Masernimpfung, vorzugsweise als Masern-, Mumps-, Röteln-Dreifachimpfung (bzw. neu als Vierfachimpfung mit Varizellen) mit 12–15 Monaten, in Entwicklungsländern oder bei Masernendemien bereits mit (6–)9 Monaten. Die 2. MMR-Impfung soll mit 16–24 Monaten und frühestens einen Monat nach Erstimpfung erfolgen, und zwar auch bei anamnestisch angegebener, aber nicht serologisch verifizierter Masern- oder Rötelnerkrankung. Die Impfung kann in jedem Lebensalter erfolgen. Bei Immunkompromittierten ist innerhalb von 2–3 Tagen nach Exposition eine passive Prophylaxe mit humanem Standard-Immunglobulin zu erwägen.

Literatur zu 2.9

1. Krafchik BR. Viral Exanthems. In: Harper J, Oranje A, Prose N (eds). Textbook of Pediatric Dermatology. Oxford: Blackwell Science, 2000: 329–32.
2. Kreth HW. Masern. In: Deutsche Gesellschaft für Pädiatrische Infektiologie (Hrsg). Handbuch Infektionen bei Kindern und Jugendlichen. 3. Aufl. München: Futuramed Verlag, 2000: 432–6.
3. Maldonado Y. Measles. In: Behrman RE, Kliegman RM, Jenson HB (eds). Textbook of Pediatrics. 16th edn. Philadelphia: WB Saunders, 2000: 946–51.
4. Ständige Impfkommission am Robert-Koch-Institut. Impfempfehlungen der STIKO (Stand: Juli 2001). Epidemiologisches Bulletin 2001; 28: 203–18.

2.10 Röteln

Peter Höger

■ Definition
Akute virale Infektionskrankheit mit allenfalls diskreten Allgemeinsymptomen, Mikrolymphadenopathie und feinfleckigem Exanthem.

■ Synonyme
Rubella, German measles.

■ Erreger
Das Rubellavirus ist ein RNA-Virus des Genus Rubivirus aus der Familie der Togaviridae.

■ Epidemiologie
Während die Rötelninfektion früher alle 6–9 Jahre pandemisch auftrat, ist die Rötelninzidenz nach Einführung der Impfung deutlich gesunken.

■ Übertragungswege
Röteln werden durch Tröpfcheninfektion sowie diaplazentar übertragen. Das Virus ist aus dem Nasopharynx bis zu 7 Tage vor Exanthembeginn und 7–8 Tage nach Abklingen des Exanthems nachgewiesen worden. Es ist außerdem in Blut, Urin und Stuhl nachweisbar. Die Ausscheidungsphase ist bei Kindern mit Rötelnembryopathie verlängert.

■ Diagnostik
Da die Rötelninfektion oft oligosymptomatisch verläuft, muß die Diagnose serologisch durch vierfachen Titeranstieg im Hämagglutination-Hemmtest bzw. Nachweis von spezifischem IgM im ELISA (IgM nur für 3–4 Wochen nachweisbar!) bestätigt werden. Das Blutbild ist uncharakteristisch. Bei Verdacht auf intrauterine Rötelninfektion kann der Virusnachweis aus Chorionzotten mittels PCR geführt werden; für eine Infektion spricht auch der Nachweis von spezifischem IgM in fetalem Blut. Bei Neugeborenen mit konnatalen Röteln kann der Erreger mittels PCR oder Virusanzucht in Nasopharyngealsekret, Urin und Blut nachgewiesen werden.

Klinik

Nach einer Inkubationszeit von 14–21 Tagen treten bei 75% der Infizierten prodromal uncharakteristische Allgemeinsymptome auf (leichtes Fieber, Rhinitis, Pharyngitis, Konjunktivitis), bevor es zu einem diskreten, blaßrötlichen, kleinfleckig-makulösen oder makulopapulösen Exanthem kommt (Abb. 2.10-1). Dieses beginnt im Gesicht, breitet sich über Stamm und Extremitäten aus und ist nach 1–3 Tagen bereits wieder verschwunden. Insbesondere okzipital und retroaurikulär kommt es – oft bereits vor Exanthembeginn – zu einer schmerzhaften Lymphknotenschwellung. Ein Exanthem wird nur bei 50% der Infizierten beobachtet; mindestens 25% der Rötelninfektionen verlaufen gänzlich asymptomatisch. Der Kontagiositätsindex (für intrafamiliäre Übertragung) liegt bei 50–60%.

Komplikationen

Bei Jugendlichen, bevorzugt bei Mädchen, treten im Anschluß an das Exanthem gelegentlich flüchtige Arthralgien oder klinisch manifeste Arthritiden auf. Seltener sind Enzephalitis, Polyradikulitis und thrombozytopenische Purpura. Bei einer Rötelninfektion der Mutter während der Schwangerschaft kann es zu intra-

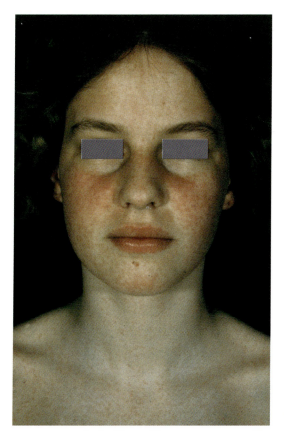

Abbildung 2.10-1 Feinfleckiges Exanthem bei Röteln.

uterinem Fruchttod, Frühgeburtlichkeit oder konnatalen Röteln kommen. Bei einer Rötelninfektion während der 1.–11. Schwangerschaftswoche liegt das Fehlbildungsrisiko bei 65–85%. Das konnatale Rubellasyndrom (Gregg-Syndrom) ist durch Dystrophie und psychomotorische Retardierung, Mikrozephalie, Taubheit, Augen- und Herzfehlbildungen u.a. gekennzeichnet.

■ **Differentialdiagnose**
Exantheme bei Masern, Scharlach, EBV-, Enterovirus-Infektionen, Exanthema subitum, Arzneimittelexanthem.

■ **Therapie und Prophylaxe**
Eine kausale Behandlung ist nicht möglich und bei postnatalen Infektionen in der Regel auch nicht erforderlich. Prophylaxe durch Routine-Lebendimpfung, vorzugsweise als Kombinationsimpfung MMR mit 12–15 Monaten (s. Kap. 2.9 Masern; Therapie). Die Gabe spezifischen Immunglobulins (innerhalb von 72 Stunden nach Exposition) stellt keinen sicheren Schutz vor einer diaplazentaren Infektion dar.

Literatur zu 2.10

1. Cherry JD. Rubella virus. In: Feigin RD, Cherry JD (eds). Textbook of pediatric infectious diseases. 4th edn. Philadelphia: WB Saunders, 1998; 1922–49.
2. Huppertz HI. Röteln. In: Deutsche Gesellschaft für Pädiatrische Infektiologie (Hrsg). Handbuch Infektionen bei Kindern und Jugendlichen. 3. Aufl. München: Futuramed Verlag, 2000: 521–6.
3. Maldonado Y. Rubella. In: Behrman RE, Kliegman RM, Jenson HB (eds). Textbook of Pediatrics. 16th edn. Philadelphia: WB Saunders, 2000: 951–4.

2.11 Infantile papulöse Akrodermatitis (Gianotti-Crosti-Syndrom)

Peter Höger

■ Definition
Die infantile papulöse Akrodermatitis (Gianotti-Crosti-Syndrom) wurde 1955 separat von Gianotti und Crosti beschrieben. Es handelt sich um eine selbstlimitierende, akute, parainfektiöse Erkrankung, die durch symmetrische, akral lokalisierte Papeln gekennzeichnet ist.

■ Synonyme
Papulöse Akrodermatitis des Kindesalters, papulovesikulöses akrolokalisiertes Syndrom, infantiles akrolokalisiertes Syndrom, Crosti-Gianotti-Syndrom.

■ Erreger
Die von den Erstbeschreibern berichtete enge bzw. ausschließliche Assoziation mit der Hepatitis B ließ sich in neueren Untersuchungen an größeren Fallserien nicht bestätigen [1]. Vielmehr überwiegt das Epstein-Barr-Virus, gefolgt von CMV und einer Vielzahl anderer, meist viraler Erreger (Parvovirus B19, HHV-6, Coxsackie-Virus A16 und B, Parainfluenza-Virus, Adenovirus, Rotavirus, RSV, Hepatitis A u.a.); auch nach Impfungen (Influenza, Diphtherie, Pertussis, Polio, BCG, MMR) traten Fälle von Gianotti-Crosti-Syndrom auf [1, 2]. Das Gianotti-Crosti-Syndrom stellt somit nicht ein erregerspezifisches Exanthem, sondern ein parainfektiöses kutanes Reaktionsmuster dar.

■ Epidemiologie
Das Gianotti-Crosti-Syndrom tritt bevorzugt im Kleinkindes- und Vorschulalter und nur selten bei älteren Schulkindern auf; über betroffene Erwachsene liegen nur Einzelfallberichte vor [3]. Das Krankheitsbild wird weltweit beobachtet. In Nordamerika und Nordeuropa ist eine Assoziation mit Hepatitis B eher die Ausnahme; in Italien fand sich 1992 eine (meist anikterische) Hepatitis-B-Virusinfektion in 22,4 % der Fälle [1].

■ Übertragungswege
Abhängig vom auslösenden Virus kommen aerogene, fäkal-orale und parenterale Übertragung in Frage.

Diagnostik

In Zweifelsfällen kann die Verdachtsdiagnose durch eine Hautbiopsie verifiziert werden, bei der ein ausgeprägtes Ödem der papillären Dermis, eine Hyperplasie der Reteleisten und ein dichtes T-zelluläres Infiltrat imponieren. Ätiologisch sollte eine Hepatitis B ausgeschlossen werden; wahrscheinlichster Auslöser in Nordeuropa und Nordamerika ist EBV. Eine routinemäßige serologische Abklärung aller potentiellen Erreger ist nicht sinnvoll.

Klinik

Symmetrisch im Bereich der Wangen, der Streckseiten der Extremitäten und glutäal kommt es akut zur Eruption erythematöser, selten hämorrhagischer, anfangs meist monomorpher Papeln von 1–10 mm Durchmesser. Bei Kleinkindern werden eher größere und häufig sukkulente bzw. papulo-vesikulöse Effloreszenzen beobachtet. In vielen Fällen wird über einen vorausgehenden, manchmal fieberhaften Infekt der oberen Luftwege oder des Magen-Darm-Traktes berichtet. Bei der klinischen Untersuchung sind gelegentlich Lymphadenopathie oder Hepatosplenomegalie festzustellen. Die Hautveränderungen persistieren für 3–4, manchmal 2–4 Monate und sind bei stärkerer Ausprägung leicht pruriginös. In Einzelfällen wurde über Rezidive nach einer erneuten Infektion mit einem anderen Virus berichtet. Eine klinische Unterscheidung von HBsAg-positiven und -negativen Fällen ist entgegen ursprünglichen Annahmen nicht möglich [1].

Differentialdiagnose

Das klinische Bild ist meist eindeutig; differentialdiagnostisch kommen z. B. Skabies oder die papulopruriginöse Form des atopischen Ekzems in Frage.

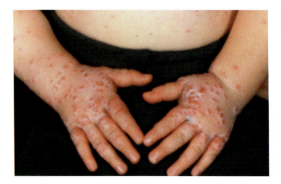

Abbildung 2.11-1 Gianotti-Crosti-Syndrom: sukkulente, erythematöse Papeln im Bereich der Unterarme.

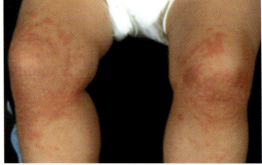

Abbildung 2.11-2 Gianotti-Crosti-Syndrom: Papeln der Unterschenkel.

■ **Therapie und Prophylaxe**

Die Behandlung erfolgt symptomatisch mit juckreizstillenden, blanden Externa wie Lotio alba aquosa. In hartnäckigen Fällen können kurzfristig ein topisches Steroid (Klasse I–II), bei heftigem Juckreiz evtl. zusätzlich orale Antihistaminika angewendet werden. Aufgrund der Vielfalt möglicher Erreger steht eine kausale Therapie oder spezifische Prophylaxe des Gianotti-Crosti-Syndroms nicht zur Verfügung. Behandlungsansätze ergeben sich ggf. bei Nachweis einer chronisch aktiven Hepatitis B.

Literatur zu 2.11

1. Caputo R, Gelmetti C, Ermacora E, Gianni E, Silvestri A. Gianotti-Crosti syndrome: A retrospective analysis of 308 cases. J Am Acad Dermatol 1992; 26: 207–10.
2. Bjorge Nelson JS, Seabury Stone M. Update on selected viral exanthems. Curr Opin Pediatr 2000; 12: 359–64.
3. Mempel M, Abeck D, Bye-Hansen T, Ring J. Gianotti-Crosti-Syndrome in an adult patient following a recently acquired Epstein-Barr-Virus infection. Acta Derm Venereol Suppl (Stockh) 1996; 76: 502–3.

2.12 Dermatologische Manifestationen bei Hepatitis-A-, Hepatitis-B- und Hepatitis-C-Infektionen

Beate Tebbe, Ralf Husak

■ **Definition**

Die Hepatitisviren A–E sind, neben anderen Viren, für die akute Virushepatitis verantwortlich. Für Hepatitis A, B und C sind extrahepatische Manifestationen beschrieben, wobei Manifestationen an Haut und Gefäßen eine dominante Rolle spielen. Die Assoziationen zwischen den genannten Hepatitis-Viren und Dermatosen beziehen sich im wesentlichen auf die zeitliche Konkordanz der Krankheitsmanifestationen bzw. zum Teil auch auf den direkten Nachweis von Viruspartikeln in den betroffenen Hautbereichen.

■ **Erreger**

Das *Hepatitis-A-Virus* ist ein RNA-Virus, zur Gruppe der Pikornaviren gehörend. Die Inkubationszeit der Erkrankung beträgt 4–5 Wochen.

Das *Hepatitis-B-Virus* ist ein DNA-Virus und gehört zu den Hepadnaviren. Die Inkubationszeit der Hepatitis B beträgt 1–6 Monate.

Das *Hepatitis-C-Virus* ist ein RNA-Virus aus der Gruppe der Flaviviridae. Die Inkubationszeit beträgt 6–12 Wochen.

■ **Epidemiologie**

Die *Hepatitis A* ist eine weitverbreitete Infektionskrankheit, die in den Tropen sogar endemisch auftritt. Risikogruppen in gemäßigtem Klima sind Personal in Kinderkliniken, -gärten und -tagesstätten, Endoskopiepersonal, Küchenpersonal, Urlaubsreisende in subtropische Länder und Homosexuelle.

Die *Hepatitis B* tritt in tropischen/subtropischen Regionen endemisch mit einer Prävalenzrate von Hepatitis-B-Virusträgern von bis zu 20% in der Bevölkerung auf. In Deutschland liegt die Prävalenz von Hepatitis-B-Antigen-Trägern bei ca. 0,1%.

Die Prävalenz der *Hepatitis C* in Deutschland beträgt 0,2–0,8% in der Bevölkerung. Es werden mehr als 6 verschiedene Genotypen der Hepatitis-C-Viren unterschieden, von denen der Genotyp 1b in Deutschland dominiert. Von der *Hepatitis C*, aber auch von der *Hepatitis B* bevorzugt betroffene Personen in Europa und Nordamerika sind medizinisches Personal, Dialysepatienten, Drogenabhängige, Homosexuelle, promiskuitive Personen und Neugeborene infizierter Mütter.

■ Übertragungswege

Hepatitis A
Fäkal und oral.

Hepatitis B und Hepatitis C
Sexuell, parenteral und perinatal.

■ Diagnostik

Hepatitis A
Anti-HAV-IgM und -IgG.

Hepatitis B
HBsAg, Anti-HBs, Anti-HBc, HBeAg, Anti-HBe, HBV-DNA.

Hepatitis C
Anti-HCV (ELISA, Bestätigung durch RIBA [Recombinant immunoblot assay]), HCV-RNA.

■ Klinik

Hepatitis A
Die Hepatitis A zeigt in aller Regel einen akuten Krankheitsbeginn. Der Verlauf ist im Kindesalter mild, wohingegen Erwachsene meist schwerer erkranken. In seltenen Fällen kann es zu einem fulminanten Krankheitsverlauf mit akutem Leberversagen kommen (0,1–2%). Die Prognose ist im allgemeinen als günstig einzustufen; die Krankheit dauert in der Regel 12 Wochen an.

Bei der akuten Hepatitis A ist in schwer verlaufenden Fällen das *gelbe Hautkolorit* ein klinisches Leitsymptom. Dermatosen, assoziiert mit Hepatitis A, sind nur selten beschrieben. Dazu gehören *rubeoliforme Exantheme*. Bei persistierenden Formen der Hepatitis-A-Virusinfektion ist das Auftreten einer *Kryoglobulinämie mit assoziierter Vaskulitis* kasuistisch mitgeteilt.

Hepatitis B
Die Krankheit manifestiert sich meist schleichend, nicht selten nimmt sie jedoch einen schweren Verlauf. Die akute Hepatitis B ist eine selbst limitierende Erkrankung, die in der Regel innerhalb von 12 Wochen ausheilt. Fulminante Verläufe können jedoch auftreten (0,5–3% der Fälle), häufiger sind chronische Verläufe (5–10% der Fälle). Selten können sich auf dem Boden einer chronischen Hepatitis B hepatozelluläre Karzinome entwickeln.

Die Hepatitis B kann mit Hauterscheinungen einhergehen, bzw. eine Reihe von Dermatosen sind Ausdruck einer immunologischen Begleitreaktion auf das infektiöse Agens. In der Prodromalphase der Erkrankung ist das Auftreten von Arthralgien und Polyarthritis gemeinsam mit *urtikariellen Exanthemen* beschrie-

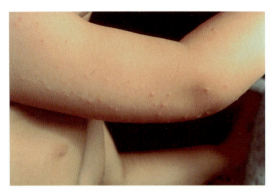

Abbildung 2.12-1 Gianotti-Crosti-Syndrom bei Hepatitis B.

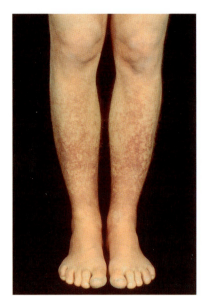

Abbildung 2.12-2 Urtikarielles Exanthem bei akuter Hepatitis B.

ben. Eine Assoziation zwischen Hepatitis B und *Polyarteriitis nodosa* ist häufig in der Literatur mitgeteilt. Serologische Marker einer Hepatitis-B-Infektion sind in 20–40% der Fälle mit kutaner oder systemischer Polyarteriitis nodosa nachgewiesen worden. Bei einem Teil der Patienten geht die Polyarteriitis nodosa mit einer Kryoglobulinämie einher. Ein ebenfalls im Zusammenhang mit einer Hepatitis-B-Infektion beschriebenes Krankheitsbild ist das *Gianotti-Crosti-Syndrom*, das vorzugsweise im Kindesalter als papulöse Akrodermatitis auftritt. Kürzlich erschienene Kasuistiken deuten auf einen Zusammenhang zwischen Gloves-and-socks-Syndrom und Hepatitis-B-Infektion hin. Assoziationen zwischen Hepatitis-B-Infektionen und Erythema exsudativum multiforme, Erythema nodosum, Purpura Schoenlein-Henoch bzw. Pyoderma gangraenosum sind beschrieben.

Hepatitis C

In den meisten Fällen beginnt die Erkrankung schleichend und verläuft eher mild. Fulminante Verläufe sind sehr selten. Chronische Verläufe treten dagegen häufig auf (40–70% der Fälle). Hepatozelluläre Karzinome auf dem Boden einer chronischen Hepatitis C sind beschrieben.

Für Hepatitis-C-Infektionen sind eine Reihe von möglichen Assoziationen zu dermatologischen Krankheitsbildern beschrieben, von denen die Assoziationen zwischen Vaskulitiden, Porphyria cutanea tarda, Lichen ruber planus und Hepatitis-C-Viren (HCV) am besten untersucht bzw. an größeren Kollektiven überprüft sind.

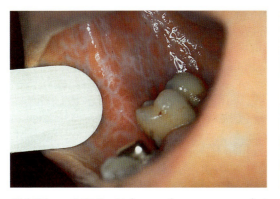
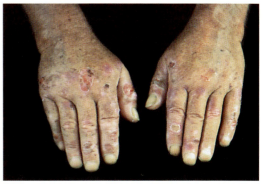

Abbildung 2.12-3 Lichen ruber mucosae bei Hepatitis C.

Abbildung 2.12-4 Porphyria cutanea tarda bei Hepatitis C.

Assoziationen von HCV und *Vaskulitiden* sind für 3 Varianten der Erkrankung beschrieben: *Kryoglobulin-assoziierte Vaskulitis, Polyarteriitis nodosa* und *leukozytoklastische Vaskulitis*.

Am häufigsten findet sich die Kryoglobulin-assoziierte Vaskulitis, bei der immerhin in 85 % der Fälle Anti-HCV-Antikörper oder HCV-RNA nachzuweisen sind. In der Regel handelt es sich um eine gemischte Kryoglobulinämie mit Nachweis von mehreren monoklonalen Immunglobulinen (Typ II) bzw. mehreren polyklonalen Immunglobulinen (Typ III). Bei der HCV-assoziierten, mit Kryoglobulinämie einhergehenden Vaskulitis konnten in den Hautbiopsaten in einigen Fällen Hepatitis-C-Viruspartikel nachgewiesen werden, was die These eines pathogenetischen Zusammenhangs unterstützt. Die Prävalenzrate von HCV-Antikörpern bzw. -Antigenen bei Polyarteriitis nodosa beträgt 5–20 %. Kasuistisch mitgeteilt ist eine Assoziation zwischen HCV-Infektion und leukozytoklastischer Vaskulitis ohne Kryoglobulinämie.

Die *Porphyria cutanea tarda* ist eine seltene Erkrankung mit einem gestörten Porphyrinmetabolismus, hervorgerufen durch eine reduzierte Aktivität der Uroporphinogen-III-Decarboxylase. Kutane Manifestationen sind eine erhöhte Photosensitivität in lichtexponierten Hautarealen, hervorgerufen durch die Akkumulation von Porphyrinen in der Dermis, eine leichte Verletzbarkeit der Haut und Blasenbildung, die teils hämorrhagisch imponieren kann. Die Prävalenzrate von HCV-assoziierter PCT unterliegt einer großen geographischen Variabilität. Während in Studien aus Italien, Spanien und Frankreich die Prävalenzrate mit Nachweis von Anti-HCV-Antikörpern, aber auch HCV-RNA mit 60–95 % angegeben wird, sind aus Nordeuropa niedrige Prävalenzraten berichtet (8–18 %), die aber immer noch höher sind als der Durchseuchungsgrad in der allgemeinen Bevölkerung.

Der *Lichen ruber planus* ist eine chronische, papulöse Dermatose, die mit retikulären, erythematösen oder erosiven Läsionen an den Orogenitalschleimhäuten einhergehen kann. Die Ursache des Lichen ruber planus ist ungeklärt. Seit längerem ist jedoch bekannt, daß Patienten mit Lichen ruber planus häufig eine Lebererkrankung haben. Die Prävalenz von HCV-Antikörpern bei Patienten mit Lichen ruber planus ist höher als in der Normalbevölkerung und variiert zwischen 4 und 38%, je nach Studie. Ein immunologischer Zusammenhang zwischen der HCV-Infektion und Lichen ruber planus wird kontrovers diskutiert, zumal der Nachweis von Viren in den Hautläsionen in den durchgeführten Untersuchungen in aller Regel negativ war. Über eine Assoziation des oralen Lichen ruber planus und HCV-Infektion liegen divergierende Berichte vor, die entweder eine Assoziation möglich erscheinen lassen oder auch für unwahrscheinlich halten.

Aufgrund von Untersuchungen an größeren Patientenkollektiven ergibt sich ein signifikanter Zusammenhang zwischen dem Auftreten von *Pruritus* an der Haut und HCV-Infektionen, wobei die Akuität der Hepatitis eine Rolle spielt und eine chronische Hepatitis C gehäuft diagnostiziert werden kann.

In mehreren Studien wurde ein möglicher Zusammenhang zwischen *chronisch-rezidivierender Urtikaria* und HCV-Infektionen untersucht. Während aus Japan die Prävalenz von Anti-HCV-Antikörpern bzw. HCV-RNA mit 20% angeben wurde, wurde in einer Studie aus Frankreich kein signifikant häufigerer Nachweis einer HCV-Infektion bei Patienten mit chronisch-rezidivierender Urtikaria berichtet.

Weitere Assoziationen zwischen HCV-Infektionen und Haut- und Gefäßerkrankungen sind, größtenteils kasuistisch, für vernarbende Alopezie, Antiphospholipid-Syndrom, Livido retikularis, arteriovenöse Hämangiome, CREST-Syndrom, Erythema exsudativum multiforme, Erythema nodosum, generalisiertes Granuloma anulare, Lichen myxoedematosus, disseminierte, polymorphe Lichtdermatose, Malakoplakie, Morbus Adamantiades-Behçet, nekrolytische Erytheme, superfizielle Porokeratose, Prurigo nodularis, Pseudokaposi, primäres kutanes T-Zell-Lymphom und Urtikariavaskulitis beschrieben.

Mehrere Studien wurden durchgeführt, um eine mögliche Assoziation zwischen Psoriasis und HCV-Infektion nachzuweisen bzw. auszuschließen. Die Psoriasis war jedoch nicht signifikant häufiger bei HCV-positiven Patienten als bei HCV-negativen Patienten vorhanden.

■ Therapie

Die Frage einer spezifischen Behandlung der Virushepatitis ist durch den Gastroenterologen zu klären. In Fällen, wo eine aktive Hepatitis C vorliegt, kann das kutane Krankheitsbild günstig durch eine spezifische antivirale Therapie, bestehend aus Interferon-α und Ribavirin, beeinflußt werden. Dies trifft insbesondere für die Kryoglobulin-assoziierte Vaskulitis sowie die Polyarteriitis nodosa zu. Für letztere ist ebenso ein gutes Ansprechen auf die genannte antivirale Therapie in Fällen beschrieben, in denen die Erkrankungen mit Hepatitis B assoziiert waren. Kasuistisch beschrieben ist ebenfalls die erfolgreiche Behandlung der HCV-assoziierten Porphyria cutanea tarda. Beim Lichen ruber planus gibt es neben Berichten, die auf eine günstige Beeinflussung des kutanen Krankheitsbildes durch eine Interferongabe hinweisen, auch Berichte, die eine Aggravation des

Hautbefundes mitteilen. Für die anderen aufgeführten Krankheitsbilder lassen sich zum gegenwärtigen Zeitpunkt keine Aussagen treffen, da der Einfluß einer immunmodulierenden, antiviralen Therapie nicht hinreichend untersucht ist. Ansonsten gelten für Dermatosen, assoziiert mit Hepatitiden, die allgemeinen dermatologischen Behandlungsempfehlungen.

Literatur zu 2.12

1. Cacoub P, Renou C, Rosenthal E, Cohen P, Loury I, et al. Extrahepatic manifestations associated with hepatitis C virus infection. A prospective multicenter study of 321 patients. The GERMIVIC. Groupe d'Etude et de Recherche en Médecine Interne et Maladies Infectieuses sur le Virus de l'Hépatite C. Medicine 2000; 79 (1): 47–56.
2. Cordel N, Chosidow O, Francés C. Cutaneous disorders associated with hepatitis C virus infection. Ann Med Intern 2000; 151 (1): 46–52.
3. Katz SK, Gordon KB, Roenigk HH. The cutaneous manifestations of gastrointestinal disease. Gastroenterol 1996; 23 (3): 455–76.
4. Krengel S, Tebbe B, Goerdt S, Stöffler-Meilicke M, Orfanos CE. Hepatitis-C-Virus-assoziierte Dermatosen. Hautarzt 1999; 50: 629–36.

3 Pilzinfektionen

3.1 Grundlagen

Peter Mayser

Pilze sind ubiquitär verbreitete, heterotrophe Organismen, die im Gegensatz zu Pflanzen nicht zur Photosynthese befähigt, sondern auf organische Substrate angewiesen sind [1–3]. Ihr Genom ist im Gegensatz zu den Bakterien in einem Zellkern organisiert (Eukaryonten). Während die bakterielle Zellwand aus Teichon- und Muraminsäuren besteht, ist für die Zellwand der Pilze Chitin als Strukturelement zusammen mit Polysacchariden wie Mannan und Glukan charakteristisch. Aufgrund dieser Unterschiede bilden die Pilze ein eigenes Reich mit über 100.000 bekannten Arten, von denen jedoch nur einige hundert als Erreger von Mykosen bekannt sind [1, 2].

Pilze vermehren sich sexuell oder asexuell (vegetativ). Alle der Vermehrung dienenden Zellen werden überbegrifflich als Sporen klassifiziert. Bedeutsame Mechanismen der asexuellen Vermehrung sind die Sprossung, der Zerfall von Hyphen in einzelne Fragmente unter Bildung von Gliedersporen (Arthrosporen) und die Bildung vegetativer Sporen an vorbestehenden Hyphen bzw. Sporenträgern (Konidien). Nach der Anzahl der Zellen, aus denen diese bestehen, werden Mikrokonidien (bis zweizellig) und Makrokonidien unterschieden. Bei der Sprossung bildet sich nach Auflösung eines Teiles der Zellwand Zellinhalt der Mutterzelle zur Tochterzelle aus, aus der wiederum eine neue Zelle hervorgehen kann. Bleiben die Zellen aneinander haften und bilden ein verzweigtes Netzwerk, so kommt es zur Ausbildung eines Pseudomyzels. Im Gegensatz zum echten Myzel finden sich an den Kontaktstellen der Zellen keine Septierungen, sondern lediglich Einschnürungen. Dimorphe Pilze treten sowohl in einer Sprosszell- als auch in einer Hyphenform auf.

Sich asexuell vermehrende Pilze werden auch als anamorph bzw. Fungi imperfecti bezeichnet. Die meisten der klinisch bedeutsamen Pilze fallen in diese Gruppe. Bei Pilzen mit sexuellem Vermehrungszyklus spricht man von teleomorphen Pilzen (Fungi perfecti). Bei einigen Erregern können verschiedene, auch klinisch bedeutsame Anamorphen existieren (Synanamorphen), für die taxonomische Stellung ist jedoch die Teleomorphe maßgebend.

Taxonomisch wird das Reich der Pilze hierarchisch untergliedert in Abteilungen (-mycota), Klassen (-mycetes), Ordnungen (-ales) und Familien (-aceae). Letztere setzen sich aus verschiedenen Gattungen (Genera) zusammen (z.B. Genus *Candida*), die wiederum aus verschiedenen Spezies bestehen (z.B. *C. albicans*). Vier Abteilungen werden derzeit unterschieden: *Chytridiomycota, Zygomycota*

(Jochpilze), *Ascomycota* (Schlauchpilze) und *Basidiomycota* (Ständerpilze). Die anamorphen Pilze, deren teleomorphe Fortpflanzungsform (noch) nicht bekannt ist, werden anhand ihrer Wachstumscharakteristika und Fruchtkörper artifiziell klassifiziert in: Hefen (Reproduktion durch Sprossung), Hyphomyzeten (Hyphenbildung), Coelomyzeten (Hyphenbildung und Fruchtkörper).

Die medizinische Einteilung der Mykoseerreger folgt aber nicht der biologischen Einteilung, sondern ordnet die bedeutsamen Mykoseerreger nach klinisch-therapeutischen Aspekten den drei formtaxonomischen Gruppen *Dermatophyten*, *Hefen* und *Schimmel* (*DHS*-System) zu. Vertreter dieser drei Gruppen sind in der Lage, Infektionen bei Menschen und Tieren hervorzurufen. Dermatomykosen umfassen dabei Erkrankungen, die durch Besiedelung von Haut und ihrer Anhangsgebilde mit Pilzen hervorgerufen werden. Als Erreger finden sich überwiegend Dermatophyten, die als keratinophile Pilze oberflächliche Mykosen im Stratum corneum sowie in den keratinisierten Anhangsgebilden (Haare, Nägel) verursachen. Auch die streng genommen opportunistischen Infektionen der Haut, Schleimhäute und Nägel mit *Candida*-Hefen werden zu den Dermatomykosen gerechnet. Schimmelpilze infizieren meist sekundär bereits krankhaft veränderte Haut oder Nägel.

Literatur zu 3.1

1. De Hoog GS, Guarro J, Gené J, Figueras MJ. Atlas of clinical fungi. 2nd edn. Centraalbureau voor Schimmelcultures/Universität Rovira i Virgili, 2000.
2. Kwon-Chung KJ, Bennett JE. Medical Mycology. Philadelphia: Lea and Febiger, 1992.
3. Weber H. Allgemeine Mykologie. Jena, Stuttgart: Gustav-Fischer-Verlag, 1993.

3.2 Hefen

3.2.1 Grundlagen

JANINE RUPEC, HANS CH. KORTING

Die Einteilung von humanpathogenen Pilzen erfolgt nach Abteilung, Klasse, Ordnung, Familie, Genus und Art. Die Pilz-Art *C. albicans* beispielsweise gehört zur Abteilung Deuteromycota (Fungi imperfecti), zur Klasse Blastomycetes und zum Genus *Candida* [1]. Die Genusbezeichnung *Candida* wurde 1923 von Berkhout erstmals vorgeschlagen. Seit 1954 ist sie allgemein anerkannt. In bezug auf Diagnostik und Therapie ist für den Kliniker die Einteilung in das System der Dermatophyten, Schimmelpilze und Hefen (DHS-System) relevant. Im Rahmen dieser klinischen Einteilung werden Candida-Arten zu den nicht-sporenbildenden Hefen gerechnet. Sie kommen im Sinne einer Besiedelung auf der Haut und den Schleimhäuten des Menschen vor. Das heißt, daß ihre Anwesenheit für den Wirt noch keinen Schaden bedeuten muß. Erst das parasitäre Vorkommen mit Schädigung des Wirtsorganismus bedeutet eine Infektionskrankheit. Je nachdem, wie tief die Hefen in den Wirt eindringen, unterscheidet man oberflächliche (kutan-subkutan) und systemische Mykosen. Das erfolgreiche Übertreten vom saprophytären zum parasitären Stadium hängt neben dem Immunstatus des Patienten entscheidend von unterschiedlichen Virulenzfaktoren des Erregers ab. Darunter versteht man beispielsweise die Fähigkeit zur Adhäsion an Epithelzellen bzw. die Möglichkeit zur Synthese bestimmter Enzyme mit proteolytischer Aktivität [2]. Die von *C. albicans* sezernierte saure Aspartatproteinase rückt als wichtiger Virulenzfaktor derzeit in das Zentrum des Interesses, da sich in ihrer Hemmung ein Angriffspunkt für potentielle neue Antimykotika eröffnet [3].

In der Pilzkultur bildet *C. albicans* angedeutet halbkugelige, bis 5 mm durchmessende, weiße, glatte Kolonien. Im Rahmen von submersem Wachstum dringen pseudomyzeliale Anteile in den Nährboden ein, wenn die Kultur einige Tage bebrütet wird. Mikroskopisch erkennt man Blastosporen, Pseudomyzel und – bei bestimmten Umweltbedingungen im Rahmen der Kultur – Chlamydosporen. Auch sog. Non-albicans-Candida-Arten können haut- und schleimhautrelevante Pathogene darstellen, in der Mundhöhle und Scheide vor allem *C. glabrata*. Neuerdings wird auch *C. dubliniensis* Beachtung beigemessen.

Literatur zu 3.2.1

1. Korting HC. Allgemeine Mykologie: Pilze. Spezielle Mykologie: Pilzerkrankungen. In: Hahn H, Falke D, Klein P (Hrsg). Medizinische Mikrobiologie. Berlin: Springer-Verlag, 1991: 851–77.
2. Odds FC. Pathogenesis of Candida infections. J Am Acad Dermatol 1994; 31: S2–5.
3. Schaller M, Korting HC, Schaefer W, Bastert J, Chen W, Hube B. Secreted aspartic proteinase (Sap) activity contributes to tissue damage in a model of human oral candidosis. Mol Microbiol 1999; 34: 169–80.

3.2.2 Candida-Infektion

JANINE RUPEC, HANS CH. KORTING

Die Infektion der Haut und hautnahen Schleimhäute mit dem Sproßpilz *Candida* wird im deutschen Sprachgebrauch Kandidose genannt, obwohl es sich im engeren Sinne um eine infektiöse Entzündung handelt. Der wichtigste Vertreter dieser Erregergruppe ist *C. albicans*. Zunehmend gewinnen jedoch auch andere *Candida spp.*, wie beispielsweise *C. glabrata, C. dubliniensis, C. parapsilosis, C. krusei* und *C. lusitaniae*, an Bedeutung. Insbesondere HIV-Patienten und Patienten auf Intensivstationen sind von diesen Infektionen betroffen.

Auch hier gilt es wieder, zwischen Besiedelung und manifester Infektion zu unterscheiden. So kann man *Candida spp.* aus dem Genitalbereich junger, gesunder Frauen oder aus dem Gastrointestinaltrakt erwachsener gesunder Personen isolieren, ohne daß dem pathologische Bedeutung zukommt. Neben dem auf Haut und Schleimhäute begrenzten Befall unterscheidet man den disseminierten Organbefall, der zu lebensbedrohlichen Zuständen führen kann. Auf Intensivstationen und Verbrennungseinheiten sind dies gefürchtete Komplikationen.

Allgemeine Faktoren, die das Auftreten von Kandidosen begünstigen, sind alle Zustände, die eine Schwächung des Immunsystems zur Folge haben, wie z.B. hohes Alter, Diabetes mellitus, Malignome, Chemotherapien, großflächige Verbrennungen, Alkoholabusus, aber auch schlechte Körperhygiene, heißes und feuchtes Klima und das Tragen von Windeln oder Zahnprothesen. Im folgenden wird auf oberflächliche Kandidosen abhängig von ihrer Lokalisation eingegangen.

3.2.2.1 Kutane Candida-Infektion

■ **Definition und Erreger**

Infektiöse Entzündungen der freien Haut, insbesondere der intertriginösen Bereiche, werden häufig durch *Candida spp.* hervorgerufen. Entzündliche Vorerkrankungen können eine Superinfektion durch *Candida spp.* erfahren. Nicht nur die freie Haut, auch Haarfollikel und das Nagelorgan können befallen werden.

▪ Übertragungswege

Da Hefepilze Kommensalen der freien Haut sein können, handelt es sich bei den Kandidosen meist um eine Infektion durch Steigerung der vorhandenen Keimzahl oder Zustandsänderungen (Hefen vs. [Pseudo-]Hyphenform: Dimorphismus) unter besonderen Bedingungen, selten um eine Ansteckung nach direktem Körperkontakt. In den meisten Fällen handelt es sich um den Erreger *C. albicans* [1]. Weitere wichtige Erreger wurden bereits oben genannt.

▪ Diagnostik

Um die Verdachtsdiagnose einer Kandidose zu sichern, sind folgende Schritte notwendig [3]: Am Beginn aller Diagnostik steht nach der Anamnese die klinische Inspektion. Danach wird meist mittels einer sterilen Platinöse bzw. einem sterilen Watteträger geeignetes Material per Abstrich von der befallenen Stelle gewonnen (idealerweise pro Läsion zwei Proben). Die eine der so gewonnenen Proben dient zur Anfertigung eines Nativpräparates, das für eine Stunde mit 15%iger Kalilauge in einer feuchten Kammer inkubiert wird. Danach kann eine Beurteilung unter dem Mikroskop stattfinden. Ähnlich schnell ist die Auswertung eines hitzefixierten und anschließend mit Methylenblau gefärbten Ausstrichpräparates. Mit diesen Methoden lassen sich ganz allgemein Pilzelemente identifizieren. Eine Art-Bestimmung der Pilze ist damit nicht möglich.

Die zweite, mit der Öse oder dem Watteträger gewonnene Probe wird auf einen Pilznährboden, z.B. Sabouraud-Agar, aufgebracht. Anschließend kann ein Tupfer noch in flüssiges Nährmedium, beispielsweise Sabouraud-Bouillon, gegeben werden. Diese sog. Anreicherungskultur wird nun 24–48 Stunden bei 36 °C bebrütet. Das dort ggf. gebildete Substrat wird dann auf einen festen Nährboden abgeimpft und erneut bei 36 °C über 24–48 Stunden bebrütet (Abb. 3.2-1). Bei der anschließenden Identifikation aufgrund der Makromorphologie (weißliche Kolonien) ähnlich erscheinender Keime geht es insbesondere um die Unterscheidung

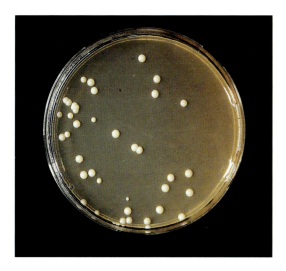

Abbildung 3.2-1 Sabouraud-Agar. Petri-Schale mit Kolonien von *C. albicans* nach 48 Stunden Inkubation.

zwischen *C. albicans* und *Nicht-C.-albicans*-Arten. Die Diskriminierung der verschiedenen Arten erfolgt durch den Keimschlauchtest, die Subkultivierung auf Reisagar oder auf einem *C.-albicans*-Differenzierungsagar. Weitere Subtypisierungsmethoden nutzen verschiedene biochemische Leistungen, wie die fermentative oder assimilatorische Nutzung von Kohlenhydraten und die assimilatorische Nutzung von Stickstoffverbindungen, oder prüfen die Vitaminbedürftigkeit der Hefepilze. Dies wird in der sog. „bunten Reihe" geprüft. Entsprechende Test-Kits sind kommerziell erhältlich [4].

Durch die Identifizierung der Polysaccharid-Antigenmuster der Hefezellwände wurden Systematik und Taxonomie, aber auch die Möglichkeiten der praktischen Diagnostik verbessert. Der Wert der Methode liegt insbesondere in ihrer Schnelligkeit. Nach maximal 48 Stunden kann die Diagnose gestellt werden. Diese Untersuchungen und die *Candida*-Serologie aus dem Blut infizierter Patienten machen jedoch nur bei systemischem Befall einen diagnostischen Sinn. Eine kutane Infektion kann ausreichend durch das Nativpräparat oder den kulturellen Nachweis diagnostiziert werden.

■ Klinik

Klinisch zeigt sich bei Befall der freien Haut durch *Candida* eine flächenhafte, erythematöse, meist gering nässende Erosion mit Schuppenkrause. In der direkten Umgebung finden sich häufig kleine fleckige Satellitenherde und erythemgebundene Pusteln. Bevorzugt befallene Areale sind alle intertriginösen Räume (Abb. 3.2-2), Mundwinkel, der Windelbereich, Hautfalten von Adipösen und Aufliegeflächen bettlägeriger Patienten. Ebenso sind bei prädisponierten Personen die Zwischenräume der Finger und Zehen betroffen. In seltenen Fällen kommt es – bei entsprechender Prädisposition – zu einer chronischen mukokutanen, weitgehend therapieresistenten Kandidose. Angeborene Störungen der zellulären und humoralen Abwehr werden als Ursache vermutet.

Die klinische Symptomatik einer kutanen Kandidose reicht von Brennen und Juckreiz bis zu Schmerzhaftigkeit. Bei Candida-Paronychie zeigt der Nagelwall eine druckdolente, ödematös aufgetriebene Rötung. Bei der Palpation kann sich sogar eitriges Sekret entleeren. Ein Befall des Nagelorgans im Sinne einer Candida-Onychomykose stellt sich unter Umständen in Form dystrophischer Veränderungen an der Nagelplatte dar. Eine kutane Kandidose sollte stets Anlaß zur Suche nach prädisponierenden Faktoren, z. B. einem Diabetes mellitus, geben.

■ Differentialdiagnose

Differentialdiagnostisch muß die Kandidose in den Intertrigines von bakteriell superinfizierten, kontaktallergischen und irritativ-toxischen Ekzemen sowie der Psoriasis inversa abgegrenzt werden. Im Windelbereich ist eine Candida-Besiedelung meist aufgepfropft auf eine durch Urin entstandene Dermatitis ammoniacalis (Abb. 3.2-3) [2]. Bei Befall des Nagelorgans kommen differentialdiagnostisch bakterielle Infektionen oder Infektionen durch Dermatophyten oder Schimmelpilze in Frage.

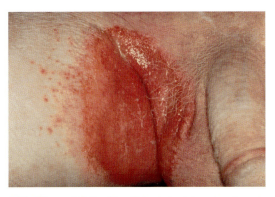

Abbildung 3.2-2 Candida intertrigo im Inguinalbereich.

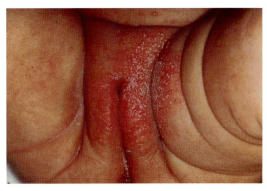

Abbildung 3.2-3 Windeldermatitis mit Nachweis von *C. albicans*.

■ Therapie und Prophylaxe

Die Therapie der kutanen Kandidosen erfolgt zumeist äußerlich. Gebräuchlich sind Zubereitungen mit Nystatin, Amphotericin B, Azolen (Clotrimazol, Miconazol, Econazol), Allylaminen (Terbinafin) und dem Hydroxypyridon Ciclopiroxolamin [5]. Abhängig von den verschiedenen Stoffen werden die Topika ein-, zwei- der mehrfach täglich appliziert. Die mittlere Behandlungsdauer beträgt etwa 2–4 Wochen [6]. Je nach Hautzustand und Lokalisation werden Cremes, Salben, Pasten, Lösungen, Gele oder Puder angewandt. Zur Nagelbehandlung stehen spezielle Lacke zur Verfügung. Für den Therapieerfolg sind zudem eine sinnvolle Begleithygiene, die Behandlung der Grunderkrankung, Ausschaltung prädisponierender Faktoren und eine mittels Einlage von Baumwollstreifen erreichbare Trockenlegung der intertriginösen Räume wichtig. Auf eine Mitbehandlung des Magen-Darm-Traktes kann in der Regel verzichtet werden.

In den allermeisten Fällen kann mit einer topischen Therapie eine Abheilung erzielt werden. Therapieresistente Fälle, die chronische mukokutane Kandidose und die chronische Candida-Paronychie sind der Behandlung mit peroralen Antimykotika vorbehalten. Dafür werden moderne Triazole, wie Fluconazol oder Itraconazol, eingesetzt. Bei HIV-Patienten werden jedoch speziell in der Mundhöhle zunehmend Stämme von *C. albicans* entdeckt, die gegen Fluconazol resistent sind [7].

Literatur zu 3.2.2.1

1. Seebacher C. Dermatomykosen. Grundlagen und Therapie (Optimierte Arzneimitteltherapie). Heidelberg: Springer Verlag, 2000.
2. Schwarze R. Candidose. In: Scholz H, Belhoradsky BH, Heiniger U, Kreth W, Roos R (Hrsg). Handbuch Infektionen bei Kindern und Jugendlichen. 3. Aufl. München: Futuramed, 2000: 195–206.

3. Arbeitsgemeinschaft der Wissenschaftlichen Medizinischen Fachgesellschaften. Candidosen der Haut. Leitlinien der Deutschen Dermatologischen Gesellschaft und der Deutschsprachigen Mykologischen Gesellschaft. Überarbeitet 24.11.2000. *awmf-leitlinien.de*.
4. Barnett JA, Payne RW, Yarrow D. Yeasts. Characteristics and identification. 2nd edn. Cambridge: Cambridge University Press, 1990.
5. Korting HC. Dermatotherapie. Berlin: Springer, 1995: 160–5.
6. Gupta AK, Einarson TR, Summerbell RC, et al. An overview of topical antifungal therapy in dermatomycoses. A North American perspective. Drugs 1998; 55: 645–74.
7. Elmets CA. Management of common superficial fungal infections in patients with AIDS. J Am Acad Dermatol 1994; 31: S60–3.

3.2.2.2 Oropharyngeale Kandidose

■ **Definition und Erreger**
Die orale Kandidose ist eine durch *Candida spp.*, in Sonderheit *C. albicans*, aber auch z. B. *C. dubliniensis*, hervorgerufene Infektion der Mundschleimhaut.

■ **Synonym**
Der Kliniker nennt sie auch Mundsoor.

■ **Übertragungswege**
Selbst bei saprophytärer Besiedelung der Mundschleimhaut ist der gesunde Erwachsene in der Lage, eine Infektion abzuwehren. Es müssen für den Hefepilz günstige lokale und/oder systemische Bedingungen vorliegen, damit er sich durchsetzen kann. Dies können chronische Irritationen der Mundschleimhaut durch schlecht sitzende Zahnprothesen, das gewohnheitsmäßige übermäßige Lutschen von Bonbons oder die lokale Anwendung von Antibiotika sein. Systemische Störungen des Immunsystems durch einen Diabetes mellitus, die Anwendung von Glukokortikoiden, das Auftreten einer malignen Erkrankung oder einer schweren Infektionskrankheit wie einer HIV-Infektion sind weitere Gründe für die parasitäre Besiedelung mit Hefepilzen [2]. Somit sollte ein Mundsoor immer Anlaß für die Suche nach einer Grunderkrankung sein.
Als eingeschränkt immunkompetent gelten auch Neugeborene. Bei ca. 30% aller Schwangeren kann eine Besiedelung der Vagina mit *Candida spp.* nachgewiesen werden. Aus diesem Grund kommt es im Geburtskanal häufig zur Infektion des Kindes. Dies zeigt sich dann nach wenigen Tagen in Form von Mundsoor [3]. Eine weitere große Patientengruppe stellen HIV-Infizierte dar. Die häufigste opportunistische Infektion bei diesen Patienten ist die orale Kandidose. Sie ist bei etwa 60% nachweisbar. Diese hohe Erkrankungsrate resultiert aus der veränderten zellvermittelten Immunität. Probleme bereitet die Therapie in diesen Fällen, da es zunehmend zu Fluconazol-resistenten *C.-albicans*-Stämmen kommt [4, 5].

■ **Diagnostik**

Die Diagnostik der oralen Kandidose erfolgt analog zu der für kutane Kandidosen (s. Abschn. 3.2.2.1) beschriebenen Methode [6]. Es wird mittels einer Platinöse oder eines Wattetupfers Abstrichmaterial gewonnen und entsprechend weiterverarbeitet. Alternativ kann Rachenspülwasser untersucht werden. Der Patient gurgelt hierzu 1 Minute mit 10 ml sterilem Wasser und gibt die Flüssigkeit anschließend in ein steriles Gefäß. Hiermit können dann Kulturplatten beimpft werden.

■ **Klinik**

Je nach Lage des Immunsystems des Patienten kann sich die Infektion auch auf den Rachen und den Ösophagus erstrecken. Klinisch zeigen sich im typischen Fall zumeist herdförmig angeordnete weißliche Auflagerungen auf erythematösem Grund auf der Zunge, an der Wangenschleimhaut und dem Gaumen (Abb. 3.2-4). Mit einem Holzmundspatel können diese Beläge abgewischt werden. Die darunterliegende Schleimhaut ist entzündlich gerötet und blutet leicht. Die Patienten klagen über Brennen und Schmerzen, insbesondere bei der Nahrungsaufnahme. Wenn auch die Mundwinkel betroffen sind und kleine, in den Hautfalten verlaufende Rhagaden mit krustigen Belägen zeigen, spricht man von einer Perlèche oder einem Angulus infectiosus (im Volksmund „Faulecken").

Es werden insgesamt vier Erscheinungsformen der oralen Kandidose unterschieden [1]. Die akute pseudomembranöse Form kommt am häufigsten vor. Sie zeigt sich in Form des oben beschriebenen Mundsoors. Die akute atrophische Form betrifft meist ältere Menschen mit Diabetes mellitus. Die Schleimhaut ist dunkelrot und ohne weiße Beläge. Der atrophische Aspekt zeigt sich schon klinisch deutlich. Die Patienten klagen über ein Brennen und Trockenheit der Mundhöhle. Bleibt eine Therapie aus, entwickelt sich die chronische atrophische Form. Sie kann so schmerzhaft sein, daß Zahnprothesen nicht mehr getragen werden können. Gelingt es den Hefepilzen, tiefer in die Schleimhaut einzudringen, führt dies zur *Candida-Leukoplakie* bzw. der chronisch-hyperplastischen Form

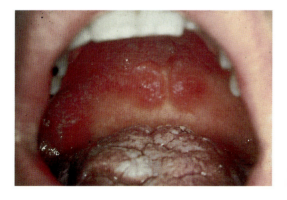

Abbildung 3.2-4   Orale Kandidose durch *C. albicans*.

der oralen Kandidose. Die weißen Auflagerungen können dann nicht mehr abgewischt werden.

■ **Differentialdiagnose**

Differentialdiagnostisch müssen Leukoplakien, Nahrungsmittelreste, Lingua plicata, Lichen ruber mucosae sowie floride orale Papillomatose abgegrenzt werden.

■ **Therapie und Prophylaxe**

Die Therapie umfaßt die Behandlung vorhandener Grunderkrankungen, die Verbesserung der lokalen Situation, etwa durch die bessere Anpassung und Hygiene der Zahnprothese, und eine meist lokale oder ggf. auch systemische antimykotische Medikation [7, 8]. Insbesondere bei Patienten mit D. mellitus ist eine systemische Therapie mit Azolen sinnvoll [9]. Zumeist wird die Therapie mit Azolen oder Polyenen durchgeführt [10, 11]. Zur lokalen Behandlung stehen verschiedene Zubereitungen in Form von Lutschtabletten, Gelen, Suspensionen und Lösungen zur Verfügung. Mittels peroraler Gabe von Polyenen kann auch eine Besiedelung des Gastrointestinaltraktes beseitigt werden. Eine Resorption jedoch findet nicht statt. Bei Nicht-Ansprechen der Therapie muß insbesondere bei Fluconazol an eine Resistenzbildung gedacht werden.

Literatur zu 3.2.2.2

1. Appleton SS. Candidiasis: pathogenesis, clinical characteristics, and treatment. J Calif Dent Assoc 2000; 28: 942–8.
2. Walmsley S, King S, McGeer A, et al. Oropharyngeal candidiasis in patients with human immunodeficiency virus: correlation of clinical outcome with in vitro resistance, serum azole levels and immunosuppression. Clin Infect Dis 2001; 32: 1554–61.
3. Hoppe JE. Treatment of oropharyngeal candidiasis and candidal diaper dermatitis in neonates and infants: review and reappraisal. Pediatr Infect Dis J 1997; 16: 885–94.
4. Johnson RA. HIV disease: Mucocutaneous fungal infections in HIV disease. Clin Dermatol 2000; 18: 411–22.
5. Lopez-Ribot JL, McAtee RK, Perea S, et al. Multiple resistant phenotypes of Candida albicans coexist during episodes of oropharyngeal candidiasis in human immunodeficiency virus-infected patients. Antimicrob Agents Chemother 1999; 43: 1621–30.
6. Arbeitsgemeinschaft der Wissenschaftlichen Medizinischen Fachgesellschaften. Orale Candidose. Leitlinien der Deutschen Dermatologischen Gesellschaft und der Deutschsprachigen Mykologischen Gesellschaft. Überarbeitet 24.11.2000. *awmf-leitlinien.de*.
7. Epstein JB, Polsky B. Oropharyngeal candidiasis: a review of its clinical spectrum and current therapies. Clin Ther 1998; 20: 40–57.
8. Fotos PG, Lilly JP. Clinical management of oral and perioral candidosis. Dermatol Clin 1996; 14: 273–80.
9. Penk A, Pittrow L. Therapeutic experience with fluconazole in the treatment of fungal infections in diabetic patients. Mycoses 1999; 42 (Suppl 2): 97–100.

10. Plettenberg A, Stoehr A, Heise W, et al. Efficacy, safety and toleration of fluconazole suppositories in the treatment of oral candidosis. Mycoses 1999; 42: 269–72.
11. Rex JH, Walsh TJ, Sobel JD, et al. Practice guidelines for the treatment of candidiasis. Clin Infect Dis 2000; 30: 662–78.

3.2.2.3 Genitale Kandidose

▪ Genitale Kandidose der Frau

Definition und Erreger
Die Kandidose des weiblichen Genitale ist eine durch *Candida spp.*, insbesondere *C. albicans*, aber auch *C. glabrata*, hervorgerufene Entzündung der Vagina und/ oder Vulva.

Synonyme
Vulvovaginitis candidomycetica, Soorkolpitis.

Epidemiologie
Etwa drei Viertel aller Frauen haben einmal in ihrem Leben eine Episode einer genitalen Kandidose. Die Diagnose wird aufgrund der klinischen Beschwerden und des Erregernachweises gestellt. Der Nachweis von *C. albicans* oder einer verwandten Hefe allein zeigt lediglich eine Kolonisation an. Bei gesunden Schwangeren kann in bis zu 30% der Fälle der Nachweis von Hefepilzen aus der Vagina geführt werden. Bei gesunden prämenopausalen Frauen sind es 10%, bei gesunden postmenopausalen Frauen nur noch 5–10%. In all diesen Fällen liegt keine Beschwerdesymptomatik vor [1]. *Candida spp.* finden im Scheidenmilieu günstige Lebensbedingungen. Das Vaginalepithel der geschlechtsreifen Frau bietet, bedingt durch die Einflüsse von Gestagen und Östrogen, ein hohes Zuckerangebot [2]. Darunter können sich die Hefen in limitierter Anzahl neben der normalen Scheidenflora gut halten. Etwa 80% der Hefepilze sind *C. albicans*, 9% *C. glabrata* [3]. Ein weiteres Aufsteigen der Pilze in den Uterus und die Tuben erfolgt nicht. Die Cervix uteri stellt möglicherweise eine natürliche Barriere dar.

Übertragungswege
Generell handelt es sich um eine sexuell übertragbare Erkrankung. Jedoch spielen Realisationsfaktoren (andere Geschlechtskrankheiten, hormonelle Situation, Diabetes mellitus) wie bei allen Kandida-Infektionen eine große Rolle.

Diagnostik
Das diagnostische Vorgehen ähnelt dem bei anderen mukokutanen Kandidosen. Ein großer Stellenwert kommt dem Nativpräparat zu. Scheidensekret wird nach

Spekulumeinstellung mit einem sterilen Wattetupfer entnommen und dünn auf einen Objektträger gestrichen. Das Präparat kann nach Zugabe von physiologischer Kochsalzlösung bei 250- bis 400facher Vergrößerung betrachtet werden. Ebenso sind Gram-, Methylenblau- und Papanicolaou-Färbungen gebräuchlich. Gesucht wird nach Blastosporen und Pseudomyzelien. Weiterhin werden die restliche bakterielle Vaginalflora, das Vorliegen von Leukozyten und die Epithelzellen mitbeurteilt. Trotz der wichtigen Informationen, die ein solcher Abstrich geben kann, ist das Anlegen einer Kultur unerläßlich [1].

Klinik

Die Kandidosen der Vulva können in vier klinische Erscheinungsformen eingeteilt werden [1]. Die vesikulöse Form zeigt sich mit gelblichen Bläschen, die von einem schmalen erythematösen Saum umgeben sind. Die diffus-ekzematöse Form ist wahrscheinlich häufig die Folge der vesikulösen Form. Sie zeichnet sich durch Ödem und Erythem mit randständiger Schuppenkrause aus. Bei der follikulären Form zeigen sich Pusteln und Papeln an den Schamhaarfollikeln. Ein Ausdruck eines chronischen und intrakutanen Verlaufs ist das Candida-Granulom. Es kann sich schon im Kindesalter entwickeln. Weitaus häufiger kommt es jedoch zu einem (Mit-)Befall der Vaginalschleimhaut. Die vaginale Kandidose wird je nach Grad der Kolpitis in latent, leicht, mittelschwer und schwer eingeteilt. Die Patientinnen stellen sich mit Juckreiz und Brennen sowie Rötung im Introitusbereich, weißlichem krümeligem Fluor und selten mit Schmerzen vor. Der Ausfluß hat im Gegensatz zu dem bei bakterieller Vaginose keinen typischen üblen Geruch. Eine rezidivierende, vulvovaginale Kandidose liegt vor, wenn innerhalb von 12 Monaten mindestens vier Rezidive zu beobachten sind. Ihre Therapie stellt eine besondere Herausforderung dar [4].

Differentialdiagnose

Differentialdiagnostisch sind die A-Streptokokken-Vaginitis, die Trichomoniasis, die frühe Herpes-simplex-Infektion, die Psoriasis inversa, der Lichen sclerosus et atrophicus, das allergische Kontaktekzem, das atopische Ekzem und diverse Präkanzerosen abzugrenzen.

Therapie

Therapeutisch werden Vaginalzäpfchen und Cremezubereitungen verwendet. Als antimykotische Wirkstoffe eignen sich Polyene (Nystatin, Amphotericin B), Azole (Clotrimazol u. a.) und Ciclopiroxolamin [5]. Üblich ist eine Therapiedauer von 3 respektive 5–7 Tagen. Bei hartnäckigen und rezidivierenden Fällen kann auch eine orale Einmal- bzw. Eintagestherapie mit Fluconazol bzw. Itraconazol durchgeführt werden [6]. Die topische Mitbehandlung des Partners wird von mancher Seite empfohlen. Eine perorale Therapie des Mannes kann bei rezidivierenden Kandidosen der Frau erwogen werden, wenn auch bei ihm eine Kandidose vorliegt. Der Nutzen einer Darmsanierung wird kontrovers diskutiert.

■ Genitale Kandidose des Mannes

Definition
Die Kandidose des männlichen Genitale ist eine durch *Candida spp.*, insbesondere *C. albicans*, aber auch *C. glabrata*, hervorgerufene Entzündung der Glans penis und des Präputiums.

Synonyme
Balanoposthitis candidomycetica, Soorbalanitis.

Übertragungswege
Es handelt sich um eine sexuell übertragbare Erkrankung. Prädisponierende Faktoren sind eine Phimose, Diabetes mellitus und andere Geschlechtskrankheiten.

Diagnostik
Die Diagnostik erfolgt analog der bei der Vulvovaginitis.

Klinik
Die genitale Kandidose des Mannes zeigt sich vorwiegend an der Glans penis und dem inneren Präputialblatt [7]. Auch hier ist eingehend nach begünstigenden Faktoren wie beispielsweise Diabetes mellitus zu fahnden. Lokal begünstigende Faktoren können eine mangelhafte Körperhygiene oder das Vorliegen einer Phimose sein. Es sollte immer gefragt und ggf. untersucht werden, ob auch bei der Partnerin eine genitale Kandidose vorliegt.

Klinisch zeigt sich eine Balanoposthitis mit entzündlicher Rötung der Eichel und des inneren Vorhautblattes (Abb. 3.2-5). Es können sich ebenso noch weiß-

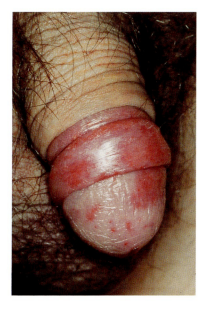

Abbildung 3.2-5 Balanoposthitis durch Infektion mit *C. albicans*.

liche Beläge und schmerzhafte, nässende Erosionen finden. Die Patienten klagen über Juckreiz und Brennen [8]. Eine stark ödematöse Schwellung des gesamten Präputiums kann sich bei akutem Verlauf bis zur Paraphimose entwickeln. Bakterielle Superinfektionen können die Situation bei Immungeschwächten enorm verschlechtern.

Differentialdiagnose
Differentialdiagnostisch müssen von der genitalen Balanoposthitis durch *Candida spp.* auch hier die Herpes-simplex-Infektion, bakteriell bedingte Infektionen, die Psoriasis inversa, der Lichen sclerosus et atrophicus, das allergische Kontaktekzem, das atopische Ekzem, der M. Zoon bzw. diverse Präkanzerosen abgegrenzt werden.

Therapie
Die antimykotische Therapie wird zumeist topisch mit Cremes durchgeführt. Auch hierfür stehen Zubereitungen mit Polyenen, Azolen und Ciclopiroxolamin zur Verfügung. Zusätzlich können Gliedbäder mit antiseptischen Zusätzen und eine Einlage von Baumwollstreifen zwischen inneres Präputialblatt und Glans penis erfolgen. Parallel dazu sollte eine Partnertherapie erwogen werden.

Literatur zu 3.2.2.3

1. Arbeitsgemeinschaft der Wissenschaftlichen Medizinischen Fachgesellschaften Candidose des weiblichen Genitale. Leitlinien der Deutschen Dermatologischen Gesellschaft und der Deutschsprachigen Mykologischen Gesellschaft. Überarbeitet 24.11.2000. *awmf-leitlinien.de*.
2. Dennerstein G. Pathogenesis and treatment of genital candidiasis. Aust Fam Physician 1998; 27: 363–9.
3. Mendling W. Die Vulvovaginalcandidose. Frauenarzt 1991; 32: 1071–2.
4. Sobel JD. Pathogenesis and treatment of recurrent vulvovaginal candidiasis. Clin Infect Dis 1992; 14: S148–53.
5. Hay RJ. The management of superficial candidiasis. J Am Acad Dermatol 1999; 40: S35–42.
6. Workowski KA. The 1998 CDC sexually transmitted disease treatment guidelines. Curr Infect Dis Rep 2000; 2: 44–50.
7. Waugh MA. Balanitis. Dermatol Clin 1998; 16: 757–62.
8. David LM, Walzman M, Rajamanoharan S. Genital colonisation and infection with Candida in heterosexual and homosexual males. Genitourin Med 1997; 73: 394–6.

3.2.3 Malassezia-Infektionen

PETER MAYSER

Lipophile Hefen der Gattung *Malassezia* (früher *Pityrosporum*) gehören zur residenten Mikroflora der menschlichen Haut und finden sich aufgrund ihrer obligaten Lipiddependenz vornehmlich in den seborrhoischen Arealen. Andererseits spielen sie eine wichtige, pathophysiologisch aber weitgehend ungeklärte Rolle bei Erkrankungen wie der Pityriasis versicolor, dem seborrhoischen Ekzem, der *Malassezia*-Follikulitis und systemischen Infektionen (*Malassezia*-Sepsis) [1–5]. Zudem können *Malassezia*-Hefen auch einen Triggerfaktor für die atopische Dermatitis darstellen.

Molekulargenetisch konnte nachgewiesen werden, daß das Genus aus derzeit 7 Spezies (*M. furfur, M. pachydermatis, M. sympodialis, M. globosa, M. obtusa, M. restricta, M. slooffiae*) besteht, die mit Ausnahme von *M. pachydermatis* (vornehmlich bei Tieren und nicht obligat lipiddependent) möglicherweise alle unterschiedliche Nischen auf der menschlichen Haut besetzen. Eine artspezifische Assoziation mit einer einzelnen Erkrankung ist bisher aber noch nicht sicher nachgewiesen worden [6, 7].

Bei der *Malassezia*-Follikulitis handelt es sich um eine akneiforme Dermatitis, die insbesondere in den seborrhoischen Arealen der Haut auftritt. Sie ist gekennzeichnet durch das Auftreten monomorpher, follikulär gebundener entzündlicher Papeln sowie selten auch Pusteln. Im Pustelabstrich finden sich zahlreiche *Malassezia*-Hefen, die Erkrankung bessert sich unter der Anwendung von lokalen Antimykotika. Immundefizienz wird als Prädispositionsfaktor diskutiert [2, 4]. Von der katheterassoziierten *Malassezia*-Sepsis betroffen sind insbesondere immunsupprimierte Erwachsene sowie Neu- oder Frühgeborene, die parenteral mit Lipidinfusionen ernährt werden. Als Erreger finden sich häufig *M. pachydermatis* und *M. furfur* [2, 4].

Beim atopischen Ekzem wird eine Triggerwirkung durch Antigene von *Malassezia*-Hefen angenommen, die die Entzündungsreaktion in der Haut verstärken. Als Korrelat finden sich u. a. erhöhte IgE-Antikörpertiter im Serum von Patienten insbesondere mit einer Lokalisation der Erkrankung im Gesichts-Halsbereich [8, 9].

Literatur zu 3.2.3

1. Ingham E, Cunningham AC. Malassezia furfur. J Vet Med Mycol 1993; 31: 265–88.
2. Guého E, Boekhout T, Ashbee HR, et al. The role of Malassezia species in the ecology of human skin and as pathogens. Medical Mycology 1998; 36 (Suppl I): 220–9.
3. Midgley G. The lipophilic yeasts: state of the art and prospects. Medical Mycology 2000; 38 (Suppl I): 9–16.

4. Nenoff P, Reinl P, Haustein U. Der Hefepilz Malassezia – Erreger, Pathogenese und Therapie. Hautarzt 2001; 52: 73–86.
5. Ashbee HR, Evans EG. Immunology of diseases associated with Malassezia species. Clin Microbiol Rev 2002; 15: 21–57.
6. Guého E, Midgley G, Guillot J. The genus Malassezia with description of four new species. Antonie van Leeuwenhoek 1996; 69: 337–55.
7. Guillot J, Guého E, Lesourd M, et al. Identification of Malassezia species. A practical approach. J Mycol Méd 1996; 6: 103–10.
8. Tengvall-Linder M, Johansson C, Scheynius A, et al. Positive atopy patch test reactions to Pityrosporum orbiculare in atopic dermatitis patients. Clin Exp Allergy 2000; 30: 122–31.
9. Mayser P, Gross A. IgE-Antibodies to Malassezia furfur, M. sympodialis and Pityrosporum orbiculare in patients with atopic dermatitis, seborrhoeic eczema, pityriasis versicolor and identification of respective allergens. Acta Derm Venereol 2000; 80: 357–61.

3.2.3.1 Pityriasis versicolor

■ Definition
Schon 1801 von Willan beschrieben und 1846 von Eichstedt als erregerbedingt erkannt [1], gilt die Pityriasis versicolor als eine der häufigsten superfiziellen Mykosen der Haut. Sie wird durch lipophile Hefen der Gattung *Malassezia* verursacht, tritt vermutlich ausschließlich beim Menschen auf und ist weltweit verbreitet [2].

■ Synonym
Tinea versicolor.

■ Epidemiologie
Betroffen sind vor allem Jugendliche und jüngere Menschen in der 2. und 3. Lebensdekade, nach dem 60. Lebensjahr ist die Inzidenz deutlich geringer. Selten findet sich die Erkrankung bei unter 10jährigen, da die Veränderung der Hautlipide in der Pubertät bedeutsam ist. Ausgesprochene Geschlechtspräferenz besteht nicht. Deutlich ist der Einfluß des Makroklimas. In tropischen bis subtropischen Regionen ist etwa jeder zweite erkrankt. In Nord- und Mitteleuropa hat sie eine Inzidenz von 0,5–1% mit einem Maximum in den Monaten Mai bis September.

■ Übertragungswege
Die Kontagiosität gilt als gering oder nicht gegeben. Epidemisches Auftreten bzw. Partnerinfektionen wurden nur selten beschrieben. Experimentell ließ sich die Erkrankung jedoch in Einzelfällen reproduzieren [3]. Zu den Prädispositionsfaktoren zählen, neben tropisch-feuchtwarmem Makroklima, auch individuelle Schweißneigung (z. B. bei Hyperthyreose, Tuberkulose, Malignomen) und Einflüsse des Mikroklimas (Okklusion), ferner Malnutrition, eine positive

Familienanamnese und die Anwendung lipidhaltiger Externa [4]. Gegen eine maßgebliche pathogenetische Bedeutung einer Immunsuppression spricht die unveränderte Inzidenz bei gleichzeitiger Erkrankung an Diabetes mellitus oder AIDS.

■ Diagnostik

Die Diagnosestellung „Pityriasis versicolor" erfolgt meist klinisch, ergänzt durch eine Wood-Licht-Untersuchung (gelblich-grüne Fluoreszenz) und das KOH-Nativpräparat. Da die Infektion sehr oberflächlich lokalisiert ist, liefert auch der Tesafilmabriß gute Ergebnisse.

Mikroskopisch finden sich sehr charakteristisch kurze, z. T. fragmentierte Pilzfäden neben runden Hefezellen („Spaghetti und Fleischklößchen"). Auf das Anlegen einer Pilzkultur (lipidhaltige Medien wie Dixon- oder Leeming-Notman-Agar) kann verzichtet werden, da der Erreger zur residenten Keimflora der menschlichen Haut gehört. Kürzlich wurde jedoch *M. globosa* als in den Läsionen dominierende Spezies bei Pityriasis versicolor nachgewiesen [5].

■ Klinik

Die Erkrankung imponiert durch hell- bis dunkelbraune, z. T. erythematöse Maculae, die bevorzugt in den talgdrüsenreichen Arealen des Körperstammes zu finden sind. Die Herde sind zunächst linsen- bis pfenniggroß und neigen zu landkartenartiger Konfluenz (Abb. 3.2-6). Beim Streichen über die Läsionen mit einem Holzspatel imponiert eine feine, kleieartige (= pityriasiforme) Schuppung („Hobelspanphänomen"). Häufig unter UV-Bestrahlung, aber auch an bedeckten Körperstellen kann es zu einer Umwandlung („versicolor") der hyperpigmentierten Areale in weiße, nicht oder nur gering schuppende Läsionen kommen (Pityriasis versicolor alba). Die Repigmentierung kann bis zu einigen Monaten dauern.

Abgesehen von kosmetischen Aspekten sind die Patienten nicht beeinträchtigt, gelegentlich wird leichter Juckreiz, v. a. bei stärkerem Schwitzen, beschrieben.

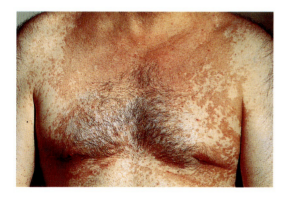

Abbildung 3.2-6 Pityriasis versicolor.

■ Differentialdiagnose

Bei den hyperpigmentierten Läsionen sind im weitesten Sinne das seborrhoische Ekzem (stärkere entzündliche Komponente) sowie bei intertriginöser Lokalisation das Erythrasma (karminrote Fluoreszenz im Wood-Licht), bei den hypopigmentierten Läsionen vor allem die Vitiligo sowie die Pityriasis alba bei atopischer Diathese abzugrenzen.

■ Histologie und Pathogenese

Die histologischen Veränderungen sind diskret: Hyperkeratose, Parakeratose sowie geringe Akanthose. Im Vergleich zu Erregerdichte findet sich nur ein geringes Infiltrat vornehmlich aus Th-Zellen. Auch die humorale Abwehr wird kaum stimuliert, Antikörper der Klasse IgG sind nicht oder nur gering erhöht [6]. Ebensowenig wurde eine Störung der zellvermittelten Immunität zweifelsfrei nachgewiesen [7, 8]. Als pathogenetisch bedeutsam gilt die Induktion von Hyphen durch bislang nicht vollständig aufgeklärte Faktoren. Ebenso ist das Zustandekommen der hyper- bzw. depigmentierten Areale noch nicht vollständig geklärt. Für eine Schädigung der Melanozyten spricht das Vorhandensein von vergrößerten bzw. verkleinerten Melanosomen in den betroffenen Arealen. 1978 wurden vom Erreger synthetisierte Dicarbonsäuren als Tyrosinaseinhibitoren beschrieben [9]. Die größte Wirksamkeit zeigte dabei Azelainsäure, eine C_9-Dicarbonsäure. Ihre Konzentration in vivo erscheint jedoch als zu gering, um tatsächlich zu einer Hemmung der Melaninsynthese zu führen [10]. Die Ursache der beobachteten Hypopigmentierung ist daher noch nicht endgültig geklärt.

Bemerkenswerterweise aber kann vornehmlich die Spezies M. furfur Pigmente und Fluorochrome bilden, wenn Tryptophan als überwiegende Stickstoffquelle im Nährmedium angeboten wird [11]. Die Charakterisierung dieser bislang unbekannten Sekundärmetaboliten erbrachte mehrere chemisch neuartige Verbindungen, deren pharmakologische Eigenschaften (Tyrosinaseinhibition, UV-Absorption, Hemmung der Proteinkinase C) Aspekte der Erkrankung erklären könnten [12].

■ Therapie

Die Krankheit ist insgesamt gut behandelbar, neigt aber stark zu rezidivierendem Verlauf [13]. Zu den Allgemeinmaßnahmen zählen: häufiges Baden/Duschen unter Verwendung von Syndets, Vermeidung von Kleidung mit Okklusiveffekt (keine Kunstfasern!), Ausschalten von Prädispositionsfaktoren. Die topische Therapie als Primärmaßnahme ist kostengünstig und ermöglicht durch eine Intervallanwendung auch eine gute Rezidivprophylaxe. Andererseits entstehen durch die oft großflächige und wiederholt erforderliche Anwendung nicht selten Compliance-Probleme. Topisch wirksam sind Antimykotika aus der Gruppe der Azole, das Ciclopiroxolamin und das Terbinafin, daneben aber auch klassische Therapeutika wie Natriumthiosulfat, Pyrithion-Zink, Propylenglykol und Selendisulfid. Topisch sollte immer der gesamte Körper behandelt werden, wirkstoffhaltige Shampoos oder Lösungen sind daher besonders geeignet. Unter den Eigenrezepturen haben sich Propylenglykol sowie Salicylspiritus bewährt:

Propylenglykol 50,0	Acid. salicyl. 2,0(−3,0)
Aqua dest. ad 100,0	Ol. ricin. q.s. ad sol.
	Glycerin. 5,0
	Sp. isopropyl. 70% ad 100,0
S.: 2mal/d für 2 Wochen	S.: Salicylsäurespiritus

Unter den Fertigpräparaten sind aufgrund ihrer Darreichungsform insbesondere das Epi-Pevaryl® P.v. und die Terzolin®-Lösung hervorzuheben:

Epi-Pevaryl® P.v. Lösung	Terzolin® Lösung
An drei aufeinanderfolgenden Abenden nach dem Duschen den nassen Körper mindestens 3–5 Minuten einreiben; Schaum antrocknen lassen, nach Einwirken über Nacht am nächsten Morgen abspülen.	1mal/d ½ Füllung der Verschlußkappe über 5 Tage nach dem Duschen einreiben. Nach 3–5 Minuten Einwirkzeit mit viel warmem Wasser abspülen.

Die systemische Therapie ist bei ausgedehnten Herden und häufigen Rezidiven indiziert. Zur Verfügung stehen die Azole Ketoconazol, Itraconazol und Fluconazol. Terbinafin systemisch appliziert ist nicht wirksam, da es mit dem ekkrinen Schweiß nicht ausgeschieden wird. Ketoconazol wird gut mit dem ekkrinen Schweiß ausgeschieden und wirkt über eine Rückdiffusion aus dem Schweiß in das Stratum corneum. Damit es auch genügend lange auf der Haut verbleibt, sollte 1 Tag nach Einnahme nicht geduscht werden. Neben einer Einzeittherapie mit 400 mg/d 1mal/Monat wurde insbesondere auch die 10-Tage-Therapie mit 200 mg/d propagiert. Itraconazol ist in vitro 10mal aktiver gegenüber *Malassezia spp.* Empfohlen sind 200 mg/d über 5–7 d. Fluconazol wird neben einer Einzeittherapie mit 400 mg auch in einer Therapie mit 50 mg/d über immerhin 2 Wochen propagiert.

Literatur zu 3.2.3.1

1. Keddie FM. Tinea versicolor, 1846–1900. A historial survey based on selections from the writings of the nineteenth century. In: Robinson HM Jr (ed). The diagnosis and treatment of fungal infections. Springfield: C. C. Thomas, 1974: 169–84.
2. Guého E, Boekhout T, Ashbee HR, Guillot J, van Belkum A, Faergemann J. The role of *Malassezia* species in the ecology of human skin and as pathogens. Medical Mycology 1998; 36 (Suppl I): 220–9.
3. Faergemann J, Fredriksson T. Experimental infections in rabbits and humans with *Pityrosporum orbiculare* and *P. ovale*. J Invest Dermatol 1981; 77: 314–8.
4. Roed-Petersen J. Tinea versicolor and body lotions. Acta Derm Venereol 1980; 60: 439–40.

5. Crespo Erchiga V, Ojeda Martos A, Casana Vera A, et al. *Malassezia globosa* as the causative agent of pityriasis versicolor. Br J Dermatol 2000; 143: 799–803.
6. Wu YC, Chen KT. Humoral immunity in patients with tinea versicolor. J Dermatol 1985; 12: 161–6.
7. Sohnle PG, Collins-Lech C. Cell-mediated immunity to *Pityrosporum orbiculare* in tinea versicolor. J Clin Invest 1978; 62: 45–53.
8. Bergbrant IM, Andersson B, Faergemann J. Cell-mediated immunity to Malassezia furfur in patients with seborrhoeic dermatitis and pityriasis versicolor. Clin Exp Dermatol 1999; 24: 402–6.
9. Nazzaro-Porro M, Passi S. Identification of tyrosinase inhibitors in cultures of *Pityrosporum*. J Invest Dermatol 1978; 71: 205–8.
10. Robins EJ, Breathnach AS, Bennet D, et al. Ultrastructural observations on the effect of azelaic acid on normal human melanocytes and human melanoma cell line in tissue culture. Br J Derm 1987; 113: 687–97.
11. Mayser P, Wille G, Imkampe A, et al. Synthesis of fluorchromes and pigments in *Malassezia furfur* by use of tryptophan as single nitrogen source. Mycoses 1998; 41: 265–70.
12. Wille G, Mayser P, Thoma W, et al. Isolation and Synthesis of Malassezin – An Agonist of the Arylhydrocarbon Receptor from the Yeast *Malassezia furfur*. Bioorg Med Chem 2001; 9: 955–60.
13. Drake LA, Dinehart SM, Farmer ER, Goltz RW, et al. Guidelines of care for superficial mycotic infections of the skin: Pityriasis (tinea) versicolor. J Am Acad Dermatol 1996; 34: 287–9.

3.2.3.2 Seborrhoische Dermatitis

■ Definition
Eine *Malassezia*-assoziierte, chronisch-entzündliche Erkrankung talgdrüsenreicher Hautareale, gekennzeichnet durch leicht infiltrierte, unregelmäßig begrenzte Eryteme, die mit einer gelben, fettigen Schuppung belegt sind [1].

■ Synonym
Seborrhoisches Ekzem.

■ Epidemiologie
Überwiegend betroffen sind Männer. Die Altersverteilung der Erkrankung zeigt zwei Gipfel: in den ersten drei Lebensmonaten sowie um das 40. Lebensjahr. Erkrankte Säuglinge weisen aber kein erhöhtes Risiko auf, im Erwachsenenalter an einer seborrhoischen Dermatitis zu erkranken. Bei HIV-Infektion gilt das seborrhoische Ekzem als Frühsymptom, seine Prävalenz korreliert positiv mit dem Krankheitsstadium. Es findet sich bei Gesunden bei 3–7%, bei SLS bei 9–30%, bei ARC bei 27–56% und im AIDS-Stadium bei 11–83% der Erkrankten [2].

■ Übertragungswege

Die Pathogenese der Erkrankung sowie auslösende Faktoren sind bislang nur ungenügend geklärt. Verschiedene Faktoren werden diskutiert:

1. Das gehäufte Auftreten der Erkrankung bei Patienten mit ausgeprägter Seborrhoe sowie bei Erkrankungen, die mit Seborrhoe (z.B. Salbengesicht bei M. Parkinson) einhergehen. Seborrhoe ist aber keine unbedingte Voraussetzung [3].
2. Eine vermehrte Besiedlung der Talgdrüsenfollikel mit *Malassezia*-Hefen: Die Entzündung wird als Langerhans- und T-Zell-vermittelt aufgefaßt [4], außerdem sind *Malassezia*-Hefen in der Lage, über ihre Lipaseaktivität irritierend zu wirken und sowohl über den direkten als auch über den alternativen Weg Komplement zu aktivieren [5]. Aber nur eine Arbeitsgruppe konnte eine klare Beziehung zwischen der Zahl der *Malassezia*-Sproßzellen und der Erkrankung herstellen [6]. Beachtenswert ist jedoch eine zugunsten von *Malassezia spp.* veränderte Zusammensetzung der Mikroflora [7]. Für eine Assoziation mit *Malassezia*-Hefen spricht zudem das gute Ansprechen der Erkrankung auf antimykotische Therapie.
3. Veränderungen der Immunitätslage: Eine stark ausgeprägte seborrhoische Dermatitis bei jungen Patienten sollte an eine HIV-Infektion denken lassen. Bezüglich der humoralen Immunantwort sind die Angaben uneinheitlich [8]. Kürzlich wurde postuliert, daß das SE eine Entzündungsreaktion auf Stoffwechselprodukte von *Malassezia*-Hefen darstelle, da eine veränderte oder gestörte Immunantwort nicht nachgewiesen werden konnte [9]. Eine Kontaktsensibilisierung ließ sich bisher nicht belegen.

■ Diagnostik

Ein Nachweis von *Malassezia*-Hefen aus den Läsionen ist nicht diagnostisch, da diese Hefen zur residenten Flora der menschlichen Haut gehören. Eine kausale Beziehung zwischen Dichte der Hefebesiedlung und Schweregrad der Erkrankung läßt sich ebenfalls nicht regelhaft nachweisen. Auch die histopathologischen Befunde (Akanthose der Epidermis mit Hyper- und Parakeratose, spongiotische Veränderungen der unteren Epidermislagen sowie ein vorwiegend perivaskuläres lymphozytäres Infiltrat) sind nicht zwingend diagnostisch, länger bestehende Herde zeigen einen psoriasiformen Aspekt.

■ Klinik

Primäreffloreszenz des seborrhoischen Ekzems (SE) ist ein follikuläres und perifollikuläres Erythem mit nachfolgender Infiltration. Es entstehen kleine rötlichbraune Papeln mit fettiger Schuppung, die dann zu größeren, unregelmäßig begrenzten Herden konfluieren. Die Mehrzahl der beschriebenen Veränderungen findet sich der natürlichen Verteilung der lipophilen Hefen folgend in den talgdrüsenreichen Hautarealen wie dem behaarten Kopf, zentrofazial (innerer Anteil der Augenbrauen, Nasolabialfurchen) sowie am oberen Stamm in der vorderen und hinteren Schweißrinne (Abb. 3.2-7).

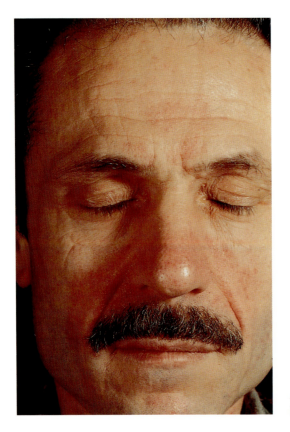

Abbildung 3.2-7 Seborrhoisches Ekzem.

Als mildeste Ausprägung gilt das *seborrhoische Ekzematid*. Es findet sich zumeist im Gesicht paranasal und in der Nasolabialfalte. Auch die *Pityriasis simplex capillitii* (Kopfschuppen) wird von einigen Autoren als Minimalvariante des SE angesehen [10].

Das sich *herdförmig* manifestierende SE zeigt die typischen Veränderungen in den seborrhoischen Arealen. Bei der *intertriginösen Form* findet sich ein isolierter Befall der intertriginösen Räume. Disseminierte Formen der Erkrankung können sich durch Exazerbation umschriebener Formen entwickeln. So tritt das *disseminierte seborrhoische Ekzem* akut oder subakut durch Irritation vorhandener Herde oder aber auch spontan auf. Die Herde sind dabei insgesamt stärker entzündlich verändert, neigen stärker zur Konfluenz, können erodieren, nässen und verkrusten. Maximalvariante ist die *seborrhoische Erythrodermie*.

Das *seborrhoische Ekzem des Säuglingsalters* ist eine Erkrankung der ersten drei Lebensmonate. Die Hautveränderungen finden sich insbesondere am Capillitium, aber auch zentrofazial (Nasolabialfurchen und Submentalfalten). Gelbe, fettig imponierende Schuppen haften der Kopfhaut fest an (Gneis). Bei Exazerbation kann das seborrhoische Ekzem des Säuglings wie beim Erwachsenen in eine Erythrodermie (Leiner's disease) übergehen.

■ **Differentialdiagnose**
Abgegrenzt werden müssen je nach Ausprägung Psoriasis vulgaris, allergisches Kontaktekzem, *Candida*-Infektionen, die Alterserythrodermie sowie das Sézary-Syndrom. Insbesondere im Kindesalter sind auch atopische Dermatitis, Skabiesbefall und Langerhans-Histiozytosen zu bedenken.

■ **Therapie**
Hohe Rezidivhäufigkeit und Reizbarkeit der Erkrankung mit Gefahr der Exazerbation machen eine langfristige Therapie mit milden Therapeutika erforderlich. Die anzuwendenden Grundlagen sollten möglichst fettarm, wenig okklusiv und eher austrocknend wirken. Im Bereich der Kopfhaut werden antiseborrhoische Haarwaschmittel mit keratolytisch und antimikrobiell wirksamen Bestandteilen wie Selensulfid, Zinkpyrithion, Salicylsäure und Teer 1- bis 2mal wöchentlich eingesetzt. Aufgrund der geschilderten Zusammenhänge wurde das Therapiespektrum um die Antimykotika erweitert. Es fand sich eine deutliche Besserung des seborrhoischen Ekzems unter Ketoconazol systemisch [11] und topisch [12], und auch andere Antimykotika wie Bifonazol, Clotrimazol, Ciclopiroxolamin, Econazol, Miconazol und Terbinafin wurden mit Erfolg eingesetzt [1]. Die topische Anwendung von Lithiumsuccinat stellt eine weitere Alternative dar. Eine besonders stark entzündliche Komponente stellt die Indikation zu externer Steroidtherapie dar. Sie sollte insbesondere im Gesichtsbereich auf wenige Tage beschränkt bleiben.

Bei stark rezidivierenden Verläufen ist der Einsatz von internen Antimykotika (Ketoconazol, Itraconazol) gerechtfertigt. Bei der seborrhoischen Dermatitis im Säuglingsalter müssen Okklusiveffekte vermieden werden. Angewandt werden Trockenpinselungen des Körpers mit Lotio zinci mit Zusatz von 0,5% Clioquinol über Nacht in Kombination mit Vioform®-Zinköl (0,5%) in den intertriginösen Arealen (*cave:* langfristige Anwendung von Clioquinol). Bei starker Entzündung sollten milde Steroide in niedriger Dosierung angewendet werden (z.B. Hydrocortison 1%). Ferner ist die Therapie bestehender Candida-Infektionen angezeigt.

Literatur zu 3.2.3.2

1. Nenoff P, Reinl P, Haustein U. Der Hefepilz *Malassezia* – Erreger, Pathogenese und Therapie. Hautarzt 2001; 52: 73–86.
2. Ross S, Richardson MD, Graybill JR. Association between *Malassezia furfur* colonisation and seborrheic dermatitis in AIDS patients. Mycoses 1994; 37: 367–70.
3. Burton JL, Pye R. Seborrhoea is not a feature of seborrhoeic dermatitis. BMJ 1983; 286: 1169–70.
4. Bergbrant IM, Andersson B, Faergemann J. Cell-mediated immunity to *Malassezia furfur* in patients with seborrhoeic dermatitis and pityriasis versicolor. Clin Exp Dermatol 1999; 24: 402–6.

5. Belew PW, Rosenberg EW, Jennings BR. Activation of the alternative pathway of complement by *Malassezia ovalis*. Mycopathologia 1980; 70: 187–91.
6. Heng MCY, Henderson CL, Barker DC, et al. Correlation of *Pityrosporum ovale* density with clinical severity of seborrhoeic dermatitis assessed by a simplified technique. J Am Acad Dermatol 1990; 23: 82–6.
7. McGinley KJ, Leyden LJ, Marples RR, et al. Quantitative microbiology of the scalp in non-dandruff, dandruff and seborrheic dermatitis. J Invest Dermatol 1975; 64: 401–5.
8. Bergbrant IM, Johansson S, Robbins D, et al. An immunological study in patients with seborrhoeic dermatitis. Clin Exp Dermatol 1991; 16: 331–8.
9. Parry ME, Sharpe GR. Seborrhoeic dermatitis is not caused by an altered immune response to Malassezia yeast. Br J Dermatol 1998; 139: 254–63.
10. Shuster S. The aetiology of dandruff and mode of action of therapeutic agents. Br J Dermatol 1984; 111: 235–42.
11. Ford GP, Farr PM, Ive FA, et al. The response of seborrhoeic dermatitis to ketoconazole. Br J Derm 1985; 111: 603–7.
12. Skinner RB, Noah PW, Taylor RM, et al. Double blind treatment of seborrheic dermatitis with 2% ketoconazole cream. J Am Acad Dermatol 1985; 12: 852–6.

3.3 Dermatophyten

3.3.1 Grundlagen

Isaak Effendy

Dermatophyten sind imperfekte Pilze mit septierten Hyphen (Hyphomyzeten). Zu den Dermatophyten zählen die Pilzgattungen Trichophyton, Microsporum und Epidermophyton. Einige Autoren rechnen Keratinomyces hinzu. Dermatophyten sind „Hautpilze" im engeren Sinne. Sie befallen nur die Hautanhangsgebilde Haare und Nägel, jedoch nicht Schleimhäute und innere Organe [1].

Allerdings ist ein Dermatophyt nicht dem Hautpilz gleichzusetzen, da auch Hefen und Schimmelpilze die Haut befallen können. Ebenfalls ist die Gleichsetzung von Dermatophyt und Fadenpilz nicht korrekt, da die Schimmelpilze auch Fadenpilze sind. Darüber hinaus besteht zwischen Pilzfaden und Fadenpilz ein großer Unterschied: Hefepilze können sowohl im Nativpräparat als auch in der Pilzkultur Pilzfäden aufweisen, sie zählen jedoch nicht zu den Hyphomyzeten („Fadenpilze").

Dermatophytengattungen unterscheiden sich voneinander durch das Aussehen ihrer Makrokonidien: bei Trichophyton und Epidermophyton sind sie glatt-

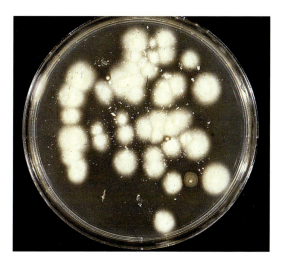

Abbildung 3.3-1 Trichophyton rubrum.

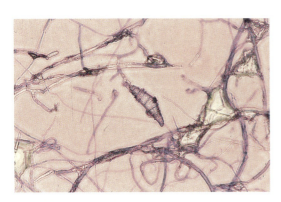

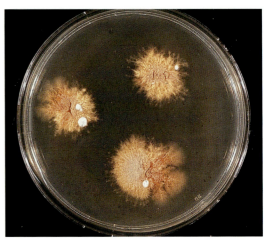

Abbildung 3.3-2 Microsporum canis: Makrokonidien.

Abbildung 3.3-3 Epidermophyton floccosum.

wandig, bei Microsporum rauhwandig. Trichophyton hat ferner walzenförmige Makrokonidien, Epidermophyton keulenförmige.

Häufig isolierte Trichophyton-Arten: Trichophyton (T) rubrum (Abb. 3.3-1), T. mentagrophytes, T. verrucosum, T. violaceum, T. tonsurans, T. soudanense, T. quinckeanum. Häufig isolierte Microsporum-Arten: Microsporum (M) canis (Abb. 3.3-2), M. gypseum, M. audouinii. Epidermophyton-Art: Epidermophyton floccosum (Abb. 3.3-3).

T. rubrum stellt heute weltweit den häufigsten Erreger der oberflächlichen Dermatophyten dar. Bei immunsupprimierten Patienten kann T. rubrum allerdings auch in tiefere Hautschichten gelangen [2]).

Die Bezeichnung Tinea ist der Pilzinfektion der Haut vorbehalten, die nur durch Dermatophyten bedingt ist. Sie kann grundsätzlich in zwei Gruppen eingeteilt werden:
1. Tinea superficialis;
2. Tinea profunda (meist an behaarten Körperstellen).

Literatur zu 3.3.1

1. Blank F, Mann SJ. Trichophyton rubrum infections according to age, anatomical distribution and sex. Br J Dermatol 1975; 2: 171–4.
2. Smith KJ, Welsh M, Skelton H. Trichophyton rubrum showing deep dermal invasion directly from the epidermis in immunosuppressed patients. Br J Dermatol 2001; 2: 344–8.

3.3.2 Tinea corporis

Isaak Effendy

■ Definition
Eine Pilzinfektion am Stamm (Rücken, Brust, Abdomen) durch Dermatophyten wird als Tinea corporis bezeichnet. Es handelt sich dabei um eine oberflächliche Dermatophytose.

■ Erreger
Sehr häufig: T. rubrum, M. canis, E. floccosum. Die Infektion durch M. canis wird auch als Mikrosporie bezeichnet, der Pilz ist leicht übertragbar und deshalb die Infektion kontagiös.

■ Epidemiologie
Tinea corporis ist bei sonst gesunden Erwachsenen relativ selten. Eine ausgedehnte Dermatophytose kann jedoch bei immunsupprimierten Patienten, z. B. durch HIV-Infektion, vorkommen.

Die häufigste Tinea corporis stellt die M.-canis-Infektion (Mikrosporie) dar – insbesondere bei den Kindern.

■ Übertragungswege
Trichophyton-Arten kommen ubiquitär vor, sie sind fakultativ-pathogene Erreger. Bei immungestörten Patienten bzw. bei Vorliegen bestimmter Prädispositionen können sie jedoch leicht eine mykotische Hautinfektion verursachen.

Microsporum-Arten werden meist von den Haustieren auf die Menschen übertragen; M. canis durch Katzen. Die durch anthropozoophile Pilze bedingten Infektionen sind sowohl für die Tiere als auch für die Menschen ansteckend.

Nicht selten wird auch ein endemisches Vorkommen von Tinea corporis bei bestimmten Sportlern (Ringern) berichtet: „Tinea gladiatorum" [1, 2].

■ Diagnostik
Nach einer fachgerechten Reinigung der Entnahmestelle (mit 70%igem Alkohol) ist Schuppenmaterial reichlich zu entnehmen. Ein kleiner Teil des Untersuchungsmaterials wird direkt im Nativpräparat untersucht; das restliche Material wird auf dem speziellen Nährboden angelegt (Pilzkultur). Trichophyton-Arten wachsen relativ langsam: 2–4 Wochen.

Im Nativpräparat können ggf. nur Pilzelemente nachgewiesen werden. Durch die Pilzkultur hingegen kann der Erreger identifiziert werden. Die häufig isolierten Trichophyton- und Microsporum-Arten sind durch ihre morphologischen Eigenschaften relativ leicht zu erkennen. Unter der Wood-Lampe leuchten Mikrosporieherde hellgrün auf, andere Trichophyton-Arten leuchten indes grau.

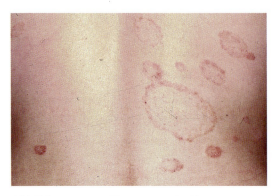
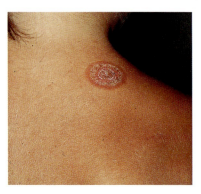

Abbildung 3.3-4 Tinea corporis. Erreger: M. canis. Übertragen durch Katze als Haustier.

Abbildung 3.3-5 Tinea corporis. Solitäre, kokardenartige, schuppende Läsion mit randbetontem Erythem. Erreger: T. mentagrophytes.

■ Klinik

Meist ist die Läsion anulär und vergrößert sich relativ rasch. Die Ränder sind erythematös, etwas schuppend und leicht erhaben. Das Zentrum erscheint etwas heller, was durch eine spontane Regression bedingt ist. Die mykotische Hautläsion wird somit durch ein Trias gekennzeichnet: randbetonte Rötung und Schuppung sowie zentrales Abblassen (Abb. 3.3-4).

Bei Mikrosporie können die Läsionen auch besonders stark diskoid sein. Die Regressionszone ist kleiner als die randbetonte Rötung und Schuppung (Abb. 3.3-5). Die Mikrosporie kann sich sowohl als einzelne als auch multiple ringförmige Läsion darstellen.

■ Differentialdiagnose

Tinea corporis ist von nummulärem Ekzem, Exsikkationsekzematid, Pityriasis rosea sowie Psoriasis vulgaris abzugrenzen.

■ Therapie

Grundsätzlich kann jede gängige Hautmykose, wie Tinea corporis, mit einem topischen Antimykotikum erfolgreich behandelt werden (z.B. Ciclopiroxolamin/Batrafen®, Clotrimazol/Canesten®, Croconazol/Pilzcin®, Sertaconazol/Zalaïn®, Terbinafin/Lamisil®). Je nach Ausdehnung der mykotischen Läsion sollte das Antimykotikum 1–2 Wochen angewandt werden [3].

Auch eine Mikrosporie am Stamm kann in einem sehr frühen Stadium allein durch topische Antimykotika (z.B. Batrafen® Creme, Lamisil® Creme) wirksam bekämpft werden.

Bei entzündlicher Form der Tinea corporis kann mitunter ein steroidhaltiges Antimykotikum (z.B. Lotricomb® Creme, Canesten® HC Creme) kurzfristig sinnvoll eingesetzt werden, allerdings sollte die Therapie nach Abklingen der akuten klinischen Symptome weiter mit einem reinen Antimykotikum allein über mindestens 1 Woche fortgesetzt werden.

Tinea cruris (Pilzinfektion der inguinalen, perianalen Region sowie des Gesäßes) ist primär auch topisch zu behandeln. Sinnvollerweise sollte die Formulierung des Antimykotikums für den Einsatz im intertriginösen Bereich dementsprechend gewählt werden, z. B. O/W-Lotion, Paste.

Bei immunsupprimierten Patienten kann eine Tinea corporis bzw. Tinea cruris so ausgedehnt sein, daß eine orale/systemische antimykotische Therapie oft erforderlich ist.

Literatur zu 3.3.2

1. Adams BB. Tinea corporis gladiatorum: a cross-sectional study. J Am Acad Dermatol 2000; 6: 1039–41.
2. Kohl TD, Martin DC, Nemeth R, Hill T, Evans D. Fluconazole for the prevention and treatment of tinea gladiatorum. Pediatr Infect Dis J 2000; 8: 717–22.
3. Budimulja U, Bramono K, Urip KS, Basuki S, Widodo G, Rapatz G, Paul C. Once daily treatment with terbinafine 1 % cream (Lamisil) for one week is effective in the treatment of tinea corporis and cruris. A placebo-controlled study. Mycoses 2001; 7: 300–6.

3.3.3 Tinea manuum

Isaak Effendy

■ Definition

Tinea manuum ist eine durch Dermatophyten bedingte Hautinfektion der Hände, insbesondere des Handtellers sowie der Fingerzwischenräume (Synonym: Handmykose). Eine Dermatophytose der Nägel hingegen wird als Tinea unguium bezeichnet.

■ Erreger

Sehr häufig T. rubrum.

■ Epidemiologie

Männer werden häufiger befallen als Frauen [1]. Nicht selten weisen die Patienten auch Tinea pedis auf, welche durchaus als eine mögliche Infektionsquelle für die Handmykose zu deuten ist.

■ Diagnostik

Mykologische Materialentnahme, Nativpräparat und Pilzkultur.

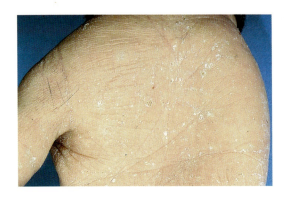

Abbildung 3.3-6 Tinea manuum. Erreger: T. rubrum.

■ Klinik

Am Handteller kann eine Dermatophytose neben einer starken Schuppung auch eine hyperkeratotische sowie vesikulöse Hautveränderung induzieren. Häufig sehen die Hautveränderungen ekzematös aus (Abb. 3.3-6). In den Fingerzwischenräumen stellt sich die Dermatophytose oft als eine leicht gerötete Läsion mit diskreter Schuppung dar.

Beim „Two feet-one hand syndrome" handelt es sich nicht um eine besondere Krankheitsform, sondern eher um eine multilokuläre oberflächliche Dermatophytose, die sicherlich auch weltweit vorkommt [2].

■ Differentialdiagnose

Tinea manuum ist vom allergischen bzw. irritativen Handekzem sowie Psoriasis palmaris abzugrenzen. Ein asymmetrischer Befall der Hände deutet eher auf eine Handmykose hin.

■ Therapie

Die Behandlung erfolgt primär durch topische Antimykotika (z.B. Ciclopiroxolamin/Batrafen®, Croconazol/Pilzcin®, Sertaconazol/Zalaïn®) im Durchschnitt über 2 Wochen. Bei ausgedehntem Befall kann die Therapie kurzfristig unter okklusiven Bedingungen vorgenommen werden. Falls unter einer solchen mehrwöchigen intensiven Lokaltherapie (nach 3–4 Wochen) noch kein Erfolg zu verzeichnen sein sollte, ist eine Behandlung mit einem oralen/systemischen Antimykotikum (z.B. Itraconazol/Sempera®, Fluconazol/Diflucan®, Terbinafin/Lamisil®) durchaus zu erwägen [3–5].

Literatur zu 3.3.3

1. Smith HR, Holloway D, Armstrong DK, Whittam L, White IR, Rycroft RJ, McFadden JP. Association between tinea manuum and male manual workers. Contact Dermatitis 2000; 1: 45.

2. Daniel CR 3rd, Gupta AK, Daniel MP, Daniel CM. Two feet-one hand syndrome: a retrospective multicenter survey. Int J Dermatol 1997; 9: 658–60.
3. Goldstein AO, Smith KM, Ives TJ, Goldstein B. Mycotic infections. Effective management of conditions involving the skin, hair, and nails. Geriatrics 2000; 5: 40–2, 45–7, 51–2.
4. Schuller J, Remme JJ, Rampen FH, Van Neer FC. Itraconazole in the treatment of tinea pedis and tinea manuum: comparison of two treatment schedules. Mycoses 1998; 41 (11–12): 515–20.
5. White JE, Perkins PJ, Evans EG. Successful 2-week treatment with terbinafine (Lamisil) for moccasin tinea pedis and tinea manuum. Br J Dermatol 1991; 3: 260–2.

3.3.4 Tinea pedis

Isaak Effendy

■ Definition
Dermatophyten-bedingte Hautmykose am Fuß. Prädilektionsstellen sind Zehenzwischenräume, Fußsohlen sowie Fußkanten, jedoch weniger Fußrücken (Synonym: Fußmykosen).

■ Erreger
Hauptsächlich T. rubrum und T. mentagrophytes [1].

■ Diagnostik
Mykologische Materialentnahme, Nativpräparat und Pilzkultur.

■ Klinik
Am häufigsten betroffen sind Erwachsene. Arbeitsbedingungen, berufliche Tätigkeit sowie Freizeitgestaltung spielen sicherlich bei der Entstehung von Tinea pedis eine wichtige Rolle [2]. Dabei ist die individuelle Disposition ebenfalls von Bedeutung. Ferner stellen auch Zivilisationsumstände (z. B. Tragen von luftundurchlässigem Schuhwerk) einen begünstigenden Faktor für die Entstehung bzw. Verbreitung der Fußmykosen dar.

Die befallenen Zehenzwischenräume sehen typisch aus: inflammatorische Läsion mit groblamellären Schuppen (Abb. 3.3-7). Nicht selten ist der Herd zentral maceriert, was ein weißliches Aussehen verursacht. Mazerierte Tinea pedis interdigitalis stellt oft die Eintrittspforte für Erysipel an Beinen dar [3]. An der Fußsohle sieht man eine leichte bis deutliche Schuppung ohne sichtbare Entzündungszeichen. Im chronischen Stadium kann die ganze Fußsohle betroffen sein, und man sieht dabei eine relativ glatte, wachsartige Hautoberfläche mit Schuppenbildung. Gelegentlich geht der Pilzbefall über die Fußkanten hinaus: „Tinea mocassin".

In der Regel stellt Tinea pedis einen potenten Wegbereiter von Zehennagelmykosen dar [9].

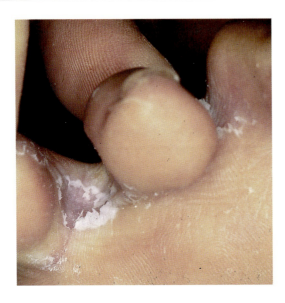

Abbildung 3.3-7 Tinea pedis interdigitalis. Erreger: T. rubrum.

■ **Differentialdiagnose**

Tinea pedis ist klinisch von Kontaktekzem, Exsikkationsekzem, Psoriasis plantaris und palmoplantaren Hyperkeratosen zu unterscheiden.

■ **Therapie**

Dermatophytose der Zehenzwischenräume ist allgemein durch eine alleinige topische Behandlung [6] wirksam zu bekämpfen (z. B. Ciclopiroxolamin/Batrafen®, Croconazol/Pilzcin®, Sertaconazol/Zalaïn®, Terbinafin/Lamisil®). Eine 1wöchige Therapie der Tinea interdigitalis mit Lamisil® Creme hat sich als effektiv erwiesen [4]. Bei ausgedehntem Befall der Fußsohlen hingegen ist eine orale Therapie (z. B. Terbinafin/Lamisil®, Fluconazol/Diflucan®, Itraconazol/Sempera®) sinnvoll.

Socken bzw. Strümpfe sollten zur Rezidivprophylaxe adäquat gewaschen und desinfiziert werden [8].

Literatur zu 3.3.4

1. Brasch J. Case report. Trichophyton mentagrophytes var. nodulare causing tinea pedis. Mycoses 2001; 9: 426–31.
2. Ingordo V, Fracchiolla S, Figliola F, D'Andria G, Colecchia B, Naldi L. Prevalence and awareness of tinea pedis in Italian sailors. Dermatology 2000; 4: 349–50.
3. Roldan YB, Mata-Essayag S, Hartung C. Erysipelas and tinea pedis. Mycoses 2000; 5: 181–3.
4. Korting HC, Tietz HJ, Brautigam M, Maysers P, Rapatz G, Paul C. One week terbinafine 1% cream (Lamisil) once daily is effective in the treatment of interdigital tinea pedis: a vehicle controlled study. LAS-INT-06 Study Group. Med Mycol 2001; 4: 335–40.

5. Bonifaz A, Saul A. Treatment of tinea pedis with a single pulse of itraconazole. Eur J Dermatol 2002; 2: 157–9.
6. Watanabe K, Taniguchi H, Katoh T. Adhesion of dermatophytes to healthy feet and its simple treatment. Mycoses 2000; 43 (1–2): 45–50.
7. Melville A. Athlete's foot and fungally infected toenails. Authors should use familiar drug names. BMJ 2001; 7297: 1306–7.
8. Ossowski B, Duchmann U. Der Einfluß des haushaltsüblichen Waschprozesses auf mykotisch kontaminierte Textilien. Hautarzt 1997, 48. 397–401.
9. Effendy I. Nagelmykosen. Klinik, Diagnose und Therapie. Stuttgart, New York: Thieme, 2001.

3.3.5 Tinea capitis

Isaak Effendy

■ Definition

Durch Dermatophyten induzierte Mykosen des behaarten Kopfes werden als Tinea capitis bezeichnet. Wenn der Bartbereich befallen ist, spricht man von Tinea (profunda) barbae.

■ Erreger

Zoophile Dermatophyten: T. verrucosum, T. mentagrophytes und M. canis. Anthropophile Pilze: T. rubrum, T. violaceum, T. tonsurans, T. soudanense, T. schönleinii. Die Erreger werden entweder von Mensch zu Mensch durch Gebrauchsgegenstände (z. B. Haarbürsten) oder vom Tier auf den Menschen übertragen.

Die zoophilen Pilze M. canis (Katzen, Hunde) sowie T. mentagrophytes (kleine Nagetiere) stellen hierzulande die häufigsten Erreger der Tinea capitis in Städten dar, während T. verrucosum (Rinder) eher der Haupterreger in der ländlichen Umgebung ist. Die Übertragung der Pilzsporen erfolgt dabei durch unmittelbaren Kontakt bzw. indirekt durch Gebrauchsgegenstände im Haushalt (Haarbürste, Kamm, Kopfkissen) [1–4].

Der Haupterreger der Tinea capitis in Europa ist M. canis, gefolgt von T. tonsurans [1]. Auch in Deutschland ist M. canis der häufigste Erreger vor T. mentagrophytes und T. verrucosum [2]. Eine häufigere Infektion durch T. soudanense und M. audouinii wurde in Frankreich registriert. In den Vereinigten Staaten hingegen stellt fast nur T. tonsurans den Erreger der Tinea capitis dar [3, 4].

■ Diagnostik

Geeignete Untersuchungsmaterialen: Schuppen aus befallener Kopfhaut und insbesondere Haare mit Wurzelanteilen (durch Epilation). T. verrucosum zeichnet sich durch kleine weißliche Kolonien aus, die deutlich langsamer als die meist gelblichen größeren Kolonien von M. canis wachsen.

Klinik

Am häufigsten werden Kinder befallen. Tinea capitis durch zoophile Dermatophyten zeigt meist starke Entzündungszeichen, sie zeichnet sich anfangs durch einen solitären Herd mit zentrifugaler Ausbreitung aus. Im späteren Stadium kann sie eine tumoröse Gestalt mit möglicher zentraler Ulzeration einnehmen; bei einer solchen profunden Tinea capitis können die regionalen Lymphknoten mitunter tastbar vergrößert sein. Die akute seltene Form (Kerion Celsi) wird fast immer durch zoophile Erreger verursacht.

Bei einer oberflächlichen Tinea capitis (z. B. Mikrosporie) können mehrere Herde – auch in Nachbarregionen – gleichzeitig vorkommen (Abb. 3.3-8). Bei „Favus", einer hierzulande seltenen Tinea capitis durch T. schönleinii, ist oft die gesamte Kopfhaut mit weißlichen Krusten bedeckt, dabei progredienter Ausfall des Haarkleides.

Tinea capitis durch T. tonsurans verläuft bei Erwachsenen nicht selten „inapparent". Solche Pilzträger stellen eine potentiale Infektionsquelle für ihre Umgebung dar [3, 4].

Differentialdiagnose

Entzündliche tiefe Tinea capitis ist von Karbunkel, ulzerierten Tumoren der Kopfhaut, abzugrenzen. Bei einer oberflächlichen Tinea capitis (Mikrosporie) sollte differentialdiagnostisch auch an Alopecia areata gedacht werden.

Therapie

Eine Leitlinie zur Behandlung der Tinea capitis wurde von englischen Dermatologen bereits publiziert [5]. Tinea capitis bedarf keines chirurgischen Behandlungsverfahrens (z. B. „Eröffnung des Abszeß"). Therapie der Wahl stellt eine Kombinationsbehandlung mit oralem (z. B. Terbinafin/Lamisil®, Itraconazol/Sempera®, Fluconazol/Diflucan®) und topischem Antimykotikum (z. B. Ciclopiroxolamin/Batrafen®) dar, mindestens über 12 Wochen. Bei durch M.-canis-induzierter T. capitis kann allerdings eine Erhöhung der empfohlenen Dosierung notwendig sein [6].

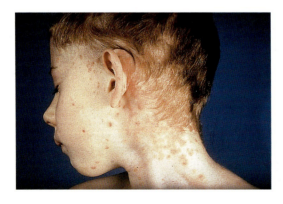

Abbildung 3.3-8 Tinea capitis mit Befall der Nackenregion. Erreger: M. canis.

Griseofulvin ist derzeit das einzige orale Antimykotikum, welches zur Behandlung der Dermatophytosen bei Kindern offiziell zugelassen ist. In neueren Studien sind jedoch moderne orale Antimykotika auch zur Behandlung der Tinea capitis bei Kindern wirksam und gut verträglich [7, 8].

Die Infektionsquellen (Tiere, Haushaltsgegenstände) sollen zur Rezidivmeidung ebenfalls fachgerecht behandelt werden.

Literatur zu 3.3.5

1. Hay RJ, Robles W, Midgley G, Moore MK; European Confederation of Medical Mycology Working Party on Tinea Capitis. Tinea capitis in Europe: new perspective on an old problem. J Eur Acad Dermatol Venereol 2001; 3: 229–33.
2. Tietz HJ, Czaika V, Ulbricht HM, Sterry W. Tinea capitis in Germany. A survey in 1998. Mycoses 1999; 2: 73–6.
3. Chen BK, Friedlander SF. Tinea capitis update: a continuing with an old adversary. Curr Opin Pediatr 2001; 4: 331–5.
4. Silverberg NB, Weinberg JM, DeLeo VA. Tinea capitis: Focus on African American women. J Am Acad Dermatol 2002; 2: 120–4.
5. Higgins EM, Fuller LC, Smith CH. Guidelines for the management of tinea capitis. British Association of Dermatologists. Br J Dermatol 2000; 1: 53–8.
6. Koumantaki E, Kakourou T, Rallis E, Riga P, Georgalla S. Doubled dose of oral terbinafine is required for Microsporum canis tinea capitis. Pediatr Dermatol 2001; 4: 339–42.
7. Friedlander SF. The optimal therapy for tinea capitis. Pediatr Dermatol 2000; 4: 325–6.
8. Gupta AK, Ginter G. Itraconazole is effective in the treatment of tinea capitis caused by Microsporum canis. Pediatr Dermatol 2001; 6: 519–22.

3.3.6 Onychomykosen

Dieter Reinel

■ Definition
Onychomykose (OM) = Infektion des Nagelapparates durch pathogene Pilze. Chronische Erkrankung, langsame Zerstörung der Nagelplatte. Verschiedene klinische Formen (s. dort).

■ Synonym
Tinea unguium (OM durch Dermatophyten).

■ Erreger
Dermatophyten: Trichophyton rubrum (ca. 84%) [1], gefolgt von T. mentagrophytes var. interdigitale. Selten andere Dermatophyten. Hefepilze: Candida albicans

deutlich vor C. parapsilosis und C. tropicalis. Schimmelpilze: Scopulariopsis brevicaulis, Scytalidium spec., selten andere.

■ Epidemiologie
Häufigste Nagelerkrankungen [2]. Weltweit auftretend, geographisch wechselnde Häufigkeiten durch soziale und ökonomische Gewohnheiten (Tragen von Schuhen).Vor ca. 100 Jahren noch extrem selten, in den letzten Jahrzehnten stark zunehmend. Bevölkerungsbezogene Prävalenz in Deutschland aktuell bei 12,4 % [3]. Zunahme der Häufigkeit mit dem Alter. Zehennägel 4mal häufiger befallen als Fingernägel [4].

■ Übertragungswege
Selten direkte Infektion des Nagelapparates aus der Umgebung (Kontamination in Sportstätten, Hotels und durch andere Familienmitglieder). Häufigster Weg: Sekundär über eine vorangegangene Infektion der nagelumgebenden Haut. Gemeinsames Vorliegen einer Pilzinfektion der Haut mit OM findet sich bei 18,2 % der Patienten [3]. Prädispositionsfaktoren sind für den Erwerb ausschlaggebend. Posttraumatische Nagelbettschädigungen, Durchblutungsstörungen, familiäre Disposition (diskutiert wird eine autosomal-dominante Vererbung der Disposition zur OM [5]) und Fußfehlstellungen rangieren statistisch noch vor der Benutzung öffentlicher Duschen [3].

■ Diagnostik
Klinische Inspektion und optimale mykologische Diagnostik sind ausschlaggebend. Fehler in der Materialentnahme und unmittelbar vorangegangene antimykotische Lokalbehandlung führen statistisch zu unbefriedigenden Ergebnissen. Nagelmaterial (möglichst fein) wird streng subungual entnommen, möglichst nah an der klinischen Grenze zwischen erkrankter und gesunder Nagelplatte. Deshalb werden die Nägel peripher soweit wie möglich zurückgeschnitten. Die Entnahme des Materials mittels einer Fräse bringt die besten Ergebnisse [1]. **Ausnahmen:** Bei der oberflächlichen weißen OM wird das Material direkt von der erkrankten Oberfläche abgenommen, bei der Candida-Paronychie aus dem paronychialen Bereich. Weiterverarbeitung und Untersuchungsgänge der mykologischen Untersuchung sind sonst mit denen bei Hautmykosen identisch.

■ Klinik
Kein einheitliches klinisches Krankheitsbild. Unterschiedliche Eintrittsorte der Infektion bedingen unterschiedliche Krankheitsbilder, deren Abgrenzung auch therapeutisch relevant ist. Auch die Art des Erregers kann das klinische Bild bedingen.

Distolaterale subunguale Onychomykose (DLSO)
Mit Abstand häufigste Form der OM. Der Erreger (meist T. rubrum) dringt, fast immer ausgehend von einer Infektion der umgebenden Haut, über das Hypony-

chium von distal langsam in Richtung Nagelmatrix ein. Dies führt zur subungualen Hyperkeratose und Verfärbung der Nagelplatte (meist gelblich) (Abb. 3.3-9, Abb. 3.3-10).

Proximale subunguale Onychomykose (PSO)
Deutlich seltener. Erreger dringt zwischen Kutikula und Unterseite des proximalen Nagelwalles (Eponychium) zur Nagelmatrix vor und wächst mit der Nagelplatte von proximal nach distal aus.

Leukonychia trichophytica
Synonyme: Oberflächlich-weiße OM, Superficial white OM. Häufigster Erreger: T. interdigitale.

Die Infektion erfolgt direkt auf der Oberseite der Nagelplatte. Dort bilden sich weißliche, rundliche Herde, die konfluieren können.

Candida-Paronychie
Synonym: Onychia et Paronychia candidosa. Erreger vorwiegend C. albicans, seltener C. parapsilosis und C. tropicalis.

Chronische Entzündung des proximalen, später auch lateralen Nagelwalls. Verfärbungen der lateralen Ränder der Nagelplatte, meist gelblich/bräunlich/grünlich. Farbgebung variiert durch sekundäre bakterielle Kolonisation.

Totale dystrophische Onychomykose (TDO)
Die Nagelplatte ist vollständig dystrophisch. Man unterscheidet zwei Formen:
- Sekundäre TDO: Entsteht durch vollständige Progression der Infektion auf alle Teile der Nagelplatte. Möglicher Endzustand jeder der geschilderten OM-Formen.
- Primäre TDO: Ausschließlich in Vergesellschaftung mit mukokutaner Candidose (angeborener Immundefekt).

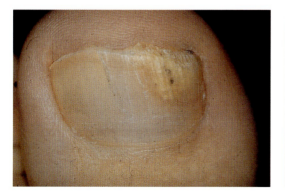

Abbildung 3.3-9 DLSO, leichte Form. Indikation für topische Therapie.

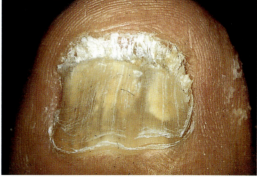

Abbildung 3.3-10 DLSO, fortgeschrittene Form. Indikation für systemische oder Kombinationsbehandlung.

■ Differentialdiagnose

Verwechselungsmöglichkeiten mit allen Dermatosen, die Nagelbeteiligungen aufweisen. Häufigste DD: Psoriasis-Nägel. Weitere DD: Nagelveränderungen bei Lichen ruber, Ekzemnägel, posttraumatische Onychodystrophien, bakterielle Paronychien. In allen Fällen ist die Abgrenzung durch mykologische Untersuchung möglich.

■ Therapie

Die Leukonychia trichophytica wird topisch behandelt, dies gilt prinzipiell auch für die DLSO, sofern nicht mehr als 70% der Nagelplatte befallen und die Matrix sicher pilzfrei ist. PSO und TDO sollten systemisch (und topisch, als Kombinationsbehandlung) angegangen werden. Die Candida-Paronychie spricht gut auf topische Therapie an, sofern Feuchttätigkeit (prädisponierender Faktor) minimiert wird. Zwei zugelassene Präparate für die topische Behandlung in Lack-Form: Loceryl® (Amorolfin) und Nagel Batrafen® (Ciclopirox). Konsequente und langzeitige Anwendung notwendig. Systemische Therapie ist indiziert bei mehr als 70%iger Infektion der Nagelplatte oder/und bei Matrixbefall.

Vier zugelassene Arzneimittel für die systemische Therapie, wobei Griseofulvin in seiner Wirksamkeit von den neueren Antimykotika übertroffen wird:
- Lamisil® (Terbinafin): Standardtherapie mit 1 Tablette/d zu 250 mg über insgesamt 3 Monate.
- Sempera® (Itraconazol): Standardtherapie als Puls-Therapie (1 Woche lang 2 x 200 mg/d, danach 3 Wochen Pause), insgesamt mindestens 3 Pulse.
- Diflucan®, Diflucan® Derm (Fluconazol): einmalige Einnahme/Woche von 150–300 mg, Therapiedauer für Fingernägel 6–9, für Fußnägel 9–12 Monate.

Alle Wirkstoffe reichern sich in der Nagelplatte an und bleiben dort nach Einnahmeschluß noch einige Monate in wirksamer Konzentration.

In direkten Vergleichsuntersuchungen hatte Terbinafin statistisch die besten Ergebnisse [6, 7]. Die Behandlungspausen bei den anderen Wirkstoffen sollen Compliance-förderlich sein [8]. Kombinationsbehandlung systemisch/topisch hat die besten Ergebnisse [9]. Zusätzlich sollen pilzinfizierte Teile der Nagelplatte und subunguale Hyperkeratosen schonend (chemisch-atraumatisch, z. B. mit Mycospor®-Nagelset) entfernt werden.

Die Beseitigung oder Minderung prädisponierender Faktoren ist wichtig. Die Verträglichkeit der topischen Präparate ist ausgezeichnet, auch die systemischen Präparate sind sehr gut verträglich. Nebenwirkungen sind aber selbstverständlich möglich. Bei den Azolpräparaten müssen Arzneimittelinteraktionen beachtet werden. Lamisil® führt selten zu Geschmacksstörungen (reversibel nach Absetzen). In seltenen Fällen sind bei allen Präparaten Leberschädigungen beschrieben. Prophylaxe: regelmäßige Fußpflege. Versuch der Beseitigung/Besserung prädisponierender Faktoren. Prophylaxe müßte auch mit den Lack-Präparaten möglich sein, jedoch gibt es hierzu keine gesicherten Daten.

Literatur zu 3.3.6

1. Leitlinie Onychomykose (Tinea unguium). In: Korting HC, Callies R, Reusch M, et al. (Hrsg). Dermatologische Qualitätssicherung. München: W. Zuckschwert Verlag, 2001.
2. Guidelines of care for superficial mycotic infections of the skin. Onychomycosis. J Am Acad Dermatol 1996; 34: 116–21.
3. Abeck KD, Haneke E, Nolting S, et al. Onychomykose. Dtsch Ärztebl 2000; 97: B1679–81.
4. Tietz HJ. Tinea unguium (Onychomykose). In: Tietz HJ, Mendling W. Haut- und Vaginalmykosen. Berlin, Wien: Blackwell Wissenschafts-Verlag, 2001.
5. Zaias N, Tosti A, Rebell G, et al. Autosomal dominant pattern of distal subungual onychomycosis caused by Trichophyton rubrum. J Am Acad Dermatol 1996; 34: 302–4
6. Evans EG, Sigurgeirsson NB. Double-blind, randomised study of continuous terbinafine compared with intermittent itraconazole in treatment of onychomycosis. BMJ 1999; 17: 1031–5.
7. Havu V, Heikkilä H, Kuokkanen K, et al. A double-blind, randomized study to compare the efficacy and safety of terbinafine (Lamisil®) with Fluconazole (Diflucan®) in the treatment of onychomycosis. Br J Dermatol 2000; 142: 97–102.
8. Nolting SK, Carazo JS, De Boulle K, et al. Oral treatment schedules for onychomycosis: a study of patient preference. Int J Dermatol 1998; 37: 454–6.
9. Baran R, Feuilhade M, Datry A, et al. A randomized trial of amorolfine 5% solution nail lacquer combined with oral terbinafine compared with terbinafine alone in the treatment of dermatophytic toenail onychomycoses affecting the matrix region. Br J Dermatol 2000; 142: 1177–83.

3.4 Schimmelpilzinfektionen

Pietro Nenoff

■ **Definition**

Obwohl vergleichsweise selten, sind Schimmelpilze als Krankheitserreger durchaus bedeutungsvoll, u. a. für folgende – nicht nur dermatologische – Krankheitsbilder: 1) Hautinfektionen, 2) Nagelinfektionen, 3) Schleimhautbesiedlung/-infektion, z. B. Sinusitis, 4) allergische bronchopulmonale Aspergillose, 5) Aspergillom der Lunge, 6) pulmonale Schimmelpilzinfektion (Aspergillose) und 7) Schimmelpilzsepsis. Nur am Rande sei auf die Bedeutung von Schimmelpilzsporen als Allergene hingewiesen.

■ **Erreger**

Schimmelpilze zählen zu keiner definierten und systematisch abgrenzbaren Pilzgruppe. Sie sind Fadenpilze und zeichnen sich durch Sporenbildung aus. In der aktuellen botanischen Klassifikation finden sie sich in Anlehnung an De Hoog et al. [1] in der Klasse der Askomyzeten der Abteilung der Myzeten. Die meist saprophytär vorkommenden Schimmelpilze sind sehr vielgestaltig. In der mykologischen Kultur isoliert, sind Schimmel oft nur Kontaminationen oder allenfalls sekundäre Besiedler.

Dermatologisch relevant sind die *Aspergillus*(A.)-Arten *(A. fumigatus, A. flavus, A. niger)*, sehr selten auch Zygomyzeten *(Mucor, Absidia* und *Rhizopus)*.

Die in Frage kommenden Erreger von Onychomykosen sind Aspergillus-Arten, daneben vor allem der Penicillium-ähnliche Schimmel Scopulariopsis brevicaulis, aber auch *Cephalosporium acremonium, Chrysosporium pannorum, Fusarium oxysporum, Curvularia* und *Microascus desmosporus.* Unter den *Aspergillus*-Arten wurden als Erreger von Nagelpilzinfektionen u. a. *A. candidus, A. restrictus, A. sydowii, A. terreus, A. unguis* und *A. versicolor* beschrieben. Erst neuerdings wieder muß man zunehmend mit Hendersonula toruloidea und *Scytalidium hyalinum* bzw. *Scytalidium dimidiatum* als potentielle Pathogene bei Onychomykosen rechnen, insbesondere dann, wenn die Nägel braun-schwarz verfärbt sind.

Ein „Emerging pathogen" bei Onychomykosen ist der sehr langsam wachsende Schimmelpilz *Onychocola canadensis*, der bei mindestens zehn Patienten, jedoch vorzugsweise im nordamerikanischen Raum, speziell Kanada, gefunden wurde.

Verbrennungswunden oder eine diabetische Gangrän können mit *Fusarium spp.* oder *Aspergillus spp.* sekundär besiedelt oder infiziert sein. Zunehmend wird über

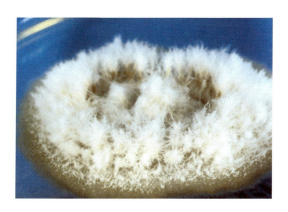

Abbildung 3.4-1 *Scedosporium apiospermum (Petriellidium boydii)*: Charakteristische weiß-graue Kolonien auf Sabouraud-4%-Glukose-Nährboden. Isolat aus Hautschuppen bei Gehörgangsmykose.

kutane Aspergillosen berichtet. Diese treten primär auf, neuerdings mehr und mehr bei AIDS (Acquired immunodeficiency syndrome). Daneben sind auch sekundär, durch hämatogene Streuung entstandene Aspergillosen möglich. Erreger ist nicht immer *A. fumigatus*, gelegentlich auch *A. flavus*.

Eine Vielzahl weiterer Schimmelpilze verursacht kutan-subkutane Infektionen, in der Regel bei immunsupprimierten Patienten. Wesentliche Erreger sind *Alternaria alternata* [2], *Cladosporium spp.*, *Exophiala dermatitidis*, *Scedosporium apiospermum* (perfekte Form *Pseudallescheria boydii*) (Abb. 3.4-1), *Scedosporium prolificans* (früher *S. inflatum*). Letzterer Erreger zählt zu den „Emerging pathogens" und ist deshalb problematisch, da die Isolate resistent gegenüber allen systemisch applizierbaren Antimykotika sind.

■ Epidemiologie

Schimmelpilze kommen ubiquitär vor, demzufolge auch die – insgesamt seltenen – Infektionen durch diese. Aufgrund des Klimas und der damit verbundenen besseren Wachstumsbedingungen besteht ein Schwerpunkt in subtropischen und tropischen Ländern. Die Zunahme aggressiver, das Immunsystem schwächender Therapien, u. a. Knochenmark-, Stammzell- und Organtransplantationen, sowie der Einsatz moderner Immunsuppressiva (Mycophenolatmofetil, Ciclosporin A) befördern Infektionen durch opportunistische Schimmelpilze.

Es mehren sich in letzter Zeit Berichte über HIV(Human-immunodeficiency-virus)-assoziierte primär kutane Aspergillosen [3, 4]. Risikofaktor ist eine verminderte $CD4^+$-Zellzahl von $< 50/\mu l$. Eine Neutropenie, wie bei Aspergillose sonst typisch, besteht meist nicht, allenfalls eine Ganciclovir-induzierte Neutropenie. Oft ist darüber hinaus eine CMV(Cytomegalie-Virus)-Infektion assoziiert.

■ Übertragungswege

Schimmelpilze kommen ubiquitär vor, wobei viele Vertreter ein terrestrisches/ geophiles Reservoir haben. Weitere Reservoire sind abgestorbene organische Materialien, u. a. Holz, nasse Tapeten, Biotonnen, altes Obst, Getreide, Nüsse und Blumentopferde.

Die Fortpflanzungsformen der Schimmelpilze, also Sporen bzw. Konidien, sind ebenfalls ubiquitär verteilt. In der Außenluft muß man von April bis Oktober mit bis zu 1000 *Alternaria*-Sporen/m^3 rechnen, außerdem mit 15.000 *Cladosporium*-Sporen/m^3. Dagegen können in Innenräumen 50–100 Sporen/m^3 nachgewiesen werden, 1–2% davon sind *Aspergillus*-Sporen.

Hautinfektionen entstehen als traumatische Inokulation oder nach Verbrennungen. Scheinbar disponieren Klebeverbände (u. a. Tegaderm), die man zur Fixierung von Venenkathetern oder Flexülen verwendet, zu kutanen Aspergillosen. Eintrittspforte in die Haut sind die beim wiederholten Abreißen der Klebeverbände auftretenden Mikrotraumen.

■ Diagnostik

Beweisend für einen Schimmelpilz als Ursache der Onychomykose ist ein positives Kalilaugenpräparat zusammen mit der mindestens zweimaligen kulturellen Isolierung derselben Schimmelpilzspezies, vorausgesetzt es wird kein Dermatophyt nachgewiesen. Manche Untersucher fordern, daß der Schimmel drei Mal angezüchtet werden sollte, um Kontamination bzw. saprophytäres Wachstum auszuschließen.

Erregeranzucht auf üblichen Pilznährböden aus Abstrichen oder besser bioptisch entnommenem Gewebe. Kultivierung bei Raumtemperatur und 37 °C. Histologisch (PAS[Periodic-acid-Schiff-reaction]- und Grocott-Gomori-Färbung) erkennbar sind septierte, oft dichotom verzweigte, manchmal aufgrund der Eigenfarbe braune Hyphen und Sporen sowie vakuolig aufgetriebene Pilzelemente.

■ Klinik

Onychomykosen durch Schimmelpilze

Onychomykosen durch Schimmelpilze ähneln klinisch den durch Dermatophyten und Sproßpilze verursachten Onychomykosen. Manchmal fällt eine braunschwarze Verfärbung der Nägel auf. *Scopulariopsis brevicaulis* befällt in typischer Weise ausschließlich die Großzehennägel und verfärbt diese gelb-braun.

Hautinfektionen durch Schimmel

Schimmelpilzinfektionen der Haut treten als ekzematoide, tumoröse, ulzerierende und auch sporotrichoide Läsionen auf, weiterhin wurde über makulopapulöse und pustulöse Erscheinungsbilder berichtet.

Nur am Rande erwähnt seien die in Europa kaum vorkommenden Chromomykosen durch Schwärzeschimmelpilze oder sog. Phaeohyphomyceten, u. a. *Phialophora verrucosa*, *Exophiala dermatitidis*, *Fonsecaea pedrosoi* und *Cladosporium carrionii* [5]. Der Infektionsweg geht wiederum über Verletzungen der Haut. Es resultieren ulzerierte, meist blumenkohlartig wuchernde, verruköse Ulzerationen, z. T. mit braun-schwarzer Verfärbung. Vorkommen der Chromomykosen in tropischen und subtropischen Ländern Afrikas, Lateinamerikas und Asiens.

■ **Differentialdiagnose**

Es ist an eine Vielzahl weiterer Erreger opportunistischer Infektionen zu denken.

■ **Therapie**

Onychomykosen, die nachgewiesenermaßen durch Schimmelpilze verursacht wurden, werden mit gegen Schimmelpilze wirkenden Antimykotika – an erster Stelle Itraconazol – behandelt. Die Therapieschemata wurden im Kapitel 3.3.6 Onychomykosen aufgeführt.

Darüber hinaus ist Amphotericin B das Mittel der Wahl für Aspergillosen sowie weitere kutan-subkutane Mykosen durch Schimmelpilze, insbesondere dann, wenn – was die Regel ist – immunsupprimierte Patienten betroffen sind. *A. flavus* ist ein problematischer Erreger, weil das Ansprechen *in vitro,* möglicherweise auch *in vivo,* gegenüber einer intravenösen Amphotericin-B-Therapie aufgrund einer verminderten Antimykotikumempfindlichkeit wesentlich schlechter sein kann. Zu denken ist auch an primär gegenüber Amphotericin B nicht empfindliche Schimmel, das sind neben *Fusarium*-Arten noch *Scedosporium apiospermum (Pseudallescheria boydii), Scedosporium prolificans* und *A. terreus*. Zumindest zur Anschlußbehandlung ist die Gabe von Itraconazol zu erwägen.

Primär kutane Aspergillosen werden ebenfalls am häufigsten und mit Erfolg mit Itraconazol behandelt.

Literatur zu 3.4

1. De Hoog GS, Guarro J, Gené J, Figueras MJ. Atlas of clinical fungi. 2nd edn. Centraalbureau voor Schimmelcultures, Utrecht, The Netherlands & Universitat Rovira i Virgili, Reus, Spain, 2000.
2. Noack-Wiemers F, Mittag M, Heinemann K, Hartwig T, Haustein UF, Nenoff P. Kutane Alternariose bei einem Pankreas- und Nierentransplantierten. Mycoses 2001; 44: 232–3.
3. Murakawa GJ, Harvell JD, Lubitz P, Schnoll S, Lee S, Berger T. Cutaneous Aspergillosis and Acquired Immunodeficiency Syndrome. Arch Dermatol 2000; 136: 365–9.
4. Roilides E. Human immunodeficiency virus infection and cutaneous aspergillosis. Arch Dermatol 2000; 136: 412–4.
5. Ohira S, Isoda K, Hamanaka H, et al. Phaeohyphomycosis caused by *Phialophora verrucosa* developed in a patient with non-HIV acquired immunodeficiency syndrome. Mycoses 2002; 45: 50–4.

3.5 Sporotrichose

Pietro Nenoff

■ Definition
Die Sporotrichose ist eine kutan-subkutane Verletzungsmykose (sporotrichoid, d.h. lymphogen fortgeleitet) vor allem an den oberen, jedoch auch unteren Extremitäten.

■ Erreger
Der dimorphe Pilz *Sporothrix (S.) schenkii* ist durch zähe, weiß-gelbliche, evtl. später schwärzliche Kolonien mit wenig Luftmyzel, jedoch submers wachsendem Myzel gekennzeichnet. Auf Reis-Agar bilden sich entweder längliche Hefezellen oder Einzelkonidien, die auf kleinen Stielchen oder an verklebten, gebündelten Konidiosporen zu finden sind. Es kommt zur Ausbildung von sog. Margeriten-Formen als mikroarchitektonisches Charakteristikum, d.h. zu blütenartig angeordneten Konidien auf Hyphenstielen (Abb. 3.5-1).

■ Epidemiologie
S. schenkii kommt ubiquitär als Saprophyt auf Pflanzen und im Erdboden vor, d.h., selbst in Deutschland kann – wenn auch selten – eine Sporotrichose auftreten.

■ Übertragungswege
Voraussetzung für eine Infektion durch *S. schenkii* sind Verletzungen der Haut, ggf. auch Mikrotraumen. Die meisten Infektionen beginnen an den Händen, z.B.

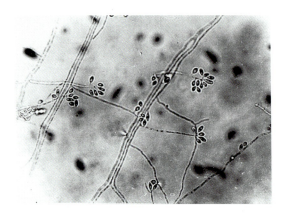

Abbildung 3.5-1 *Sporothrix schenkii*. Mikroskopische Aufnahme einer Mikrokultur mit Hyphen sowie der typischen Margeriten-förmigen Konidien- oder Sporenanordnung. Lactophenol-Baumwollblau-Präparat.

bei Arbeiten mit Pflanzen oder Erde (Gärtner, Bauern). Tiere sind ebenfalls befallen, u.a. Hunde, Katzen, Pferde, Nageltiere, Schweine und Armadillos. Übertragen wird der Erreger z.B. über Eiter auf den Menschen, Eintrittspforten sind Kratzspuren von Katzenkrallen [1], gelegentlich auch Bisse von Ratten, Vögeln, Reptilien, Hunden und Pferden. Erwähnt werden muß außerdem die Möglichkeit der Inokulation beim Barfußlaufen.

■ Diagnostik
Erregeranzucht auf üblichen Pilznährböden aus Abstrichen oder besser bioptisch entnommenem Gewebe. Kultivierung bei Raumtemperatur (myzeliale Phase) und 37 °C (Hefephase). Histologisch (PAS[Periodic-acid-Schiff-reaction]- und Grocott-Gomori-Färbung) imponiert eine granulomatöse Entzündung mit zigarrenförmigen Sproßzellen und sog. „Asteroid bodies".

■ Klinik
An der Eintrittsstelle entwickeln sich langsam indolente livid-rote, später exulzerierte, eitrige und verkrustete Knoten. Die „sporotrichoide" Fortleitung erfolgt über eine Lymphangitis, subkutan tastbar als harter und knotiger Strang. Entlang der Lymphbahnen entwickeln sich in Wochen und Monaten Satellitenherde. Disseminierte Hautsporotrichosen entstehen über Autoinokulation, selten hämatogen [2]. Extrakutane Manifestationen und systemische Infektionen sind extrem selten.

■ Differentialdiagnose
Die sporotrichoide granulomatöse Infektion imponiert in ähnlicher Weise bei atypischen Mykobakteriosen, Hauttuberkulose und kutaner Kryptokokkose.

■ Therapie
Früher kam Kaliumiodid in gesättigter Lösung *per os* wegen der antigranulomatösen Wirkung zum Einsatz. Itraconazol ist heute das Mittel der Wahl bei kutaner und lymphangitischer Sporotrichose. 100–200 mg Itraconazol werden, um Rezidive zu verhindern, bis mehrere Monate nach Abheilung der Hauterscheinungen appliziert [3]. Wenige Erfahrungen gibt es für Itraconazol bei systemischer Sporotrichose. So kam es nach Absetzen von 200–400 mg Itraconazol bei Knochen- und Gelenkinfektionen durch *S. schenkii* bei einem Teil der Patienten zum Rezidiv, was prinzipiell jedoch auch für Amphotericin B beschrieben wurde. Trotzdem sollte bei Befall des ZNS bzw. der meningealen sowie schwerer disseminierter Verläufe Amphotericin B Einsatz finden.

Erst kürzlich wurde über den erfolgreichen Einsatz von Fluconazol bei umschriebener kutaner Sporotrichose (150 mg/Wo.) berichtet. Dagegen scheint die lymphokutane, sporotrichoid fortgeleitete Mykose durch *S. schenkii* auf Fluconazol nicht anzusprechen.

In bezug auf dimorphe Erreger existieren für das Allylamin Terbinafin erfolgversprechende Daten zumindest zur *In-vitro*-Empfindlichkeit: minimale Hemmkonzentration < 0,05–2 µg/ml für *S. schenkii*. Die klinische Effektivität von Terbinafin bei Sporotrichose ist in zwei Studien gezeigt worden. Zumindest *in vitro* wirksam ist das Triazol SCH56592 gegen *S. schenkii*.

Begleitend wurde lokal u. a. eine Thermotherapie eingesetzt, außerdem Kryobehandlung mit flüssigem Stickstoff [4, 5].

Literatur zu 3.5

1. Fleury RN, Taborda PR, Gupta AK, et al. Zoonotic sporotrichosis. Transmission to humans by infected domestic cat scratching: report of four cases in São Paulo, Brazil. Int J Dermatol 2001; 40: 318–22.
2. Liu X, Lin X. A case of cutaneous disseminated sporotrichosis. J Dermatol 2001; 28: 95–9.
3. Piérard GE, Arrese JE, Piérard-Franchimont C. Itraconazole. Exp Opin Pharmacother 2000; 1: 287–304.
4. Bargman H. Successful treatment of cutaneous sporotrichosis with liquid nitrogen: report of three cases. Mycoses 1995; 38: 285–7.
5. Takahashi S, Masahashi T, Maie O. Lokale Thermotherapie bei Sporotrichose. Hautarzt 1981; 32: 525–8.

3.6 Myzetom

Pietro Nenoff

■ Definition
Myzetome – früher nach einer indischen Provinz als Madurafuß bezeichnet – sind chronisch-eiternde Infektionen des subkutanen Gewebes (Abb. 3.6-1) mit möglicher Beteiligung und Zerstörung von Haut, Knochen und sogar Gelenken.

■ Erreger
Aktinomyzetome werden durch Strahlenbakterien, u. a. der Gattungen *Actinomyces, Nocardia* und *Streptomyces,* hervorgerufen und sind einfacher durch Antibiotika zu behandeln als Eumyzetome [1]. Letztere werden fast immer durch Schimmel, u. a. *Madurella grisea* et *mycetomatis, Aspergillus spp., Acremonium spp. (falciforme et recifei), Leptosphaeria spp. (senegalensis et tompkinsii), Pseudallescheria (Petriellidium) boydii, Exophiala jeanselmei, Neotestudina rosatii, Cylindrocarpon spp.* und *Pyrenochaeta romeroi* verursacht [2, 3]. Es finden sich nur extrem selten Beschreibungen für durch Dermatophyten bedingte Myzetome, u. a. durch *Trichophyton tonsurans* [4].

■ Epidemiologie
In Europa sind Myzetome eine Rarität, allenfalls bei Asylbewerbern oder Immigranten ist damit zu rechnen. Eine Häufung findet sich in den tropischen und subtropischen Ländern Afrikas und Zentralamerikas, dagegen sind sie in Indien und Südamerika endemisch anzutreffen.

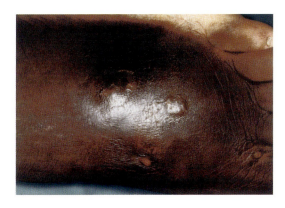

Abbildung 3.6-1 Eumyzetom durch den Dermatophyten *Trichophyton tonsurans* bei einem 17jährigen Jungen aus dem Senegal.

In Afrika kennt man den sog. Myzetomgürtel zwischen dem 15. und 30. Grad nördlicher Breite, entsprechend der geographischen Region von z. B. Senegal oder dem Sudan.

■ Übertragungswege

Ausgangspunkt für eine Infektion ist in der Regel eine Verletzung, oft entstanden beim Barfußlaufen, weswegen meist die unteren Extremitäten betroffen sind. Pilzelemente, die an Pflanzenteilen, Stacheln etc. siedeln, werden so in das Gewebe inokuliert, und es kommt zu meist sehr langsamem Pilzwachstum zunächst in der Subcutis.

■ Diagnostik

Der Erregernachweis von der Oberfläche der Läsion ist meist frustran. Notwendig ist eine Probeexzision mit nachfolgender kultureller Anzucht des Pilzes sowie histologischem Erregernachweis mittels PAS(Periodic-acid-Schiff-reaction)- und Grocott-Gomori-Färbung. Richtungweisend ist, neben epitheloidzelligen Granulomen, die histologische Darstellung von Mikrokolonien, also Drusen als Konglomerat meist septierter und verzweigter, manchmal vakuolig aufgetriebener Hyphen (Abb. 3.6-2).

■ Klinik

Knoten, die sich zu Abszessen entwickeln können, wachsen über Monate und Jahre unter der Haut. Zunächst schmerzlos, kommt es mit Größenzunahme zu funktionellen Einschränkungen (beim Laufen) und auch Schmerzen. Charakteristisch sind Fistelöffnungen im geschwollenen Gewebe, es entleert sich spontan und auf Druck Eiter, außerdem lassen sich Drusen exprimieren. Die diagnoseweisenden Drusen sind braun-schwarze Granula oder Körnchen im Eiter, werden im Englischen als „grain" bezeichnet, und stellen Mikrokolonien des Pilzes dar. Darüber hinaus bildet sich Granulationsgewebe bis hin zur Entwicklung tumorartiger Wucherungen.

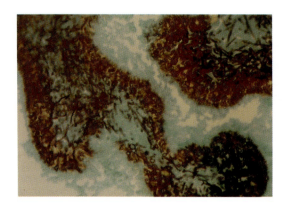

Abbildung 3.6-2 Mikrokolonie von *Madurella grisea* in der Subcutis bei einem Eumyzetom. Septierte und verzweigte braun-schwarze Hyphenkonglomerate. Grocott-Gomori-Färbung.

■ Differentialdiagnose

Neben Aktinomyzetomen durch Strahlenbakterien muß auch an ein endemisches Kaposi-Sarkom sowie eine im Myzetomgürtel von Afrika, Asien und Amerika nicht seltene Tuberkulose gedacht werden.

■ Therapie

Aktinomyzetome werden relativ einfach und erfolgreich antibiotisch, z.B. mit einer Kombination aus Streptomycinsulfat und Dapson oder Streptomycinsulfat und Trimethoprim/Sulfamethoxazol, behandelt. Eumyzetome dagegen sprechen sehr schlecht auf eine antimykotische Therapie an. Eingesetzt wurden früher u. a. Clotrimazol lokal und intraläsional, außerdem Miconazol intraarteriell. Letzteres Imidazolderivat, welches in Deutschland in der oralen und intravenösen Applikationsform nicht mehr zur Verfügung steht, hat sich zumindest bei Myzetomen durch *Petriellidium boydii* bewährt. Erfahrungen gibt es mit dem ebenfalls für die systemische Behandlung in Deutschland nicht mehr verfügbaren Ketoconazol bei der Behandlung der Eumyzetome. Heute sollte zumindest der Versuch unternommen werden, das gegen die meisten Schimmelpilze wirksame Itraconazol zu verwenden. Die Behandlung muß über viele Monate gehen, unter strikter Kontrolle der Leberenzyme. Dosierungen von anfänglich 600 mg, dann 400 mg sind zu favorisieren. Hier kann durchaus, wenn der Pilz angezüchtet werden konnte, eine *In-vitro*-Empfindlichkeitstestung mit Bestimmung der minimalen Hemmkonzentration hilfreich sein.

Es sei auch erwähnt, daß in den Endemiegebieten, da die genannten Antibiotika und Antimykotika unerschwinglich sind, Myzetome nicht selten chirurgisch behandelt werden und die betroffene Extremität sogar durch Amputation verloren geht.

Literatur zu 3.6

1. Nenoff P, Kellermann S, Borte GL, et al. Pulmonary nocardiosis with cutaneous involvement mimicking a metastasizing lung carcinoma in a patient with chronic myelogenous leukaemia. Eur J Dermatol 2000; 11: 47–51.
2. Palestine RF, Rogers RS. Diagnosis and treatment of mycetoma. Am Acad Dermatol 1982; 6: 107–11.
3. Hemashettar BM, Siddarammappa B, Padhye AA, et al. White grain mycetoma caused by *Cylindrocarpon* sp. in India. J Clin Microbiol 2000; 38: 4288–91.
4. Manz B, Nenoff P, Mittag M, et al. Eumyzetom (Madurafuß) durch *Trichophyton tonsurans*. Hautarzt 2001; 52: 672–6.

3.7 Kutane Manifestationen von Systemmykosen

Pietro Nenoff

3.7.1 Kutane Kryptokokkose

■ Definition
Kutane Kryptokokkosen sind entweder sekundär durch hämatogene Aussaat von einem inneren Herd oder extrem selten auch primär entstandene Sproßpilzinfektionen durch *Cryptococcus* (C.) *neoformans*.

■ Erreger
Der Sproßpilz *C. neoformans* ist die einzige pathogene Art innerhalb der Gattung *Cryptococcus*. Die bekapselte Hefe gehört nicht zur normalen Mikroflora des Menschen, jeder Nachweis ist ein kontrollbedürftiger Befund mit therapeutischen Konsequenzen. Saprophytäre *Cryptococcus* -Arten außer *C. neoformans*, die von Haut und Nägeln isoliert werden, sind apathogen [1].

C. neoformans mit seinen beiden klinisch relevanten Varietäten *neoformans* (*n.*) (Kapsel-Serotyen A und D) und *gattii* (Serotypen B/C) kommt ubiquitär in der Natur vor. Kryptokokkosen in Europa werden ausschließlich durch Serotypen A/D verursacht. Neuerdings beschrieben wird auch *C. n.* var. *grubii* als genetisch differente Varietät. *C. n. grubii* et *neoformans* befallen vorzugsweise immunsupprimierte Patienten, *C. n.* var. *gattii* dagegen immunkompetente Wirte [2].

■ Epidemiologie
Kutane Kryptokokkosen treten in erster Linie bei immunsupprimierten Patienten auf, insbesondere bei AIDS (Acquired immunodeficiency syndrome), jedoch auch bei malignen Lymphomen und anderen Tumorerkrankungen [3]. 5–15% der HIV(Human-immunodeficiency-virus)-Infizierten entwickeln eine C.-Meningitis, außerdem rechnet man bei 10% aller systemischen Kryptokokkosen mit einer Hautbeteiligung [4]. Sehr selten sind primär kutane Kryptokokkosen bei immunkompetenten Patienten [5].

■ Übertragungswege
Im Gegensatz zu Kandidosen, die meist endogenen Ursprungs sind, entwickeln sich Kryptokokkosen exogen, da der Erreger immer aus der Umwelt, allenfalls Umgebung akquiriert wird. Vogelexkremente, hierbei insbesondere Taubenkot, aber prinzipiell auch Exkremente von Ziervögeln, wie Wellensittiche, enthalten

hohe Erregerzahlen [6]. Risikopatienten (AIDS) sollten in Käfigen gehaltene Vögel meiden. Die Sproßpilzzellen sind aufgrund ihrer mächtigen, aus Polysacchariden bestehenden Schleimkapsel vergleichsweise resistent gegenüber Umwelteinflüssen, auch gegen Austrocknung, und bleiben lange, d. h. Wochen oder Monate, vital und damit potentiell virulent. Trockene, aufgewirbelte Exkremente, außerdem Bodenstaub, werden eingeatmet und führen bei in der Regel immunsupprimierten Patienten zu einer meist inapparenten Kryptokokkose der Lunge. In der Folge kommt es zur hämatogenen Aussaat, vorzugsweise in das ZNS, sehr selten auch in die Haut. *Cryptococcus*-Zellen werden über die Nieren ausgeschieden. Diese sowie die Prostata bilden nach behandelter Infektion lebenslang ein Erregerreservoir.

■ **Diagnostik**

Im Ausstrich des Direktpräparates erkennt man kleine ovale oder runde Sproßzellen, evtl. mit knospender Tochterzelle. Die Kolonien auf Sabouraud-Glukose-Nährboden sind glänzend und schleimig. Charakteristisch ist der Braunfärbeeffekt auf Guizotia-abyssinica-Kreatinin-Agar nach Staib (Nigersaat-Agar; Abb. 3.7-1). Die Sproßzellabstände auf Reisagar sind – wegen der nicht sichtbaren Schleimkapseln – auffällig groß. *C. neoformans* bildet kein Pseudomyzel, sondern ausschließlich Blastosporen. Eine spezielle Darstellung von *C. neoformans* ist im Burri-Präparat mit Tusche möglich, welches zur Liquordiagnostik bei Verdacht auf zentralnervöse Kryptokokkose eingesetzt wird. Die Schleimkapsel zeichnet sich als Hof um die kleinen Sproßzellen deutlich ab.

Generell angezeigt ist die serologische Untersuchung auf *C.-neoformans*-Antigen im Serum, Liquor und auch Urin mittels Latex-Agglutinationstest (Murex, Schweiz). Es besteht eine Korrelation des Antigentiters zur Schwere des Krankheitsbildes bzw. zum Erfolg der antimykotischen Therapie.

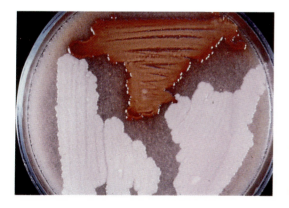

Abbildung 3.7-1 Braune, glänzende und schleimige Kolonien von *Cryptococcus neoformans* auf Guizotia-abyssinica-Agar nach Staib.

■ Klinik

Sekundär entstanden infolge hämatogener Streuung oder extrem selten primär durch Inokulation aus der Umwelt erscheinen kutane Kryptokokkosen erythematös, unregelmäßig begrenzt, livid-rot bis livid-bläulich, ggf. knotenförmig, schuppend und oft ulzeriert und verkrustet mit begleitender Lymphadenitis. Daneben wurden auch papulöse und plaqueförmige Kryptokokkosen beschrieben.

■ Differentialdiagnose

Ein ähnliches klinisches Bild bietet sich bei atypischen Mykobakteriosen, Hauttuberkulose und kutaner sowie lymphangitischer Sporotrichose, außerdem gelegentlich bei Molluscum contagiosum.

■ Therapie

Systemische Kryptokokkosen behandelt man nach wie vor intravenös mit der Kombination Amphotericin B (0,5–0,7 mg/kg KG/d) und 5-Fluorcytosin (100–150 mg/kg KG/d). Diese Behandlung wird in der Regel bei den häufigeren sekundären, d.h. septisch gestreuten kutanen Kryptokokkosen zutreffen. Für die Kombination von 5-Fluorcytosin mit Fluconazol besteht ein synergistischer Effekt bei Kryptokokkosen.

Für primär kutane Kryptokokkosen gibt es keine verbindliche Therapie, die meisten Erfahrungen existieren mit Fluconazol mit Dosierungen von 200 mg/d, besser jedoch 400 mg/d. Bei isolierten primären kutanen C.-Infektionen ist auch eine Monotherapie mit Itraconazol (600 mg/d für 3–4 Tage, danach 400 mg/d) möglich. Auf die insbesondere bei AIDS-Patienten notwendige lebenslange antimykotische Suppressionsbehandlung wurde bereits verwiesen.

Literatur zu 3.7.1

1. Schönborn C. Über die Häufigkeit pathogener Kryptokokkus-Stämme im mykologischen Untersuchungsmaterial. Dermatol Monatsschr 1967; 153: 829–43.
2. Ellis D, Marriott D, Hajjeh RA, et al. Epidemiology: surveillance of fungal infections. Med Mycol 2000; 38 (Suppl 1): 173–82.
3. Romano C, Taddeucci P, Donati D, et al. Primary cutaneous cryptococcosis due to *Cryptococcus neoformans* in a woman with non-Hodgkins lymphoma. Acta Derm Venereol 2001; 81: 220–1.
4. Seidl S, Krätzer A, Oethinger M. Die Kryptokokkose. Eine an Bedeutung zunehmende Pilzinfektion. Münch Med Wochenschr 1995; 137: 27–30.
5. Bellosta M, Gaviglio MR, Mosconi M, et al. Primary cutaneous cryptococcosis in an HIV-negative patient. Eur J Dermatol 1999; 9: 224–6.
6. Schönborn C, Schütze B, Pöhler H. Sproßpilze im Kot von Zoo-Vögeln, freilebenden einheimischen Vögeln und verwilderten Tauben (Untersuchungen zum Vorkommen von *Cryptococcus neoformans* bei Vögeln). Mykosen 1969; 12: 471.

3.7.2 Sonstige kutane Systemmykosen

■ **Definition**
Systemische Pilzinfektionen können durch septische Streuung von Pilzelementen – insbesondere Sproßzellen, aber auch zerfallende Hyphenstücke – Absiedlungen in der Haut hervorrufen.

■ **Erreger**
Kutane Manifestationen einer Systemmykose betreffen am häufigsten invasive Kandidosen, außerdem sekundäre kutane Kryptokokkosen. Relevant sind darüber hinaus kutane Schimmelpilzinfektionen, an erster Stelle sekundäre kutane Aspergillosen durch hämatogene Streuung. Weitere wesentliche Pilze mit möglicher septischer Streuung in die Haut sind – in abfallender Häufigkeit – *Cryptococcus neoformans, Rhizopus, Fusarium* und *Alternaria*.

Die in Europa nicht oder kaum vorkommenden, jedoch in tropischen und subtropischen Ländern endemischen Systemmykosen durch dimorphe Pilze (die südamerikanische Blastomykose durch *Paracoccidioides brasiliensis*, die nordamerikanische Blastomykose durch *Blastomyces dermatitidis* und die Kokzidioidomykose durch *Coccidioides immitis* sowie die durch *Histoplasma capsulatum* hervorgerufene Histoplasmose) gehen ebenfalls nur selten mit einer kutanen Absiedelung und Hautinfektion einher.

■ **Epidemiologie**
In der Literatur finden sich Angaben zu ca. 50 Patienten mit soliden Malignomen, bei denen eine primäre bzw. sekundäre Aspergillose der Haut aufgetreten war. Bei 10% der Non-HIV-Patienten mit disseminierter Aspergillose bzw. 4% der hämatologischen Patienten mit invasiver pulmonaler Aspergillose und sekundärer hämatogener Streuung kommt es zu einer Aspergillose der Haut [1].

■ **Übertragungswege**
Ausgehend von einer meist pulmonalen Mykose kommt es infolge hämatogener Streuung zur septischen Ausbreitung und Absiedlung der Erreger in andere Organe, u.a. ZNS, aber auch Nieren, Schilddrüse, Leber und selten letztlich auch in die Haut.

■ **Diagnostik**
Direkter Erregernachweis mittels Mikroskopie und kultureller Anzucht aus Abstrichen, Hautschuppen, Gewebeproben, jeweils auch mit Blick auf die zugrundeliegende systemische (pulmonale) Mykose. Teilweise existieren serologische Tests zum Nachweis von Antikörpern und ggf. auch Antigen. Mit Immundiffusion, Komplementbindungsreaktion und Westernblot werden u.a. Anti-*Histoplasma-capsulatum*-Antikörper nachgewiesen.

Probeexzision und Histologie ergeben mit der PAS(Periodic-acid-Schiff-reaction)- sowie Grocott-Gomori-Färbung Konglomerate septierter, ggf. dichotom verzweigter Hyphen in Corium und Subcutis.

■ **Klinik**

Prinzipiell unterscheidet man zwischen zwei verschiedenen Mechanismen der Entstehung von sekundären kutanen Aspergillosen. Einmal kann es zur kontinuierlichen Ausbreitung kommen, meist von der Lunge ausgehend in die thorakale Haut. Zum anderen gibt es – und das ist der wesentliche Infektionsweg – die hämatogene Aussaat, in der Regel auch von einer pulmonalen Aspergillose ausgehend und als septische Infarzierungen der Haut imponierend [2, 3]. Klinisch erscheinen livid-rote Infiltrationen, teils nodulär, teils hämorrhagisch infarziert (Abb. 3.7-2 und Abb. 3.7-3).

Die weiteren genannten Systemmykosen oder dimorphen Pilze verursachen erythematöse, unregelmäßig begrenzte, livid-rote bis livid-bläuliche, oft knotenförmige, schuppende und im Verlauf ulzerierende sowie verkrustete Läsionen [4].

Haut- und Schleimhautbefall sind bei der Parakokzidioidose nicht selten, meist treten sie im Rahmen der mukokutanen lymphangitischen Form im Bereich der Nase oder Lippen auf, weiterhin werden disseminierte Hautherde als Ausdruck einer lymphogenen oder hämatogenen Streuung beschrieben [5].

■ **Differentialdiagnose**

Bei Risikopatienten ist – zwar selten – auch an die genannten sowie viele weitere opportunistische Schimmel- und Hefepilze zu denken, dazu an andere Erreger aus dem bakteriologischen Formenkreis, u. a. die langsam wachsenden typischen

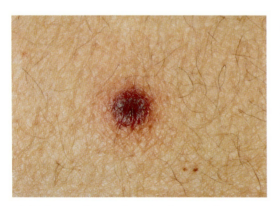

Abbildung 3.7-2 Sekundäre kutane *Aspergillus-flavus*-Infektion bei invasiver pulmonaler und disseminierter Aspergillose bei einem Patienten mit akuter myeloischer Leukämie. Hämorrhagisch-infarzierter und erythematöser Herd am Körperstamm.

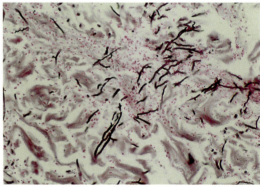

Abbildung 3.7-3 Sekundäre kutane *Aspergillus-flavus*-Infektion bei invasiver pulmonaler und disseminierter Aspergillose bei einem Patienten mit akuter myeloischer Leukämie. Septierte Pilzhyphen im Korium. Grocott-Gomori-Färbung.

und atypischen Mykobakterien, jedoch auch Strahlenbakterien, wie Aktinomyzeten und Nokardien.

■ Therapie

Das Management der sekundär kutanen Aspergillose umfaßt die intravenöse antimykotische Therapie mit Amphotericin B. Ein konsequentes chirurgisches Débridement erhöht die ohnehin schlechten Heilungschancen [2].

Bei nordamerikanischer Blastomykose durch *B. dermatitidis* ist, wenn Zerebrum und Meningen nicht betroffen sind, Itraconazol (200–400 mg/d) effektiv. Bei ZNS-Beteiligung ist nach wie vor Amphotericin B einzusetzen.

Itraconazol ist das Antimykotikum der Wahl bei der sog. südamerikanischen Blastomykose durch *P. brasiliensis,* die endemisch ausschließlich in Brasilien, Mittelamerika und Mexiko vorkommt [6]. Das gleiche trifft auf die nicht-meningeale, nicht-lebensbedrohliche Histoplasmose zu, einschließlich der pulmonalen und disseminierten Form der Mykose, die mit Itraconazol behandelt werden kann.

Daneben läßt sich dieses Triazol auch zur Prophylaxe eines Rezidivs der disseminierten Histoplasmose bei AIDS einsetzen. Die meisten Erfahrungen gibt es naturgemäß jedoch mit Amphotericin B bei Histoplasmose. Eine weitere Alternative ist Fluconazol, welches kürzlich u. a. erfolgreich bei primärer kutaner Histoplasmose Verwendung fand. Kein Mangel besteht an Berichten zum erfolgreichen Einsatz von Fluconazol, u. a. bei pulmonaler Histoplasmose, mediastinalen Granulomen durch *H. capsulatum* und afrikanischer Histoplasmose durch *H. capsulatum* var. *duboisii.*

Die bei 1% der *C.-immitis*-Infektionen vorkommende disseminierte Kokzidioidomykose („Valley fever" oder „California disease") wurde vor Einführung der Azole mit Amphotericin B behandelt. Fluconazol ist ebenso effektiv wie andere Azole bei meningealer und disseminierter nicht-meningealer Kokzidioidomykose.

Literatur zu 3.7.2

1. D'Antonio D, Pagano L, Girmenia C, Parruti G, Mele L, Candoni A, Ricci P, Martino P. Cutaneous aspergillosis in patients with haematological malignancies. Eur J Clin Microbiol Infect Dis 2000; 19: 362–5.
2. Van Burik JAH, Colven R, Spach DH. Cutaneous aspergillosis. J Clin Microbiol 1998; 36: 3115–21.
3. Nenoff P, Kliem C, Mittag M, et al. Secondary cutaneous aspergillosis due to Aspergillus flavus in an acute myeloid leukaemia patient following stem cell transplantation. Eur J Dermatol 2002; 12: 93–8.
4. Kaben U, Westphal HJ, Uhlmann H, Flegel H. Nordamerikanische Blastomykose. Hautarzt 1985; 36: 421–2.

5. Bräuninger W, Hastra K, Rubin R. Parakokzidioidomykose, eine importierte Tropenkrankheit. Hautarzt 1985; 36: 408–11.
6. Dietze R, Fowler VG, Steiner TS, et al. Failure of amphotericin B colloidal dispersion in the treatment of paracoccidioidomycosis. Am J Trop Med Hyg 1999; 60: 837–9.

4 Bakterielle Infektionen

4.1 Grundlagen

HELMUT SCHÖFER

■ **Allgemeines**

Haut und Schleimhäute des gesunden Menschen sind massiv mit Bakterien besiedelt. Dabei gibt es je nach Körperregion erhebliche Unterschiede bezüglich der Dichte und der Art der vorkommenden Spezies. Im Normalfall besteht ein physiologisches Gleichgewicht, die Bakterien nutzen unsere Oberflächen und Körperflüssigkeiten als Lebensraum und Nahrungsquelle, wir profitieren von einigen Bakterienarten und ihren Stoffwechselleistungen, z. B. im Magendarmtrakt und auch auf der Haut. Von großer Bedeutung ist, daß eine Besiedlung mit apathogenen Bakterien pathogenen Erregern (Bakterien wie Pilzen) den Boden zur Ausbreitung entzieht. Einige Keime der physiologischen Flora produzieren sogar antibiotisch wirksame Substanzen oder spalten die Hautoberflächenlipide in antibakteriell wirksame Fettsäuren. Solange die Konkurrenz unter den Bakterien zugunsten der apathogenen Kommensalen ausfällt, besitzen wir neben der epidermalen Barriere einen zusätzlichen Schutz vor pathogenen Krankheitserregern.

Bei Immundefizienz können aus der physiologischen Bakterienflora unserer Haut (z. B. Staphylococcus epidermidis, Mikrokokken) oder sonst harmlosen transienten Keimen opportunistische Erreger schwerer Krankheiten werden. Gleiches gilt auch, wenn solche „harmlosen" Keime mittels Verletzungen oder penetrierenden Kathetern ins Gewebe gelangen. Nur ein Bruchteil der pathogenen Bakterien ist dermatologisch relevant. Für die Entstehung von Infektionen sind neben der Virulenz der Erreger lokale Faktoren und die allgemeine Immunsituation des Wirtes bedeutsam. Ein alleiniger Erregernachweis in Haut- oder Schleimhautabstrichen ist deshalb für die Diagnose einer Infektion nicht ausreichend, es müssen zusätzlich Entzündungssymptome vorhanden sein. Nosologisch muß unterschieden werden zwischen einer saprophytären Besiedlung mit residenten Bakterien, dem Nachweis apathogener/pathogener transienter Keime (Kontamination) und aggressiven Krankheitserregern, die sich über verschiedene Enzymausstattungen oder Toxine [1] den Eintritt in die Gewebe verschaffen (Infektion) und sich dort ausbreiten (Abb. 4.1-1).

Über die eigentliche Infektion hinaus können verschiedene Bakterien durch Toxine und Superantigene zu massiven, gelegentlich lebensbedrohlichen Erkrankungen, wie dem Toxic-shock-Syndrom, führen (s. Kap. 4.2.10).

Therapeutisch ist zu beachten, daß klinisch distinkte Erkrankungen im Einzelfall durch unterschiedliche Erreger, aber auch durch eine Mischinfektion hervor-

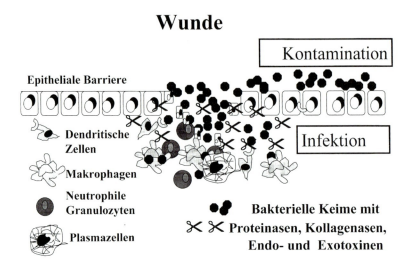

Abbildung 4.1-1 Kontamination – Infektion. Schematische Darstellung.

gerufen werden können (s. Kap. 4.2.5 Impetigo contagiosa). Bei der Wahl der Applikationsform verschiedener Antibiotika oder Desinfizienzien sind deren Penetrationsfähigkeit in die infizierten Gewebe und das Resistenzverhalten der jeweiligen Erreger zu berücksichtigen. Anzustreben ist eine möglichst spezifische Therapie nachgewiesener Erreger mittels vorausgegangener Resistenzbestimmung. Schwere Infektionen mit Allgemeinsymptomen oder ausgedehnte Befunde mit unbekannten Erregern werden initial möglichst mit Breitspektrumantibiotika und intravenös behandelt. Nach Erregeridentifikation sollte auf eine spezifische Therapie übergegangen werden [2]. Hat die i.v. Behandlung zu einer Besserung geführt, kann häufig auf eine kostensparende und den Patienten weniger belastende orale Therapie übergegangen werden (Sequentialtherapie). Eine topische Therapie ist nur bei oberflächlichen Infektionen sinnvoll. Dabei ist zu bedenken, daß bei der direkten Anwendung der Antibiotika wesentlich höhere Wirkstoffkonzentrationen als bei der systemischen Behandlung erreicht werden können. Ein in vitro resistenter Erreger kann bei der Lokaltherapie in vivo häufig erfolgreich behandelt werden. Antibiogramme besitzen daher bei der topischen Therapie nur eine geringe Aussagekraft. Bei der Wahl topischer Desinfizienzien/Antibiotika ist neben deren galenischen Eigenschaften auch ihr Sensibilisierungspotential zu berücksichtigen. Stoffe, die leicht sensibilisieren (z.B. Neomycin, Parastoffe), und solche, die evtl. auch systemisch eingesetzt werden müssen (Penicilline, Cephalosporine und Sulfonamide), sollten möglichst nicht topisch angewandt werden [3, 4].

■ Erreger

Für dermatologische Erkrankungen sind die grampositiven Staphylokokken und Streptokokken von größter Bedeutung [5–7]. Aber auch Korynebakterien, Propionibakterien und mehr als 15 verschiedene gramnegative Erreger führen direkt oder indirekt zu Hauterkrankungen. Infektionen durch Mykobakterien, die in der Dritten Welt noch eine erhebliche Rolle spielen, sind in unseren Breiten selten geworden. Bei den Spirochätosen haben die Borreliosen mit ihren vielfältigen Krankheitssymptomen an Bedeutung gewonnen, die Inzidenz der Syphilis ist in den letzten 2 Jahrzehnten in Deutschland von ca. 14 auf 1,4 Fälle/100.000 Einwohner/Jahr zurückgegangen, steigt aber seit dem Jahr 2000 in deutschen Großstädten und Ballungsräumen wieder deutlich an. Unter den sexuell übertragbaren Erkrankungen sind neben Treponemen und Gonokokken bakterielle Urethritiserreger wie Chlamydien und Mykoplasmen von Bedeutung. Weitere in diesem Kapitel zu besprechende bakterielle Infektionen sind durch Rickettsien und Aktinomyzeten bedingt. Bezüglich der Einteilungskriterien der verschiedenen Bakterienarten [8, 9] und der grundlegenden Kenntnisse zur Physiologie und Pathophysiologie der Bakterien sei auf eines der Standardwerke der Mikrobiologie [10] verwiesen.

Literatur zu 4.1

1. Finlay BB, Falkow S. Common themes in microbial pathogenicity revisited. Microbiol Mol Biol Rev 1997; 61: 136–69.
2. Simon C, Stille W. Antibiotika-Therapie in Klinik und Praxis. 10. Aufl. Stuttgart, New York: Schattauer, 2000.
3. Veien NK. The clinician's choice of antibiotics in the treatment of bacterial skin infection. Br J Dermatol 1998; 139 (Suppl 53): S30–6.
4. Espersen F. Resistance to antibiotics used in dermatological practice. Br J Dermatol 1998; 139 (Suppl 53): S4–8.
5. Eiff CH, Kaufhold A, Peters G. Klinik und Pathogenese von Infektionen durch Staphylokokken und Streptokokken. In: Macher E, Kolde G, Bröcker EB (Hrsg). Infektion und Haut. Jahrbuch der Dermatologie 1993/94. Zülpich: Biermann, 1993: 63–86.
6. Feingold DS, Hirschmann JV, Leyden JJ. Bacterial Infections of the skin. J Am Acad Dermatol 1989; 20: 469–75.
7. Korting HC. Bakterielle Erkrankungen. In: Braun-Falco O, Plewig G, Wolff HH (Hrsg). Dermatologie und Venerologie. 4. Aufl. Berlin, Heidelberg, New York: Springer, 1995: 178–218.
8. Holt JG. Bergey's Manual of Determinative Bacteriology. 9th edn. Baltimore: Williams & Wilkins, 1994.
9. Pace NR. A molecular view of microbial diversity and the biosphere. Science 1997; 276: 734–40.
10. Mandell GL, Bennett JE, Dolin R (Hrsg). Mandell, Douglas, and Bennett's principles and practice of infectious diseases. 5th edn. Philadelphia: Churchill Livingstone, 2000.

4.2 Grampositive Bakterien

4.2.1 Follikulitiden

HELMUT SCHÖFER

■ **Definition**
Die Follikelöffnungen unseres Hautorgans (Haar- und Schweißdrüsenfollikel) sind pathophysiologisch gesehen Unterbrechungen in der Kontinuität der epidermalen Barriere. In diesen „Nischen" bestehen durch Talg- oder Schweißfluß sowie durch den in der Tiefe abnehmenden Sauerstoffgehalt besondere Lebensräume, die sich spezialisierte Kommensalen erobert haben. So finden sich am Haarfollikeleingang die üblichen Bakterien der Hautoberflächen, im wesentlichen Mikrokokken und der Koagulase-negative Staphylococcus epidermidis [1]. Im akroinfundibulären Anteil hat sich zusätzlich die lipophile Hefe Malassezia furfur (frühere Bezeichnung: Pityrosporum ovale/orbiculare) angesiedelt. Die überwiegend anaeroben Bedingungen des Infrainfundibulums fördern das Wachstum von Propionibacterium acnes. Wichtigster pathogener Keim im Follikel ist jedoch der Koagulase-positive Staphylococcus aureus [2]. Unter besonderen Bedingungen, wie antibiotischer Therapie mit Keimselektion, unter Okklusion oder durch heiße Whirlpoolbäder, können auch gramnegative Erreger zu Follikulitiden führen (gramnegative Follikulitis, Whirlpooldermatitis; s. Kap. 4.3.3 Pseudomonas-aeruginosa-Infektion). Entzündungen der oberflächlichen Follikelanteile (Ostiofolliculitis) können sich über die Follikulitis mittlerer Anteile bis zur tiefen Follikulitis und Perifollikulitis (Furunkel, Karbunkel; s. Kap. 4.2.2) ausbreiten oder in einen Abszeß oder eine Phlegmone übergehen (s. Kap. 4.2.11). Sonderformen finden sich in der Bartregion (Folliculitis barbae) und am Capillitium (Perifolliculitis capitis abscedens et suffodiens Hoffmann und Folliculitis decalvans). Die Infektionen der Schweißdrüsenfollikel werden im Kapitel 4.2.11 besprochen.

■ **Synonyme**
Follikulitis, Ostiofolliculitis Bockhart, Impetigo Bockhart, Folliculitis.

■ Erreger
Staphylococcus aureus (grampositiv, Koagulase-positiv). Selten: Proteus mirabilis u. a. gramnegative Keime, Malassezia spp. (v. a. bei Immundefizienz), Candida albicans [3], Mikrokokken [4].

■ Epidemiologie
Follikulitiden sind weltweit häufig auftretende Hautinfektionen. Besonders hohe Inzidenzen finden sich in heißen Regionen mit hoher Luftfeuchtigkeit (Tropen, Subtropen) sowie unter schlechten sozioökonomischen Bedingungen (mangelnde Hygiene, Unterernährung). Prädisponierende Faktoren sind verschiedene Formen der Immundefizienz (systemisch, lokalisiert), Okklusion, Mangeldurchblutung, Diabetes mellitus und die atopische Diathese. Männer sind häufiger betroffen als Frauen.

■ Übertragungswege
Körperlicher Kontakt, Schmierinfektionen, Rasieren, heiße Wannenbäder (Whirlpool).

■ Diagnostik
Im gramgefärbten Ausstrich grampositive Kokken in Haufen angeordnet, Kultur auf Blutagar u. a.

■ Klinik
Zunächst diskrete Rötung des infizierten Follikels, leichtes Anschwellen, Juckreiz und schließlich Entstehung einer an den Haarfollikel gebundenen gelben Pustel, die von einem Erythem umgeben wird (Abb. 4.2-1). Meist ist im Zentrum der Pustel ein Haar sichtbar, bei Vellushaarfollikeln empfiehlt sich zum Nachweis der follikulären Bindung eine Lupenvergrößerung, z.B. mit dem Dermatoskop. Histologisch zeigt sich subkorneal eine follikulär gebundene Pustel, im infundibulären Anteil des Follikels ein leukozytäres Entzündungsinfiltrat. Häufige Lokalisationen sind Capillitium, Gesicht und Extremitäten (besonders axillär), der Verlauf unbehandelter Follikulitiden kann sich über Monate, sogar Jahre hinziehen.

Eine tiefer reichende Entzündung mit stärkerer Umgebungsreaktion kennzeichnet die klassische *Follikulitis*, die unter Einbeziehung der Follikelumgebung *(Perifollikulitis)* und Abszedierung leicht in einen Furunkel übergehen kann (Abb. 4.2-2). Bevorzugte Lokalisationen sind die Extremitäten, das Capillitium und das Gesicht. Regelmäßig ausgespart bleiben die Haarfollikel-freien Palmae und Plantae. Sonderformen sind die *Folliculitis barbae (Sycosis barbae)*, die durch tägliche Rasur unterhalten wird und sekundär ekzematisieren kann, sowie die *Folliculitis scleroticans nuchae* [5], bei der sich chronisch-rezidivierende, tiefreichende Follikulitiden zu knotigen oder plattenartigen Keloiden entwickeln. Betroffen sind bevorzugt dunkelhäutige Männer mit Prädilektion der Infektionen an der Nackenhaargrenze sowie am Hinterhaupt. Bei Frauen wird diese

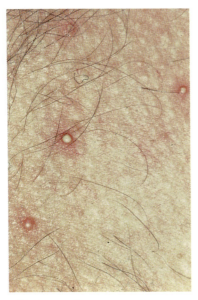

Abbildung 4.2-1 Staphylogene Ostiofolliculitis. Follikulär gebundene Pusteln.

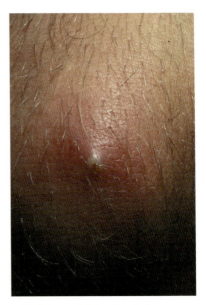

Abbildung 4.2-2 Staphylogene Follikulitis und Perifollikulitis.

Erkrankung nicht beobachtet. Ebenfalls nur bei Männern wird die seltene *Perifolliculitis capitis (abscedens et suffodiens)* beobachtet, bei der es meist durch Staphylokokken, aber auch durch andere Bakterien zu einer nekrotisierenden und vernarbenden Follikulitis der Terminalhaarfollikel kommt [6]. Diese besondere Form von Follikulitiden scheint durch das Vorbestehen von Büschelhaaren begünstigt zu werden. Zu narbigem Haarverlust im Sinne einer Pseudopelade Brocq führt auch die überwiegend staphylogene *Folliculitis decalvans*. Dieses seltene Krankheitsbild [7] befällt überwiegend Männer und zeigt follikuläre Pusteln, die jeweils am Rande einer narbigen Alopezie zur weiteren Vergrößerung der Herde führen. Warum es hierbei zu einer kompletten Zerstörung der Follikel mit Narbenbildung kommt, ist im Detail noch ungeklärt. Sehr selten findet sich dieses Krankheitsbild in Form eines solitären Herdes im Gesicht.

Beim *Hordeolum (Gerstenkorn)* handelt es sich um eine bakterielle Follikulitis und Perifollikulitis, die durch Schmierinfektion die Wimpern befällt. Unter langdauernder desinfizierender oder antibiotischer Therapie der Akne oder der Rosazea kann sich durch Keimselektion eine *gramnegative Folliculitis* des Gesichtes entwickeln. Die Pusteln sind überwiegend zentrofazial angeordnet und werden durch Proteus mirabilis, E. coli, Enterobacter oder Klebsiellen hervorgerufen (s. a. Kap. 4.3 Gramnegative Bakterien). Am Capillitium ist diese Erkrankung stets mit einer ausgeprägten Seborrhoe assoziiert. Allgemeinsymptome treten i. d. R. bei oberflächlichen Follikulitiden nicht auf.

■ **Differentialdiagnose**
Follikulitiden durch chemische Reizung (Chlor, Öl- und Teerpräparate), Acne papulopustulosa und akneiforme Dermatosen [8], Rosacea papulopustulosa, Follikulitiden durch Malassezia spp., Candida albicans, Dermatophyten oder Pseudomonaden, Pseudofollikulitis durch Pili recurvati, Psoriasis pustulosa (u. a. Pustulosen), akneiforme Follikulitiden durch Medikamente (Glukokortikosteroide, Actinomycin D, Halogenide).

■ **Therapie**
Zur Behandlung der oberflächlichen Follikulitiden reichen meist topische Desinfizienzien wie Chlorhexidin (3%), Lavasept (0,2%), Chloramphenicol (1%), Povidon-Iod (10%) oder Clioquinol 0,5–2% als Tinkturen, wäßrige Lösungen oder Schütteltinkturen. Auch die topischen Antibiotika Fusidinsäure oder Chloramphenicol sind sehr gut wirksam. Zur Behandlung der durch minimale, aber kaum vermeidbare Rasurverletzungen immer wieder unterhaltenen Folliculitis barbae sind vorübergehendes Rasurverbot und topische Desinfizienzien erforderlich. Der Rasierapparat sollte vor jeder Wiederbenutzung desinfiziert werden. Bei disseminierten Follikulitiden empfehlen sich Wannenbäder mit hochverdünntem Kaliumpermanganatzusatz. Bei chronischem Verlauf oder tiefreichenden bzw. flächig ausgedehnten Follikulitiden können penicillinasefeste β-Lactam-Antibiotika oral (z. B. Flucloxacillin) oder Cephalosporine (Cefaclor, Ceporexin®) erforderlich werden, bei Penicillinallergie Clindamycin.

Die rasche Entwicklung immer neuer Resistenzen zwingt zur Erweiterung der Antibiotikapalette vor allem gegen ausgedehnte Staphylokokken-Infektionen [9]. Gegen alle grampositiven Bakterien (Staphylokokken, Streptokokken und Enterokokken) kann das neue Oxazolidinon Linezolid [10] eingesetzt werden (MIC_{50} = 0,5–4 mg/l).

Zur Therapie der vernarbenden Folliculitis decalvans hat sich die kurzfristige Gabe von 1 mg Prednisonäquivalent/kg KG in absteigender Dosierung zusätzlich zu einer Staphylokokken-wirksamen Antibiose mit penicillinasefesten Antibiotika bewährt. Die Folliculitis scleroticans nuchae ist einer antibiotischen Behandlung nicht zugänglich. Beste Therapieergebnisse wurden mit der chirurgischen Entfernung der befallenen Areale erzielt [11]. Bei Rezidiven Einsatz von Glukokortikoid-Kristallsuspensionen intraläsional oder flüssigem Stickstoff und ggf. Druckverbänden.

Literatur zu 4.2.1

1. Akiyama H, Kanzaki H, Tada J, Arata J. Coagulase-negative staphylococci isolated from various skin lesions. J Dermatol 1998; 25: 563–8.
2. Waldvogel FA. Staphylococcus aureus. In: Mandell GL, Bennett JE, Dolin R (eds). Mandell, Douglas, and Bennett's principles and practice of infectious diseases. Chapter 183. 5th edn. Philadelphia: Churchill Livingstone, 2000: S2069–92.

3. Suss K, Vennewald I, Seebacher C. Case report. Folliculitis barbae caused by Candida albicans. Mycoses 1999; 42: 683–5.
4. Smith KJ, Neafie R, Yeager J, Skelton HG. Micrococcus folliculitis in HIV-1 disease. Br J Dermatol 1999; 141: 558–61.
5. Stieler W, Senff H, Jänner M. Folliculitis nuchae scleroticans – erfolgreiche Behandlung mit 13-cis-Retinsäure (Isotretinoin). Hautarzt 1988; 39: 739–42.
6. Moscatelli P, Ippoliti D, Bergamo F, Piazza P. Guess what. Perifolliculitis capitis abscedens et suffodiens. Eur J Dermatol 2001; 11: 155–6.
7. Headington JT. Cicatricial alopecia. Dermatol Clin 1996; 14: 773–82.
8. Plewig G, Jansen T. Acneiform dermatoses. Dermatology 1998; 196: 102–7.
9. Colsky AS, Kirsner RS, Kerdel FA. Analysis of antibiotic susceptibilities of skin wound flora in hospitalized dermatology patients. Arch Dermatol 1998; 134: 1006–9.
10. Gemmell CG. Susceptibility of a variety of clinical isolates to linezolid: a European inter-country comparison. J Antimicrob Chemother 2001; 48: 47–52.
11. Glenn MJ, Bennett R, Kelly AP. Acne keloidalis nuchae: treatment with excision and second-intention healing. J Am Acad Dermatol 1995; 33: 243–46.

4.2.2 Furunkel, Karbunkel

HELMUT SCHÖFER

■ **Definitionen**

Ein *Furunkel* ist eine schmerzhafte, tief ins Gewebe reichende, zentral eitrig einschmelzende, meist staphylogene Entzündung eines Haarfollikels, die aus einer einfachen Follikulitis hervorgehen kann. Wesentliche pathogenetische Faktoren sind die Enzyme von Staphylococcus aureus, die zu einer eitrig-einschmelzenden, abszedierenden Entzündung führen. Durch die Einwirkung von Kollagenasen, Proteinasen und anderen Enzymen sowie durch die chemotaktisch herangelockten Granulozyten entsteht ein eitrig-nekrotischer Pfropf, der nach außen abgestoßen wird. Die Abheilung erfolgt unter Narbenbildung. Bevorzugt werden Terminalhaarfollikel im Nacken und axillär befallen, aber auch Velushaarfollikel-tragende Hautregionen wie Gesicht und Gesäß sind Prädilektionsstellen. Bei multiplem oder schubweisem Auftreten spricht man von einer *Furunkulose*. Patienten mit Diabetes mellitus oder einer primären oder sekundären Immundefizienz sind besonders gefährdet [1]. Aber auch juckende Dermatosen, chronische Ekzemkrankheiten, bullöse Autoimmundermatosen und Skabies fördern die Entstehung von Furunkeln.

Karbunkel sind ebenfalls stark schmerzhafte, eitrige Entzündungen mehrerer Haarfollikel, die untereinander durch Einschmelzung in Verbindung treten und sich phlegmonös ausbreiten. Bevorzugte Lokalisationen sind der Nacken und der Rücken. Die Umgebung ist bis in die Subcutis bretthart induriert und entzündlich gerötet (Cellulitis, phlegmonöse Entzündung). Es besteht Fieber, allgemeines Krankheitsgefühl und eine regionale Lymphangitis. Eine Progression zur Sepsis ist möglich. Die Abheilung erfolgt unter Ausbildung eingezogener Narben.

■ **Synonyme**
Furunkel: Eiterbeule, furuncle, boil. Karbunkel: carbuncle.

■ **Erreger**
Staphylokokken [2, 3], selten Mischinfektionen (mit Streptokokken, Candida albicans).

■ **Epidemiologie**
Gehäuftes Vorkommen bei mangelhafter Körperhygiene, aber auch bei Diabetes mellitus und allen Formen primärer oder sekundärer Immundefizienz.

■ **Übertragungswege**
Schmierinfektion, direkter Kontakt (wie bei Follikulitiden).

■ **Diagnostik**
Das klinische Bild ist meist eindeutig. Dennoch empfiehlt sich ein Erregernachweis zum Ausschluß atypischer oder gemischter Infektionen (Gram-Färbung, Bakterienkultur). Zur Abklärung rezidivierender Follikulitiden oder einer Furunkulose gehört obligat die Untersuchung auf einen latenten oder manifesten Diabetes mellitus, bei weiteren klinischen Zeichen einer Immunschwäche auch auf konsumierende Erkrankungen und HIV-Infektion.

■ **Klinik**
Beginn mit einer typischen Follikulitis (s. Kap. 4.2.1), die sich jedoch sehr rasch zu einer tiefen, abszeßartigen Follikulitis und Perifollikulitis ausbreitet. Zunächst Bildung eines schmerzhaften, prall gespannten Knotens mit einem Durchmesser von 0,5–2 cm (Abb. 4.2-3). Später im Stadium der Reifung eitrige Einschmelzung (Fluktuation) und zentrale Nekrose. Spontane Entleerung von Pus und schließlich Abstoßung des zentralen Pfropfes. Allgemeinsymptome können bei Furunkeln fehlen oder sehr mild ausgeprägt auftreten [4, 5]. Die Läsionen heilen unter Hinterlassung einer zentral eingezogenen Narbe ab. Breitet sich die Entzündung in diesem Stadium unter Einbeziehung vieler benachbarter Follikel (Autoinokulation) weiter phlegmonös in Cutis und Subcutis aus, entsteht unter dem Bild stark schmerzhafter, brettharter Infiltrate mit eitrigen Einschmelzungen ein *Karbunkel* (Abb. 4.2-4). Die Patienten sind oft deutlich geschwächt, leiden unter Fieber, Schüttelfrost sowie Lymphangitis und Lymphadenopathie. Von besonderer Gefährlichkeit sind *Furunkel/Karbunkel der Zentrofazialregion* (vom Augenlid über die Nase bis zur Oberlippe), aus denen sich – wenn auch selten – über eine Thrombophlebitis der Vena angularis oder V. ophthalmica schwerwiegende Komplikationen entwickeln können (Orbitalphlegmone, Sinus-cavernosus-Thrombose, Meningitis). Bei Immundefizienz, besonders auch bei Neugebore-

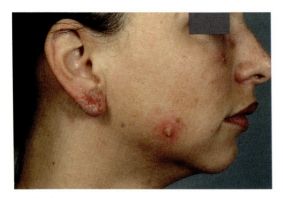

Abbildung 4.2-3 Furunkel auf der Wange. Schmierinfektion von einer impetiginisierten Kontaktdermatitis am Ohrläppchen.

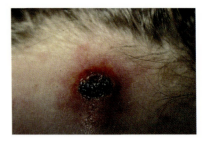

Abbildung 4.2-4 Karbunkel.

nen, drohen bereits bei relativ kleinen Infektionen Staphylokokken-Pneumonie und Sepsis mit metastatischen Absiedelungen in diverse Organe.

■ **Differentialdiagnose**

Hidradenitis suppurativa, Acne conglobata, Herpes simplex, Anthrax, Tularämie, Trichophytia profunda, kutane Beteiligung bei Morbus Crohn.

■ **Therapie**

Zunächst desinfizierende Lokaltherapie mit feuchten Umschlägen (z.B. Lavasept 0,2%, Hydroxychinolin, Kaliumpermanganat) und täglich prophylaktische Desinfektion der Umgebung. Zur Förderung der Einschmelzung („Reifung") topische Anwendung von „Zugsalben" (Ichthyol®, Ilon-Abszeß-Salbe®). Reife, d.h. bereits fluktuierende Furunkel oder Karbunkel werden vorsichtig chirurgisch eröffnet (Stichinzision) und bei tiefgreifender eitriger Nekrose offengehalten (Drainage, evtl. auch Spülungen). Zur Vermeidung einer hämatogenen Aussaat der Erreger empfiehlt sich ein Antibiotikaschutz mit penicillinasefesten Penicillinen (Flucloxacillin, Amoxicillin/Clavulansäure u.a.) oder Cephalosporinen (z.B. Cefalexin, Cefaclor). Alternativ kann auch Clindamycin oder Clarithromycin eingesetzt werden. Die gleichen Präparate werden auch bei disseminierten, tiefen Staphylokokken-Infektionen verordnet. Wegen zunehmender Resistenzentwicklung der Staphylokokken sind Erythromycin und Tetracycline nicht mehr zur Therapie geeignet [6]. Besondere Vorsicht gilt bei zentrofazialen Furunkeln: sofortige hochdosierte intravenöse Antibiose, Bettruhe, Sprechverbot und Flüssignahrung sind erforderlich. Sämtliche Manipulationen oder chirurgischen Maßnahmen sind kontraindiziert. Auch bei anderen ausgedehnten Furunkeln/Karbunkeln empfiehlt sich eine vorübergehende Ruhigstellung/Bettruhe. Ein ggf. bestehender Diabetes mellitus sollte sorgfältig eingestellt werden. Bei häufigen Rezidiven muß neben der Diabetesdiagnostik und -einstellung nach allen Formen erworbener oder angeborener Immundefizienz gesucht werden. Symptomatisch kann mittels Depotpenicillinen (z. B. Benzathinpenicillin 1,2 Mega IE/alle 3 Wochen) eine mehrmonatige Dauerprophylaxe durchgeführt werden. Der Langzeiteffekt ist jedoch oft ungenügend. In hartnäckigen Fällen wurde eine Behandlung mit der Kombination von Cefalexin 2×500 mg/d und Rifampicin 2×300 mg/d über mindestens 14 Tage empfohlen [7]. Als Monotherapie ist Rifampicin wegen einer sehr raschen Resistenzentwicklung jedoch nicht geeignet. Bei Nachweis einer Staphylokokkenpersistenz in der Nase des Patienten oder seiner direkten Kontaktpersonen (Partner, Familie) kann mit Mupirocin-Salbe (2mal/d über 5–7 Tage) eine, jedoch nur passager erreichbare, Eradikation versucht werden. Auf die besondere Problematik der Methicillin-resistenten Staphylokokken (MRSA) wird in Kapitel 4.2.7 Multiresistente grampositive Staphylokokken weiter eingegangen.

Literatur zu 4.2.2

1. Forte WC, Noyoya AM, de Carvalho FF Jr, Bruno S. Repeated furunculosis in adult male with abnormal neutrophil activity. Allergol Immunopathol (Madr) 2000; 28: 328–31.
2. Waldvogel FA. Staphylococcus aureus. In: Mandell GL, Bennett JE, Dolin R (eds). Mandell, Douglas, and Bennett's principles and practice of infectious diseases. Chapter 183. 5th edn. Philadelphia: Churchill Livingstone, 2000: S2069–92.
3. Kloss WE. Identification of Staphylococcus aureus and Micrococcus species isolated from human skin. In: Maibach HI, Aly R (eds). Skin Microbiology: relevance to skin infection. New York: Springer, 1981: S3.
4. Korting HC. Bakterielle Erkrankungen. In: Braun-Falco O, Plewig G, Wolff HH (Hrsg). Dermatologie und Venerologie. 4. Aufl. Berlin, Heidelberg, New York: Springer, 1995: S178–218.
5. Abeck D, Korting HC, Mempel M. Pyodermien. Hautarzt 1998; 49: 243–52.
6. Nishijima S, Namura S, Nakagawa M, Kurokawa I, Kawabata S. Sensitivity to antibacterials of Staphylococcus aureus isolated from different types of skin infections. J Int Med Res 1997; 25: 1–7.
7. Hoss DM, Feder HM Jr. Addition of rifampin to conventional therapy for recurrent furunculosis. Arch Dermatol 1995; 131: 647–8.

4.2.3 Pyodermie

HELMUT SCHÖFER

■ **Definition**

Unter Pyodermien versteht man bakterielle Hautinfektionen durch die typischen Eitererreger: Staphylokokken und Streptokokken [1, 2]. Dabei unterscheidet man zwischen follikulären Pyodermien (Follikulitiden, Kap. 4.2.1; Furunkel, Kap. 4.2.2), die meist durch Staphylokokken ausgelöst werden, und nicht an die Hautanhangsgebilde gebundenen Pyodermien durch Streptokokken (Erysipel und Cellulitis, Kap. 4.2.4; Impetigo contagiosa, Kap. 4.2.5; Ecthyma, Kap. 4.2.6). Eine strikte Trennung der Erkrankungen nach Erregern ist wegen der häufigen Mischinfektionen mit Staphylokokken und Streptokokken nicht möglich. Auch unter den chronischen Pyodermien finden sich Erkrankungen, die sowohl durch Staphylokokken als auch durch Streptokokken ausgelöst werden können (Kap. 4.2.11 Abszesse, Phlegmonen und andere Infektionen durch Streptokokken oder Staphylokokken). Hier sind *die chronisch vegetierende Pyodermie* (Pyoderma vegetans) [3, 4], die *Pyodermia chancriformis* und, der Vollständigkeit halber, die sehr seltene, ätiopathogenetisch nicht ganz geklärte *Acne necroticans* [5, 6] zu nennen.

■ **Synonyme**
Pyodermie, bakterielle Hautinfektion, Wundinfektion.

■ **Erreger**
Staphylokokken, Streptokokken.

■ **Epidemiologie**
Pyodermien sind weltweit die wohl häufigsten bakteriellen Hautinfektionen, die Erreger ubiquitär zu finden. Zur Manifestation der Pyodermien tragen multiple äußere Faktoren wie heißes, feuchtes Klima, mangelnde Körperhygiene bei schlechten sozioökonomischen Bedingungen, aber auch zu intensive Körperpflege mit regelmäßiger Beeinträchtigung des Säureschutzmantels der Haut und Entfernung der Hautoberflächenlipide sowie der physiologischen Hautflora bei. Auf der Seite des Wirtes sind interne Faktoren wie Immundefizienz, Mangelsituationen und Unterernährung zum einen („Dritte-Welt-Staaten"), aber auch Vergrößerung der Intertrigines durch Adipositas sowie ein vermehrtes Substratangebot bei Diabetes mellitus (westliche Industrienationen) zum anderen von besonderer Bedeutung. Chronische Ekzeme (atopische Dermatitis, Kontaktekzeme u.a.), Mazeration und chemisch-physikalische Belastung der Haut fördern ebenfalls die Entstehung von Pyodermien.

■ Übertragungswege

Schmierinfektionen bei direkten Kontakten. Da die Erreger bei ca. 20–40% der Menschen in ökologischen Nischen (z. B. Staphylococcus aureus im Vestibulum nasi, Vulva-, Perineum- und Rektalbereich) asymptomatisch vorhanden sind, kommt es bei latenten Trägern immer wieder zu endogenen Reinfektionen. Zum Eindringen der Erreger sind minimale Eintrittspforten, z. B. Mikrotraumen, ausreichend. Streptokokken werden auch durch Tröpfcheninfektion übertragen.

■ Diagnostik

Nachweis der auslösenden Staphylokokken und Streptokokken in gramgefärbten Ausstrichen und der Bakterienkultur, Resistenzbestimmung bei schweren Verläufen und drohenden Komplikationen.

■ Klinik

Staphylogene follikuläre Pyodermien (Follikulitiden, s. Kap. 4.2.1, und Furunkel, s. Kap. 4.2.2) sowie die nicht an die Hautanhangsgebilde gebundenen Pyodermien durch Streptokokken (Erysipel und Cellulitis, Kap. 4.2.4; Impetigo contagiosa, Kap. 4.2.5; Ecthyma, Kap. 4.2.6) sind in den genannten Kapiteln im Detail besprochen. Die *chronisch vegetierende Pyodermie (Pyoderma vegetans)* [2, 3] zeichnet sich durch ein zentrales Ulkus mit papillomatösen Wucherungen des Ulkusgrundes aus. Fortschreitende Nekrosen und randständige Granulationen führen zu

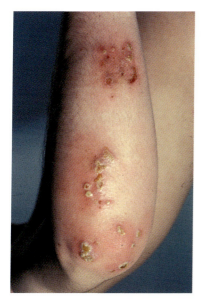

Abbildung 4.2-5 Chronisch vegetierende Pyodermie mit entzündlichen Umgebungserythemen.

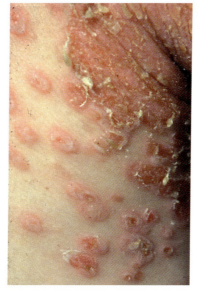

Abbildung 4.2-6 Varioliforme Pyodermie durch Staphylococcus aureus (Axilla, 12j. Kind).

einem langwierigen Verlauf über Monate bis Jahre (Abb. 4.2-5). Größere Herde zeigen im Zentrum eine Tendenz zu narbiger Atrophie und ähneln damit bezüglich Verlauf und Morphologie einer kutanen Tuberkulose, wesentliche Erreger sind jedoch Streptococcus pyogenes und Staphylococcus aureus. An den unterminierten entzündlichen Rändern können sich eitrige Fistelgänge bilden.

Ebenfalls als solitäre Läsion zeigt sich die *Pyodermia chancriformis,* die ihren Namen der klinischen Ähnlichkeit zum Primäraffekt der Syphilis (alte Bezeichnung „syphilitischer Schanker") verdankt. Haupterreger ist Staphylococcus aureus, eine Syphilisdiagnostik sollte dennoch zum Ausschluß einer extragenitalen Primärsyphilis durchgeführt werden.

Vermutlich keinen direkten Bezug zu bakteriellen Erregern hat die *Acne necroticans*, ein ätiopathogenetisch noch ungeklärtes, sehr seltenes Krankheitsbild des Gesichtes und Kopfes. Meist entlang der Haargrenze bilden sich juckende, einzelstehende Papeln und Papulopusteln, die gelb-bräunlich oder hämorrhagisch nekrotisieren und schließlich unter Hinterlassung varizelliformer Narben abheilen. Rezidivierende Schübe sind häufig.

■ Differentialdiagnose
Chronisch vegetierende Pyodermie: Sporotrichose, Blastomykose, Papillomatosis cutis carcinoides, Aktinomykose, Bromoderm, Pyoderma gangraenosum.
Pyodermia chancriformis: Primärsyphilis, Ulcus molle, Anthrax.
Acne necroticans: Vasculitis allergica, papulonekrotische Tuberkulide.

■ Therapie
Zur Behandlung der meist follikulär gebundenen *staphylogenen Pyodermien* sind penicillinasefeste Penicilline und Cephalosporine der 2. Generation geeignet. *Streptogene Impetigo contagiosa* (s. Kap. 4.2.5) und *streptogene Cellulitis und Erysipel* (s. Kap. 4.2.4) sind noch immer eine Domäne der Penicillinbehandlung. Aufgrund experimenteller Untersuchungsergebnisse (zusätzliche Hemmung der Proteinsynthese) ist auch Clindamycin gut geeignet. Gegen das in den meisten Fällen ebenfalls wirksame Erythromycin wird eine zunehmende Resistenzentwicklung beobachtet. Zur Behandlung der *chronisch vegetierenden Pyodermie* und *der Pyodermia chancriformis* sollte unbedingt ein Erregernachweis mit Antibiogramm angestrebt werden, um gezielt antibiotisch behandeln zu können. Besonders bei der Pyodermia chancriformis müssen Staphylokokken-wirksame, penicillinasefeste Penicilline eingesetzt werden. Führt die konservative Therapie bei einer chronisch vegetierenden Pyodermie auch nach mehreren Wochen nicht zu einer Befundbesserung, ist die operative Abtragung der granulomatösen Wucherungen und Nekrosen anzustreben. Nach dem Débridement und entsprechender Vorbereitung des Wundgrundes kann mittels Hauttransplantat eine Defektdeckung durchgeführt werden. Zur Behandlung der vermutlich nicht erregerbedingten *Acne necroticans* wird Isotretinoin (0,5 mg/kg KG) in Kombination mit topischen Desinfizienzien empfohlen.

Literatur zu 4.2.3

1. Nolting KS, Fegeler K. Pyodermien – Bakterielle Hautinfektionen. Beiträge zur Dermatologie. Bd. 8. Erlangen: Perimed, 1981.
2. Abeck D, Korting HC, Mempel M. Pyodermien. Hautarzt 1998; 49: 243–52.
3. Brachtel R, Lemmel EM. Chronische vegetierende Pyodermie bei zellulärer Immundefizienz. Hautarzt 1976; 27: 488–91.
4. Papadopoulos AJ, Schwartz RA, Kapila R, Samady JA, Ruszczak Z, Rao BK, Lambert WC. Pyoderma vegetans. J Cutan Med Surg 2001; 5: 223–7.
5. Milde P, Goerz G, Plewig G. Acne necrotica (varioliformis). Nekrotisierende lymphozytäre Follikulitis. Hautarzt 1993; 44: 34–6.
6. Plewig G, Jansen T. Acneiform dermatoses. Dermatology 1998; 196: 102–7.

4.2.4 Erysipel und Cellulitis

Helmut Schöfer

■ Definition

Erysipel und Cellulitis sind überwiegend durch β-hämolysierende Streptokokken der Gruppe A ausgelöste, sich horizontal im Gewebe ausbreitende Infektionen. Voraussetzung für ihre Entstehung ist das Vorhandensein einer „Eintrittspforte". Darunter versteht man einen Defekt der epidermalen Barriere (Rhagade, Exkoriation, Wunde), durch den die Erreger ins Corium eindringen können. Von hier aus erfolgt eine Ausbreitung der Erreger lymphogen und diffus im Gewebe. Typisch ist eine starke lokale Entzündungsreaktion mit Allgemeinsymptomen wie erhebliches Krankheitsgefühl, Fieber und Schüttelfrost [1, 2].

Da eine rasche Progression zur Sepsis möglich ist und die Patienten unter den schweren Allgemeinsymptomen erheblich leiden, gilt das *Erysipel* als dermatologischer Notfall. Bei den nicht seltenen Rezidiven nimmt die Allgemeinsymptomatik ab. Durch die wiederholte Beteiligung des Lymphgefäßsystems kommt es zu Verschlüssen mit ödematösen Schwellungen bis zur Elephantiasis nostras.

Der Begriff *Cellulitis* wird in der dermatologischen Literatur nicht einheitlich gebraucht [1, 3, 4]. Grundsätzlich wird darunter zwar eine entzündliche Erkrankung des Bindegewebes verstanden, jedoch bleibt offen, ob es sich dabei um einen übergeordneten Begriff für Erysipel und nekrotisierende Fasziitis oder um eine unabhängige Krankheitsentität handelt, die auch nichtinfektiösen Ursprungs sein kann. Grosshans [1] schlägt vor, den Begriff Cellulitis durch „Dermohypodermale Infektion" zu ersetzen. Laut Aly [2] handelt es sich bei der Unterscheidung von Erysipel und Cellulitis vor allem um ein Etagenproblem: das Erysipel entwickelt sich in der oberen Dermis, die Cellulitis mehr in der Tiefe. Eine Sonderform ist die überwiegend *bei Kindern auftretende perianale Cellulitis*. Hier zeigen sich symmetrisch um den After flächenhafte Erytheme, die sich an den Rändern in kleine Satelliteninfektionen auflösen und daher leicht mit einer Candida-Infektion verwechselt werden können. Subjektive Symptome können völlig fehlen oder sich als Juckreiz oder brennender Schmerz manifestieren.

■ Synonyme
Erysipel: Wundrose. Cellulitis: Wundinfektion, dermohypodermale Infektion.

■ Erreger
Fast immer handelt es sich um β-hämolysierende Streptokokken der Gruppe A, nur selten sind andere Streptokokken (Gruppe G oder C) oder ein Koagulase-positiver Staphylococcus aureus beteiligt.

■ Epidemiologie
Weltweit häufige Infektion mit akutem bis perakutem Verlauf. Körperregionen mit chronischem Lymphödem (z. B. Zustand nach radikaler Mammaamputation, Lymphödem der Unterschenkel bei chronisch venöser Insuffizienz oder Herzinsuffizienz) sind Prädilektionsstellen für rezidivierende Erysipele oder Cellulitiden.

■ Übertragungswege
Die durch Tröpfchen- oder Schmierinfektionen übertragenen Streptokokken gelangen durch „Eintrittspforten" (kleinste Rhagaden, mazerierte Haut, Exkoriationen, Wunden) ins Gewebe. Bei Gesichtserysipelen geht häufig eine Gruppe A-Streptokokken Angina voraus.

■ Diagnostik
Die Diagnose erfolgt meist klinisch aufgrund der eindrucksvollen Gesamtsymptomatik. Erregernachweis im Bereich der Eintrittspforte, experimentell auch aus Saugblasen über dem infizierten Gewebe (Randzone!), rascher Anstieg der Entzündungsparameter (CRP, BSG, Leukozytose), rascher Anstieg des Anti-DNase-B-Titers, später auch des Antistreptolysintiters [5].

■ Klinik
Das Erysipel beginnt oft schon kurz vor dem Auftreten sichtbarer lokaler Entzündungszeichen mit hohem Fieber, Schüttelfrost, Kopfschmerzen, Übelkeit und starkem Krankheitsgefühl. Ausgehend von der klinisch oft unscheinbaren Eintrittspforte entwickelt sich in aller Regel unilateral ein Erythem mit deutlicher Überwärmung, Schwellung und Schmerzhaftigkeit (Abb. 4.2-7). Die scharf begrenzte Randregion zeigt flammenförmige Ausläufer und ist oft leicht erhaben. Eine schmerzhafte regionale Lymphadenopathie tritt hinzu. Die Körpertemperatur kann 40 °C überschreiten und ist von einem massiven Schüttelfrost begleitet, der deutlich über das häufiger mit Fieberschüben assoziierte Kältezittern hinausgeht. Bevorzugte Lokalisationen sind die untere Extremität (Abb. 4.2-8)

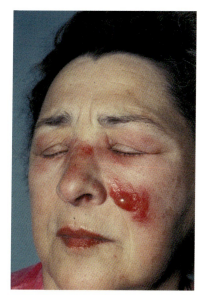 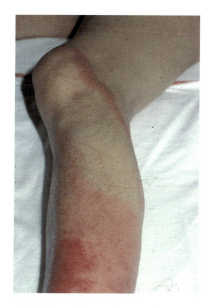

Abbildung 4.2-7 Gesichtserysipel. **Abbildung 4.2-8** Erysipel am Unterschenkel mit Lymphangitis.

(häufige Eintrittspforten: mazerierte Zehenzwischenräume bei Tinea pedis, Erosionen nach durch Druckschädigung ausgelösten Blasen, Rhagaden bei Stasendermatitis) und das Gesicht (Eintrittspforten: Verletzungen nach Manipulationen im Gehörgang, Rhagaden an der Nase bei Rhinitis u. a. entzündlichen Erkrankungen, Manipulationen bei Akne, Rosazea und Follikulitiden). Geht ein Erysipel von der Nase aus, können sich die Erytheme symmetrisch auf beide Gesichtshälften ausbreiten (DD: „Schmetterlingserythem"). Eine besondere klinische Variante ist das *bullöse Erysipel*, bei dem sich – meist auf stark gespannter, glänzender Haut der unteren Extremität – wasserhelle oder hämorrhagische Blasen von bis zu 3 cm Durchmesser entwickeln können. Kommt es unter dem Einfluß der Streptokokkentoxine zu einer eitrigen Einschmelzung der betroffenen subepidermalen Schichten, entsteht ein *phlegmonöses Erysipel*, beim nekrotisierenden Untergang größerer Gewebemassen ein *gangränöses Erysipel* (bzw. eine *nekrotisierende Fasziitis;* s. Kap. 4.2.11 Abszesse, Phlegmonen und andere Infektionen durch Streptokokken oder Staphylokokken). Wie eine retrospektive Analyse der Grazer Universitätshautklinik [6] gezeigt hat, sind eine Lokalisation am Bein sowie eine Komorbidität an Leber- oder Nierenerkrankungen, Hyperurikämie oder Diabetes mellitus Risikofaktoren für das Entstehen von Komplikationen (Hämorrhagien, Blasen, Nekrosen, Abszesse). Wichtig ist auch die Kenntnis der veränderten klinischen Symptomatik rezidivierender Erysipele. Hierbei sind Lokalbefund und Allgemeinsymptome oft abgeschwächt. Schüttelfrost und Fieber können völlig fehlen. Es kommt aber fortschreitend zur Verlegung der Lymphgefäße im entzündlichen Areal und damit zu einem Lymphödem. Bei häufigen Rezidiven entsteht so das Bild des chronischen Lymphödems, evtl. mit Stauungspapillomatose und der Extremvariante einer Elephantiasis nostras (massive Schwellung einer ganzen Extremität wie bei den tropischen Filariosen).

■ Differentialdiagnose
Erythematöse Formen: initialer Herpes zoster, Rosacea erythematosa, Lupus erythematodes, Scharlach, Erysipeloid, Stasendermatitis, tiefe Thrombophlebitis.
Bullöses Erysipel: Bullosis diabeticorum, lokalisiertes bullöses Pemphigoid, bullöse Kontaktdermatitis, großblasiger Herpes Zoster.
Chronisches Erysipel: chronisches Lymphödem bei CVI, postthrombotisches Syndrom, Filariose.
Die *Cellulitis* unterscheidet sich vom Erysipel durch unscharfe Begrenzung des Erythems und fehlende ödematöse Elevation an den Rändern.

■ Therapie
Der Erysipelpatient imponiert durch seinen akuten Krankheitsbeginn (oft „aus völliger Gesundheit" heraus) und die bedrohlichen Allgemeinsymptome, die sich unbehandelt rasch zu einer Septikämie mit septischem Schock weiterentwickeln können. Das Erysipel gilt daher als eine der wenigen dermatologischen Notfalldiagnosen und muß umgehend einer Behandlung und klinischen Überwachung zugeführt werden. Sofortige Bettruhe, Hochlagerung bei Extremitätenbefall, Einleitung einer hochdosierten intravenösen Antibiotikabehandlung [7], Temperatur- und Kreislaufüberwachung sowie eine Thromboseprophylaxe sind dringend indiziert. Besonders bedrohliche Verläufe werden bei Gesichtserysipelen oder Erysipelen der Genitoanalregion beobachtet. Seitdem frühzeitig und hochdosiert intravenös mit Penicillinen (z. B. Penicillin G 3×5–10 Mio. IE/d i.v.) behandelt wird, sind Komplikationen wie Herz-, Lungen- und Niereninfektionen (z. B. Myokarditis, Pneumonie, Glomerulonephritis) selten geworden. In weniger ausgeprägten Fällen kann auch mit Penicillin G i.m. (4 Mio. IE/d) und nur in Ausnahmefällen mit Penicillin V oral behandelt werden. Bei bekannter Penicillinallergie kann auf Erythromycin oder Clindamycin i.v. ausgewichen werden. Eine Resistenzentwicklung der Streptokokken auf Penicilline ist bisher nicht eingetreten, jedoch muß jeweils gewährleistet sein, daß das Antibiotikum das befallene Gewebe in ausreichend hoher Konzentration erreicht.

Topisch werden kühlende, desinfizierende Umschläge appliziert (Chloramin-, Kaliumpermanganat- oder Lavasept-Zusatz) und die potentiellen Eintrittspforten durch desinfizierende Externa „saniert". Die Patienten sind über eine besonders sorgfältige Körperhygiene und die Anwendung desinfizierender Seifen oder Syndets zur Rezidivprophylaxe zu informieren. Bei häufigen Erysipelen kann über mehrere Monate eine Prophylaxe mit Benzathinpenicillin (je $1 \times 1{,}2$ Mio. IE i.m. alle 2–3 Wochen) durchgeführt werden. Das chronische Lymphödem kann mit effizienter Kompression und im entzündungsfreien Intervall mit manueller Lymphdrainage gebessert werden. Für das *Gesichtserysipel* gelten die gleichen Risiken (aufsteigende Infektion, Sinusvenenthrombose) und Verhaltensregeln wie für das Nasen- oder Oberlippenfurunkel (s. Kap. 4.2.2 Furunkel, Karbunkel). Die Cellulitistherapie entspricht topisch und systemisch der Behandlung des Erysipels [8, 9].

Literatur zu 4.2.4

1. Grosshans E. Erysipelas. Clinicopathological classification and terminology. Ann Dermatol Venereol 2001; 128: 307–11.
2. Aly R. Streptococcal infections. In: Aly R, Maibach HI (eds). Atlas of infections of the skin. Philadelphia: Churchill Livingstone, 1999: S123–31.
3. Baddour LM. Recent Considerations in Recurrent Cellulitis. Curr Infect Dis Rep 2001; 3: 461–5.
4. Baddour LM. Cellulitis syndromes: an update. Int J Antimicrob Agents 2000; 14: 113–6.
5. Vaillant L. [Diagnostic criteria for erysipelas.] Ann Dermatol Venereol 2001; 128: 326–33.
6. Smolle J, Kahofer P, Pfaffentaler E, Kerl H. Risikofaktoren für das Auftreten von lokalen Komplikationen beim Erysipel. Hautarzt 2000; 51: 14–8.
7. Lucht F. [Which treatment for erysipelas? Antibiotic treatment: drugs and methods of administering.] Ann Dermatol Venereol 2001; 128: 345–7.
8. Cazorla C. What data is needed today to deal with cellulitis and necrotizing fasciitis? Ann Dermatol Venereol 2001; 128: 443–51.
9. Bouvet A. [Cellulitis and necrotizing fasciitis: microbiology and pathogenesis.] Ann Dermatol Venereol 2001; 128: 382–9.

4.2.5 Impetigo contagiosa

HELMUT SCHÖFER

■ **Definition**

Schon im Namen dieser superfiziellen Pyodermie der interfollikulären Hautareale wird ihre außerordentliche Infektiosität (Kontagiosität) dokumentiert. Die meist durch Staphylokokken, seltener durch Streptokokken ausgelöste Impetigo contagiosa befällt vor allem Kinder und tritt bevorzugt an unbedeckter Haut, im Gesicht, an Händen und Unterschenkeln auf. Nahezu diagnostisch sind honiggelbe Krusten auf entzündlich geröteter Haut, die sich rasch flächenhaft ausbreiten können [1, 2]. Klinische Varianten sind die eher kleinblasige *Impetigo contagiosa streptogenes*, die großblasige *Impetigo contagiosa staphylogenes*, das großblasige *staphylogene Pemphigoid der Neugeborenen* und die *staphylogene Bulla repens*. Bullöse Impetigoformen werden durch Staphylococcus aureus ausgelöst.

■ **Synonyme**

„Eiterblattern", „Schälblattern", Pyoderma (für streptogene Impetigo).

■ Erreger

Die Impetigo contagiosa wird weltweit überwiegend durch Koagulase-positive Staphylokokken (meist Phagengruppe II, Phagentyp 71), in weniger als 10% durch hämolysierende Gruppe-A-Streptokokken (Streptococcus pyogenes) ausgelöst [3]. Nur bei der kleinblasigen Variante und bei Infektionen in tropischen Regionen wird etwas häufiger Streptococcus pyogenes als Auslöser isoliert. In einer Münchner Universitätshautklinik wurde bei 79% aller untersuchten 126 Impetigo-Patienten ausschließlich Staphylococcus aureus, bei weiteren 7% ausschließlich Streptococcus pyogenes nachgewiesen. 9% hatten Mischinfektionen mit beiden Erregern [2].

Das epidermolytische Toxin (Exfoliatin) der Staphylokokken löst die Zellverbindungen (Desmosomen) der Keratinozyten (s. a. Kap. 4.2.9 Staphylococcal scalded skin syndrome) und führt so zur Blasenbildung [4]. Pathogenetisch relevante Streptokokkentoxine und -enzyme sind Desoxyribonuklease, Hyaluronidase, Streptokinase, Hämolysine und verschiedene Exotoxine [5, 6].

■ Epidemiologie

Ubiquitäre Pyodermie, die besonders bei Kindern zwischen 2 und 5 Jahren und in feuchtwarmem Klima häufig auftritt. In gemäßigten Zonen bei Kindern oft mit feuchtkalten Wetterperioden assoziiert („Erkältungswetter"). Häufig Beginn an der durch Schnupfen vorgeschädigten Nase oder perioral.

■ Übertragungswege

Bei Kindern hochkontagiöse Form der Pyodermie, die durch direkten Hautkontakt (Schmierinfektionen), aber auch durch infizierte Gegenstände übertragen wird. Besonders Staphylococcus aureus gilt als stabiler Keim, der sich selbst nach Monaten noch von trockenen klinischen Materialien anzüchten läßt [4]. Rasche Ausbreitung auf der Hautoberfläche Betroffener und ihrer Kontaktpersonen. Bei Erwachsenen eher Zeichen mangelhafter Körperhygiene oder einer Immundefizienz. Übertragung auch durch Arthropoden. An den Beinen der Hippelates-Fliegen wurde die Persistenz von Gruppe-A-Streptokokken für mehr als 24 Stunden nachgewiesen.

■ Diagnostik

Blasenausstrich für Gram-Färbung (grampositive Kokken) und Bakterienkultur auf Blutagar. Serologisch relevant bei streptogener Impetigo: Anti-DNase-B-Titer, Antistreptolysintiter.

Histologisch finden sich subkorneale Bläschen mit neutrophilen Granulozyten, Fibrin und Bakterien. Bei Streptokokkeninfekten regelmäßig Urindiagnostik zum Ausschluß einer postinfektiösen Glomerulonephritis (Häufigkeit bis ca. 4%).

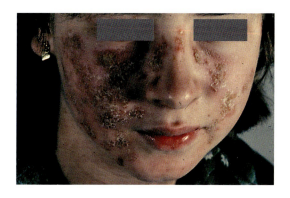

Abbildung 4.2-9 Impetigo contagiosa. Honiggelbe Krusten im Gesicht.

Klinik

Erste Effloreszenz einer *streptogenen Impetigo contagiosa* ist ein entzündliches Erythem, auf dem sich eine kleine superfizielle Blase mit wäßrig-klarem Inhalt ausbildet. Nach der sehr raschen Ruptur des Blase bleibt eine honiggelbe, durchfeuchtete Kruste (Durchmesser $\geq$ 1 cm), umgeben von einem entzündlichen Erythem, zurück (Abb. 4.2-9 bis 4.2-11).

Für die *staphylogene Impetigo contagiosa* sind festere Blasen mit längerer Bestandsdauer und wäßrig-trübem Inhalt charakteristisch. Die nach Ruptur entstehenden Krustenauflagerungen sind wegen geringerer Exsudation meist weniger ausgeprägt als bei Streptokokkeninfekten.

Ein sicherer klinischer Rückschluß auf die Art des Erregers ist jedoch meist nicht möglich. Typisch ist das Nebeneinander multipler Effloreszenzen in allen Stadien, die sich rasch ausbreiten können und in ihren Randregionen mit bogigen Begrenzungen wachsen. Sämtliche Läsionen heilen ohne Narbenbildung ab. Hauptlokalisationen sind das Gesicht und andere unbedeckte Körperstellen (Unterschenkel, Hände, Arme). Bis auf eine häufig zu beobachtende regionale Lymphadenopathie bestehen meist keine Allgemeinsymptome. Gefürchtet sind metastatische Streptokokkenabsiedlungen in die Niere (postinfektiöse Glomerulonephritis).

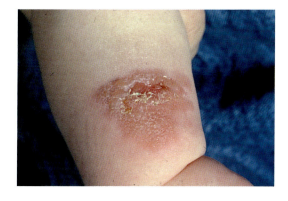

Abbildung 4.2-10 Impetigo contagiosa. Bullöse Variante am Oberschenkel eines Kleinkindes.

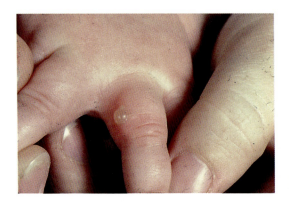

Abbildung 4.2-11 Impetigo contagiosa. Pat. wie Abbildung 4.2-10. Staphylogene Blase am Finger.

■ **Differentialdiagnose**

In der initialen vesikulären Phase: Herpes simplex, Herpes zoster, Varizellen. In der späteren verkrusteten Phase: Sekundär impetiginisierte Ekzeme, allergische Kontaktdermatitis, Syphilide.

■ **Therapie**

Die Entscheidung, ob eine topische Behandlung ausreicht oder systemisch behandelt werden muß, hängt vom Ausbreitungsgrad der Erkrankung und dem Vorhandensein von Allgemeinsymptomen (z.B. Fieber) oder Organbeteiligungen (Niere!) ab. Kleinflächige Befunde ohne Allgemeinsymptome können mit lokalen Antibiotika wie Fusidinsäure hervorragend behandelt werden [7]. Auch Gentamycin kann topisch verabreicht werden, besitzt aber eine deutlich höhere Sensibilisierungs- und Resistenzrate. Lokale Desinfizienzien (Lavasept, Clioquinol, Triclosan, Povidon-Iod) können unterstützend eingesetzt werden, reichen aber für eine Monotherapie meist nicht aus. Bezüglich Penicillin, Tetracyclinen und Makrolidantibiotika (Erythromycin u.a.) sind Resistenzen bei Staphylokokken mittlerweile derart verbreitet (21–92%) [2], daß von einer Anwendung bei Impetigo contagiosa abgeraten werden muß. Wegen der Seltenheit einer reinen Streptokokken-Impetigo muß bei der Wahl eines systemischen Antibiotikums immer eine Staphylokokken-Wirksamkeit berücksichtigt werden. Geeignet sind penicillinasefeste Penicilline (Flucloxacillin, Dicloxacillin), orale Cephalosporine (z.B. Cefaclor, Ceporexin) und bei Penicillinallergie Clindamycin. Eine systemische Applikationsform der Fusidinsäure ist in Deutschland im Handel (500 mg Filmtabletten), gilt jedoch als Reserveantibiotikum bei schweren systemischen Staphylokokken-Infektionen [8].

Literatur zu 4.2.5

1. Darmstadt GL, Lane AT. Impetigo: an overview. Pediatric Dermatol 1994; 11: 293–303.
2. Abeck D, Mempel M, Seidl HP, Schnopp C, Ring J, Heeg K. Impetigo contagiosa – Erregerspektrum und therapeutische Konsequenzen. Dtsch Med Wochenschr 2000; 125: 1257–9.

3. Brook I, Frazier EH, Yeager JK. Microbiology of non-bullos impetigo. Pediatr Dermatol 1997; 14: 192–5.
4. Waldvogel FA. Staphylococcus aureus. In: Mandell GL, Bennett JE, Dolin R (eds). Mandell, Douglas, and Bennett's principles and practice of infectious diseases. Chapter 183. 5th edn. Philadelphia: Churchill Livingstone, 2000: S2069–92.
5. Bisno AL, Stevens DL. Streptococcus pyogenes. In: Mandell GL, Bennett JE, Dolin R (eds). Mandell, Douglas, and Bennett's principles and practice of infectious diseases. Chapter 186. 5th edn. Philadelphia: Churchill Livingstone, 2000: S2101–17.
6. Cunningham MW. Pathogenesis of group A streptococcal infections. Clin Microbiol Rev 2000; 13: 470–511.
7. Veien NK. The clinician's choice of antibiotics in the treatment of bacterial skin infection. Br J Dermatol 1998; 139 (Suppl 53): S30–6.
8. Simon C, Stille W. Antibiotika-Therapie in Klinik und Praxis. 10. Auflage. Stuttgart, New York: Schattauer, 2000.

4.2.6 Ecthyma

Helmut Schöfer

■ Definition
Ulzerierende Pyodermie durch Gruppe-A-Streptokokken, die überwiegend bei immundefizienten Patienten auftritt. Aus einer impetigoartigen Pustel entwickelt sich eine scharfrandige, ins Corium, gelegentlich auch tiefer, vordringende Nekrose. Das gehäufte Vorkommen in feuchtwarmen tropischen und subtropischen Gebieten hat der Erkrankung auch die Bezeichnung Ulcus tropicum eingebracht. Von einigen Autoren werden Ecthyma als ulzerierende Form der streptogenen, kleinvesikulösen Form der Impetigo contagiosa (Kap. 4.2.5) interpretiert.

■ Synonyme
Ecthyma simplex, Streptodermia ecthymatosa, Ulcus tropicum, Tropical ulcer, Schützengrabengeschwür [1].

■ Erreger
Gruppe-A-Streptokokken, seltener Staphylococcus aureus, sehr selten (z. B. bei Sepsis) Pseudomonas aeruginosa. Im Ulcus tropicum werden gelegentlich auch andere Erreger nachgewiesen, die aber eher als Begleitinfektion zu werten sind. Hauptursache sind auch hier Streptokokken.

■ Epidemiologie
In den Tropen und Subtropen häufige Infektion, die durch unzureichende Ernährung (z. B. Eiweißmangel), schlechte hygienische Voraussetzungen („Schmutzkrankheit") und das feuchtwarme Klima gefördert wird. In gemäßigten Klima-

zonen vor allem bei immundefizienten, chronisch Kranken und auf ekzematös vorgeschädigter Haut auftretend (z. B. nach Skabies, nach Insektenstichen, bei Stasendermatitis durch chronisch venöse Insuffizienz).

■ Übertragungswege
Durch direkten Körperkontakt (Schmierinfektionen), aber auch durch kontaminierte Gegenstände, Insektenstiche und Bagatellverletzungen.

■ Diagnostik
Erregernachweis in Gram-Färbung und Bakterienkultur. Auch beim Ulcus tropicum reicht die mikrobiologische Routinediagnostik aus.

■ Klinik
Die ulzerierenden Läsionen beginnen epidermal mit einer impetigoartigen Pustel/Blase, die sich rasch nekrotisierend bis zur Subcutis ausbreitet. Zunächst ist das Zentrum der meist multiplen Ulzerationen von einer gelblich bis grauen, oft Austernschalen-artigen Kruste bedeckt, später zeigt sich der mit fibrinoiden Belägen bedeckte Ulkusgrund [2]. Am häufigsten sind die Unterschenkel betroffen (Abb. 4.2-12). Hier können Insektenstiche, Exkoriationen oder kleine Bagatelltraumen die auslösende Ursache sein [3, 4]. Eine regionale Lymphadenitis kann komplizierend hinzutreten. Ecthymata treten selten auch an den oberen Extremitäten und am Stamm auf. Der Krankheitsverlauf ist langwierig, die Ulzera können über Wochen und Monate persistieren. Granulationen am Ulkusgrund sind erste Anzeichen einer spontanen Heilung. Es bleiben schließlich narbige Residuen mit hyperpigmentierten Rändern zurück. Bei hämatogener Streuung der Erreger droht eine bakterielle Glomerulonephritis.

■ Differentialdiagnose
Syphilis maligna, Gummen, Erythema induratum Bazin, perforierende Kollagenose, Vasculitis allergica, Orf, Ecthyma gangraenosum durch gramnegative Bakterien [5].

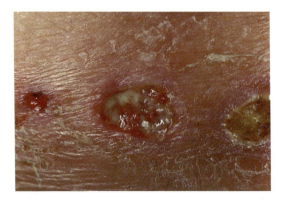

Abbildung 4.2-12 Tiefes Ecthyma am Unterschenkel eines intravenös drogenabhängigen HIV-Patienten.

■ **Therapie**

Ohne Beseitigung der begünstigenden Faktoren (schlechte hygienische Verhältnisse und andere prädisponierende Faktoren) und eine gezielte systemische Antibiose ist eine Abheilung kaum zu erreichen. Geeignet sind penicillinasefeste Penicilline (Flucloxacillin, Dicloxacillin), orale Cephalosporine (z. B. Cefaclor, Ceporexin) und bei Penicillinallergie Clindamycin. Zusätzlich werden topische Desinfizienzien, z. B. Chloramin oder Silbernitrat (1:1000 verdünnt), Fusidinsäure und Salben zur enzymatischen Wundreinigung (Auflösung der Nekrosen und Krusten durch Kollagenasen u. a. Enzyme) eingesetzt.

Literatur zu 4.2.6

1. Allen AM, Taplin D, Twigg L. Cutaneous streptococcal infections in Vietnam. Arch Derm 1971; 104: 271–80.
2. Korting HC. Bakterielle Erkrankungen. In: Braun-Falco O, Plewig G, Wolff HH (Hrsg). Dermatologie und Venerologie. 4. Auflage. Berlin, Heidelberg, New York: Springer, 1995: S178–218.
3. Robinson DC, Adriaans B, Hay RJ, Yesudian P. The clinical and epidemiologic features of tropical ulcer (tropical phagedenic ulcer). Int J Dermatol 1988; 27: 49–53.
4. Smith CG. Tropical ulcer. Trans R Soc Trop Med Hyg 1990; 84: 175–6.
5. Versapuech J, Leaute-Labreze C, Thedenat B, Taieb A, Ragnaud JM. Ecthyma gangreneux a Pseudomonas aeruginosa sans septicemie chez une patiente neutropenique. Rev Med Interne 2001; 22: 877–80.

4.2.7 Multiresistente grampositive Staphylokokken

Uta Jappe

■ **Definition**

MRSA: Methicillin-resistenter *Staphylococcus aureus*.

Der Resistenz liegt eine Veränderung in einem membrangebundenen Penicillin-Bindungsprotein (PBP) der Bakterien zugrunde. MRSA-Stämme besitzen ein abnormes PBP, das sog. PBP2a, welches durch das chromosomale *mecA*-Gen kodiert wird. Sowohl das *mecA*-Gen als auch PBP2a wurden in allen Isolaten von *S. aureus*, welche vollständig resistent gegen Methicillin waren, detektiert. Diese Form der Resistenz wird als intrinsische Resistenz bezeichnet [1, 2]. Weder *mecA* noch PBP2a sind in *S.-aureus*-Stämmen nachweisbar, welche Methicillin-empfindlich oder mit Hilfe anderer Mechanismen lediglich eingeschränkt Methicillin-empfindlich sind. Die letztgenannten Stämme werden als „Borderline"-Oxacillin-resistente *S. aureus* (BORSA) und Methicillin-intermediäre *S. aureus* (MODSA) bezeichnet. Bei den BORSA kommt es zu einer Überproduktion normaler Staphylokokken-Penicillinase, die MODSA besitzen ein im wesentlichen normales Penicillin-bindendes Protein, welches eine relativ niedrige Affinität zu β-Lactam-Antibiotika hat [3–6].

Ein *MRSA-Ausbruch* ist definiert als Auftreten zweier neu besiedelter oder infizierter Patienten innerhalb eines Monats auf einer Station oder in einem zusammenhängenden Pflegebereich, z.B. Operationssaal und Intensivpflegestation.

■ Synonyme
ORSA, multiresistente Staphylokokken.

■ Erreger
Staphylococcus aureus, Koagulase-negative Staphylokokken.

■ Epidemiologie
1959 wurde Methicillin als erstes semisynthetisches penicillinaseresistentes Penicillin eingeführt, zwei Jahre später bereits wurde die erste Resistenz beobachtet [7]. Methicillin wurde durch besser verträgliche Isoxazolyl-Penicilline ersetzt, aber *S. aureus* entwickelte auch gegen Präparate dieser Substanzgruppe wie Oxacillin, Cloxacillin, Dicloxacillin eine Resistenz. Daher sind MRSA auch ORSA (Oxacillin-resistente *S. aureus*) (s. Synonyme). Da Methicillin-resistente Stämme gegen alle β-Lactam-Antibiotika und häufig zusätzlich gegen Erythromycin, Clindamycin, Aminoglykoside und Chinolone unempfindlich sind, werden sie auch als multiresistent bezeichnet. Innerhalb Europas zeigt sich bezüglich der MRSA-Resistenz ein Nord-Süd-Gefälle, wobei südeuropäische Staaten eine höhere Rate aufweisen als nordeuropäische, was auf einen unterschiedlichen Antibiotikaverbrauch zurückzuführen ist.

In Deutschland waren 1990 1,14–3,7% der *S.-aureus*-Stämme Methicillin-resistent, 1995 waren es bereits 8,7%, 1998 schon 15,2% [8–10].

Nahezu 30% aller stationären Patienten werden innerhalb von 5–10 Tagen eines Krankenhausaufenthaltes mit *S. aureus* besiedelt [11].

Prädilektionsstellen für die Kolonisation mit MRSA sind Nase, Rachen, Perinealbereich [12, 13]. Mehrere MRSA-Stämme können bei verschiedenen Patienten aus einem einzigen Vorläuferstamm hervorgehen [14]. Nur selten läßt sich der Stamm wieder eliminieren.

Auch Koagulase-negative Staphylokokken entwickeln eine Resistenz gegen Methicillin. In den letzten 10 Jahren wächst die Bedeutung nosokomialer Bakteriämien sowie der Implantatinfektionen durch Plasmakoagulase-negative Staphylokokken, insbesondere *S. epidermidis*. 40–80% dieser Stämme sind Methicillin-resistent (MRSE), und ein hoher Prozentsatz von *S.-epidermidis*-Isolaten ist zusätzlich resistent gegen Erythromycin, Clindamycin und Gentamycin [15].

■ Übertragungswege
Die Übertragung erfolgt über den Kontakt mit den kolonisierten Händen des Pflegepersonals, mit besiedelten Fußböden, Möbeln, Stauschlauch, Patienten-

akten, da *S. aureus* eine hohe Überlebensfähigkeit auf unbelebten Materialien besitzt.

Übertragung von MRSA über die Luft spielt bei Tracheotomierten und Patienten mit Dermatitiden eine Rolle [16]. Von Läsionen folgender Dermatosen konnten MRSA isoliert werden: Psoriasis vulgaris, bullöses Pemphigoid, atopische Dermatitis, Mycosis fungoides, Pemphigus vulgaris. Die häufigsten MRSA-Infektionen sind chirurgische Wundinfektionen (28%), Bakteriämien (21%), Hautinfektionen (21%), Pneumonien (15%) und Harnwegsinfektionen (6%) [17].

Risikofaktoren
Risikofaktoren für eine Kolonisation/Infektion mit MRSA sind lange Krankenhausaufenthalte, die Länge des stationären Aufenthalts, ungünstige räumliche OP-Bedingungen, Verteilung einer Abteilung auf mehrere Standorte, liegende CAPD-Katheter und andere Verweilkatheter, regelmäßige Hämodialyse, die Zahl der invasiven Eingriffe, maschinelle Beatmung, parenterale Ernährung, Tracheostoma, Dekubitalulzera, chirurgische Behandlungen und Physiotherapie, die ein dreifach höheres Risiko für die MRSA-Besiedlung bedingen [18], der Umfang des Antibiotikaverbrauchs und die Mehrfach-Antibiotikatherapie. Je höher der Antibiotikaverbrauch, desto häufiger entwickelt sich eine Multiresistenz.

Infektionsquellen
Kolonisierte/infizierte Patienten sowie MRSA-Träger beim Pflegepersonal stellen das Reservoir dar. Etwa 90% aller Staphylokokken-Infektionen werden über die Hände von kolonisiertem Pflegepersonal übertragen. Darüber hinaus können unbelebtes Umfeld, Raumluft sowie Patienten, die an vielen Körperarealen mit MRSA besiedelt sind, sog. „Heavy shedder", Infektionsquellen sein.

Unter den Patienten stammen etwa 70% aller MRSA-Isolate von Intensivpatienten auf chirurgischen oder Verbrennungsintensivstationen. 35% der MRSA sind Diabetiker, 60% sind dialysepflichtige Patienten, 75% sind von ekzematösen Hauterkrankungen betroffen [8].

Nasal besiedeltes Personal spielt bei der Verbreitung von MRSA eine eher nachgeordnete Rolle.

■ **Diagnostik**
Folgende Lokalisationen sollten im Rahmen des MRSA-Screenings abgestrichen werden: Nasenvorhof, Rachen, Leisten, perineal und Wunden. Nach der Identifizierung eines *S. aureus* anhand der Koloniemorphologie sowie des Katalase- und Koagulase-Nachweises wird eine Resistenztestung gemäß der Empfehlungen der NCCLS durchgeführt, wobei die Resistenzprüfung gegenüber Flucloxacillin auf einem speziellen Agar (enthält erhöhte Kochsalzkonzentrationen und Flucloxacillin) vorgenommen wird. Ergänzend kann das *mecA*-Gen mittels PCR nachgewiesen werden.

■ Therapie

Eine Kolonisierung von Haut und Schleimhäuten durch MRSA bleibt beim Gesunden und bei Patienten mit intaktem Immunsystem ohne klinische Konsequenz, bei Risikopatienten hingegen kann die Kolonisation zu einer Infektion führen.

Zur Behandlung systemischer Infektionen bleiben nur noch Glykopeptid-Antibiotika, z. B. Vancomycin oder Teicoplanin.

Die Lokaltherapie bei Kolonisation der Nasen-Schleimhaut besteht in Mupirocin (Pseudomoninsäure) 3 × täglich für 5 Tage in die vordere Nasenöffnung [19].

Es gibt bislang vom Center for Disease Control keine richtungsweisenden Empfehlungen zur antiseptischen Waschung von MRSA-Patienten. Wirkstoffe wie Chlorhexidin, PVP-Iod, Triclosan und Hexachlorophen wurden in verschiedenen Studien als wirksam beschrieben.

Als validiertes Verfahren zur Sanierung eines MRSA-Trägers steht bisher nur die topische (nasale) Behandlung mit Mupirocin zur Verfügung, was allerdings bereits dort von eingeschränktem Wert ist, wo ein Träger an mehreren Stellen des Integuments besiedelt ist. Darüber hinaus gibt es bereits Mupirocin-resistente MRSA [20–22]. Breit anwendbare Therapeutika stehen nicht zur Verfügung, ggf. die Gabe von systemischen Antibiotika [23]. Bei Patienten, die entlassen werden, kann die Sanierung unterbleiben, sofern keine baldige Wiederaufnahme ansteht.

Cave: In Japan und den USA wurden bereits MRSA-Stämme nachgewiesen, die auf Vancomycin vermindert ansprechen!

Daher ist die Prävention von allergrößter Bedeutung.

■ Prävention – Maßnahmen zur Bekämpfung von MRSA

Der Patient ist in einem Einzelzimmer mit eigener Toilette unterzubringen (bzw. mehrere MRSA-Patienten in einem Zimmer i. S. der Kohortenisolierung). Dieses Zimmer ist zu kennzeichnen. Der Patient muß über die Bedeutung von MRSA sowie die Verhaltensmaßnahmen aufgeklärt werden. Er sollte das Zimmer so selten wie möglich verlassen. Bei Verlegung/Transport zu Untersuchungen ist unbedingt auf die MRSA-Kolonisation bzw. -Infektion hinzuweisen. Bei Untersuchungen sollte ein MRSA-Patient am Ende des Programms stehen und keinen Kontakt zu Mitpatienten haben. Nasopharyngeal besiedelte Patienten müssen bei Verlassen des Zimmers einen Mundschutz sowie einen Besucherkittel tragen. Das medizinische Personal sollte Mundschutz und ggf. einen Augenschutz, Kittel und bei direktem Patientenkontakt Handschuhe tragen. Kittel sind ebenso wie der Mundschutz schon vor Betreten des Zimmers anzulegen und im Zimmer des jeweiligen Patienten zu belassen, wo die Kittel pro Schicht gewechselt werden. Beim Kleidungswechsel ist der Kontakt zu möglicherweise kontaminierten Oberflächen zu vermeiden. Alle Pflegeutensilien sind ausschließlich Patientenbezogen zu benutzen: Stethoskope, Scheren und sonstige Instrumente. Im Zimmer sollen Handwaschmittel und Handdesinfektion zur Verfügung stehen. Die Hände sind vor dem Betreten und beim Verlassen des Zimmers zu desinfizieren, ebenfalls trotz Tragens von Einmalhandschuhen jeweils nach Patientenkontakt.

Der Patient sollte sich täglich mit antiseptischer Seife waschen (Chlorhexidin < PVP-Iod-Seife) sowie zweimal pro Woche eine Kopfhaarwäsche mit einem antiseptischen Mittel durchführen. Der Patient sollte täglich die Nacht- und Bettwäsche wechseln. Die Wäsche ist so zu behandeln, daß eine Keimverschleppung ausgeschlossen ist. Bei Entlassung des Patienten sind nicht zu desinfizierende Verbrauchsmaterialien zu verwerfen. Die Flächendesinfektion des Patientenzimmers ist gemäß Hygieneplan aber am Schluß der Reinigungsmaßnahmen auf einer Station vorzunehmen. Das Eßgeschirr des Patienten wird erst unmittelbar vor Abtransport des Essenwagens in diesen abgestellt.

Während eines MRSA-Ausbruchs (s. o.) sind das Personal sowie alle Patienten des Pflegebereichs auf eine MRSA-Kolonisation zu untersuchen. „Nasenträger" in der Gruppe des Personals sollten bis zur Eradikation keinen unmittelbaren Kontakt zu Patienten haben. Eine Dekolonisationsbehandlung mit Mupirocin sollte wie oben beschrieben vorgenommen werden, aber ein Arbeitsverbot ist nicht gerechtfertigt [24]. Bei sehr engem Patienten-Kontakt ist das Tragen eines Mundschutzes zu empfehlen.

Die Aufhebung der Isolation kann erfolgen, wenn drei Abstriche der genannten Screening-Areale im Abstand von 48 Stunden negativ sind.

Literatur zu 4.2.7

1. Archer GL, Pennell E. Detection of methicillin resistance in staphylococci by using DNA probe. Antimicrob Agents Chemother 1990; 34: 1720–4.
2. Gerberding JL, Miick C, Liu HH, Chambers HF. Comparison of conventional susceptibility test with direct detection of penicillin-binding protein 2a in borderline oxacillin-resistant strains of Staphylococcus aureus. Antimicrob Agents Chemother 1991; 35: 2574–9.
3. Tomasz A, Drugeon HB, de Lencastre HM, Jabes D, McDougall L, Bille J. New mechanisms for methicillin resistance in Staphylococcus aureus: clinical isolates that lack the PBP 2a gene and contain normal penicillin-binding proteins with modified penicillin-binding capacity. Antimicrob Agents Chemother 1989; 33: 1869–74.
4. Jorgensen JH. Mechanisms of methicillin-resistance in Staphylococcus aureus and methods for laboratory detection. Infect Control Hosp Epidemiol 1991; 12: 14–9.
5. McDougall LK, Thornsberry C. The role of β-lactamase in staphylococcal resistance to penicillinase-resistant penicillins and cephalosporins. J Clin Microbiol 1986; 23: 832–9.
6. Montanari MP, Tonin E, Biavasco F, Varaldo PE. Further characterization of borderline methicillin-resistant Staphylococcus aureus and analysis of penicillin-binding proteins. Antimicrob Agents Chemother 1990; 34: 911–3.
7. Barber M. Methicillin-resistant staphylococci. J Clin Pathol 1961; 14: 385–93.
8. Voss A, Machka K, Lenz W, Milatovic D. Vorkommen, Häufigkeit und Resistenzverhalten von Methicillin-Oxacillin-resistenten Staphylococcus-aureus-Stämmen in Deutschland. Ergebnisse einer Multizenterstudie. DMW 1992; 117: 1907–12.
9. Witte W, Braulke C, Cuny C. Mehrfach resistente Staphylokokken, Auftreten und Verbreitung. Chemotherapie Journal 1992; 1: 17–23.

10. Kresken M, Hafner D. Prävalenz der Antibiotikaresistenz bei klinisch wichtigen Infektionserregern in Mitteleuropa. Bericht über die Ergebnisse einer multizentrischen Studie der Arbeitsgemeinschaft „Resistenz" in der Paul-Ehrlich-Gesellschaft für Chemotherapie e. V. aus dem Jahre 1995. Chemotherapie Journal 1996; 5: 225–30.
11. James PJ, et al. Methicillin-resistant Staphylococcus epidermidis in infection of hip arthroplasties. J Bone Joint Surg Br 1994; 76: 725–7.
12. Dietze B, Rath A, Rüden H. Kann durch die Einhaltung strikter Hygienemaßnahmen und umfassende Personaluntersuchungen eine MRSA-Epidemie beendet werden? Hyg Med 1996; 21: 412–23.
13. Coello R, Jimenez J, Garcia M, et al. Prospective study of infection, colonization and carriage of methicillin-resistant Staphylococcus aureus in an outbreak affecting 990 patients. Eur J Clin Microbiol Infect Dis 1994; 13: 74–81.
14. Kreiswirth B, et al. Evidence for a clonal origin of methicillin resistance in Staphylococcus aureus. Science 1993; 259: 227–30.
15. Nitenberg G. Coagulase-negative staphylococcal infection: therapy and prophylaxis. 8th International Symposium on Staphylococcal Infections. Abstracts, Aix les Bains, France 23–26 June, 1996.
16. Mulligan ME, Murray-Leisure KA, Ribner BS, et al. Methicillin-resistant Staphylococcus aureus. Am J Med 1993; 94: 313–28.
17. Boyce JM. Methicillin-resistant Staphylococcus aureus: a continuing infection control challenge. Eur J Clin Microbiol Infect Dis 1994; 13: 45.
18. Crowcroft N, Maguire H, Fleming M, Peacock J, Thomas J. Methicillin-resistant Staphylococcus aureus: investigation of a hospital outbreak using a case-control study. J Hosp Infect 1996; 34: 301.
19. Hudson IRB. The efficacy of intranasal mupirocin in the prevention of staphylococcal infections. J Hosp Infect 1994; 27: 81–98.
20. Marples RR, Speller DCE, Cockson BD. Prevalence of mupirocin resistance in Staphylococcus aureus. J Hosp Infect 1995; 29: 153–5.
21. Gilbart J, Perry CR, Slocombe B. High-level mupirocin resistance in Staphylococcus aureus: evidence for two distinct isoleucyl-tRNA synthetases. Antimicrob Agents Chemother 1993; 37: 32–8.
22. Layton M, Patterson JE. Mupirocin resistance among consecutive isolates of oxacillin-resistant and borderline-oxacillin-resistant Staphylococcus aureus at a university hospital. Antimicrob Agents Chemother 1994; 38: 1664–7.
23. Working party report: revised guidelines for the control of methicillin-resistant Staphylococcus aureus infection in hospitals. J Hosp Infect 1998; 39: 253–90.
24. Fitzner J, Kappstein I, Dziekan G, Gastmeier P, Daschner F, Rüden H. Hygienemaßnahmen bei Patienten mit Methicillin-resistenten Staphylococcus aureus (MRSA). Dtsch Med Wochenschr 2000; 125: 368–71.

4.2.8 Nekrotisierende Fasziitis

Uta Jappe

■ Definition
Der Begriff der nekrotisierenden Fasziitis ist die pathologisch deskriptive Bezeichnung einer seltenen lebensbedrohlichen Weichteilinfektion, charakterisiert durch rasch fortschreitende Gangrän von subkutanem Gewebe und Faszie und nachfolgender Nekrose der darüberliegenden Haut, welche durch *Streptococcus pyogenes* oder Mischinfektionen mit Anaerobiern und fakultativ anaeroben Keimen hervorgerufen wird. Man unterscheidet zwei Varianten [1], wobei Typ I auf einer Mischinfektion aus Anaerobiern und fakultativ anaeroben Bakterien (Enterobacteriaceae und Streptokokken ssp. ohne Lancefield Gruppe A) beruht, Typ II hingegen durch Streptokokken der Gruppe A allein oder in Kombination mit Staphylokokken verursacht wird. Im letztgenannten Falle ist die Synergie der Erregerkombination entscheidend für die Infektprogression [2]. Eine Sonderform stellt die Gangrän der Hodenfaszien (Fournier-Gangrän) dar (Abb. 4.2-13a, b).

■ Synonyme
Streptokokken-Gangrän, nekrotisierendes Erysipel, synergistische polymikrobielle Gangrän.

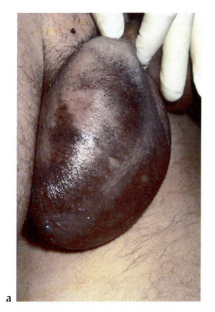
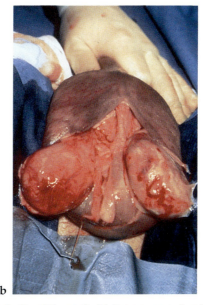

a b

Abbildung 4.2-13a, b (a) Nekrotisierende Fasziitis nach 14 Tage zuvor durchgeführter Vasektomie; (b) ausgedehntes Débridement der „Fournier-Gangrän".
(Mit freundlicher Genehmigung von Prof. H. Geiss, Hygiene und Medizinische Mikrobiologie, Universität Heidelberg)

■ Erreger

Grampositive Bakterien: β-hämolysierende Streptokokken der Gruppe A, Streptokokken der Gruppe B, Enterokokken, Koagulase-negative Staphylokokken, *Staphylococcus aureus, Bacillus spp.*

Gramnegative Bakterien: *E. coli, Pseudomonas aeruginosa, Enterobacter cloacae, Klebsiella spp., Proteus spp., Serratia spp.*

Anaerobier: *Bacteroides spp., Clostridium spp., Vibrio spp.*

Pilze: *Candida spp., Aspergillus spp.* [3].

■ Epidemiologie

Das Krankheitsbild ist seit 1871 unter dem Begriff „Hospital-Gangrän" bekannt [4]. 1924 gelang es Meleney, hämolysierende Streptokokken als Ursache dieser Erkrankung nachzuweisen [5]. Erstmalig beschrieb Wilson 1952 diese Entität als nekrotisierende Fasziitis [6]. Die Inzidenz wird mit 0,4 pro 100.000 Einwohner angegeben [3].

Die jährliche Inzidenz von Infektionen mit Streptokokken in den USA im Zeitraum 1989–1991 wurde auf zwischen 10.000–15.000 Fälle geschätzt, wobei bei 5–10% dieser Infektionen eine nekrotisierende Fasziitis vorlag. Bei 30% war der Verlauf letal.

■ Übertragungswege

Die nekrotisierende Fasziitis tritt gehäuft bei Patienten mit Begleiterkrankungen wie Diabetes mellitus, Immunsuppression sowie Tumorleiden auf. Eintrittspforten sind Bagatelltraumen, eitrige Bursitiden, Spritzenabszesse, chirurgische Eingriffe, chronische Wunden.

■ Diagnostik

Die Diagnose wird klinisch gestellt. Diagnosekriterien für eine nekrotisierende Fasziitis nach Fisher sind: extensive Nekrose der oberflächlichen Faszie mit Ausdehnung auf die angrenzende Haut, mittlere bis schwere Systemintoxikation mit Bewußtseinsstörung, Fehlen einer primären Muskelbeteiligung, Fehlen von Clostridien im Wundabstrich, Fehlen eines ursächlichen Gefäßverschlusses, Leukozyteninfiltration, fokale Nekrosen der Faszie des umgebenen Gewebes sowie mikrovaskuläre Thromben im histologischen Präparat des exzidierten Gewebes [7]. Laborchemisch finden sich initial erhöhte Entzündungsparameter, nachfolgend kann es zu einer Leukopenie kommen, einem Kreatinkinaseanstieg als Hinweis für einen Muskelzerfall sowie einer Hypokalzämie als Folge einer großflächigen Fettgewebenekrose.

Für das Vorliegen einer nekrotisierenden Weichteilinfektion spricht der histologische Nachweis von fokalen Nekrosen, Mikroabszessen, Einblutungen in Faszien und subkutanes Gewebe, polymorphkernigen Zellinfiltraten und thrombosierten Gefäßen. Mikrobiologische Untersuchungen des Blaseninhaltes sind dem Wundabstrich vorzuziehen. Frühzeitig entnommene Blutkulturen können hämatogen streuende Erreger identifizieren. Während des Débridements müssen unbedingt jeweils mehrere Abstriche für Erreger- und Resistenzbestimmungen sowie Gewebeproben zur mikrobiologischen Untersuchung (Gram-Färbung, Kultur) entnommen werden. Hierbei ist darauf zu achten, daß der Abstrich nicht im Bereich der Primär-Wunde entnommen wird, da hier eine für den nekrotisierenden Infekt nicht repräsentative Mischinfektion vorliegen kann. Das konventionelle Röntgenbild kann Weichteilschwellungen und Gasansammlungen wiedergeben. Mit Hilfe der Ultraschalluntersuchung lassen sich gut Flüssigkeitsansammlungen von den umgebenden Weichteilen abgrenzen, die allerdings keine Differenzierung zwischen einem Abszeß, einem Hämatom oder einem entzündlichen intramuskulären Prozeß erlaubt. Mittels der computertomographischen Untersuchung (CT) unter Einsatz von Kontrastmitteln können gut und schlecht durchblutete Gewebeanteile differenziert werden. Eine quantitative Dichtemessung der verschiedenen Weichteilveränderungen erlaubt eine Zuordnung zur Genese der Veränderungen, eine Orientierung bezüglich der betroffenen anatomischen Strukturen sowie eine CT-gesteuerte Funktion des auffälligen Befundes [8]. Die Kernspintomographie hingegen vermag mit einer hohen Sensitivität Änderungen im Wassergehalt der Weichteilgewebe nachzuweisen, wodurch sich ödematöses von entzündlichem Gewebe besser als im CT abgrenzen läßt. Des weiteren ist eine genaue örtliche Abgrenzung des Prozesses möglich. Bei der nekrotisierenden Fasziitis sind die Veränderungen entlang der intermuskulären Septen sichtbar.

■ Klinik

Pathognomonisch ist die Gangrän von subkutanem Fettgewebe und Faszie mit nachfolgender Nekrose der darüberliegenden Haut. Der inadäquate starke Schmerz ist das Kardinalsymptom. Die Hautveränderungen bestehen in einem unscharf begrenzten Erythem und einer rötlich lividen landkartenartigen Verfärbung der Haut mit zentralen lividen bis schwärzlichen Arealen. Nachfolgend kommt es im Rahmen breitflächiger Fasziennekrosen zum ausgedehnten Gewebeuntergang kutaner Areale. Nur etwa 50% der Patienten weisen eine Körpertemperatur über 38,5 °C auf. Zumeist ist eine Lymphadenopathie nicht nachweisbar. An der Haut kann es weiterhin zu massiver Schwellung mit Blasenbildung kommen [9]. Typischerweise ist das Ausmaß der Infektion insbesondere im Faszienniveau größer, als die nekrotischen Hautareale vermuten lassen [10]. Der Verdacht auf eine nekrotisierende Fasziitis liegt nahe, wenn trotz adäquater und hochdosierter Antibiotikatherapie eine Weichteilinfektion bei Verschlechterung des Allgemeinzustandes i. S. der schweren Systemintoxikation und Bewußtseinsstörung fortschreitet [9, 11], da es als Folge der nekrotisierenden Fasziitis zu einem „Streptococcal toxic shock-like syndrome" kommen kann.

Es wurden mehrere Kasuistiken publiziert, in welchen ein zeitlicher Zusammenhang zwischen lebensbedrohlichen Infektionen mit Streptokokken der Gruppe A (nekrotisierende Fasziitis, „Streptococcal toxic shock syndrome") und der intramuskulären oder peroralen Applikation nicht-steroidaler Antiphlogistika beobachtet wurde. Stevens (1995) sah eine mögliche Kausalität durch die medikamentöse Hemmung der Funktion der neutrophilen Granulozyten und Lymphozyten sowie der vermehrten Zytokinproduktion gegeben [12].

■ **Differentialdiagnose**
Initial: Erysipel, Streptokokkenmyositis.

■ **Therapie**
Die Therapie besteht in schneller und umfassender chirurgischer Intervention, darüber hinaus in einer Antibiotika-Kombinationsbehandlung, bestehend aus Penicillin oder Ampicillin, einem Aminoglykosid und Metronidazol bzw. Clindamycin [14]. Eine Studie von Bilton ergab, daß die Mortalitätsraten bei verzögerter chirurgischer Intervention 38%, bei sofortiger Nekrosektomie lediglich 4,2% betrug. Ohne chirurgische Intervention beträgt die Mortalität 100%.

Trotz aller therapeutischen Bemühungen bleibt eine Mortalitätsrate von 30%. Es kann infolge der nekrotisierenden Fasziitis zur Entwicklung eines „Streptococcal toxic shock-like syndrome" kommen. Die Mortalitätsrate hängt weiterhin von der Anzahl der Vorerkrankungen sowie der Lokalisation der Fasziitis ab. So scheint der Befall in Stammnähe im Vergleich zu der peripheren Lokalisation der Fasziitis prognostisch ungünstiger zu sein.

Literatur zu 4.2.8

1. Giuliano A, Lewis F, Hadley K, Blaisdell F. Bacteriology of necrotizing fasciitis. Am J Surg 1979; 134: 53.
2. Kingston D, Seal DV. Current hypothesis on synergistic microbial gangrene. Br J Surg 1990; 77: 260–4.
3. Kaul R, McGeer A, Low D, Green K. Population-based surveillance for group A streptococcal necrotizing fasciitis: clinical features, prognostic indicators, and microbiologic analysis of seventy-seven cases. Am J Med 1997; 103: 18.
4. Jones J. Investigations upon the nature, causes and treatment of hospital gangrene as it prevailed in the confederate armies 1861–1865. In: Hamilton FH (ed). United States Sanitary Commission, Memoirs. Surgical. Vol II. New York: Riverside Press, 1871: 146.
5. Meleney F. Hemolytic streptococcus gangrene. Arch Surg 1924; 9: 317.
6. Wilson B. Necrotizing fasciitis. Am Surg 1952; 18: 416.
7. Fisher J, Convay M, Takeshita R, Sandoval M. Necrotizing fasciitis. JAMA 1979; 241: 803.
8. Sharif HS, Clark DC, Aabed MY, Aideyan OA, Haddad MC, Mattson TA. MR imaging of thoracic and abdominal wall infections: comparison with other imaging procedures. Am J Roentgenol 1990; 154: 989–95.
9. Rieger H, Baranowski D, Mertes N, Wörheide J, et al. Zur nekrotisierenden Fasziitis. Chirurg 1992; 63: 82.
10. Kossmann T, Gattiker A, Trentz O. Nekrotisierende Weichteilinfektionen und „toxic shock syndrome". Unfallchirurg 1998; 101: 74–80.
11. Feingold DS. Gangrenous and crepitant cellulitis. J Am Acad Dermatol 1982; 6: 289.

12. Stevens DL. Could non-steroidal antiinflammatory drugs (NSAIDs) enhance the progression of bacterial infections to toxic shock syndrome? Clin Infect Dis 1995; 21: 977–80.
13. Bilton B, Zibari G, McMillan R, Aultmann D, et al. Aggressive surgical management of necrotizing fasciitis serves to decrease mortality: a retrospective study. Am Surg 1998; 64: 397.

4.2.9 Staphylococcal Scalded Skin Syndrome

Uta Jappe

■ Definition
Das „Staphylococcal scalded skin syndrome" (SSSS) ist eine ausgedehnte, exfoliative Dermatitis mit akutem Beginn und erythrodermatischem Verlauf, welche bevorzugt bei Neugeborenen und Kleinkindern auftritt und mit schwerer Herz-Kreislaufsymptomatik einhergehen kann. Seltener sind auch Erwachsene betroffen. Das SSSS wird durch exfoliative Toxine (Epidermolysine, Exfoliatine, epidermolytische Toxine) von *Staphylococcus aureus* ausgelöst [1]. *S. aureus* besiedelt in > 30% der Bevölkerung Haut und angrenzende Schleimhäute. 5% dieser Stämme sind in der Lage, exfoliative Toxine A (ETA) und B (ETB) zu produzieren [2]. Untersuchungen darüber, ob das SSSS auch durch andere Toxine von *S. aureus* (Enterotoxine, TSST-1) ausgelöst werden kann, werden kontrovers diskutiert [3].

■ Synonyme
Pemphigus neonatorum, Dermatitis exfoliativa Ritter von Rittershain, Syndrom der verbrühten Haut; staphylogenes Lyell-Syndrom, M. Ritter von Rittershain, Staphylokokken-bedingte Nekrolyse.

■ Erreger
Staphylococcus aureus, Toxin-bildende Stämme.

■ Epidemiologie
Das SSSS wurde erstmals 1878 bei Kindern durch den Freiherrn von Rittershain beschrieben, 1972 erfolgte die erste Publikation eines SSSS bei einem Erwachsenen [4, 5]. Während die Mortalität bei Kindern mit < 4% sehr niedrig ist, beträgt sie bei Erwachsenen nahezu 60% [6, 7]. 98% der von SSSS-Patienten gewonnenen Isolate sind ETA-Bildner, in seltenen Fällen werden sowohl ETA als auch ETB produziert [8, 9]. Exfoliatives Toxin bindet an Desmoglein 1, ein für Struktur und Funktion des Desmosomen-Komplexes im Stratum corneum wichtiges Protein. Der Mechanismus, über welchen diese Interaktion zur Akantholyse führt, ist noch unbekannt [10]. In den meisten Fällen von SSSS bei Erwachsenen liegt eine prädisponierende Erkrankung zugrunde, welche entweder die verminderte re-

nale Ausscheidung des Exotoxins oder eine Immunsuppression (Neoplasma, HIV-Infektion, der Einsatz von Immunsuppressiva) bedingt [11]. Kürzlich wurde ein SSSS im Zusammenhang mit der Einnahme von nicht-steroidalen Antiphlogistika beschrieben. Diese Substanzen fördern das Wachstum von S. aureus und senken die renale Toxin-Ausscheidung [12].

■ Übertragungswege
Eine zugrundeliegende Immunsuppression steigert das Risiko, ein generalisiertes SSSS zu entwickeln. Schützende Faktoren sind protektive Antitoxin-Antikörper und eine gute Nierenfunktion. Epidemiologischen Studien zufolge, welche das Vorhandensein von Antitoxin-Antikörpern zugrunde legten, entwickelte sich die lokalisierte Form des SSSS bei Störung der Hautbarriere (Exkoriationen, atopisches Ekzem oder Windpocken) dort, wo S. aureus lokal seine Toxine freisetzt, während hingegen die hämatogene Streuung aufgrund der Präsenz von Antitoxin-Antikörpern verhindert wird [13]. Kinder sind besonders prädisponiert, ein generalisiertes SSSS zu entwickeln. Hier wird das Toxin in der Regel an einem Herd-fernen Areal produziert, z.B. in Nasenmuschel, Augen, Nabel- oder Leistenregion, Wunden, sowie in Infektionsherden, z.B. bei Pneumonie, Osteomyelitis oder Endokarditis [14]. Der Mangel protektiver Antikörper ermöglicht dem Toxin, über die Zirkulation die dermalen Kapillaren und so die Epidermis zu erreichen, wo es eine generalisierte Exfoliation induziert [13].

■ Diagnostik
Sowohl die lokalisierte als auch die generalisierte Variante des SSSS werden gewöhnlich aufgrund der charakteristischen klinischen Symptomatik diagnostiziert. Drei Kriterien sollten für die Diagnose des SSSS erfüllt sein:
1. Erythrodermie und Blasenbildung sowie Desquamation;
2. der histologische Nachweis einer intraepidermalen Spaltbildung im Stratum granulosum;
3. Isolation von ETA- oder ETB-produzierenden S. aureus [15].

Ein Pemphigus foliaceus sollte durch die direkte Immunfluoreszenz-Untersuchung jeweils ausgeschlossen werden. Das Nikolski-Zeichen ist positiv. Der Tzanck-Test vom Grund einer solchen iatrogen induzierten Blase zeigt für das SSSS große, oberflächliche Plattenepithelzellen, während hingegen beim medikamentösen Lyell nekrotische kuboide Basalzellen sowie Entzündungszellen nachweisbar sind [7]. In Blutkulturen, aber auch in fernliegenden Foci, lassen sich die auslösenden Staphylokokken nachweisen (oberer Nasopharyngealraum, Ohren, Konjunktivalsack), wobei die Blutkultur bei positivem Hautabstrich auch negativ sein kann. Es sollten im Verlauf regelmäßig Hautabstriche mit Antibiogramm und Blutkulturen angelegt werden. Die histologische Untersuchung einer Hautbiopsie zeigt im Falle des SSSS eine intraepidermale Spaltbildung in Höhe des Stratum granulosum ohne Zytolyse, Zellnekrose oder Entzündungszeichen [16], was die Abgrenzung des SSSS vom Erythema exsudativum multiforme bzw. dem Lyell-Syndrom erlaubt. Im Gegensatz zum SSSS ist bei der toxisch-epidermalen Nekrolyse durch Medikamente (Lyell-Syndrom) die Spaltung an der dermo-epidermalen Junktionszone zu finden. Nach der Isolierung des verursachenden *S. aureus* können mit unterschiedlichen immunologischen und molekularbiologischen Methoden die Fähigkeit zur Toxinproduktion und die Art des Toxins bestimmt werden. Diese Nachweismethoden können hingegen lediglich retrospektiv die Diagnose bestätigen, wobei nur bei 48,6% der isolierten Staphylokokken eine Exfoliatinbildung nachgewiesen werden konnte [17]. Der Gold-Standard zur Diagnose eines SSSS ist die Induktion der Exfoliation durch *S. aureus* im Newborn-mouse-Assay [18, 19]. Neuere serologische Tests zum Nachweis von ETA direkt aus dem Serum mit hoher Sensitivität sind in der Entwicklung [17].

■ Klinik

Initialsymptome sind Fieber und ein generalisiertes Erythem sowie Überempfindlichkeit der Haut, welche innerhalb von 24 Stunden das Aufschießen von Blasen zeigt. Leichte Scherkraft induziert eine Verschieblichkeit der Epidermis (Nikolski-Zeichen). Die Blasen sind in der Regel steril. Während es beim SSSS zu einer konjunktivalen Rötung kommen kann, fehlt die für das medikamentöse Lyell-Syndrom charakteristische Mundschleimhautbeteiligung. Beim SSSS bleiben keine Narben zurück.

Man unterscheidet die lokalisierte von der generalisierten Form. Der lokalisierten Form entsprechen umschrieben stehende fragile oberflächliche Bläschen mit einer farblosen bis eitrigen Flüssigkeit. Die umgebende Haut erscheint normal. Systemische Beteiligung fehlt. Bei Neugeborenen sind diese Läsionen oft im Bereich des Nabels oder Perineums nachweisbar, bei älteren Kindern häufiger an den Extremitäten. Die generalisierte Variante geht einher mit Fieber und einem blassen, makulösen skarlatiniformen Exanthem sowie Krankheitsgefühl, Appetitlosigkeit und Reizbarkeit im Anschluß an eine eitrige Otitis, Konjunktivitis und/oder Pharyngitis. Dem Exanthem mit Prädilektion im Gesicht, in den Axillen und Leisten folgen eine Erythrodermie und schließlich große oberflächliche Blasen, die schnell rupturieren, besonders in Bereichen mechanischer Beanspruchung. Das Nikolski-Zeichen ist auch in nicht-betroffener Haut positiv. Das generalisierte SSSS kann sich aus lokalisierten Staphylokokken-Infektionen, z.B. Pneumonie, Abszeß, Konjunktivitis, septischer Arthritis, Endokarditis oder Pyomyositis, entwickeln, aber meistens läßt sich kein Focus ermitteln [1, 14]. In der Regel entwickelt sich infolge des SSSS keine Narbenbildung, da die Epidermolyse sehr oberflächlich erfolgt. Begleitsymptome des SSSS, gerade bei kleinen Kindern, können Hypothermie, Dehydratation und Sekundärinfektionen sein, z.B. mit *Pseudomonas*. Die Mortalität bei Kindern liegt bei 5% [13, 20, 21].

■ Differentialdiagnose

Erythema exsudativum multiforme und toxische epidermale Nekrolyse, Streptokokken-Impetigo, Verätzungen bei Kindern infolge von Vernachlässigung oder akzidentiell, Pemphigus foliaceus.

■ Therapie

Die Behandlung besteht in der intravenösen Applikation penicillinasefester Penicilline (Oxacillin oder Flucloxacillin). Je nach Ausdehnung der Läsionen sollte der Patient zusätzlich auf Metalline-Folie® gelagert werden und topisch antipyretische Umschläge (z. B. Octenisept®) erhalten. Im Falle einer Penicillinallergie können Makrolid-Antibiotika, z. B. Clarithromycin, eingesetzt werden, bei Vorliegen sekundärer Superinfektionen sollten Aminoglykoside ergänzt, bei großflächiger Exfoliation die Überführung in eine Verbrennungsklinik erwogen werden.

Cave: Aufgrund der Toxinwirkung als zugrundeliegende Ursache dieser Erkrankung muß bedacht werden, daß diese noch 1–2 Tage nach Gabe adäquater Antibioka-Therapie fortschreiten kann. Inzwischen gibt es mehrere Fälle von SSSS durch Methicillin-resistente *S. aureus*.

Literatur zu 4.2.9

1. Ladhani S, Joannou CL, Lochrie DP, et al. Clinical, microbial, and biochemical aspects of the exfoliative toxins causing staphylococcal scalded skin syndrome. Clin Microbiol Rev 1999; 12: 224–42.
2. Ladhani S, Evans RW. Staphylococcal scalded skin syndrome. Arch Dis Child 1998; 78: 85–8.
3. Ladhani S. Staphylococcal toxins and the scalded skin syndrome. Br J Dermatol 2000; 142: 195–6.
4. Von Rittershain GR. Die exfoliative Dermatitis junger Säuglinge. Z Kinderheilkd 1878; 2: 3–23.
5. Levine G, Norden CW. Staphylococcal scalded skin syndrome in an adult. N Engl J Med 1972; 287: 1339–40.
6. Elias PM, Fritsch P, Epstein EV. Staphylococcal scalded skin syndrome. Clinical features, pathogenesis, and recent microbiological and biochemical developments. Arch Dermatol 1977; 113: 207–19.
7. Cribier B, Piemont Y, Grosshans E. Staphylococcal scalded skin syndrome in adults. J Am Acad Dermatol 1994; 30: 319–24.
8. Elsner P, Hartmann AA. Epidemiology of ETA- and ETB- producing staphylococci in dermatological patients. Zentrlbl Bakteriol Mikrobiol Hyg A 1988; 268: 534 (abstract).
9. Oono T, Kanzaki H, Yoshioka T, Arata J. Staphylococcal scalded skin syndrome in an adult. Identification of exfoliative toxin A and B genes by polymerase chain reaction. Dermatology 1997; 195: 268–70.
10. Dancer SJ, Garrat R, Saldanha J, et al. The epidermolytic toxins are serine proteinases. FEBS Left 1990; 268: 129–32.
11. Melish ME, Chen FS, Sprouse S, Stuckey M, Murata MS. Epidermolytic toxin staphylococcal infection: toxin levels and host response. In: Jeljaszewicz J (ed). Staphylococci and Staphylococcal Infections. Stuttgart: Gustav-Fischer-Verlag, 1981: 287–98.
12. Khuong MA, Chosidow O, Solh Ne, et al. Staphylococcal scalded skin syndrome in an adult: possible influence of non-steroidal anti-inflammatory drugs. Dermatology 1993; 186: 153–4.

13. Melish ME, Chen FS, Sprouse S, et al. Epidermolytic toxin in Staphylococcal infection: toxin levels and host response. Zentralbl Bakteriol Suppl 1981; 10: 287–98.
14. Cribier B, Piemont Y, Grosshans E. Staphylococcal scalded skin syndrome in adults: a clinical review illustrated with a case. J Am Acad Dermatol 1984; 30: 319–24.
15. Falk DK, King LE. Criteria for the diagnosis of staphylococcal scalded skin syndrome in adults. Cutis 1983; 31: 431–4.
16. Gentilhomme E, Faure M, Piemont Y, Binder P, Thivolet J. Action of staphylococcal exfoliative toxins on epidermal cell cultures and organotypic skin. J Dermatol 1990; 17: 526–32.
17. Ladhani S. Recent developments in staphylococcal scalded skin syndrome. Review. Clin Microbiol Infect 2001; 7: 301–9.
18. Dancer SJ, Noble WC. Nasal, axillary and perineal carriage of Staphylococcus aureus among women: identification of strains producing epidermolytic toxin. J Clin Pathol 1991; 44: 681–4.
19. Lina G, Gillet Y, Vandenesch F, et al. Toxin involvement in staphylococcal scalded skin syndrome. Clin Infect Dis 1997; 25: 1369–73.
20. Gemmell CG. Staphylococcal scalded skin syndrome. J Med Microbiol 1997; 43: 318–27.
21. Melish ME. Staphylococci, streptococci and the skin: review of impetigo and staphylococcal scalded skin syndrome. Semin Dermatol 1982; 1: 101–9.

4.2.10 Toxic Shock Syndrome

Uta Jappe

■ Definition

Das „Toxic shock syndrome" (TSS) ist eine Systemerkrankung mit Fieber, Exanthem, Hypotension, Multiorganversagen sowie einer z. T. großflächigen Abschilferung der Haut. Das Krankheitsbild wird unterschieden in menstruell (mit Tampon-Gebrauch) und nicht-menstruell. Letzteres kann sich bei postoperativen Patienten, Frauen post partum, Patienten mit Haut- oder Knocheninfektionen und infolge von Infektionen des Respirationstraktes entwickeln [1]. Es handelt sich um eine Exotoxin-mediierte Immunantwort auf eine relativ unbedeutende Infektion mit Toxin-bildenden Staphylokokken. Drei wesentliche Voraussetzungen müssen zur Entwicklung eines TSS erfüllt sein:
1. Es besteht eine Kolonisation oder Infektion mit S. aureus.
2. Es handelt sich dabei um S.-aureus-Stämme, welche Toxic shock syndrome toxin-1 (TSST-1) oder die staphylogenen Enterotoxine A–E (SE-A bis SE-E) produzieren können [2].
3. Die Toxine haben eine Eintrittspforte in die Zirkulation.

Die staphylogenen Toxine TSST-1 sowie SE-A bis SE-E wirken als Superantigene. Superantigene sind eine Klasse von Molekülen, die die MHC-Klasse-II-Moleküle der Antigen-präsentierenden Zelle mit der V_β-Komponente des T-Zell-Rezeptors verbinden und so direkt mit hoher Potenz T-Zellen stimulieren können, ohne zuvor wie ein Antigen von der Antigen-präsentierenden Zelle prozessiert werden zu müssen. Auf diesem Wege werden bis zu 25% aller T-Zellen stimuliert, was über eine massive Zytokin-Ausschüttung zur oft fulminanten Symptomatik eines TSS führt. Superantigene sind in Konzentrationen von wenigen Nanogramm pro Liter aktiv, so daß auch eine umschriebene Infektion mit einem Erreger zur Stimulation des Immunsystems führen kann. Es kommt zur Freisetzung verschiedener Zytokine, Prostaglandine, Leukotriene, Histamin, welche für die klinische Symptomatik verantwortlich sind. TSST-1 supprimiert die Neutrophilen-Chemotaxis und blockiert das retikuloendotheliale System. Es kommt zur Suppression der Immunglobulinsynthese, Komplementaktivierung, Pyrogenität.

Unterschiedliche Superantigene haben unterschiedliche V_β-Präferenzen. TSST-1 z.B. hat eine Spezifität für $V_{\beta 2}$. In Übereinstimmung mit dem Konzept, daß das TSS eine Superantigen-mediierte Erkrankung ist, stehen Untersuchungen an TSS-Patienten, bei denen bis zu 70% der T-Zellen $V_{\beta 2}$-positiv waren und die Tatsache, daß TSST-1 *in vitro* zu einer Expansion der $V_{\beta 2}$-exprimierenden T-Zellen führt [3, 4].

■ Synonym
Toxinschocksyndrom durch Staphylokokken.

■ Erreger
Staphylococcus aureus: Toxin-bildende Stämme.

■ Epidemiologie
Die Erstbeschreibung erfolgte 1978 [5]. 1980 wurde der kausale Zusammenhang zwischen TSS und *S. aureus* entdeckt [6]. Ein Jahr später war bekannt, daß die Erkrankung Toxin-mediiert ist [7], und 1983 erfolgte die Beschreibung des TSST-1 als Auslöser [8]. Das menstruelle TSS wird fast immer, das nicht-menstruelle meistens durch TSST-1 verursacht, aber auch durch SE-A bis SE-E. Während der Menstruation ist bei 7–9% der Frauen eine Besiedlung mit *S. aureus* nachzuweisen [9], von denen TSST-1-produzierende Staphylokokken ein Fünftel der Isolate ausmachen [10]. Der Gebrauch von Tampons begünstigt in diesem Zusammenhang die Toxinbildung [11]. Die Inzidenz des menstruellen TSS zeigte in den USA 1980 einen Gipfel und nahm dann kontinuierlich von 900 auf 50 Fälle/Jahr ab [12], während hingegen die des nicht-menstruellen TSS gleich blieb [13]. Die Letalität beträgt beim menstruellen TSS 2–5%, beim nicht-menstruellen TSS 8–11% [14, 15]. Das nicht-menstruelle TSS rezidiviert aus bislang ungeklärter Ursache seltener als das menstruelle [16]. Das rezidivierende menstruelle TSS tritt in etwa einem Drittel der TSS auf [17], was zum einen durch eine persistierende Besiedlung mit Toxin-produzierenden *S. aureus* bedingt wird, zum anderen durch ein Fehlen neutralisierender Antikörper, welche bei über 80% der erwachsenen Bevölkerung mit einem ausreichenden Titer von > 1:100 vorhanden sind [18].

Tabelle 4.2-1 Diagnosekriterien des Center for Disease Control für das TSS.

1. Fieber > 38,9 °C
2. Diffuses makulöses Exanthem mit Übergang in eine Erythrodermie
3. Desquamation an Handflächen und Fußsohlen 1–2 Wochen nach Krankheitsbeginn
4. Hypotension: systolischer Druck < 90 mmHg für Erwachsene; orthostatischer RR-Abfall um > 15 mmHg vom Liegen zum Sitzen, orthostatische Synkope oder orthostatisches Schwindelgefühl
5. Befall von 3 und mehr der folgenden Organ-Systeme:
   - Gastrointestinaltrakt: Übelkeit oder Diarrhoe bei Krankheitsbeginn
   - Muskulatur: schwere Myalgien oder Kreatinphosphokinase-Erhöhung um mehr als das Doppelte
   - Schleimhäute: vaginale, oropharyngeale oder konjunktivale Hyperämie
   - Niere: Anstieg der Nierenparameter auf mehr als das Doppelte des Normwertes; oder Pyurie (> 5 Leukozyten pro Gesichtsfeld) in Abwesenheit eines Harnwegsinfektes
   - Leber: Anstieg von Bilirubin, GOT, GPT auf das Doppelte der Norm
   - Blutbild: Thrombozyten < 100.000/µl
   - ZNS: fehlende Orientiertheit bzw. Bewußtlosigkeit ohne fokale neurologische Zeichen und ohne Fieber und Hypotension
6. Negative Ergebnisse von mikrobiologischen Kulturen: Rachenabstrich, Liquor, Blut (Blut kann positiv sein für *S. aureus*); fehlender Nachweis einer Masern-, Rickettsien-Infektion und einer Leptospirose

■ Übertragungswege

Zum Auftreten des TSS kann es unter dem Gebrauch mechanischer Kontrazeptiva, nach vaginalen sowie Kaiserschnitt-Geburten, Infektionen des oberen und unteren Respirationstraktes, Weichteilinfektionen, endovaskulären Infektionen und Abszessen kommen.

■ Diagnostik

Das TSS wird klinisch diagnostiziert. Diagnosekriterien wurden vom Center for Disease Control (CDC) erarbeitet (Tab. 4.2-1) [19]. Allerdings können diese Charakteristika während der Akutphase nicht vollständig erfüllt sein! Der direkte Nachweis der bakteriellen Toxin-Produktion ist noch keine Routinemethode.

Ein TSS ist bei Vorliegen von 5 oder 6 der obigen klinischen Zeichen möglich, bestätigt bei Vorliegen aller Zeichen einschließlich der Desquamation; es sei denn, der Patient verstirbt vor Auftreten der Desquamation (CDC).

■ Klinik

Die Symptomatik ist charakterisiert durch Fieber über 40 °C, Myalgien, Nausea, Erbrechen, Diarrhoe, Kopfschmerzen, Halsschmerzen, Hypotension und ein makulöses Exanthem. Es können eine Konjunktivitis sowie eine Pharyngitis vorliegen, wenige Tage nach Auftreten des Fiebers konfluiert das makulöse Exanthem zur Erythrodermie. Handflächen und Fußsohlen können erythematös und leicht ödematös erscheinen, die Schleimhäute des Genitaltrakts, der Konjunktiven und des Larynx können hyperämisch sein, die „Himbeer-Zunge" ist ein typisches Symptom. Später können Aphthen und Petechien der Mundschleimhaut hinzutreten sowie ein makulopapulöses Exanthem. Der Erythrodermie folgt Wochen später eine großflächige Desquamation und Monate danach der Verlust der Haare und Nägel [20]. Tachykardie, Hepatitis, Muskelschmerzen mit Kreatinkinaseerhöhung, Thrombozytopenie, disseminierte intravasale Gerinnung und Niereninsuffizienz i. S. des Multiorganversagens können sich entwickeln.

■ Differentialdiagnose
Rickettsiosen, Legionellose, Leptospirose, toxische epidermale Nekrolyse, Toxinschocksyndrom durch Streptokokken; akute Pyelonephritis, akutes rheumatisches Fieber, akuter Virusinfekt, Gastroenteritis, hämolytisch-urämisches Syndrom, Kawasaki-Syndrom, Lyme-Borreliose, Meningokokken-Sepsis, Osteomyelitis, septischer Schock, Streptokokken- oder Staphylokokken-Scharlach, systemischer Lupus erythematodes, Thrombophlebitis, Neoplasie, Typhus (resümiert in [21]).

■ Therapie
Die Therapie des TSS ist symptomatisch. Sie kann in der Schockbehandlung mit Volumengabe und Katecholaminen bestehen. Komplikationen (ARDS oder Nierenversagen) können die maschinelle Beatmung bzw. Hämodialyse notwendig machen [11]. Das Vollbild des TSS ist intensivmedizinisch zu betreuen. Antibiotika haben keinen Einfluß auf dessen Verlauf, konnten aber die Rezidivrate um 50% senken [12], wobei die Kombination von Nafcillin, Vancomycin oder Cefazolin mit einem Aminoglykosid, z. B. Gentamycin, angeraten wird. Clindamycin wird wegen seiner hemmenden Wirkung auf die Toxinbildung empfohlen [22]. Die Gabe von Acetaminophen beherrscht die Hyperthermie, ist allerdings bei fulminanter Lebernekrose kontraindiziert. Cyclooxygenaseinhibitoren mildern die TSS-induzierten Effekte von Prostaglandinen und anderen Arachidonsäure-Metaboliten. Nicht-steroidale Antiphlogistika können hingegen durch die vermehrte Freisetzung von TNF-α ein TSS verstärken [23]. Glukokortikosteroide werden kontrovers diskutiert, Immunglobuline von einigen Autoren als empirische Therapie empfohlen (resümiert in [24]).

In jedem Falle sollte parallel eine Fokussanierung, sofern ein solcher detektiert werden konnte, durchgeführt werden (Abszeßdrainage, Entfernung von Tampons, mechanische Kontrazeptiva).

■ Prophylaxe
Patientinnen ohne neutralisierende Antikörper sollten vom Tampon-Gebrauch absehen. Antistaphylogene Antibiotika für zwei Wochen, ggf. kombiniert mit Mupirocin oder Rifampicin, sind geeignet, die Rezidivhäufigkeit zu senken [16].

4.2.10.1 Recalcitrant, Erythematous, Desquamating Disorder

1992 beschrieben Cone und Mitarbeiter eine neue Toxin-mediierte Erkrankung, die „Recalcitrant, erythematous, desquamating disorder" (RED), welche bislang ausschließlich bei AIDS-Patienten auftrat und eine Variante des TSS zu sein scheint [25]. Klinische Charakteristika wie Fieber, Hypotension, ein diffuses makulöses Exanthem, die Hyperämie der Konjunktival- und Mundschleimhaut, „Himbeer-Zunge" sowie die verzögert einsetzende Desquamation sind der RED und dem TSS gemeinsam. Die verzögerte Entwicklung der RED (50 Tage im Durchschnitt) mit häufigen Rezidiven bei einem insgesamt milderen Verlauf im Vergleich zum TSS und in der Regel eine Beeinträchtigung von weniger als drei Organsystemen unterscheiden diese Entität vom TSS. Dennoch liegt die Mortalität für die RED höher als für das TSS, möglicherweise aufgrund der zugrundeliegenden immunsuppressiven Erkrankung. Die Therapie beider Entitäten ist gleich. Von den meisten RED-Patienten konnte S. aureus von der Haut, dem Nasenvorhof und aus dem Blut isoliert werden, wobei die meisten Stämme TSST-1 produzierten, SE-A und SE-B waren seltener. In einem einzigen Fall konnte eine durch Streptokokken der Gruppe A ausgelöste RED beschrieben werden.

Literatur zu 4.2.10.1

1. Davies D, Gash-Kim TL, Heffernan EJ. Toxic shock syndrome: case report of a postpartum female and a literature review. J Emerg Med 1998; 16: 607–14.
2. Tofte RW, Williams DN. Clinical and laboratory manifestations of toxic shock syndrome. Ann Intern Med 1982; 96: 843–7.
3. Choi Y, Lafferty JA, Clements JR, Todd JK, Gelfand EW, Kappler J, et al. Selective expansion of T cells expressing Vβ2 in toxic shock syndrome. J Exp Med 1990; 172: 981–4.
4. Leung DYM, Travers JB, Norris DA. The role of superantigens in skin disease. J Invest Dermatol 1995; 105 (Suppl): 37s–42s.
5. Todd J, Fishaut M, Kapral F, Welch T. Toxic-shock syndrome associated with phagegroup 1 staphylococci. Lancet 1978; 2: 1116–8.
6. Shands KN, Schmid GP, Dan BB, et al. Toxic-shock syndrome in menstruating women: association with tampon use and S. aureus and clinical features in 52 cases. N Engl J Med 1980; 303: 1436–42.
7. Schlievert PM, Shands KN, Dan BB, et al. Identification and characterization of an exotoxin from S. aureus associated with toxic-shock syndrome. J Infect Dis 1981; 143: 509–16.
8. Kreiswirth BN, Lafdahl S, Betley MJ, et al. The toxic shock syndrome gene is not detectably transmitted by a prophage. Nature 1983; 305: 709–12.
9. Voss A, Wallrauch-Schwarz C, Milatovic D, Braveny I, Johannigmann J, Hancke-Baier P. Quantitative Untersuchung der Vaginalflora im Verlauf des Menstruationszyklus. Geburtshilfe Frauenheilk 1993; 53: 543–6.
10. Vischer WA, Stadler H, Faupel DM. Frequenz von „Toxic-Shock-Syndrome-Toxin"-bildenden Stämmen von Staphylococcus aureus in der Region Basel. Schweiz Med Wochenschr 1985; 115: 1195–9.

11. Todd JK. Therapy of toxic shock syndrome. Drugs 1990; 39: 856–61.
12. Davis JP, Chesney PJ, Wand PJ, et al. Toxic shock syndrome: epidemiologic features, recurrence, risk factors and prevention. N Engl J Med 1980; 303: 1429–35.
13. Hajjeh RA, Reingold A, Weil A, Shutt K, Schuchat A, Perkins BA. Toxic shock syndrome in the United States: surveillance update, 1979–1996. Emerg Infect Dis 1999; 5: 807–10.
14. Broome CV. Epidemiology of toxic shock syndrome in the United States: overview. Rev Infect Dis 1989; 11 (Suppl 1): 14–21.
15. Reingold AL, Hargrett NT, Dan BB, Shands KN, Strickland BY, Broome CV. Nonmenstrual toxic shock syndrome: a review of 130 cases. Ann Intern Med 1982; 96: 871–4.
16. Andrews MM, Parent EM, Barry M, Parsonnet J. Recurrent nonmenstrual toxic shock syndrome: clinical manifestations, diagnosis, and treatment. Clin Infect Dis 2001; 32: 147–9.
17. Davis JP, Osterholm MT, Helms CM, et al. Tri-state toxic shock syndrome study. II. Clinical and laboratory findings. J Infect Dis 1982; 145: 441–8.
18. Schröder E, Kunstmann G, Hasbach H, Pulverer G. Prevalence of serum antibodies to toxic-shock-syndrome-toxin-1 and to staphylococcal enterotoxins A, B and C in West-Germany. Zbl Bakteriol Ser A 1988; 270: 110–4.
19. Centers for disease control and prevention: case definition for public health surveillance. MMWR Morb Mortal Wkly Rep 1990; 39: 38–9.
20. Chesney PJ, Davis JP, Purdy WK, Wand PJ, Chesney RW. Clinical manifestations of toxic shock syndrome. JAMA 1981; 246: 741–8.
21. Herzer CM. Toxic shock syndrome: broadening the differential diagnosis. JABFP 2002; 14: 131–6.
22. Schlievert PM, Kelly JA. Clindamycin-induced suppression of toxic-shock syndrome. Associated exotoxin production. J Infect Dis 1984; 149: 471.
23. Stevens DL. Could nonsteroidal antiinflammatory drugs (NSAIDS) enhance the progression of bacterial infections to toxic shock syndrome? Clin Infect Dis 1995; 21: 977.
24. Weitz G, Djonlagic H, Montzka P, Steinhoff J, Dodt C. Toxisches Schocksyndrom mit Multiorganbeteiligung. Dtsch Med Wochenschr 2000; 125: 1530–4.
25. Cone LA, Woodard DR, Byrd RG, Schulz K, Kopp SM, Schlievert PM. A recalcitrant, erythematous, desquamating disorder associated with toxin-producing staphylococci in patients with AIDS. J Infect Dis 1992; 165: 638–43.

4.2.11 Abszesse, Phlegmonen und andere Infektionen durch Streptokokken oder Staphylokokken

Helmut Schöfer

4.2.11.1 Abszesse, Phlegmonen, nekrotisierende Fasziitis

Abszesse und Phlegmonen können sich aus überwiegend staphylogenen Follikulitiden, Furunkeln, Karbunkeln, aber auch aus nicht follikulär gebundenen, überwiegend durch Gruppe A-Streptokokken bedingten Pyodermien (Erysipele, Cellulitis und Ecthymata) und im Bereich von Wunden entwickeln. Es handelt

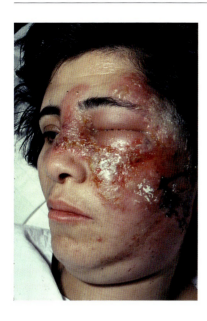
Abbildung 4.2-14   Phlegmone.

sich dabei um bakterielle Infektionen, die sich in präformierten Körperhöhlen (Abszesse) bzw. diffus im Gewebe ausbreiten (Phlegmonen) und dort Faszien, Muskulatur und Sehnen angreifen (Abb. 4.2-14). Eine besonders schwer verlaufende Form der Phlegmone, die sich auch aus einem phlegmonösen Erysipel entwickeln kann, ist die seltene nekrotisierende Fasziitis [1]. Hierbei handelt es sich um eine tiefe Infektion mit Nekrose von Faszien und drohender Ausbreitung auf Gelenke und Gefäßnervenstränge mit erheblichen Funktionsausfällen. Diese Erkrankung kann wie ein Erysipel von Eintrittspforten ausgehen, sich aber auch primär in tieferen Geweben vor allem assoziiert mit Hämatomen oder Verletzungen des Bewegungsapparates entwickeln. Kardinalsymptome sind rasch zunehmender starker Schmerz und Schwellung. Differentialdiagnostisch muß daher eine tiefe Venenthrombose abgegrenzt werden. Weitere diagnostische Zeichen sind Fieber, Tachykardie, Linksverschiebung und vor allem ein Anstieg der Kreatinkinase und des CRP [2]. Neben einer intensiven, möglichst intravenösen Antibiotikagabe und einer desinfizierenden Lokaltherapie ist bei Abszessen, Phlegmonen und der nekrotisierenden Fasziitis eine chirurgische Intervention (Eröffnung und Abtragung der Nekrosen) meist unumgänglich. Da primär sowohl Staphylokokken wie Streptokokken Krankheitsauslöser sein können, müssen Staphylokokken-wirksame Antibiotika wie penicillinasefeste Penicilline, Cephalosporine der 2. Generation, Flucloxacillin oder Clindamycin eingesetzt werden. Prinzipiell können auch viele andere bakterielle Erreger, insbesondere Anaerobier, diese Erkrankungen auslösen. Bei Versagen der initialen Antibiotikatherapie sollte daher möglichst rasch und gezielt (Antibiogramm) auf eine erregerspezifische Antibiose umgesetzt werden. Für die schwere nekrotisierende Fasziitis wird eine Mortalität zwischen 20% und 70% angegeben.

4.2.11.2 Postoperative Wundinfektionen

Postoperative Wundinfektionen durch Staphylokokken machen sich meist ab dem 2. Tag nach dem Eingriff durch die klinischen Zeichen der akuten Entzündung (Erythem, Überwärmung, Ödem und Schmerz) bemerkbar (Abb. 4.2-15). Der Allgemeinzustand des Patienten kann reduziert sein, leichtes Fieber, Leukozytose und CRP-Anstieg können auftreten. Das sich aus der Wunde auf leichten Druck entleerende wäßrige, eingetrübte Sekret enthält massenhaft Erreger, die sich in der Gram-Färbung und der Bakterienkultur differenzieren lassen. Zur Initialbehandlung von Wundinfektionen sind neben der Art der vermuteten Erreger auch eine Vielzahl von Wirtsfaktoren zu berücksichtigen (allgemeiner Gesundheitszustand, Alter, Immundefizienz, immunsuppressive Medikation usw.). Katheter und andere Fremdkörper sind unbedingt zu entfernen. Die Wunde ist von nekrotischem Gewebe zu befreien (Débridement) und zu desinfizieren. Zur systemischen Behandlung sind Staphylokokken- und Streptokokken-wirksame Antibiotika geeignet (Cephalosporine der 2. Generation, Clindamycin, Flucloxacillin). Bei gefährdeten Patienten (s. Empfehlungen der Deutschen Krankenhausgesellschaft zur perioperativen Antibiotikaprophylaxe) ist die Gabe dieser Antibiotika 30–60 Minuten präoperativ und nicht länger als 24 Stunden postoperativ indiziert. Breitet sich die „Wundinfektion" mit hämorrhagisch-nekrotisierenden und unterminierten Rändern rasch aus, handelt es sich trotz evtl. positiver Erregernachweise meist um ein Pyoderma gangraenosum (Dermatitis ulcerosa, postoperative Gangrän Cullen). Diese schwerwiegende, gewebezerstörende Erkrankung wird oft als bakterielle Infektion fehlinterpretiert und damit der notwendigen immunsuppressiven Therapie mit Steroiden oder Ciclosporin A nicht zugeführt [3]. Das Pyoderma gangraenosum tritt bevorzugt bei Patienten mit einer entzündlichen Darmerkrankung (Colitis ulcerosa) auf, ist jedoch mit einer großen Zahl weiterer Erkrankungen assoziiert.

4.2.11.3 Hidradenitis suppurativa (Acne inversa)

Die Hidradenitis suppurativa ist eine chronische eitrig-entzündliche Erkrankung der apokrinen Schweißdrüsen- und Terminalhaarfollikel mit besonderer Bevorzugung der Axillen und der Genitoanalregion. Sie wird heute der Acne inversa (alte Bezeichnungen Aknetriade, -tetrade, Pyodermia fistulans sinifica) zugeordnet. Neben furunkelähnlichen entzündlichen Knoten, die sich meist spontan entleeren und mit hypertrophen Narben abheilen können (Abb. 4.2-16) ist die Acne inversa durch chronische, z.T. sehr ausgedehnte und gewebszerstörende Fistulationen gekennzeichnet. Bakterielle Superinfektionen, meist durch Staphyloccus aureus, aber auch durch Streptokokken, E. coli u.a. komplizieren diese schwere Erkrankung erheblich und tragen zur Gewebszerstörung bei. Die Behandlung besteht zunächst in der Applikation von feuchten, desinfizierenden

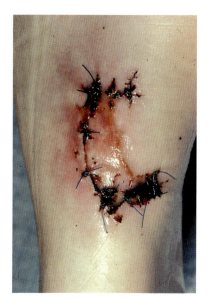
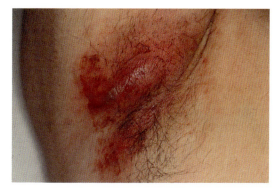

Abbildung 4.2-15 Postoperative Wundinfektion.

Abbildung 4.2-16 Hidradenitis suppurativa axillär.

Umschlägen und „Zugsalben" (Ichthyol, Ilon-Abszeß-Salbe u. a.) bis zur Fluktation, dann Stichinzision. Die Wertigkeit der zusätzlichen Gabe staphylokokkenwirksamer Antibiotika ist umstritten, im Falle von Allgemeinsymptomen (Fieber, Lymphadenitis etc.) jedoch erforderlich. Bei der Kombination von häufig rezidivierenden Entzündungen mit Fistulationen und hypertrophen Narben führt einzig die radikale Exzision der betroffenen Hautareale zu einem bleibenden Erfolg.

4.2.11.4 Mastitis

Die erweiterten Drüsengänge der Milchdrüsen stillender Mütter sind ebenfalls anfällig für Staphylokokken-Infekte (Mastitis). Meist entstehen stark schmerzhafte erythematöse Knoten im Brustdrüsenkörper, die Infektion kann sich jedoch auch subklinisch ohne Schwellung kanalikulär ausbreiten. Typisch ist ein Auftreten in der 2. oder 3. Woche nach Entbindung, die Häufigkeit wird mit 1–3% (bis 24%) [4] aller stillenden Mütter angegeben. Zur Therapie werden neben topischen Maßnahmen (kühlende Umschläge, Inzision und Drainage fluktuierender Abszesse) β-Lactamase-stabile Penicilline eingesetzt. Da sich die Erreger auch beim Säugling nachweisen lassen, ist eine Mitbehandlung obligat.

Literatur zu 4.2.11

1. Meleney FL. Hemolytic streptococcus gangrene. Arch Surg 1924; 9: 317–64.
2. Simonart T, Simonart JM, Derdelinck I, De Dobbeleer G, Verleysen A, Verraes S, Maubeuge J, Van Vooren JP, Naeyaert JM, de la Brassine M, Peetermans WE, Heenen M. Value of standard laboratory tests for the early recognition of group A beta-hemolytic streptococcal necrotizing fasciitis. Clin Infect Dis 2001; 32: E9–12.
3. Schöfer H, Baur S. Successful treatment of postoperative pyoderma gangrenosum with cyclosporin. JEADV 2002; 16: 148–51.
4. Jonsson S, Pulkkinen MO. Mastitis today: incidence, prevention and treatment. Ann Chir Gynaecol Suppl 1994; 208: 84–7.
5. Waldvogel FA. Staphylococcus aureus. In: Mandell GL, Bennett JE, Dolin R (eds). Mandell, Douglas, and Bennett's principles and practice of infectious diseases. Chapter 183. 5th edn. Philadelphia: Churchill Livingstone, 2000: S2069–92.

4.2.12 Toxin-mediierte Streptokokken-Infektionen

UTA JAPPE

4.2.12.1 Das „Streptococcal Toxic Shock-Like Syndrome" (TSLS)

■ **Definition**
Das „Streptococcal toxic shock-like syndrome" (TSLS) ist eine durch Streptokokken der Gruppe A verursachte schwere, hämorrhagisch-bullöse Erkrankung mit Schocksymptomatik, Multiorganversagen, Weichteilnekrosen und hoher Letalität bei oft relativ jungen, gesunden Individuen mit Bagatelltrauma.

■ **Synonyme**
Streptococcal toxic shock syndrome; Toxinschocksyndrom durch Streptokokken.

■ **Erreger**
Streptococcus pyogenes ist ein weltweit verbreitetes grampositives Bakterium, es verursacht Infektionen wie Pharyngitis, Impetigo, Erysipel, Scharlach, Pneumonien sowie auf immunologischem Wege das rheumatische Fieber und eine Glomerulonephritis.

Streptokokken der Gruppe A (GAS) produzieren eine Vielzahl extrazellulärer bioaktiver Substanzen mit unterschiedlicher Antigenität und Virulenz (Streptokinase, Streptolysine, Exotoxine). GAS lassen sich in M- und T-Serotypen unterscheiden, wobei es über 80 Serotypen gibt. Die Symptomatik des Fiebers, Schocks sowie der Gewebenekrosen ist Folge der durch die Exotoxine induzierten Synthese und Freisetzung von Tumor-Nekrose-Faktor-α (TNF-α) und Interleukinen. Die verantwortlichen Exotoxine sind Streptococcal pyrogenic exotoxin (SPE-) A,

B und C. Hierbei handelt es sich um Superantigene. Sie induzieren die Produktion von TNF-α, IL-1β, und IL-6. Inwieweit zwei neue pyrogene Toxine (mitogener Faktor und Streptococcal-Superantigen) in die Pathogenese des TSLS involviert sind, ist noch nicht sicher [1]. 100 % der mit TSLS assoziierten Streptokokken-Isolate produzieren Streptolysin-O, welches ebenfalls TNF-α- und IL-1β-Produktion induziert. SPE-A und Streptolysin-O haben additive Effekte hinsichtlich der Induktion von IL-1β [2]. Für das TSLS scheint vor allem das SPE-A von entscheidender Bedeutung zu sein. Es handelt sich um ein säurestabiles, einkettiges Protein, welches im Tierversuch die klinischen Zeichen des TSLS auszulösen vermochte [3]. Insbesondere Stämme der Serotypen M1, -3, -6, -11 und -28 wurden bei den meisten invasiven GAS-Infektionen isoliert, wobei zumeist bestimmte Klone von M1- und M3-Stämmen mit dem TSLS assoziiert waren [4, 5]. Die Aggressivität ist im Zunehmen begriffen. Das Toxin ist im Genom kodiert. Es wird angenommen, daß es durch horizontale Transmission des SPE-A-Gens oder neuer Virulenzfaktoren durch Bakteriophagen oder Transposons zu einer klonalen Verbreitung derselben auf verschiedene *S.-pyogenes*-Stämme mit nachfolgendem Anstieg des TSLS kam [6, 7]. Zumeist in Kombination mit SPE-A und nur sehr selten isoliert waren die Exotoxine SPE-B und SPE-C bei TSLS nachweisbar [8], scheinen aber von nachgeordneter Bedeutung zu sein. Im Tierexperiment war ihre Toxizität deutlich geringer als die des SPE-A [9].

Virulenzfaktoren, welche die Invasivität dieser Bakterien bedingen, sind Oberflächenproteine, die sog. M-Proteine (insbesondere der Serotypen M1 und M3); sie verhindern die Phagozytose der Mikroorganismen durch humane Makrophagen und begünstigen so die Ausbreitung der Infektion. Hauser et al. wiesen diese beiden Serotypen bei 74 % aller Patienten mit TSLS nach und diskutieren die Hypothese, daß diese beiden Serotypen eine höhere Empfänglichkeit für SPE-A-tragende Bakteriophagen (s. o.) haben [8]. Individuen mit spezifischen Antikörpern gegen die M1- und M3-Serotypen und/oder gegen SPE-A weisen einen immunologischen Schutz gegenüber TSLS auf [10], nicht aber gegenüber Infektionen mit anderen Serotypen, z. B. M4. Neben der Aggressivität des Erregers bestimmt auch das Immunsystem des Patienten die Intensität der Infektion. So sind neben der Antikörperproduktion z. B. die V_β-Komponenten des T-Zell-Rezeptors und bestimmte Allele des MHC-Klasse-II-Moleküls der Antigen-präsentierenden Zellen von entscheidender Bedeutung, da Superantigene mit unterschiedlicher Präferenz an V_β-Komponenten binden. Sind diese im Wirtsorganismus vorhanden, entfaltet sich der superantigene Effekt deutlich stärker als in Patienten, die diese spezifischen T-Zell-Rezeptorstrukturen nicht aufweisen.

■ Epidemiologie

Die Erstbeschreibung erfolgte 1983 durch Willoughby. Seither wurden mehr als 50 Fälle publiziert. Es wird neuerdings eine Zunahme der Häufigkeit schwerer Infektionen mit *S. pyogenes* in Nord-Amerika und Europa [12, 13] beobachtet, ein Phänomen, welches auf eine Veränderung in der Pathogenität und Virulenz sowie die Selektion besonders aggressiver Varianten zurückgeführt wird [6, 14, 15].

■ Übertragungswege

Haut und Schleimhäute sind die Eintrittspforten, über die im Rahmen von Bagatelltraumata die Streptokokken eindringen. Die Inkubationszeit beträgt 1–4 Tage.

■ Diagnostik

In den meisten Fällen wird die Diagnose klinisch gestellt (s. Tab. 4.2-2). Im Falle des positiven Nachweises von *S. pyogenes* im Wundabstrich und der Blutkultur sollten, sofern möglich, der direkte Nachweis der bakteriellen Toxine sowie die Klassifizierung der *S.-pyogenes*-Serotypen vorgenommen werden. Blutkulturen sind in 50% der TSLS-Fälle positiv – im Gegensatz zu < 15% bei TSS. Bildgebende Verfahren können im Frühstadium mit der Darstellung perifaszialer Flüssigkeitsansammlungen oder Muskelschwellungen die Verdachtsdiagnose erhärten [16].

■ Klinik

Prodromi, oft im Zusammenhang mit Bagatellverletzungen, sind lokale Schmerzen, Myalgien, Abgeschlagenheit, Übelkeit, Erbrechen, Durchfall, wobei die der-

Tabelle 4.2-2 Definition des „Streptococcal toxic shock syndrome" [11].

I Isolierung von Streptokokken der Gruppe A (*S. pyogenes*)

A Von einer normalerweise sterilen Körperflüssigkeit oder -stelle (z. B. Blut, Liquor, Pleura- oder Peritonealsekret, Gewebebiopsie, chirurgische Wunde)

B Von einer nicht-sterilen Körperflüssigkeit oder -stelle (z. B. Rachen, Sputum, Vagina, oberflächliche Hautverletzungen)

II Klinische Zeichen

A Hypertension: systolischer Druck < 90 mmHg (Erwachsene)

B Mehr als 2 der folgenden klinischen Veränderungen:
- Niereninsuffizienz
- Kreatinin > 177 µmol/l; bei vorbestehender Niereninsuffizienz Verdopplung des vorbestehenden Wertes
- Gerinnungsstörungen
- Thrombozyten < 100.000/µl oder disseminierte intravasale Koagulation
- Leberbeteiligung
- GOT, GPT oder Bilirubin auf mehr als das Doppelte der Norm, bei Patienten mit vorbestehenden Lebererkrankungen auf das Doppelte des individuellen Ausgangswertes erhöht
- Adult respiratory distress syndrome (ARDS)
- Generalisierter erythematöser Ausschlag, evtl. mit Blasenbildung
- Weichteilnekrose (nekrotisierende Fasziitis oder Myositis, Gangrän)

Als gesichert gilt die Diagnose bei Vorliegen der Kriterien I A und II (A und B), als wahrscheinlich bei Vorliegen der Kriterien I B und II (A und B) bei Ausschluß einer anderen Krankheitsursache.

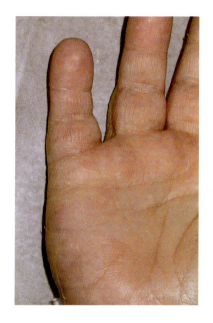

Abbildung 4.2-17 Groblamelläre Abschilferung der Haut an den diskret erythematösen Handflächen nach abgelaufenem „Streptococcal toxic shock-like syndrome" (septische Temperaturen, Nierenversagen, Intensivpflichtigkeit sowie Nachweis von Streptokokken der Gruppe A in der Blutkultur).
(Mit freundlicher Genehmigung von Prof. H. Geiss, Hygiene und Medizinische Mikrobiologie, Universität Heidelberg)

matologische Symptomatik zunächst nur aus einem Erythem um die Eintrittspforte besteht. Es treten dann Ödem, Überwärmung und Blasenbildung hinzu mit nachfolgend rasch sich ausbreitender landkartenartiger nekrotisierender Entzündung (resümiert in [16]), begleitet von Fieber, frühzeitiger Hypotension und Schock mit innerhalb von Stunden einsetzendem konsekutivem Multiorganversagen (Lungen- und anurischem Nierenversagen), Verbrauchskoagulopathie, Laktazidose, Leberversagen, Sepsis, Exitus. Vergleichbar dem TSS ist auch beim TSLS ein diffuses makulöses Exanthem mit Übergang in eine Erythrodermie und verzögert einsetzender Desquamation an Handflächen und Fußsohlen relativ häufig zu beobachten (Abb. 4.2-17).

In 95% der Fälle tritt ein Schock ein, bei 80% ein Nierenversagen, 55% entwickeln ein ARDS [17].

■ **Differentialdiagnose**
Im Frühstadium: Erysipel. Gasbrand, nekrotisierende Fasziitis.

■ **Therapie**
Trotz Therapie besteht bei TSLS eine Letalität von 30–60% im Gegensatz zum Toxic shock syndrome mit bis zu 10% [18]. Dabei sind die häufigsten Todesursachen therapierefraktäre Hypotension und Lungenversagen. Im Falle einer Muskelbeteiligung beträgt die Mortalitätsrate 80–100% [16].

Penicillin, Erythromycin und vor allem Clindamycin sind die Antibiotika der Wahl bei schweren Streptokokken-Infektionen [14, 19]. Erythromycin und Clindamycin wirken über den Mechanismus der Proteinsyntheseinhibition der Bildung von M-Proteinen und Exotoxinen entgegen [17, 20–22]. Allerdings ist auch hier eine Zunahme der Resistenzen zu beobachten [23]. Die alleinige Antibiotikagabe ist beim TSLS nicht ausreichend. Zur Reduktion von Bakterien und Exotoxinkonzentrationen ist die operative Revision von Wunden, Nekrosen, Eintrittspforten dringend erforderlich. Zumeist ist das chirurgische Débridement mehrmals notwendig. Bei Befall der Muskulatur ist eine Fasziotomie erforderlich [19, 24–26]. Intraoperativ muß jeweils eine Wundabstrichkontrolle erfolgen. Die intravenöse Applikation von Gammaglobulinen scheint sehr erfolgreich zu sein [27].

Eine ernsthafte nicht-pyogene Komplikation der Infektionen durch GAS stellt das *rheumatische Fieber* dar, welches ca. drei Wochen nach asymptomatischen oder symptomatischen Infektionen des oberen Respirationstraktes auftritt, nicht aber nach Hautinfektionen mit *Streptococcus pyogenes*. Als kutane Manifestationen des rheumatischen Fiebers, die bei ca. einem Drittel der Patienten auftreten, sind das *Erythema marginatum,* das *Erythema nodosum* und schmerzlose, subkutane Knötchen über knöchernen Prominenzen oder Sehnen zu nennen. Die Histologie des Erythema marginatum ist so typisch, daß sie zur Diagnose des rheumatischen Fiebers beitragen kann. Eine Komplikation kutaner Infektionen mit GAS ist die *akute Glomerulonephritis* sowie die *Purpura fulminans*.

Auch die *akute Urtikaria,* besonders im Kindesalter, ist häufig Folge einer Infektion mit β-hämolysierenden Streptokokken. Es ist durchaus denkbar, daß eine akute Urtikaria unter der Penicillintherapie einer Streptokokken-Infektion eine immunologisch bedingte Reaktion auf freigesetzte bakterielle Antigene darstellt.

4.2.12.2 Scharlach

Scharlach, vornehmlich eine Erkrankung des Kindesalters, wird durch Toxin-bildende *Streptococcus pyogenes* ausgelöst. Zu Beginn des letzten Jahrhunderts war diese Erkrankung bedrohlicher, da Antibiotika nur eingeschränkt zur Verfügung standen und die Stämme zumeist das virulente SPE-A produzierten, während neuerdings die von Scharlach gewonnenen Isolate SPE-B- und SPE-C-Bildner sind.

Die klinische Symptomatik ist charakterisiert durch das akute Auftreten von Fieber, Hals- und Kopfschmerzen sowie Schüttelfrost [10]. An Stamm und Extremitäten manifestiert sich ein erythematöses, fein-papulöses, follikulär angeordnetes Exanthem mit Umgebungsblässe. Prädilektionsstellen sind Leistenbeuge, Schenkeldreieck und Armbeugen. In den Intertrigines können linear angeordnete Petechien auftreten. Bei mäßigem Gesichtsbefall bleibt die Perioralregion frei. Der Rachenraum kann hyperämisch und ödematös sein, am Gaumen können sich punktuell Rötungen i. S. eines Enanthems und petechiale Einblutungen entwickeln. Zumeist haben die Patienten eine „Himbeer-Zunge". In der Abheilungsphase kommt es zu der charakteristischen groblamellären Desquamation an Hand- und Fußsohlen. Seltene Komplikationen des Scharlachs sind Pneumonie, Perikarditis, Meningitis, Hepatitis, Glomerulonephritis und rheumatisches

Fieber [10]. Das Krankheitsbild rezidiviert in 18% der Fälle [28]. Die Isolierung von Streptokokken der Gruppe A und die positive Serologie bestätigen die klinische Diagnose. Die Therapie besteht aus Penicillin, Erythromycin, Cephalosporinen, Ofloxacin, Rifampicin und den Makroliden der neuen Generation.

4.2.12.3 Toxin-Mediated Erythema

■ **Synonym**
Recurrent toxin-mediated perineal erythema.

1996 beschrieben Manders und Mitarbeiter eine bislang unbekannte Toxin-mediierte Erkrankung, das „Recurrent toxin-mediated perineal erythema" (RPE) [29]. Hierbei handelt es sich um ein abrupt (24–48 h) nach einer bakteriellen Pharyngitis auftretendes perineales Erythem. Parallel dazu besteht eine „Himbeer-Zunge" sowie Erythem und Ödem von Handflächen und Fußsohlen mit nachfolgender groblamellärer Desquamation. Es fehlen Zeichen der Systembeteiligung wie Fieber und Hypotension, allerdings kann es zum Auftreten von Diarrhöen kommen. Rezidive sind häufig. Während der akuten Krankheitsphase sind pharyngeale Abstriche positiv für Toxin-bildende *S. aureus* und *S. pyogenes*.

Literatur zu 4.2.12

1. Stevens DL. Streptococcal toxic shock syndrome associated with necrotizing fasciitis. Ann Rev Med 2000; 50: 271–88.
2. Hackett SP, Stevens DL. Streptococcal toxic shock syndrome: synthesis of tumor necrosis factor and interleukin-1 by monocytes stimulated with pyrogenic exotoxin A and streptolysin O. J Infect Dis 1992; 165: 879–85.
3. Lee PK, Schlievert PM. Quantification and toxicity of group A streptococcal pyrogenic exotoxins in an animal model of toxic shock-like illness. J Clin Microbiol 1989; 27: 1890.
4. Stanley J, Desai M, Xerry J, et al. High resolution genotyping elucidates the epidemiology of group A streptococcus outbreaks. J Infect Dis 1996; 174: 500–6.
5. Kehoe MA, Kapur V, Whatmore AM, Musser JM. Horizontal gene transfer among A streptococci: implications for pathogenesis and epidemiology. Trends Microbiol 1996; 4: 436–43.
6. Cleary PP, Kaplan EL, Handley JP, Wlazlo A, et al. Clonal basis for resurgence of serious Streptococcus pyogenes disease in the 1980s. Lancet 1992; 339: 518.
7. Martin NJ, Kaplan EL, Gerber NA. Comparison of epidemic and endemic group G streptococci restriction enzyme analysis. J Clin Microbiol 1990; 28: 1881.
8. Hauser AR, Stevens DL, Kaplan EL, Schlievert PM. Molecular analysis of pyrogenic exotoxins from Streptococcus pyogenes isolates associated with toxic shock-like syndrome. J Clin Microbiol 1991; 29: 1562.
9. Schlievert PM, Bettin KM, Watson DW. Production of pyrogenic exotoxin by groups of streptococci: association with group A. J Infect Dis 1979; 140: 676.

10. Stevens DL. Invasive group A streptococcus infections. CID 1992; 14: 2.
11. The working group on severe streptococcal infections. Defining the group A streptococcal toxic shock syndrome. JAMA 1993; 269: 390.
12. Givner LB, Abramson JS, Wasilauskas B. Apparent increase in the incidence of invasive group A beta-hemolytic streptococcal disease in children. J Pediatr 1991; 118: 341.
13. Hoge CW, Schwartz B, Talkington DF, Breiman RF, et al. The changing epidemiology of invasive group A streptococcal infections and the emergence of streptococcal toxic shock-like syndrome. A retrospective population-based study. JAMA 1993; 269: 384.
14. Bisno A. Streptococcal infections. In: Wilson JD, Braunwald E, Isselbacher KJ (eds). Harrison's principles of internal medicine. New York: McGraw-Hill, 1991: 563.
15. Ispahani P, Donald FE, Aveline AJD. Streptococcus pyogenes bacteriemia: an old enemy subdued, but not defeated. J Infect 1988; 16: 37.
16. Rhomberg M, Furtmüller F, Haidinger D, Nopp WH, Rieder-Scharinger J, Schobersberger W, Piza-Katzer H. Streptococcal toxic shock-like syndrome mit nekrotisierender Myositis. Chirurg 2000, 71: 844–7.
17. Stevens DL. The flesh-eating bacterium: What's next? J Infect Dis 1999; 179: 366.
18. Centers for disease control and prevention. Case definition for public health surveillance. MMWR Morb Mortal Wkly Rep 1990; 39: 38–9.
19. Stevens DL, Gibbons AE, Bergstrom R, Winn V. The eagle effect revisited: efficacy of clindamycin, erythromycin, and penicillin in treatment of streptococcal myositis. J Infect Dis 1988; 158: 23.
20. Broll R, Eckmann C, Kujath P, Bruch HP. Streptococcal toxic shock-like syndrome. Chirurg 1998; 69: 806.
21. Gemmell CG, Peterson PK, Schmeling D, Kim Y, et al. Potentiation of opsonization and phagozytosis of Streptococcus pyogenes following growth in the presence of clindamycin. J Clin Invest 1981; 67: 1249.
22. Schwartz SN, Roman DL, Grosserode MH, Rowland MD. Streptococcal necrotizing fasciitis („flesh-eating strep infection"). J Okla State Med Assoc 1995; 88: 472.
23. Gardam MA, Low DE, Saginur R, Miller MA. Group B streptococcal necrotizing fasciitis and streptococcal toxic shock-like syndrome in adults. Arch Intern Med 1998; 158: 1704.
24. Balogh B, Piza-Katzer H. Kompartmentsyndrom. Oft übersehen, mit schwerwiegenden Folgen. Langenbecks Arch Chir 1995; 380: 308.
25. Jansen JE, Retpen JA. Acute spontaneous streptococcal myositis. Case report. Acta Chir Scand 1988; 154: 323.
26. Nather A, Wong FY, Balasubramaniam P, Pang M. Streptococcal necrotizing myositis: a rare entity. A report of two cases. Clin Orthop 1987; 215: 206.
27. Stevens DL. The toxic shock syndromes. Infect Dis Clin North Am 1996; 10: 727–46.
28. Chiesa C, Pacifico L, Nanni F, Orefici G. Recurrent attacks of scarlet fever. Arch Pediatr Adolesc Med 1994; 148: 656–60.
29. Manders SM, Heymann WR, Atillasoy E, Kleeman J, Schlievert PM. Recurrent toxin-mediated perineal erythema. Arch Dermatol 1996; 132: 57–60.

4.2.13 Korynebakterien

4.2.13.1 Grundlagen

MICHAEL WEICHENTHAL

Korynebakterien sind grampositive Stäbchen und gehören zur Familie der *Corynebacteraceae*, die allgemein auch als koryneforme Bakterien bezeichnet werden [1–3]. Morphologisch weisen die Korynebakterien charakteristische keulenartig (gr. koryne: Keule) aufgetriebene Enden sowie Polkörperchen (sog. Volutin) auf. Diese lassen sich mittels geeigneter Färbungen (z. B. nach Neisser) gut darstellen.

Korynebakterien kommen saprophytär in einiger Vielfalt als harmloser Bestandteil der residenten Hautflora, aber auch im Wasser und im Boden vor. Einzig im engeren Sinne für den Menschen pathogen ist *Corynebacterium diphtheriae*, der Erreger der Diphtherie, wonach die Korynebakterien auch als diphtheroide Bakterien bezeichnet werden.

An der Haut führen saprophytäre Korynebakterien durch Hygienemangel und ein lokal begünstigendes Milieu zu drei charakteristischen Krankheitsbildern, der Trichomycosis palmellina, dem Keratoma sulcatum und dem Erythrasma [4]. In seltenen Fällen können saprophytäre Korynebakterien auch zu innerlichen Infektionen prädisponierter Personen führen [5].

Literatur zu 4.2.13.1

1. Lehmann KB, Neumann R. Lehmann's Medizin, Handatlanten. X. Atlas und Grundriß der Bakteriologie und Lehrbuch der Speziellen Bakteriologischen Diagnostik. 4. Auflage. München: J. F. Lehmann, 1907: 500.
2. Skerman VBD, McGowan V, Sneath PHA (eds). Approved Lists of Bacterial Names. Int J Syst Bacteriol 1980; 30: 225–420.
3. Stackebrandt E, Rainey FA, Ward-Rainey NL. Proposal for a new hierarchic classification system, actinobacteria classis nov. Int J Syst Bacteriol 1997; 47: 479–91.
4. Shelley WB, Shelley ED. Coexistent erythrasma, trichomycosis axillaris, and pitted keratolysis: an overlooked corynebacterial triad? J Am Acad Dermatol 1982; 7: 752–7.
5. Young VM, Meyers WF, Moody MR, et al. The emergence of coryneform bacteria as a cause of nosocomial infections in compromised hosts. Am J Med 1981; 70: 646–50.

4.2.13.2 Trichomycosis palmellina

MICHAEL WEICHENTHAL

■ **Definition**

Harmloser bakterieller Befall vor allem der Axillarbehaarung durch verschiedene *Corynebacterium*-Species bei unzureichender Körperhygiene oder Hyperhidrosis axillaris. Es kommt zu charakteristisch gefärbten Auflagerungen an den Haarschäften und teils unangenehmer Geruchsbelästigung.

■ Synonym
Vor allem im englischen Sprachgebrauch auch als Trichomycosis axillaris bezeichnet.

■ Erreger
Die sichtbaren Veränderungen bestehen größtenteils aus Bakterienhaufen, die aufgrund der typischen Verfärbungen zunächst morphologisch als pigmentbildende Mikrokokken bezeichnet wurden und heute übereinstimmend den Korynebakterien zugerechnet werden [1, 2]. In Kultur wird häufig *Corynebacterium tenuis* (auch: *Nocardia tenuis*) gefunden, welches zeitweise als spezifischer Erreger der Trichomycosis palmellina bezeichnet wurde [3]. Nach neueren Erkenntnissen kommt jedoch wohl ein ganzes Spektrum verschiedener *Corynebacterium spp.* als Erreger in Frage, welche letztlich die Standortbesiedlung im Axillarbereich reflektieren [4].

■ Epidemiologie
Die Trichomycosis palmellina ist ein ausgesprochen häufiger Zustand und tritt weltweit auf. Ihre Ausprägung wird durch eine bestehende Hyperhidrosis verstärkt, sie scheint jedoch nicht bevorzugt in wärmeren Klimaten aufzutreten. Geschlechts- und altersspezifische Unterschiede in der Häufigkeit der Trichomycosis palmellina scheinen überwiegend durch eine unterschiedlich ausgeprägte Axillarbehaarung bedingt zu sein.

■ Übertragungswege
Trichomycosis palmellina ist ein Überwuchern der Haare durch die lokal residente Korynebakterien-Flora der Haut, eine Übertragung der Erkrankung im üblichen Sinne findet nicht statt.

■ Diagnostik
Die Diagnose wird in der Regel klinisch gestellt, unter Wood-Licht kann man eine weißliche Fluoreszenz beobachten. Unter dem Mikroskop zeigen sich in der KOH-Präparation die aggregierten schmalen Stäbchen mit charakteristischer gelblich-roter Pigmentierung. Eine Kultivierung ist bei 37 °C auf Blutagar möglich.

■ Klinik
Das klinische Bild ist charakteristisch und unverkennbar (Abb. 4.2-18). Die betroffenen Haare werden von einer zuckergußartigen Schicht dicht gepackter Bakterienkolonien umgeben. Diese bilden meist ein deutliches Pigment, das häufig gelblich bis orangerot gefärbt ist, selten aber auch einmal schwärzlich imponiert. Betroffen sind im Regelfall die Achselhaare, gelegentlich die Schambehaarung

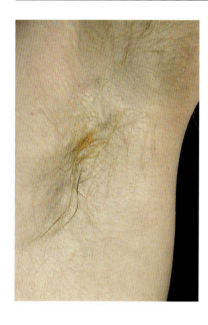

Abbildung 4.2-18 Trichomycosis palmellina. Charakteristische orangefarbene Auflagerungen an der Achselbehaarung.

und sehr selten andere, Terminalhaare tragende Lokalisationen. Die Haut in den betroffenen Arealen ist nicht krankhaft verändert [5, 6].

Häufig besteht eine Bromhidrose, d.h., unter dem Einfluß bakterieller Enzyme kommt es zu einer Zersetzung des Schweißes mit nachfolgender penetranter Geruchsbildung. Gleichzeitig kommt es bei Hyperhidrosis zu einer Färbung des Schweißes durch die bakteriellen Pigmente, die zur Verfärbung der Kleidung führen kann.

■ Differentialdiagnose

Das typische Bild bietet keine Verwechslungsmöglichkeiten. Finden sich die Haarauflagerungen einmal knotig aggregiert (seltener), so können Phthiriasis und Piedra auszuschließen sein.

■ Therapie

Die Erkrankung ist durch die Entfernung der befallenen Haare zu behandeln. Zur Verhütung des Rezidivs kommen eine adäquate Körperhygiene, ferner die kurzfristige Anwendung geeigneter Antiseptika sowie die Behandlung einer bestehenden Hyperhidrosis in Frage.

Literatur zu 4.2.13.2

1. McBride ME, Freeman RG, Knox JM. The bacteriology of trichomycosis axillaris. Br J Dermatol 1968; 80: 509–13.
2. Savin JA, Somerville DA, Noble WC. The bacterial flora of trichomycosis axillaris. J Med Microbiol 1970; 3: 252–6.

3. Orfanos CE, Schlösser E, Mahrle G. Hair destroying growth of Corynebacterium tenuis in the so-called trichomycosis axillaris. Arch Dermatol 1971; 103: 632–9.
4. Shelley WB, Miller MA. Electron microscopy, histochemistry, and microbiology of bacterial adhesion in trichomycosis axillaris. J Am Acad Dermatol 1984; 10: 1005–14.
5. Kalkoff KW, Janke D. Trichomycosis palmellina. In: Gottron HA, Schönfeld W (Hrsg). Dermatologie und Venerologie. Bd. 2. Stuttgart: Georg Thieme Verlag, 1958: 1138–9.
6. White SW, Smith J. Trichomycosis pubis. Arch Dermatol 1979; 115: 444–5.

4.2.13.3 Keratoma sulcatum
MICHAEL WEICHENTHAL

■ Definition
Oberflächliche Infektion der Fußsohle mit charakteristischen rundlichen Hornhautdefekten.

■ Synonyme
Pitted keratolysis (engl. pit: Grübchen); Keratolysis sulcata.

■ Erreger
Es besteht weiterhin keine endgültige Klärung über die Natur des oder der Erreger. In verschiedenen Untersuchungen fanden sich vor allem *Corynebacterium spp.* und *Streptomyces spp.* sowie *Micrococcus sedentarius.* Auch Aktinomyzeten *(Dermatophilus congolensis)* konnten wiederholt nachgewiesen werden, ohne daß sie – wie zeitweise angenommen – als spezifische Erreger angesehen werden könnten [1].

■ Epidemiologie
Die erstmals von Castellani [?] formal beschriebene Erkrankung kommt weltweit vor, ist aber vorzugsweise in wärmeren Klimaten zu finden. Die enge Beziehung ihres Auftretens zur Hyperhidrosis plantaris und zum Tragen okklusiven Schuhwerks läßt sich vor allem beim Militär und bei anderen Berufsgruppen mit entsprechend begünstigender Fußbekleidung feststellen. Auch das heute weitverbreitete Tragen von Turnschuhen in der Freizeit fördert die Erkrankung. Kommen hygienische Defizite hinzu, so findet sich, z. B. bei Obdachlosen, bei über 20 % ein Keratoma sulcatum [3, 4].

■ Übertragungswege
Die Erkrankung entwickelt sich aus der residenten Flora, ohne daß eine Übertragung im engeren Sinne stattfindet. Experimentell konnte sowohl mit Korynebakterien als auch mit *Micrococcus sedentarius* unter Okklusion das Bild eines Keratoma sulcatum erzeugt werden.

■ Diagnostik
Die Diagnose wird aufgrund des typischen klinischen Befundes gestellt.

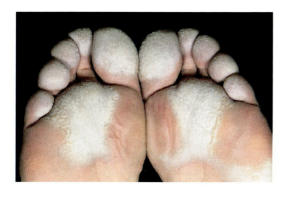

Abbildung 4.2-19 Keratoma sulcatum. Herdförmige Erosionen der weißlich verdickten Hornhaut.

■ Klinik

Betroffen sind nahezu ausschließlich die Fußsohlen, selten tritt ein Keratoma sulcatum unter okklusiven Bedingungen an den Handflächen auf. Zumeist finden sich an den druckbelasteten Regionen wie der Ferse, den Groß- und Kleinzehenballen sowie den Zehenendgliedern die charakteristischen oberflächlichen Erosionen der Hornhaut (Abb. 4.2-19). Die wie ausgestanzt imponierenden Primäreffloreszenzen sind typischerweise stecknadelkopfgroß, können aber zu größeren Defekten konfluieren oder auch nur Bruchteile von Millimetern messen. Die umgebende Hornhaut ist häufig weißlich-aufgetrieben, mazeriert, und in den meisten Fällen besteht eine Hyperhidrosis mit unangenehmer Geruchsbildung. Juckreiz oder Schmerzen kommen in einem geringen Teil der Fälle vor.

■ Differentialdiagnose

Das klinische Bild bereitet im Regelfall keine differentialdiagnostischen Schwierigkeiten. An eine gleichzeitig bestehende Tinea sollte jedoch stets gedacht werden.

■ Therapie

Es sollten primär präventive Maßnahmen zur Behebung der auslösenden Faktoren, nämlich der Okklusion und der Hyperhidrosis, ergriffen werden. Ergänzend kommt die Therapie mit lokal antimikrobiellen Wirkstoffen in Betracht, wobei sich u.a. Erythromycin (2%) und Clindamycin (1%), aber auch Clotrimazol und andere Azolderivate bewährt haben.

Literatur zu 4.2.13.3

1. Nordstrom KM, McGinley KJ, Cappiello L, Zechman JM, Leyden JJ. Pitted keratolysis. The role of Micrococcus sedentarius. Arch Dermatol 1987; 123: 1320–5.
2. Castellani A. Keratoma plantare sulcatum. J Ceylon Br Med Assoc 1910; 1: 12–4.
3. Stratigos AJ, Stern R, Gonzáles E, Johnson RA, O'Connell J, Dover JS. Prevalence of skin disease in a cohort of shelter-based homeless men. J Am Acad Dermatol 1999; 41: 197–202.

4. Takama H, Tamada Y, Yano K, Nitta Y, Ikeya T. Pitted keratolysis: clinical manifestations in 53 cases. Br J Dermatol 1997; 137: 282–5.

4.2.13.4 Diphtherie

MICHAEL WEICHENTHAL

■ **Definition**

Akute Infektionskrankheit durch *Corynebacterium diphtheriae*. Das Krankheitsbild wird bestimmt durch die Folgewirkungen bakterieller Toxine, die unter schwerem Krankheitsbild zu Organversagen und Tod führen können.

■ **Erreger**

Corynebacterium diphtheriae ist ein aerobes, grampositives unbewegliches Stäbchen von keulenförmiger Kontur. Es zeigt in der Mikroskopie häufig eine V-förmige Lagerung und charakteristische Polkörperchen. Es werden anhand verschiedener morphologischer Kriterien vier Formen (gravis, mitis, belfanti und intermedius) unterschieden. Für die Virulenz entscheidend ist das Vorhandensein eines Bakteriophagen, der das Toxin(tox)-Gen in die Zelle einschleust.

■ **Epidemiologie**

Diphtherie (gr. *diphthera*: Lederhaut) ist seit dem Altertum bekannt und wurde bereits bei Hippokrates erwähnt und von Bretonneau erstmals formal beschrieben [1, 2]. Die Diphtherie ist eine weltweit auftretende Erkrankung mit einer Bevorzugung der gemäßigten Klimazonen. Ihre Häufigkeit in Deutschland und Europa ist nach der Entwicklung der Immuntherapie [3] im letzten Jahrhundert dramatisch zurückgegangen, unterbrochen lediglich von Ausbrüchen während der beiden Weltkriege. Mittlerweile kommt es in Deutschland und anderen westeuropäischen Ländern nur noch zu Einzelfällen der Erkrankung. In den 90er Jahren ist es im Bereich der ehemaligen Sowjetunion nochmals zu einer regionalen Epidemie mit bis zu 50.000 Erkrankungsfällen im Jahr gekommen, die jedoch durch ausgedehnte Impfaktionen mittlerweile eingedämmt werden konnte. In vielen Ländern der Dritten Welt ist die Diphtherie hingegen weiterhin endemisch [4, 5].

■ **Übertragungswege**

Der Erreger gelangt durch Tröpfcheninfektion in den oberen Respirationstrakt, dem häufigsten Ort der Infektion. Durch Auto- oder Heteroinokulation werden auch andere Lokalisationen wie banale Hautläsionen, Genitalschleimhäute oder Konjunktiven befallen.

■ **Diagnostik**

Bei Verdacht auf eine Diphtherie ist der bakteriologische Nachweis von *Corynebacterium diphtheriae* zu erbringen. Hierzu sind vor Beginn einer antibiotischen

Therapie Rachen- und Nasopharyngealabstriche zu entnehmen, vorzugsweise unter dem Rand der pseudomembranösen Beläge. Wundabstriche sind von jeder Hautläsion oder verdächtigen Schleimhautentzündung zu entnehmen.

■ Klinische Symptome

Entsprechend ihrer Natur als Lokalinfektion beträgt die Inkubationszeit in der Regel 2–5 Tage (selten zwischen wenigen Stunden und bis zu 7 Tagen). Die Diphtherie ist überwiegend eine Infektion des oberen Respirationstraktes, wobei je nach Lokalisation Nasen-, Rachen- und Kehlkopfdiphtherie unterschieden werden, die isoliert, aber auch in Kombination vorkommen können.

Die Nasendiphtherie tritt vorwiegend im Säuglings- und Kleinkindalter auf und ist durch verhältnismäßig milde Symptome (blutig-seröser Schnupfen, leichte Temperaturen und Abgeschlagenheit) und eine relativ günstige Prognose gekennzeichnet. Bei der schwerer verlaufenden Rachendiphtherie besteht Fieber bis 39,5 °C, ausgeprägtes Krankheitsgefühl, und es finden sich die krankheitstypischen grauweißen membranösen Beläge auf den stark geschwollenen Tonsillen. Diese Beläge lassen sich nur schwer abstreifen und hinterlassen hierbei Blutungen. Häufig greifen die Beläge auf Gaumen und Uvula über, und es kommt zu ausgeprägten Lymphknotenschwellungen im Halsbereich. Die Atemluft des Kranken weist häufig einen charakteristisch süßlichen Geruch auf. Die Kehlkopfdiphtherie (diphtherischer Croup) ist durch Heiserkeit und bellenden Husten gekennzeichnet, wobei es durch das Ödem zu lebensbedrohlicher Obstruktion kommen kann.

Das klinische Bild und die Prognose werden bestimmt von der Wirkung des bakteriellen Exotoxins, das zu Kreislaufversagen und einer häufig prognosebestimmenden Myokarditis mit akuter Herzinsuffizienz führt. Weiterhin kann es zu Endokarditis, Neuritis, Enzephalitis, Nierenversagen und anderen systemischen Manifestationen kommen. Die Letalität liegt bei fachgerechter Behandlung unter 10 %.

Tabelle 4.2-3 Klinische Manifestationen der Diphtherie.

Klassische Diphtherie des oberen Respirationstraktes
Nasendiphtherie
Rachendiphtherie
Kehlkopfdiphtherie („diphtherischer Croup")

Toxische („maligne") Diphtherie
Kreislaufschock
Myokarditis, Polyneuritis
Multiorganschaden

Sonstige Lokalisationsformen
Diphtherie der Haut – „Wunddiphtherie"
Diphtherie der Genitalschleimhaut
Diphtherie der Konjunktiven

An der Haut findet sich als seltene Manifestation die sog. Wunddiphtherie, die durch Auto- oder Heteroinokulation virulenter Diphtheriebakterien in vorgeschädigte Haut entsteht. Sie tritt gehäuft in intertriginösen Bereichen auf, ansonsten aber in allen Arealen, die durch Bagatellverletzungen, Ekzeme oder andere Hauterkrankungen eine Eintrittspforte darstellen können. Klinisch imponiert ein mäßig schmerzhaftes, unregelmäßig begrenztes Ulkus variabler Größe mit oftmals stark entzündlichem Randsaum. Der Ulkusgrund kann von den charakteristischen grauweißen pseudomembranösen Belägen bedeckt sein, die dann den entscheidenden klinischen Hinweis geben. Andere Erscheinungsformen sind weniger charakteristisch und imponieren phlegmonös, gangränös, impetiginös oder ekzematoid [6, 7].

Die Hautdiphtherie verläuft oftmals ohne lebensbedrohliche toxische Komponente und hat eine günstige Prognose. Sie wird heute selten diagnostiziert.

■ Differentialdiagnose

Die Rachendiphtherie ist von anderen Formen der Angina abzugrenzen, wobei die Art der Beläge meist eine Abgrenzung, beispielsweise zur infektiösen Mononukleose, der Angina Plaut-Vincent oder der Angina specifica, möglich macht. Ferner sind bei entsprechender Klinik stenosierende Laryngotracheitis (Krupp), Epiglottitis, Pseudokrupp, Laryngitis subglottica und andere Differentialdiagnosen zu bedenken.

Bei der Haut- oder Wunddiphtherie ist der klinische Befund allein bei Vorliegen klassischer pseudomembranöser Beläge einer diphtherischen Genese mit einiger Wahrscheinlichkeit zuzuordnen. Es kommt im übrigen eine Vielzahl von Differentialdiagnosen in Frage, vor allem verschiedene Pyodermieformen und Ulzerationen anderer Genese, so daß der Abstrichbefund in der Regel ausschlaggebend sein wird.

■ Therapie

Bei begründetem Verdacht auf eine Diphtherie des Respirationstraktes ist der bakteriologische Nachweis nicht abzuwarten, sondern eine Therapie mit Diphtherie-Antitoxin unverzüglich zu beginnen. Vor der Anwendung ist eine allergische Sensibilisierung gegenüber Pferdeserum durch Haut- oder Konjunktivaltestung zu prüfen. Es kommen je nach Schwere des Krankheitsbildes 200–2000 IE/kg KG i.m. zur Anwendung. Bei fehlendem oder verzögertem Ansprechen kann die Anwendung wiederholt erfolgen. Der Patient ist bis zum Vorliegen eines negativen Abstrichbefundes zu isolieren [8].

Eine Haut- bzw. Wunddiphtherie wird nach den geltenden Empfehlungen in der Regel nicht mit Antitoxin behandelt. Personen mit Hautdiphtherie sind jedoch in gleicher Weise wie klassische Diphtheriefälle zu isolieren und antibiotisch zu behandeln.

Die antibiotische Therapie erfolgt bei Erwachsenen mit Penicillin G 2×600.000 IE/d i.m. bzw. Penicillin V 4×1 bis 1,5 Mega IE/d p.o. über 14 Tage. Alternativ kommt Erythromycin 2×1 g/d i.v. bzw. 4×500 mg/d p.o. zur Anwendung.

Kinder erhalten Penicillin G 25.000 bis 50.000 IE/kg/d oder Erythromycin 40–50 mg/kg/d (max. 2 g) [8, 9].

Personen, die im engen Kontakt zu einem Diphtheriekranken standen, müssen hinsichtlich ihres Impfschutzes überprüft, ärztlich überwacht und für 7 Tage prophylaktisch mit Penicillin oder Erythromycin behandelt werden. Vor und nach der antibiotischen Therapie sind Nasen- und Rachenabstriche zu entnehmen.

Der Verdacht, die Erkrankung sowie der Tod durch Diphtherie sind nach § 6 IfSG an das Gesundheitsamt meldepflichtig.

Zur Prävention werden in Deutschland Impfungen mit Diphtherietoxoid, die nach erfolgter Grundimmunisierung alle 10 Jahre aufzufrischen sind, empfohlen [10].

Literatur zu 4.2.13.4

1. Bretonneau PF. Notice sur la contagion de la dothinentérie. Archives générales de médecine 1829; 21: 57–78.
2. Klebs E. Ueber Diphtherie. Verh. D. Congresses f. Inn. Med., II. Congr. Wiesbaden: Bergmann, 1889: 139–54.
3. Behring E, Kitasato S. Über das Zustandekommen der Diphtherie-Immunität und der Tetanus-Immunität bei Tieren. DMW 1890; 49: 1113–4.
4. Galazka AM, Robertson SE, Oblapenko GP. Resurgence of diphtheria. Eur J Epidemiol 1995; 11: 95–110.
5. Prospero E, Raffo M, Bagnoli M, Appignanesi R, D'Errico MM. Diphtheria: epidemiological update and review of prevention and control strategies. Eur J Epidemiol 1997; 13: 527–34.
6. Leipold W. Die Diphtherie der Haut. In: Gottron HA, Schönfeld W (Hrsg). Dermatologie und Venerologie. Stuttgart: Georg Thieme Verlag, 1958: 1247–55.
7. Wagner J, Ignatius R, Voss S, Hopfner V, Ehlers S, Funke G, Weber U, Hahn H. Infection of the skin caused by Corynebacterium ulcerans and mimicking classical cutaneous diphtheria. Clin Infect Dis 2001; 33: 1598–1600.
8. Empfehlungen zur Erkennung und Behandlung von an Diphtherie Erkrankten und deren Kontaktpersonen. Bundesgesundhbl 1994; 37: 358–9.
9. Leitlinien „Diphtherie". In: Deutsche Gesellschaft für pädiatrische Infektiologie. Handbuch 1997. 2. Auflage. München: Futuramed Verlag, 1997.
10. Impfempfehlung der Ständigen Impfkommission am Robert-Koch-Institut. Epidemiologisches Bulletin 2001; 28: 203–18.

4.2.13.5 Erythrasma

Mirjam Vogel, Dietrich Abeck

■ Definition

Das Erythrasma ist eine oberflächliche bakterielle Hautinfektion durch *Corynebacterium minutissimum (C. minutissimum)*. Prädilektionsstellen sind die Intertrigines.

■ Erreger

C. minutissimum gehört zu den aeroben grampositiven Bakterien [1]; das pleomorphe „diphtheroide" Stäbchen liebt das lipidreiche, feuchte Milieu.

Es ist fester Bestandteil der residenten Flora des Menschen und besiedelt weite Teile der Haut. Gelegentlich verhält sich C. minutissimum lipolytisch. Zudem produziert es ein Porphyrin, das eine korallenrote Fluoreszenz im Wood-Licht bewirkt und diagnostisch ausgenutzt wird.

■ Epidemiologie

Da das Bakterium sehr lipophil ist, tritt das Erythrasma erst bei Erwachsenen auf und bevorzugt das männliche Geschlecht, was sich durch die hormonell induzierte Talgproduktion erklärt. Bis zu 20 % der Erwachsenen sind in unseren Breiten betroffen; in den Tropen ist die Zahl höher.

Die Inzidenz steigt mit dem Alter.

■ Übertragungswege

Die Kontagiosität ist gering [2, 3]. Im Falle der Erkrankung kommt es daher zu endogener Reinfektion über die organismuseigene residente Flora bei entsprechend begünstigendem Milieu: vermehrtes Lipidangebot (Seborrhoe), Erhöhung der Feuchtigkeit (Schwitzen) und Wärme (Intertrigines).

■ Diagnostik

Meist ist das klinische Bild eindeutig. Bei diagnostischen Zweifeln ist die Rotfluoreszenz im Wood-Licht weiterführend. Eine routinemäßige Erregeranzucht erfolgt nicht. Nach Anzüchtung auf lipidhaltigem Agar wird die mikrobiologische Charakterisierung über das gramgefärbte Ausstrichpräparat und die vorgefertigte bunte Reihe (API, Diphteroide) vorgenommen.

■ Klinik

Charakteristisch sind großflächige, scharf begrenzte, rot-braune Makulae, deren pityriasiforme Schuppung oft nur schwer zu erkennen ist oder bisweilen auch fehlt (Abb. 4.2-20).

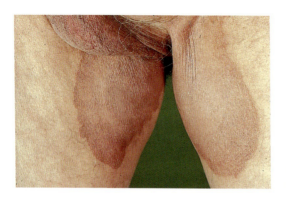

Abbildung 4.2-20 Erythrasma. Beidseits inguinal flächenhafte, scharf begrenzte Erytheme.

Die häufigsten Manifestationsstellen sind die Leisten, bei Männern auch die Anliegeflächen des Skrotums am Oberschenkel. Das Erythrasma kann aber auch in den übrigen Intertrigines und gelegentlich im Interdigitalraum vorkommen und sich hier auch stärker schuppend und mazerierend präsentieren.

Bei Diabetikern oder Immunsupprimierten kommen selten Streuherde am Rumpf vor.

Unbehandelt verläuft die Erkrankung langsam progredient über viele Jahre.

In Einzelfällen traten bei Immunsupprimierten eine systemische Infektion oder Abszesse auf [4, 5].

Subjektive Beschwerden fehlen in der Regel. Bei Irritationen oder verstärktem Schwitzen besteht jedoch manchmal Juckreiz.

■ Differentialdiagnose
In Einzelfällen kann die Abgrenzung gegenüber einer Tinea inguinalis (Randbetonung, Papeln), einer Tinea pedis (Kultur), einer (Candida) Intertrigo (Wood-Licht, häufig Koinzidenz, bei Candidose Satellitenläsionen und Pusteln) sowie einer Psoriasis inversa (Anamnese, Stigmata) Schwierigkeiten bereiten.

■ Therapie
Topisch: Die effektivste Therapie stellt die Anwendung topischer Breitbandantimykotika dar, z. B. Clotrimazol 1 % oder Ciclopiroxolamin 1 % 2mal/d über 10 Tage. Bewährt hat sich dabei die Kombination mit antiseptischen Waschsyndets im pH-neutralen bzw. -sauren Bereich. Wirksam ist ebenfalls die externe Therapie mit Fusidinsäure [6].

Systemisch: Falls man sich in therapierefraktären Fällen für eine systemische Therapie entscheidet, ist Erythromycin nach wie vor Mittel der ersten Wahl: 2×500 mg/d über 5 Tage. In Einzelfällen wurden Erfolge mit 1 g Clarithromycin als Einzeldosis berichtet [7]. Dieses Therapieregime könnte sich unter den Gesichtspunkten Effektivität, Verträglichkeit und Ökonomie dem Erythromycin überlegen zeigen.

Prophylaktisch: Das Erythrasma neigt auch nach erfolgreicher Therapie zum Rezidiv. Wichtig ist deshalb ein Entzug der Lebensgrundlage des Bakteriums. Dies geschieht durch Trockenhalten der Prädilektionsstellen, z. B. durch Einlegen von Leinenläppchen und tägliches Waschen (Entfettung!). Auch das Tragen von Boxershorts reduziert Irritationen durch Scheuern und Reiben im Leistenbereich.

Literatur zu 4.2.13.5

1. Sneath PHA. Bergey's Manual of Systematic Bacteriology. Vol 2. Baltimore: Williams & Wilkins, 1986: 1266–72.
2. Braun-Falco O, Plewig G, Wolff HH. Dermatologie und Venerologie. Berlin: Springer, 1997: 208–9.

3. Fritsch P. Dermatologie und Venerologie: Lehrbuch und Atlas. Berlin: Springer, 1998: 226–7.
4. Bandera A, Gori A, Rossi MC, et al. A case of costochondral abscess due to Corynebacterium minutissimum in an HIV-infected patient. J Infect 2000; 41 (1): 103–5.
5. Rupp ME, Stiles KG, Tarantolo S, et al. Central venous catheter-related Corynebacterium minutissimum bacteremia. Infect Control Hosp Epidemiol 1998; 19: 786–9.
6. Wilkinson JD. Fusidic acid in dermatology. Br J Dermatol 1998; 139 (Suppl 53): 37–40.
7. Wharton JR, Wilson PL, Kincannon JM. Erythrasma treated with single-dose clarithromycin. Arch Dermatol 1998; 134: 671–2.

4.2.14 Erysipeloid

Mirjam Vogel, Dietrich Abeck

■ Definition
Weichteilinfektion der Hände; bakterielle Zoonose durch Erysipelothrix rhusiopathiae (E. rhusiopathiae).

■ Synonym
Schweinerotlauf.

■ Erreger
E. rhusiopathiae (syn. Erysipelothrix insidiosa) ist ein unbewegliches, kurzes, grampositives Stäbchen, das in Kolonien feine Fäden ausbilden kann („-thrix" = Faden).

Als Erregerreservoir dienen Wirbeltiere, Fische und Meeresfrüchte.

Die Manifestationsformen im Tierreich sind gattungsspezifisch und vielfältig; neben gutartigen, asymptomatischen sind Verläufe mit leichten Hauterscheinungen (Backsteinblattern der Schweine) sowie auch schwere Verläufe mit Endokarditis und Septikämie, die zum Tod der Tiere führen, möglich [1].

■ Epidemiologie
Da die Erreger fast ausnahmslos beim Kontakt mit infizierten Tieren auf den Menschen übertragen werden, sind die Patienten charakteristischerweise in der Fleisch- und Fischverarbeitung tätig. Die Erkrankung wird bei Fischhändlern, Tierärzten, Schlachtern u. ä. Berufsgruppen als Berufskrankheit anerkannt.

Löffler hat Erysipelothrix 1882 erstmals als Erreger des Schweinerotlaufs entdeckt, Rosenbach konnte ihn 1884 erstmals dem Erysipeloid des Menschen zuordnen.

■ Übertragungswege
Der Erreger benötigt eine Eintrittspforte, z.B. eine vorbestehende kleine Verletzung oder ein etwa durch Knochensplitter verursachtes Bagatelltrauma. Sehr selten findet eine enterale Infektion durch Verzehr von infiziertem Fleisch statt, in deren Rahmen es auch beim Menschen, ähnlich wie bei Schweinen,

zum Auftreten von Backsteinblattern kommt. Septische Verläufe mit Endokarditis stellen Krankheitskomplikationen dar [2].

Eine Bronchitis nach Inhalation der Erreger gilt als ausgesprochene Rarität.

Eine Übertragung von Mensch zu Mensch ist bisher nicht beschrieben worden. Ebensowenig können Insekten als Vektor fungieren.

■ Diagnostik
Die typische Anamnese (Arbeit in der Fleisch- oder Fischverarbeitung, Hausfrauen) und die typischen, im Bereich der Hände lokalisierten Hautveränderungen erlauben in der Regel die korrekte Diagnose.

Zum Erregernachweis wird Gewebeflüssigkeit aus den aktiven Randpartien gewonnen. Dies geschieht entweder durch leichtes Anritzen und Expression oder durch Injektion von physiologischer Kochsalzlösung in den Hautbezirk und sofortige Aspiration.

Auch aus Biopsiematerial kann der Erreger angezüchtet werden.

Die Anzucht ist unkompliziert und wird auf Standardmedien durchgeführt. Bei der eher seltenen Sepsis gelingt auch ein Erregernachweis im Blut.

Es existiert eine PCR-Nachweismethode für E. rhusiopathiae beim Menschen, die jedoch noch nicht routinemäßig überall angewandt wird [3].

■ Klinik
Ausgehend von einer kleinen Verletzung an den Händen breitet sich nach 3–7 Tagen zentrifugal eine helle Rötung aus, die sich zentral wieder zurückbildet. Unbehandelt kann sich das scharfbogig begrenzte Erythem bis zum Unterarm ausdehnen, selten kommt es zur Ausbreitung auf den Rumpf.

Im Bereich des Erythems kommt es zum Spannungsgefühl und gelegentlich zur Arthritis. Das Allgemeinbefinden ist nicht eingeschränkt. Die regionären Lymphknoten können geschwollen sein, gelegentlich kommt es zur Lymphadenitis. Fieber besteht zumeist nicht.

Endokarditis und Septikämie bzw. Bronchitis treten eher nach Inhalation oder Ingestion von Erregern auf und entstehen primär nicht aus der Hautinfektion; eventuell persistieren nach Hautinfektionen jedoch Erregerformen (L-Formen), die mit Latenz eine Septikämie auslösen [4].

■ Differentialdiagnose
Wichtigste Differentialdiagnose ist das Erysipel, das sich durch andere Prädilektionsstellen (Gesicht, Beine), seinen foudroyanten Verlauf und in der Regel begleitenden Schüttelfrost sowie Fieber unterscheidet.

Ein Erythema migrans läßt sich durch Anamnese, Serologie und Lokalisation (Stamm, Gesicht und *proximale* Extremitäten) differenzieren.

■ Therapie
Intern: Antibiotikum der ersten Wahl bei unkompliziertem Verlauf ist Clemizol-Penicillin G 1,5 Mega IE i.m. über 8–10 Tage oder Erythromycin 1,5 g p.o. 1mal/d

über 8–10 Tage. Bei Endokarditis sollte mit Penicillin G 10 Mega 3mal/d i.v. über 4–6 Wochen behandelt werden [5].

Extern: Desinfizierende Maßnahmen wie z.B. Chinosol- oder Kaliumpermanganatumschläge.

Literatur zu 4.2.14

1. Brandis H, Pulverer G. Lehrbuch der Medizinischen Mikrobiologie. Stuttgart: Gustav-Fischer-Verlag, 1988: 377–9.
2. Brook CJ, Riley TV. Erysipelothrix rhusiopathiae: bacteriology, epidemiology and clinical manifestation of an occupational pathogen. J Med Microbiol 1999; 48: 789–99.
3. Fidalgo SG, Wang Q, Riley TV. Comparison of methods for detection of Erysipelothrix spp. and their distribution in some Australian seafoods. Appl Environ Microbiol 2000; 66: 2066–70.
4. Barnett JH, Estes SA, Wirman JA, et al. Erysipeloid. J Am Acad Dermatol 1983; 9: 116–23.
5. Azofra J, Torres R, Gomez Garces JL, et al. Endocarditis caused by Erysipelothrix rhusiopathiae. Study of 2 cases and review of literature. Enferm Infect Microbiol Clin 1991; 9:102–5.

4.2.15 Anthrax

ANDREAS PLETTENBERG

■ **Definition**

Anthrax, ausgelöst durch *Bacillus anthracis*, ist eine Zoonose, deren eigentliche Wirte pflanzenfressende Tiere sind (der Mensch gilt als „Fehlwirt"). Die Bezeichnung *anthracis*, die aus dem Griechischen stammt und „Kohle" bedeutet, weist auf den schwarzen Schorf der kutanen Läsionen des Hautmilzbrandes hin.

■ **Synonyme**

Milzbrand, Pustula maligna.

■ **Erreger**

Bacillus anthracis ist ein grampositives bekapseltes sporenbildendes Stäbchen der Familie der Bacillaceae. Die vegetative Form des Erregers ist vergleichsweise groß (Länge etwa 1–8 µm, Breite 1–1,5 µm), die Sporen haben einen Durchmesser von ca. 1 µm. Eine Anzucht ist mit den üblicherweise verwendeten Kulturmedien bei 37 °C möglich. Die hohe Virulenz der Erreger ist vor allem auf 3 Toxine zurückzuführen: *Protective antigen*, *Lethal factor* und *Edema factor*. Ein Fragment des *Protective antigen* bindet an die Membran von Zielzellen und dient als spezifischer Rezeptor für *Lethal factor* und *Edema factor*, die dann über Endozytose in die Zellen gelangen und diese zerstören. Außerhalb der tierischen oder menschlichen Wirte überleben die vegetativen Bakterien nur kurz. Sobald ungünstige Umweltbedingungen vorliegen bzw. ein Mangel an Nährstoffen besteht, werden Sporen gebildet, die sich, im Unterschied zur vegetativen Form, durch eine hohe Resistenz gegenüber Umweltfaktoren auszeichnen. Die Sporen beginnen wieder zu keimen, wenn sie ausreichend Aminosäuren, Nukleoside und Glukose in ihrer Umgebung vorfinden, wie dies im Blut oder Gewebe von Säugetieren der Fall ist [1, 2].

■ Epidemiologie

Schon in der Antike war Anthrax eine gefürchtete, meist tödlich verlaufende Infektionserkrankung. Bei „Black Bane", einer im 16. Jahrhundert in Europa zum Tode vieler Menschen und Tiere führenden Erkrankung, handelte es sich vermutlich ebenfalls um Milzbrand. Während des zurückliegenden Jahrhunderts traten vor allem in den weniger entwickelten Regionen der Erde wie Afrika, Pakistan, Indien, Iran, Irak sowie in Teilen Rußlands immer wieder Epidemien bei Tieren auf. So verstarben beispielsweise 1945 im Irak mehr als eine Million Schafe an Anthrax. Da Infektionen des Menschen nahezu immer auf Kontakt mit infizierten Tieren oder tierischen Produkten zurückzuführen sind (Ausnahme: krimineller oder terroristischer Einsatz von Sporen), kommen auch humane Anthrax-Fälle in den genannten Regionen häufiger vor. Die letzte große Epidemie gab es in Zimbabwe, wo während des Zeitraums 1979–1985 mehr als 10.000 Menschen an *Anthrax* erkrankten [3]. Insgesamt wird davon ausgegangen, daß weltweit jährlich etwa 2000 Menschen an Anthrax erkranken, in 95 % der Fälle handelt es sich um Hautmilzbrand. In den Industrienationen tritt Anthrax nur sehr selten auf; die meisten Ärzte haben niemals einen Fall gesehen. Der letzte in Deutschland registrierte Fall stammt aus dem Jahre 1994. In den USA wurden während des Zeitraums 1944–1994 insgesamt nur 224 Fälle gemeldet, der letzte Lungenmilzbrand (abgesehen von den Fällen des Jahres 2001, die auf terroristische bzw. kriminelle Anschläge zurückgeführt werden) wurde 1978 diagnostiziert.

Früher kam es vor allem bei Personen der Woll- und Fleisch-verarbeitenden Industrie häufiger zu Lungenmilzbrand. Durch den Einsatz von Impfungen konnte das Risiko dieser Personengruppen deutlich reduziert werden. Der größte Ausbruch von Lungenmilzbrand der letzten Jahrzehnte fand 1979 in Sverdlovsk bei einem Unfall in einem Biotechnologie-Labor der sowjetischen Armee statt. Es traten 79 Fälle von Lungenmilzbrand auf, von denen 68 zum Tode führten [1, 3].

Ebenso wie Lungenmilzbrand ist auch Darmmilzbrand ein sehr seltenes Ereignis. Ausbrüche wurden vor allem aus Asien, insbesondere Thailand, und aus Afrika gemeldet. Zurückzuführen waren diese auf den Verzehr nicht ausreichend bzw. ungekochten Fleisches infizierter Tiere.

■ Übertragungswege

Anthrax wird übertragen durch Inhalation (Lungenmilzbrand) oder Verschlucken (Darmmilzbrand) von Sporen oder aber durch Kontakt von Erregern mit verletzter Haut (Hautmilzbrand). Intakte Haut wird durch Anthrax nicht penetriert. Vereinzelt können auch Fliegen die Infektion übertragen. Eine Infektion wird nur ausgelöst, wenn eine bestimmte Menge an Erregern übertragen wurde. Basierend auf Untersuchungen an Primaten wird für Menschen eine LD 50 (letale Dosis, die 50% der exponierten Personen tötet) von 2500 bis 55.000 Sporen angenommen [3]. Die Sporen kommen weltweit vor und sind vor allem im Erdreich (insbesondere Stallungen, Weiden) oder aber in tierischen Produkten (Haare, Haut, Felle etc.) zu finden. Bei Tieren stellt die Aufnahme von Sporen aus dem Erdreich mit der Nahrung den wichtigsten Infektionsweg dar. Das problematische an diesen Erregern ist der Umstand, daß die Sporen auch unter ungünstigen Umweltbedingungen über viele Jahre, z. T. sogar Jahrzehnte überleben können. Dies bedeutet, daß im Bereich früherer Milzbrandausbrüche auch noch nach Jahrzehnten eine Infektionsgefahr besteht. So ist eine schottische Insel, auf der im 2. Weltkrieg Versuche mit *Bacillus anthracis* zur Entwicklung biologischer Waffen durchgeführt wurden, wegen der möglichen Infektionsgefahr bis heute gesperrt [3].

■ **Diagnostik**

Bei systemischen Erkrankungen können in fortgeschrittenen Stadien mittels Blutkultur nahezu immer die Erreger festgestellt werden. Diese sind in den Standard-Blutkulturen bereits innerhalb von 6–24 Stunden nachweisbar. In frühen Stadien sind die Blutkulturen oft noch negativ, und es kommt oft vor, daß die Patienten versterben, bevor die Erreger nachgewiesen werden. Sofern Klinik und/oder der kulturelle Befund Milzbrand wahrscheinlich machen, sind biochemische Testverfahren zur Sicherung der Diagnose anzuwenden. Die Diagnose sollte zudem durch ein Referenzlabor bestätigt werden. Bei Verdacht auf Milzbrand sollte die Erregerdiagnostik möglichst in einem Labor der Sicherheitsstufe 3 erfolgen. Bei Hautmilzbrand führt der Abstrich von der Läsion mit nachfolgender Kultur nur in 60–65% der Fälle zu einem Erregernachweis.

Diagnostische Nachweisverfahren wie ELISA oder PCR bleiben wenigen Referenzlaboratorien vorbehalten. Da bei den systemischen Infektionen nur der frühe Therapiebeginn erfolgreich ist, kommt den molekularbiologischen Verfahren besondere Bedeutung zu. Die Laborprotokolle des Centers for Disease Control and Prevention zum Nachweis von *Bacillus anthracis* sind im Internet unter *www.bt.cdc.gov/agent/anthrax/anthrax.asp* einsehbar [1, 3, 4]. Ebenso wie bei klinischem Verdacht auf eine Milzbrand-Infektion ist auch bei einem Laborverdacht umgehend eine Meldung an das zuständige Gesundheitsamt erforderlich [3, 5].

■ **Klinik**

Hautmilzbrand

Die am häufigsten betroffenen Areale sind Hände, Arme, Gesicht und Nacken. Die Inkubationszeit beträgt meist 3–8 Tage, es sind jedoch auch Zeiträume von bis zu 8 Wochen beschrieben. Zunächst tritt ein hellroter, z. T. juckender Fleck auf, der dann über ein papuläres, vesikuläres oder pustulöses Stadium in ein Ulkus übergeht (Abb. 4.2-21). Dieses ist von einer schwarzen, nekrotischen Kruste bedeckt und von einem nicht eindrückbaren, gelatinös wirkenden Ödem umgeben.

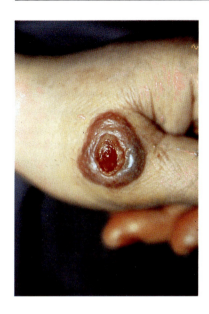

Abbildung 4.2-21 Pustula maligna der Hand.

In der nahen Umgebung sind oft kleine, inselartig angeordnete Bläschen zu finden. Voll entwickelte Läsionen sind meist asymptomatisch und insbesondere nicht schmerzhaft; die gewöhnlich begleitende regionale Lymphadenitis ist jedoch dolent. Die Bezeichnung „Pustula maligna" ist irreführend, da Schmerzhaftigkeit oder Pus, sofern vorhanden, Ausdruck einer sekundären Besiedlung mit Staphylokokken oder Streptokokken ist [1, 6]. Das „maligne Ödem" ist eine seltene Komplikation, die durch Ödem, Induration, multiple Blasen und Schocksymptomatik gekennzeichnet ist.

Bei Hautmilzbrand kommt es ohne Einsatz einer antibiotischen Therapie bei 80–90 % zu einer Spontanheilung; in den verbleibenden 10–20 % treten septischen Komplikationen mit hohem Fieber, blutigen Diarrhoen, Schock und Nierenversagen mit z. T. letalem Ausgang auf. Bei Hautmilzbrand sollte grundsätzlich eine antibiotische Therapie erfolgen (s. u.). Unter dieser ist die Mortalität des Hautmilzbrandes, im Unterschied zu Lungen- oder Darmmilzbrand, gering (< 2 %) [2, 3, 6, 7].

Lungenmilzbrand

Nach der Inhalation der Sporen gelangen diese in die Alveolen und werden dort überwiegend von Makrophagen phagozytiert. Ein Teil der Sporen gelangt über das lymphatische System zu den mediastinalen Lymphknoten, in denen nach einer unterschiedlichen Latenzzeit die Vermehrung beginnt. Sobald dieses Stadium erreicht ist, ist der weitere Verlauf meist fatal und durch die Gabe von Antibiotika kaum beeinflußbar. Die Inkubationszeit beträgt im Regelfall 1–6 Tage; vom Swerdlovsk-Ausbruch ist jedoch ein Fall bekannt, bei dem die klinische Symptomatik erst 43 Tage nach der Exposition auftrat. Experimente mit Affen haben gezeigt, daß bis zu 100 Tage nach der Exposition funktionsfähige Sporen in den mediastinalen Lymphknoten nachzuweisen sind. Mit dem Beginn der Replikation der Bakterien kommt es zur Freisetzung von Toxinen, die schwere Hämorrhagien, Ödeme und Nekrosen zur Folge haben. Tierexperimente haben gezeigt, daß das produzierte Toxin beim Überschreiten einer kritischen Schwelle auch dann zum Tode führt, wenn durch Einsatz von Antibiotika die Bakterien des zirkulierenden Blutes komplett vernichtet werden. Eine frühe Diagnosestellung des Lungenmilzbrands ist oft schwierig. Die Erkrankung verläuft typischerweise in 2 Stadien. Während des ersten Stadiums, das Stunden bis wenige Tage dauert, treten unspezifische Symptome wie Fieber, Schwäche, Husten, Kopfschmerz oder abdominelle Beschwerden auf. Das 2. Stadium setzt meist abrupt mit hohem Fieber, Dyspnoe und Schocksymptomatik ein. In der Röntgenuntersuchung des Thorax fällt vor allem ein verbreitertes Mediastinum als Ausdruck des mediastinalen Lymphknotenbefalls auf. Bei etwa der Hälfte der Patienten kommt es zu einer hämorrhagischen Meningitis. In diesem Stadium kann der Tod innerhalb weniger Stunden eintreten. Die Angaben zur Mortalität reichen trotz des Einsatzes von Antibiotika von 68–89% [1–3].

Darmmilzbrand
Der Milzbrandbefall des Gastrointestinaltraktes ist vor allem auf den Verzehr kontaminierten Fleisches zurückzuführen. Es wird zwischen einer oropharyngealen und einer abdominellen Verlaufsform unterschieden. Nach dem Auftreten oraler bzw. pharyngealer Ulzerationen kommt es zu einem schweren Krankheitsbild mit ausgeprägter Lymphadenopathie, Ödemen und Sepsis. Die abdominelle Form ist vor allem durch Übelkeit, blutige Diarrhoen, akutes Abdomen und Sepsis gekennzeichnet. Die Mortalität ist ähnlich der des inhalativen Milzbrandbefalls [2, 3].

■ Differentialdiagnostik
Beim Hautmilzbrand ist das schmerzlose, mit einer schwarzen Kruste bedeckte Ulkus Ausdruck eines späten Stadiums der Infektion. Differentialdiagnostisch ist an eine Vielzahl von Erkrankungen mit papulösen bzw. später ulzerierten Läsionen mit regionalen Lymphknotenbeteiligungen zu denken. In Betracht kommen u.a. Ecthyma gangraenosum (Pseudomonas aeruginosa), Rattenbißfieber (Streptobacillus moniliformis, Spirillum minus), Tularämie (Francisella tularensis), Pest (Yersinia pestis), *Glanders* (Pseudomonas pseudomallei), *Rickettsialpox* (Rickettsia akari), Orf (Parapoxvirus), Staphylokokken-Lymphadenitis (Staphylococcus aureus), kutane Tuberkulose (Mycobacterium tuberculosis), Lepra (Mycobacterium leprae) oder Buruli-Ulkus (Mycobacterium ulcerans) [1].

Die initialen Symptome des Lungenmilzbrandes entsprechen denen eines grippalen Infektes. Da gerade hier der frühe Therapiebeginn von entscheidender Bedeutung ist, kommt der Einschätzung der Möglichkeit, mit Anthrax Kontakt gehabt zu haben, wesentliche Bedeutung zu. Nach Aufnahme von Sporen über den Gastrointestinaltrakt kann der initiale Darmmilzbrand das Bild eines akuten Abdomens hervorrufen.

■ Therapie

Hautmilzbrand

Laut Mitteilung des Robert-Koch-Institutes vom 12.10.2001 ist bei Hautmilzbrand Penicillin das Mittel der Wahl, das über 5–7 Tage gegeben werden soll. Es gibt andere Empfehlungen, die eine längere Therapiedauer vorsehen (meist 7–14 Tage). Laut CDC sollten bei jedem Fall von Hautmilzbrand Penicillin G 4 Mio. IE alle 4 Stunden intravenös gegeben werden. Andere Empfehlungen halten eine intravenöse Applikation nur bei systemischen Komplikationen, bei ausgeprägtem Ödem oder bei Befall von Hals oder Kopf für erforderlich [1, 3]. Bei vorhandener Penicillinallergie kommen Doxycyclin, Tetracyclin, Ciprofloxacin oder Erythromycin als Alternativen in Betracht. Sofern Hinweise auf eine Penicillin-Resistenz vorliegen, sollte bis zum Vorliegen eines Antibiogramms Ciprofloxacin eingesetzt werden. Als Lokalmaßnahmen werden Ruhigstellung, trockenes Abdecken und antimikrobielle Puder empfohlen. Die Nekrosen sollten nicht abgetragen werden, Inzisionen unterbleiben. Das Verbandsmaterial ist in Anbetracht der langen Überlebenszeit und hohen Resistenz der Sporen gesondert zu entsorgen. Die Patienten sollten möglichst in Einzelzimmern untergebracht werden, eine Quarantäne ist nicht erforderlich. Eine direkte Übertragung von Mensch zu Mensch könnte nur bei Kontakt mit infektiösem Material stattfinden [1, 2, 5, 6].

Lungen- und Darmmilzbrand

Das Robert-Koch-Institut empfiehlt für Erwachsene eine Behandlung mit Ciprofloxacin 2 × 500 mg/d (Kinder 20–30 mg/kg KG/d in 2 Dosen) oder Doxycyclin 2 × 100 mg/d (Kinder 5 mg/kg KG/d in 2 Dosen). Die amerikanischen Empfehlungen sehen als Initialmaßnahme Ciprofloxacin 400 mg alle 12 Stunden intravenös vor. Nach Vorliegen eines Antibiogramms sollte auf Penicillin G 4 Mio. IE alle 4 Stunden oder Doxycyclin 100 mg alle 12 Stunden intravenös gewechselt werden. Eine derartige Behandlung sollte über 60 Tage erfolgen [5, 8, 9].

Als Chemoprophylaxe bei potentieller Aerosol-Exposition empfiehlt das Robert-Koch-Institut Ciprofloxacin 2 × 500 mg/d (Kinder 20–30 mg/kg KG/d in 2 Dosen) oder Doxycyclin 2 × 100 mg/d (Kinder 5 mg/kg KG/d in 2 Dosen) oder Amoxicillin 3 × 500 mg/d (Kinder 80 mg/kg KG/d in drei Dosen) über 8 Wochen bzw. bis der Expositionsverdacht ausgeräumt ist [5, 8, 9].

Gegenwärtig (2002) ist laut Robert-Koch-Institut in Deutschland kein Impfstoff gegen Milzbrand verfügbar. Grundsätzlich gibt es Totimpfstoffe, die in England, den USA und Kanada zugelassen sind, sowie einen Lebendimpfstoff und ein Antiserum vom Pferd mit Zulassung in Rußland [5].

■ Einsatz als Biowaffe

Das wohl größte Katastrophenszenario stellt die kriegerische oder terroristische Freisetzung von Milzbrand-Sporen durch Flugzeuge o. ä. dar. Laut eines WHO-Reports aus dem Jahre 1970 würde das Verteilen von 50 kg Milzbrand-Sporen entlang einer 2-km-Linie über einer Stadt mit 500.000 Einwohnern innerhalb von 3 Tagen 125.000 Infektionen hervorrufen und zu 95.000 Todesfällen führen. Eine Analyse des *Office of Technology* des US-Kongresses aus dem Jahre 1994 geht von 130.000 bis 3 Millionen Todesfällen durch den Einsatz von 100 kg Milzbrand-Sporen über Washington DC aus. In mindestens 17 Nationen, zu denen auch Rußland und die Vereinigten Staaten von Amerika gehören, werden Biowaffen-Programme durchgeführt. Gegenwärtig sind keine Warnsysteme installiert, mit denen Anthrax-Sporen als Aerosol-Wolke in der Atmosphäre zuverlässig entdeckt werden können. Visuell wäre ein derartiges Ereignis nicht zu erfassen. Das *Center for Civilian Biodefense Studies* der *John Hopkins University* geht davon aus, daß die ersten Hinweise auf einen bioterroristischen Angriff Patienten mit Krankheitssymptomen wären [8–10]. Schwer einzuschätzen ist das Gefährdungspotential, das von genetischen Veränderungen der Erreger ausgeht. Aus der doch großen Palette von Machbarem gehört die Übertragung von Resistenzgenen zu den eher einfach zu realisierenden Techniken [10, 11].

Möglichkeiten des Schutzes
Für den Fall eines terroristischen Anschlages mit Freisetzung von Sporen in der Luft werden das Tragen von Schutzmasken mit P3-Filtern sowie die prophylaktische Einnahme von Antibiotika empfohlen. Den besten Schutz vor Luftschadstoffen bieten geschlossene Gebäude; evtl. vorhandene Lüftungsanlagen sollten abgestellt werden.

Literatur zu 4.2.15

1. Dixon TC, Meselson M, Guillemin J, et al. Anthrax. N Eng J Med 1999; 342: 815–26.
2. Lew D. Bacillus anthracis. In: Mandell GL, Bennett JE, Dolin R (eds). Principles and Practice of Infectious Disease. 5th edn. Philadelphia: Churchill Livingstone, 2000: 2215–20.
3. Inglesby T, Henderson D, Barlett J, et al. Anthrax as a biological weapon. Medical and public health management. JAMA 1999; 281: 1735–45.
4. Centers for Disease Control and Prevention. Basic Laboratory Protocols for the presumptive identification of Bacillus anthracis. 2001. *www.bt.cdc.gov/agent/anthrax/anthrax.asp.*
5. Epidemiologisches Bulletin des Robert-Koch-Instituts. 2001, 41: 10–8.
6. McGovern TW, Christopher GW, Eitzen EM. Cutaneous manifestation of biological warfare and related threat agents. Arch Dermatol 1999; 135: 311–22.
7. Cieslak T, Eitzen E. Clinical and epidemiologic principles of Anthrax. Emerg Inf Dis 1999, 5: 552–5.
8. Centers for Disease Control and Prevention. Bioterrorism alleging use of anthrax and interim guidelines for management – United States. MMWR 1999; 69–74.
9. Center for Civilian Biodefense Studies, John Hopkins University. 2001. *www.hopkinsbiodefens.org.*
10. Report of a WHO group of consultants. Health aspects of chemical and biological weapons. World Health Organisation 1999; 97–9.
11. Dennis C. The bugs of war. Nature 2001; 411: 232–5.

4.3 Gramnegative Bakterien

4.3.1 Meningokokken-Infektion

Michael Weichenthal

■ **Definition**

Durch Meningokokken hervorgerufenes Krankheitsbild, das meistens durch akute Meningitis und/oder Meningokokken-Sepsis gekennzeichnet ist. Neben der erstmals 1805 von Vieusseux [1] beschriebenen klassischen Meningokokken-Meningitis existieren auch andere akute und chronische Manifestationen einer Meningokokken-Infektion.

■ **Erreger**

Neisseria meningitidis wurde 1887 von Weichselbaum [2] isoliert. Es handelt sich um gramnegative aerobe Diplokokken, die sich am besten auf Schokoladenagar kultivieren lassen. Sie lassen sich aufgrund ihrer kapsulären Polysaccharide mindestens 13 verschiedenen Serogruppen zuordnen, wobei die meisten Infektionen durch Serogruppen A, B und C verursacht werden. Andere Oberflächenmoleküle (Membranproteine, Lipooligosaccharide) lassen eine weitergehende Subtypisierung zu.

Der Mensch ist das einzige natürliche Erregerreservoir von *N. meningitidis*, wobei die nasopharyngeale Besiedelung die Quelle für eine Übertragung durch Tröpfcheninfektion darstellt.

■ **Epidemiologie**

Infektionen treten weltweit auf, in Europa und Amerika vornehmlich durch Serogruppen B und C, in Afrika und Asien durch Serogruppen A und C verursacht. Serogruppe B, für die keine effektive Impfung zur Verfügung steht, verursacht ca. zwei Drittel der in Europa berichteten Fälle [3, 4]. Die jährliche Inzidenz der Meningokokken-Infektion beträgt in Deutschland ca. 1:100.000. Eine Erkrankung kann in jedem Lebensalter auftreten, wobei Säuglinge und Kleinkinder ein deutlich erhöhtes Risiko aufweisen und in etwa der Hälfte aller Erkrankungsfälle betroffen sind. Eine jahreszeitliche Häufung der Infektionen besteht im Winter und im Frühjahr.

■ Diagnostik

Primär ist der Erregernachweis aus Liquor oder Blut mittels mikroskopischer Darstellung und Kultur anzustreben [5]. Eine kulturelle Anzucht gelingt auch aus den Hautefflorenszenzen (Stanzbiopsie) [6]. Der Nachweis von Meningokokken-DNA in der PCR kommt zunehmend zum Einsatz und bietet neben einer guten Sensitivität und Spezifität die Vorteile der raschen und serotypspezifischen Diagnose. Lediglich ergänzend kommen serologische Verfahren zum Tragen.

■ Klinik

Die klinischen Erscheinungen einer Meningokokken-Infektion sind vielfältig (Tab. 4.3-1). Eine bakterielle Meningitis tritt in ca. 50% der Fälle mit den typischen Symptomen auf: Kopfschmerz, Fieber, Nackensteife, gelegentlich auch Übelkeit, Erbrechen, Photophobie und mentale Veränderungen.

Ein Erregernachweis in der Blutkultur gelingt in ca. 75% der Fälle, wobei eine eigentliche Meningokokken-Sepsis lediglich bei 5–15% auftritt. Diese ist gekennzeichnet durch akutes Fieber und bei bis zu 90% durch Auftreten von Hautveränderungen, die anfänglich sehr diskret sein können, häufig aber einen wichtigen Hinweis zur Diagnose geben. Es finden sich Petechien oder makulopapulöse Veränderungen mit hämorrhagischer Note an Rumpf und Extremitäten inklusive Palmae und Plantae, im Verlauf disseminierte Purpura, die sich bis hin zur Purpura fulminans ausweiten kann. Diese reflektiert eine Allgemeinbeteiligung im Sinne einer disseminierten intravasalen Koagulation und geht zumeist mit adrenaler Hämorrhagie und Multiorganversagen im Sinne eines Waterhouse-Friderichsen-Syndroms einher.

Eine Pneumonie tritt ebenfalls in ca. 5–15% der Fälle auf, während andere fokale Manifestationen (Tab. 4.3-1) deutlich seltener sind.

Im Verlauf einer Meningokokken-Infektion kann ca. 5–9 Tage nach Erkrankungsbeginn auch bei adäquater Antibiotikatherapie eine infektallergische Vas-

Tabelle 4.3-1 Klinische Manifestationen der Meningokokken-Infektion.

- Meningokokken-Meningitis
- Meningokokken-Sepsis
- Purpura fulminans
- Waterhouse-Friderichsen-Syndrom
- Infektion des Respirationstraktes
- Pneumonie
- Epiglottitis
- Otitis media
- Konjunktivitis
- Arthritis
- Urethritis
- Perikarditis
- Chronische Meningokokken-Sepsis

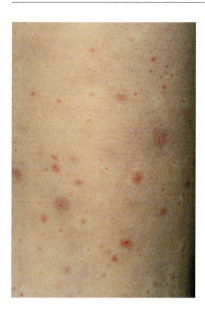

Abbildung 4.3-1 Meningokokken-Infektion: purpuriformes Exanthem.

kulitis in Form einer leukozytoklastischen Vaskulitis kleiner Gefäße auftreten, die mit den entsprechenden Hauterscheinungen einhergeht.

In seltenen Fällen tritt eine chronische Meningokokken-Bakteriämie auf, die durch intermittierendes Fieber, Kopfschmerzen, Arthralgien und Hautveränderungen gekennzeichnet ist [7, 8]. Diese erscheinen in der Mehrzahl der Fälle als makulopapulöses Exanthem, das begleitend mit den Fieberschüben auftritt und eine variabel ausgeprägte purpuriforme Komponente aufweist [9] (Abb. 4.3-1).

■ Differentialdiagnose

Es sind Virusexantheme und Arzneimittelexantheme, Vasculitis allergica und Purpura anderer Genese zu bedenken.

■ Therapie

Neben der angemessenen symptomatischen Therapie je nach klinischem Erscheinungsbild kommt der rasch einsetzenden antibiotischen Therapie die entscheidende Rolle zu. Als Mittel der Wahl kann bei hierzulande erworbenen Infektionen noch Penicillin G gelten. Erwachsene erhalten bis 3 × 10 Mega IE/d i.v., Kinder eine Tagesdosis von 500.000 IE/kg, verteilt auf 3–4 i.v.-Gaben. Bei unklarer oder nachgewiesener Resistenz Therapie mit Ceftriaxon i.v. 2 × 2 g/d (Erwachsene) bzw. 2 × 40 mg/kg/d (Kinder).

Die Patienten sind für mindestens 24 h nach begonnener antibiotischer Therapie zu isolieren. Enge Kontaktpersonen erhalten eine 10tägige prophylaktische Behandlung mit Rifampicin 2 × 10 mg/kg/d (max. 600 mg) oder Erwachsene einmalig 500 mg Ciprofloxacin oral. Alternativ ist eine Prophylaxe mit Ceftriaxon möglich.

Der Verdacht, die Erkrankung sowie der Tod durch eine Meningokokken-Meningitis oder -Sepsis sind nach §6 IfSG an das Gesundheitsamt meldepflichtig.

Die allgemeine Prävention mittels aktiver Immunisierung wird derzeit nur für bestimmte Risikogruppen (v. a. Aufenthalte in Endemiegebieten) empfohlen [10, 11]. Bei regional oder temporär gehäuftem Auftreten von Meningokokken-Erkrankungen kann das Gesundheitsamt eine Impfempfehlung für entsprechende Personen und Personengruppen aussprechen. Die Impfung ist derzeit nur gegen die Serogruppen A und C sowie W135 und Y wirksam.

Literatur zu 4.3.1

1. Vieusseux M. Mémoire sur la maladie qui a regné a Genve au printemps de 1805. J Med Chir Pharmacol 1805; 11: 163.
2. Weichselbaum A. Über die Ätiologie der akuten Meningitis cerebro-spinalis. Fortschr Med 1887; 5: 573–83.
3. Conolly M, Noah N. Is group C meningococcal disease increasing in Europe? A report of surveillance of meningococcal infection in Europe 1993–6. Epidemiol Infect 1999; 122: 41–9.
4. Rosenstein NE, Perkins BA, Stephens DS, Popovic T, Hughes JM. Meningococcal disease. N Engl J Med 2001; 344: 1378–88.
5. Leitlinien „Meningitis". In: Deutsche Gesellschaft für pädiatrische Infektiologie. Handbuch 1997. 2. Auflage. München: Futuramed Verlag, 1997.
6. Texereau M, Roblot P, Dumars A, Grignon B, Becq-Giraudon B. The usefulness of skin culture in the diagnosis of chronic meningococcaemia. J Intern Med 1997; 242: 519–20.
7. Nielsen LT. Chronic meningococcemia. Arch Dermatol 1970; 102: 97–101.
8. Assier H, Chosidow O, Rekacewicz I, Lionnet F, Pipau FG, Riou JY, Revuz J. Chronic meningococcemia in acquired immunodeficiency infection. J Am Acad Dermatol 1993; 29: 793–4.
9. Ploysangam T, Sheth AP. Chronic meningococcemia in childhood: case report and review of the literature. Pediatr Dermatol 1996; 13: 483–7.
10. Impfempfehlung der Ständigen Impfkommission am Robert-Koch-Institut. Epidemiologisches Bulletin 2001; 28: 203–18.
11. World Health Organization Working Group. Control of epidemic meningococcal diseases: WHO practical guidelines. Edition Foundation Marcel Merieux, Lyon, 1995.

4.3.2 Gonorrhö

Susann-Friederike Hadlich, Peter K. Kohl

■ Definition
Sexuell übertragbare Infektion der Schleimhäute des Urogenitaltraktes, des Rektums, des Rachens und der Konjunktiven durch *Neisseria gonorrhoeae*. Aufsteigende Infektionen können zu Sterilität, hämatogene Ausbreitung zu einer disseminierten Gonokokken-Infektion führen.

■ Synonyme
Blennorrhö, Tripper.

■ Erreger
Neisseria gonorrhoeae ist eine aerob wachsende, gramnegative, vorwiegend als Diplokokke wachsende Kokke (Gonokokken).

■ Epidemiologie
Neisseria gonorrhoeae wurde 1879 durch den Hautarzt Albert Neisser erstmals beschrieben. Der häufig symptomlose Verlauf und die Zunahme von Antibiotikaresistenten Gonokokkenstämmen sind entscheidend für die Weiterverbreitung der Gonorrhö. In Deutschland lag die Inzidenz der Gonorrhö in den letzten drei Jahren (1998–2000) der Gültigkeit des Gesetzes zur Bekämpfung der Geschlechtskrankheiten von 1953 bei 3 Erkrankungen/100.000 Einwohnern. Die Dunkelziffer dürfte um den Faktor 10 höher liegen. In England und Wales besteht seit Mitte der 90er Jahre ein anhaltender Anstieg der Gonorrhözahlen. Verantwortlich für diese Zunahme sind junge Männer und Frauen sowie homosexuelle Männer. Das Phänomen der „neuen Sorglosigkeit" wird aber auch schon in Deutschland beobachtet [1, 2].

■ Übertragungswege
Der Mensch ist der einzige Wirt von *Neisseria gonorrhoeae*. Die Übertragung erfolgt ausschließlich durch direkten Schleimhautkontakt, meist beim Geschlechtsverkehr oder beim Geburtsvorgang. Die Inkubationszeit beträgt 1–6 (bis 14) Tage. Nach einmaligem Verkehr mit einer infizierten Frau erkranken 20–35 % der Männer. Das Infektionsrisiko für Frauen ist mit 60–90 % bei einmaligem Geschlechtsverkehr mit einem infizierten Mann wesentlich höher.

■ Diagnostik

Mikroskopisches Präparat
Bei Männern werden Abstriche aus der Urethra, bei Frauen aus der Endozervix und der Urethra entnommen. Bei entsprechender Anamnese sind zusätzlich Abstriche aus dem Pharynx und der Analregion notwendig. Das Sekret wird auf

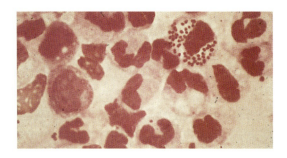

Abbildung 4.3-2 Gram-Färbung: Intraleukozytär gelegene gramnegative Diplokokken sind in Verbindung mit dem typischen klinischen Bild beweisend für eine Gonorrhö.

einem Objektträger in dünner Schicht ausgestrichen. Zur Fixierung hält man das Präparat kurz über die Bunsenflamme. Im Anschluß erfolgt eine Methylenblau- oder Gram-Färbung.

Positiver Befund: Intraleukozytär gelagerte Diplokokken (bei asymptomatischen Patienten häufig extraleukozytär) (Abb. 4.3-2).

Negativer Befund: Keine Diplokokken.

Kultur

Die Kultivierung erfolgt auf einem Thayer-Martin-Selektivmedium, die Inkubation bei 35–36 °C bei hoher Luftfeuchtigkeit und in einer mit 4–6 % CO_2 angereicherten Atmosphäre. Nach 18–48 h werden glänzend-graue Kolonien sichtbar. Zur Kulturbestätigung dienen die Zytochromoxidasereaktion und Kohlenhydratvergärung. Alternativ zur Kohlenhydratvergärung ist ein Koagglutinationstest mit Protein-I-spezifischen monoklonalen Antikörpern möglich (Phadebact®).

Direktnachweis

Zum Direktnachweis stehen folgende Testprinzipien zur Verfügung: Enzym-Immunoassay (80–85 % Sensitivität, 90–95 % Spezifität), DNS-Hybridisierungstest (87 % Sensitivität, 97 % Spezifität), Ligase-Kettenreaktion (95 % Sensitivität, 100 % Spezifität), Polymerase-Kettenreaktion (92 % Sensitivität, 100 % Spezifität).

■ Klinik [3, 4]

Urogenitale Gonorrhö der Frau

Ca. 50–80 % aller Frauen haben keine Beschwerden. Gelegentlich treten Rötung und Schwellung der kleinen und großen Labien, Fluor genitalis, Schmerzen und Brennen bei der Harnentleerung auf. Selten kommen Tenesmen bei bakterieller Begleitzystitis, Menorrhagien und Zwischenblutungen bei Mitbeteiligung des Endometriums hinzu.

Aufsteigende Gonorrhö der Frau

Im Verlauf können Salpingitis (10–20 %), Adnexitis, Peritonitis, akute Entzündungen des kleinen Beckens (Pelvic inflammatory disease, PID) sowie Dyspareunie auftreten. Spätfolgen können chronische Unterbauchbeschwerden, ektope Schwangerschaften und Sterilität sein.

Urogenitale Gonorrhö des Kindes
Die Gonorrhö kann sich bei Kindern in Form von Rötung und Schwellung der Urethralmündung und der kleinen und großen Labien sowie in Form von Juckreiz, Dysurie mit eitrigem genitalem Fluor bis zu reflektorischer Harnretention, Obstipation, Appetitlosigkeit und Schlaflosigkeit äußern.

Urogenitale Gonorrhö des Mannes (Abb. 4.3-3)
Ca. 15–30% der Männer haben keine Beschwerden. Symptome sind Dysurie und urethraler Ausfluß.

Aufsteigende Gonorrhö des Mannes
Prostatitis, Vesikulitis und Epididymitis sind Komplikationen der Gonorrhö bei Männern.

Rektale Gonorrhö
Bei ca. 90% zeigt sich ein asymptomatischer Verlauf. Eine Infektion der rektalen Schleimhaut besteht bei ca. 50% der an Cervicitis gonorrhoica erkrankten Frauen. Das Rektum als alleiniger Infektionsort wird häufig bei männlichen Homosexuellen mit Analverkehr festgestellt.

Pharyngeale Gonorrhö
Die Übertragung erfolgt durch orogenitalen Kontakt und verläuft bei 90% völlig asymptomatisch.

Ophthalmoblennorrhoea neonatorum
Durch intrauterine Infektion oder durch Infektion während des Geburtvorganges hervorgerufene Schwellung der Lider mit Chemosis. Eitriges Sekret führt zur Verkrustung der Lidspalten. Unbehandelt kann es zum Auftreten eines Ulcus corneae, eines Sekundärglaukoms oder zur Erblindung kommen.

Ophthalmoblennorrhoea adultorum
Die Übertragung findet durch direkten Kontakt oder evtl. Autoinokulation statt. Klinisch zeigen sich Rötung und Schwellung der Lider und der Konjunktiven, eitrige Sekretion, einhergehend mit Lichtscheu. Komplikationen: Hornhautbefall, Perforation, Sehverlust.

Disseminierte Gonokokken-Infektion (DGI)
Eine DGI tritt bei ca. 0,5–3% der infizierten Patienten, meist bei asymptomatisch Infizierten, auf. Klinische Trias: akute Polyarthritis, Fieberschübe, typische Hautveränderungen (akral lokalisierte flohstichartige Hämorrhagien, entzündliche Papeln, hämorrhagische Pusteln mit zentraler Nekrose) (Abb. 4.3-4).

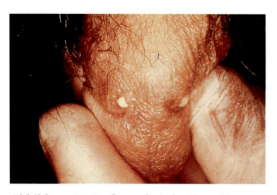

Abbildung 4.3-3 Gonorrhoische Tysonitis, Infektion der Glandulae preputiales mit N. gonorrhoeae (benannt nach Edward Tyson, 1650–1708, Anatom, London).

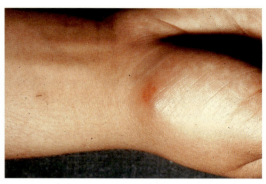

Abbildung 4.3-4 Papulonekrotische Herde am Unterarm bei disseminierter Gonokokken-Infektion (DGI).

Monarthritis gonorrhoica
Oligo- oder monosymptomatische Form der DGI. Sie folgt meist Polyarthralgien und äußert sich klinisch mit einer Überwärmung und fluktuierendem Erguß eines großen Gelenkes, meist des Knies. Im Rahmen einer DGI wurden des weiteren Perihepatitis, Blepharitis, Iritis, Iridozyklitis, Endo-, Myo- und Perikarditis, Meningitis und Osteomyelitis beschrieben.

■ Differentialdiagnose

Urogenitale Gonorrhö der Frau
Infektionen durch *Chlamydia trachomatis*, *Trichomonas vaginalis*, *Candida albicans*, *Herpes-simplex-Virus*.

Aufsteigende Gonorrhö der Frau
Appendizitis, Hämatozele, Tubarabort, stielgedrehter Ovarialtumor, Cholezystitis.

Urogenitale Gonorrhö des Kindes
Infektionen durch Oxyuren, *Candida albicans*, Trichomonaden, Darmbakterien, Fremdkörper.

Urogenitale Gonorrhö des Mannes
Nichtgonorrhoische Urethritis durch *Chlamydia trachomatis*, Mykoplasmen, Trichomonaden, *Candida albicans*, *Herpes-simplex-Virus*, *Staphylococcus aureus*, Streptokokken, *E. coli*.

Aufsteigende Gonorrhö des Mannes
Infektionen durch *Escherichia coli, Streptococcus faecalis, Staphylococcus aureus, Chlamydia trachomatis, Mycobacterium tuberculosis,* Samenstrangtorsion, Mumpsorchitis, malignen Hodentumor.

Rektale und pharyngeale Gonorrhö
Infektion durch *Candida albicans.*

Ophthalmoblennorrhoea neonatorum
Infektionen durch *Chlamydia trachomatis, Staphylococcus aureus,* Hämophilus-Species, Pneumokokken, *Herpes-simplex-Virus.*

Ophthalmoblennorrhoea adultorum
Infektionen durch *Chlamydia trachomatis, Staphylococcus aureus,* Hämophilus-Species, Pneumokokken, *Herpes-simplex-Virus.*

Disseminierte Gonokokkeninfektion
Vasculitis allergica, Morbus Reiter, rheumatoide Arthritis.

■ Therapie

Allgemeines
Seit längerem wird über ein verstärktes Auftreten von Penicillinase-produzierenden *Neisseria-gonorrhoeae*-Stämmen (PPNG) berichtet. In Deutschland sind ca. 20% aller *Neisseria-gonorrhoeae*-Stämme Penicillin-resistent. Zudem wurde über Fälle mit einer Plasmid-vermittelten Tetrazyklin-Resistenz berichtet. Vorwiegend in Südostasien sind multiresistente *Neisseria-gonorrhoeae*-Stämme (Ofloxacin, Ciprofloxacin, Spectinomycin) bekanntgeworden. Neben Spectinomycin stehen Cephalosporine der 3. und Quinolone der 2. Generation im Vordergrund der Therapieempfehlungen [5, 6].

Urogenitale Gonorrhö
Einzeitbehandlung: Ofloxacin (Tarivid®) 400 mg p.o. oder Ciprofloxacin (Ciprobay®) 500 mg p.o. oder Spectinomycin (Stanilo®) 2 g i.m. oder Ceftriaxon (Rocephin®) 250 mg i.m.

Pharyngeale und rektale Gonorrhö
Pharyngeal: Ceftriaxon 250 mg i.m.
Rektal: Ceftriaxon 250 mg i.m. oder Spectinomycin 2 g i.m.

Gonorrhö bei Kindern
< *45 kg:* Ceftriaxon 125 mg i.m.
> *45 kg:* Ceftriaxon 250 mg i.m.

Gonorrhö in der Schwangerschaft
Cefotaxim (Claforan®) 500 mg i.m. oder Ceftriaxon 250 mg i.m.
Keine Tetracycline und Chinolone!

Ophthalmoblennorrhö
Neugeborene: Ceftriaxon (25–50 mg/kg KG) i.v. oder 2mal/d Cefotaxim (25 mg/kg KG) i.v. oder i.m. über 7 Tage.
Erwachsene: Cefoxitin (4 × 1 g) i.v. oder Cefotaxim (4 × 500 mg) i.v. oder Ceftriaxon 1 g i.v. über ca. 5 Tage.
Bei Penicillinsensibilität: 2 × 10 Mill. IE Penicillin G/d i.v.

Aufsteigende Gonorrhö
Stationäre Therapie beispielsweise mit folgenden Kombinationen: Cefoxitin (MEFOXITIN®) 3 × 2 g i.v., Doxycyclin (Vibramycin®) 2 × 100 mg i.v., Metronidazol (Arilin®) 3 × 500 mg i.v. über 7 Tage.

Disseminierte Gonokokken-Infektion
Stationäre Therapie: Cefoxitin (4 × 1 g) i.v. oder Cefotaxim (4 × 500 mg) i.v. oder Ceftriaxon 1 g i.v. oder Spectinomycin 2 × 2 g i.m. über ca. 5 Tage.
Bei Penicillinsensibilität: 2 × 10 Mill. IE Penicillin G/d i.v. bis zur klinischen Besserung, anschließend Amoxicillin 4 × 500 mg oder Ampicillin 4 × 500 mg p.o., Gesamttherapiedauer ca. 7 Tage.

Bei hoher Koinzidenz mit Chlamydien-Infektionen wird die Gabe von Tetracyclin (4 × 500 mg) oder Doxycyclin (2 × 100 mg) über 7 Tage empfohlen. In der Schwangerschaft ist Erythromycin das Mittel der Wahl.

Kontrolluntersuchung
Eine Kontrollkultur sollte 4–7 Tage nach Therapieende erfolgen. Bei Fortbestehen der Urethritissymptomatik müssen folgende Ursachen näher untersucht werden: Therapieversagen (Antibiotikaempfindlichkeitstestung), Reinfektion, Koinfektion (z.B. Chlamydien-Infektion). Alle Gonorrhö-Patienten sollten serologisch auf Syphilis untersucht und auf die Möglichkeit einer erworbenen HIV-Infektion aufmerksam gemacht werden.

Literatur zu 4.3.2

1. Marcus U. Epidemiologisches Bulletin 38/2001 (Robert-Koch-Institut).
2. Marcus U. Epidemiologisches Bulletin 32/2001 (Robert-Koch-Institut).
3. Brown TJ, Yen-Moore A, Tyring SK. An overview of sexually transmitted diseases. Part I. J Am Acad Dermatol 1999 Oct; 41 (4): 511–32.
4. Donovan B, Knight V, McNulty AM, Wynne-Markham V, Kidd MR. Gonorrhoea screening in general practice: perceived barriers and strategies to improve screening rates. Med J Aust 2001 Oct 15; 175 (8): 412–4.

5. Behets FM, Miller WC, Cohen MS. Syndromic treatment of gonococcal and chlamydial infections in women seeking primary care or the genital discharge syndrome: decision-making. Bull World Health Organ 2001; 79 (11): 1070–5.
6. Low DE. The new oral cephalosporins in community-acquired infections. Clin Microbiol Infect 2000; 6 (Suppl 3): 64–9.

4.3.3 Pseudomonas-aeruginosa-Infektion

MIRJAM VOGEL, DIETRICH ABECK

■ Definition
Durch den fakultativ pathogenen gramnegativen Keim Pseudomonas aeruginosa (P. aeruginosa) können Infektionen mit unterschiedlichen klinischen Krankheitsbildern an der Haut ausgelöst werden: Gramnegative Follikulitis, Wundinfektion und gramnegativer Fußinfekt (Abb. 4.3-5).

■ Erreger
P. aeruginosa (= grünspanig) ist wie alle Pseudomonaden ein gramnegatives, pleomorphes, aerobes Stäbchen. Aufgrund seiner Fähigkeit, blaugrünen Eiter zu bilden, war früher auch die Bezeichnung *Bacterium pyocyaneum* gebräuchlich. Der Keim ist lophotrich begeißelt und bildet makroskopisch bei 35 °C bis maximal 41 °C sehr charakteristische flache, rauhe, gelappte oder ausgefranste, graue Kolonien. Der äußerst anspruchslose Saprophyt kann sogar in manchen Desinfektionsmitteln überleben [1].

■ Epidemiologie
P. aeruginosa ist ein weitverbreiteter Boden- und Wasserkeim, der jedoch auch aus dem Intestinaltrakt des Menschen isoliert wurde und passager der residenten Hautflora angehören kann. Daher ist P. aeruginosa nicht obligat pathogen, sondern vielmehr ein opportunistischer Erreger, der gern vorbestehende Wundflächen besiedelt und immungeschwächte Personen befällt.

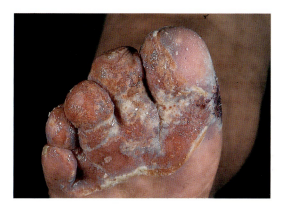

Abbildung 4.3-5 Gramnegativer Fußinfekt. Im Bereich der Vorfüße großflächige erosive Hautveränderungen mit fibrinösen Belägen.

■ **Übertragungswege**

Eintrittspforte sind Wunden, vor allem großflächige und schlecht durchblutete, die Atemwege sowie der Gastrointestinal- und Urogenitaltrakt.

Da der Keim ein feuchtes Milieu benötigt und Abwehrgeschwächte prädisponiert sind, ist er häufig Ursache nosokomialer Infektionen, beispielsweise über Beatmungs- und Absauggeräte, Luftbefeuchter, Inkubatoren für Frühgeborene und andere medizintechnische Geräte und Instrumente.

Körperwarme Schwimmbecken, die unzureichend gefiltert und gechlort werden, bieten ein hervorragendes Reservoir für P. aeruginosa; bei ausreichend langem Aufenthalt ist die Hautbarriere genügend geschädigt, um eine Whirlpool-Dermatitis hervorzurufen.

Eine Follikulitis kann auch entstehen, wenn durch eine langdauernde antibiotische Therapie, wie beispielsweise im Rahmen der Aknebehandlung, gramnegative Keime der Hautflora selektiert werden.

Auf einem ähnlichen Pathomechanismus beruht der gramnegative Fußinfekt, präziser der Fußinfekt durch gramnegative Erreger: Gebahnt durch eine Pilzinfektion oder durch multiple vorausgegangene antimikrobielle Therapien wird das ökologische Gleichgewicht der Hautflora zugunsten von Pseudomonas und anderen gramnegativen Keimen verschoben. Eine oft gleichzeitig bestehende Hyperhidrose schafft das für P. aeruginosa notwendige feuchte Milieu.

■ **Klinik**

Gramnegative Follikulitis

Man sieht kleine, hellgelbe, follikuläre Pusteln auf gerötetem Grund. Häufigste Lokalisation ist das Gesicht. Aber auch andere seborrhoische Areale wie Rücken, Dekolleté oder Capillitium können betroffen sein. Gelegentlich klagt der Patient über begleitenden Juckreiz oder leichtes Brennen.

Im Rahmen einer Sepsis treten die Pusteln mit stark reduziertem Allgemeinzustand und Fieber auf.

Wundinfektion

Die durch P. aeruginosa superinfizierte Wunde ist leicht am blaugrünen Eiter und dem typischen süßlichen Geruch zu erkennen. Eine lediglich mit gramnegativen Keimen *besiedelte* Wunde stellt primär jedoch noch keine behandlungsbedürftige Infektion dar.

Gramnegativer Fußinfekt

Meist auf dem Boden einer Tinea entsteht eine erythematöse Schwellung des Vorfußes und bei weiterem Fortschreiten ein flaches, charakteristisch süßlich riechendes, purulentes Ulkus. Die Hautveränderungen beginnen in den Zehenzwischenräumen, meist beider Füße, und breiten sich auf Fußsohle und -rücken aus.

■ Diagnostik
Die klinische Diagnose sollte durch einen Erregernachweis gesichert werden. Zu beachten ist dabei, daß sich der Erreger oft im Wundgrund und nicht in den oberflächlichen Belägen befindet. Die Anzucht ist unproblematisch und die Spezifizierung dank der vielfältigen und charakteristischen Stoffwechselleistungen von P. aeruginosa eindeutig.

■ Differentialdiagnose

Follikulitis
Die Acne vulgaris zeigt Komedonen, bei Follikulitiden anderer Genese lassen sich die Erreger (Malassezia ssp., Candida oder Staphylokokken) nachweisen. Bei der Rosazea pustulosa gelingt kein Keimnachweis.

Gramnegativer Fußinfekt
Grundsätzlich müssen Infektionen des Vorfußes anderer Genese (superinfiziertes Malum perforans, Erysipel) differentialdiagnostisch berücksichtigt werden.

■ Therapie

Gramnegative Follikulitis
Intern: Änderung des seborrhoischen Milieus durch systemische Retinoide wie Isotretinoin 0,2–1 mg/kg KG/d über mehrere Monate. Da meist eine langdauernde Antibiose zu der Keimverschiebung geführt hat, sollte auf diese verzichtet werden. Eine Pseudomonas-wirksame antibiotische Therapie nach Antibiogramm kann bei Persistenz der Beschwerden in Erwägung gezogen werden. Häufig ist sie jedoch wenig erfolgreich, und nach dem Absetzten der Antibiose kann es zu Rezidiven kommen [2].

Extern: Verzicht auf creme- und salbenhaltige Externa. Günstig wirken sich antimikrobielle Substanzen in Gels und Lösungen aus, z. B. 5% Benzoyl Peroxyd Creme oder Chinosolumschläge.

Wundinfektion
Intern: Eine systemische Antibiose ist nur bei einer drohenden Sepsis oder Zeichen der wundübergreifenden Infektion (Lymphadenitis, Cellulitis) indiziert [3]. Zudem erreicht das Antibiotikum bei schlecht durchbluteten Wunden oft nicht den Wirkungsort.

Extern: Auch externe Antibiotika sind oft wenig hilfreich, da sie Kontaktallergien und Resistenzen fördern, einen antiproliferativen Effekt haben und nur begrenzt bakterizid wirken.

Günstig wirken sich desinfizierende Maßnahmen wie Wasserstoffperoxidlösung und Farbstoffe aus, von denen die Eosinlösung am wenigsten proliferationshemmend wirkt.

In der alternativen Wundbehandlung, besonders der infizierten Wunden, scheint die sterile Made Lucilia sericata sehr gute Erfolge zu zeigen; neben dem proliferativen Effekt und dem biochirurgischen Débridement hat die Made eine deutliche bakterizide Wirkung [4].

Gramnegativer Fußinfekt
Intern: Mittel der ersten Wahl bis zum Erhalt des Antibiogramms sind Chinolone (z. B. Ciprofloxacin 500 mg 2 × 1 p.o. über 10 Tage) oder Ampicillin [5, 6]. Wenn Resistenzen auftreten, sind Cephalosporine der 3. Generation wie Ceftazidim (2- bis 3mal 1–2 g/d i.v.) oder Carbapeneme wie Imipenem (3 × 1 g/d i.v.) meist noch wirksam. Letztere stellen jedoch Reserveantibiotika dar und sollten erst nach entsprechender Resistenzprüfung eingesetzt werden.
Extern: Desinfizierende und austrocknende Maßnahmen wie Chinosol- oder Kaliumpermanganatbäder und -umschläge sowie Leinenläppchen in den Zehenzwischenräumen.

Literatur zu 4.3.3

1. Brandis H, Pulverer G. Lehrbuch der Medizinischen Mikrobiologie. Stuttgart: Gustav-Fischer-Verlag, 1988: 380–6.
2. Altmeyer P. Therapielexikon Dermatologie und Allergologie. Berlin, Heidelberg: Springer, 1997.
3. Gillitzer R. Modernes Wundmanagement. Hautarzt 2002; 53: 130–47.
4. Mumcuoglu KY. Clinical applications for maggots in wound care. Am J Clin Dermatol 2001; 2: 219–27.
5. Noble WC. Gram-negative bacterial skin infections. Semin Dermatol 1993; 12: 336–41.
6. Aste N, Atzori L, Zucca M, et al. Gram-negative bacterial toe web infection: A survey of 123 cases from the district of Cagliari, Italy. J Am Acad Dermatol 2001; 4: 537–41.

4.3.4 Melioidosis

MIRJAM VOGEL, DIETRICH ABECK

■ Definition
Akut septisch oder chronisch-granulomatös verlaufende, rotzähnliche Erkrankung durch Pseudomonas pseudomallei (P. pseudomallei, syn. Burkholderia pseudomallei). Die systemische Infektion kann Menschen und Tiere befallen.

■ Synonyme
Whitmore-Krankheit, Melioidose.

■ Erreger

P. pseudomallei ist ein aerobes, gramnegatives Stäbchen und zeigt die für Pseudomonaden übliche lophotriche Begeißelung. P. pseudomallei zeigt wie P. mallei eine immens große metabolische Aktivität, ist jedoch anders als P. mallei aufgrund der Begeißelung beweglich. Bei einer optimalen Vermehrungstemperatur von 37 °C bildet der Keim innerhalb von 1–2 Tagen große, feuchte, weißlich gewölbte, später auch braun gefärbte Kolonien, die charakteristischerweise erst faulig, dann erdig riechen. Auf Schafblutagar zeigt sich eine diffuse Hämolyse.

P. pseudomallei kommt ubiquitär vor; das geographische Hauptverbreitungsgebiet liegt zwischen dem 20. Grad nördlicher und südlicher Breite. Das Bakterium wurde 1913 durch Whitmore als Erreger der Melioidosis entdeckt [1].

■ Epidemiologie

Bedingt durch seine Verbreitung in der freien Natur kommt die Erkrankung fast ausnahmslos in den Tropen und Subtropen vor; dort besonders in Südostasien, Südamerika und Australien. Die Gesamtmortalität liegt derzeit immer noch zwischen 14% und 50% und hängt vom Verlauf und der Therapie ab. Der mit wesentlich höherer Letalität verbundene septische Verlauf tritt überwiegend bei Patienten mit resistenzmindernden Begleiterkrankungen auf: Diabetes, Alkoholabusus und chronische Lungen- und Nierenerkrankungen stellen einen die Mortalität erhöhenden Risikofaktor dar [1, 2]. Da die Infektion nur äußerst selten von Menschen oder Tieren übertragen wird, gibt es kaum epidemische Ausbreitungen.

■ Übertragungswege

Von kontaminiertem Staub, Pflanzen oder Gewässern gelangt der Erreger durch Inhalation, Ingestion oder über kleine Hautverletzungen in den Organismus. P. pseudomallei kann nach einer klinisch auch inapparent verlaufenden Infektion intrazellulär persistieren und zu einer späteren Reaktivierung und Erkrankung führen. Dies erklärt die sehr stark variierenden Inkubationszeiten.

■ Diagnostik

Die *Anamnese* ist insofern sehr wichtig, da nur mit dem Hinweise auf eine in den Tropen erworbene Melioidosis eine gezielte *Erregeranzucht* für P. pseudomallei durchgeführt werden kann. Diese gelingt abhängig von der Manifestation aus Blut, Eiter, Sputum oder Urin.

Um die Erregerzahl zu erhöhen und die Sensitivität des Nachweises zu optimieren, können kleine Nagetiere mit Untersuchungsmaterial infiziert werden. Diese sind für eine Sepsis empfänglicher, so daß der Erregernachweis aus dem Blut der Versuchstiere leichter gelingt. In der Regel reicht Standardagar (z. B. Kochblut oder Mac Conkey) aus, nur bei der Anzucht aus Sputum wird Selektivmedium benötigt [3].

Serologische Nachweismethoden stellen Komplementbindungsreaktion und Hämagglutinationstest dar; mögliche Kreuzreaktionen auf P. mallei und Yersinia pestis können durch den PCR-Nachweis umgangen werden, der jedoch nicht routinemäßig zur Verfügung steht [4].

■ **Klinik**

Drei Verlaufsformen werden beschrieben: Bei der *akut septischen Form* streut der Erreger von einem meist pulmonal lokalisierten Primärherd und führt auch bei antibiotischer Behandlung oft zum Tode. Die Symptome wie Fieber, Kopf- und Muskelschmerzen, Husten und Diarrhoen sind eher unspezifisch. Treten diese Symptome bei Patienten mit Tropenanamnese auf, muß die Melioidose unbedingt diagnostisch berücksichtigt werden. Erschwerend kommt hinzu, daß auch noch Monate bis Jahre nach dem Tropenaufenthalt eine Infektion (re-)aktiviert werden kann.

Die *subakute Melioidose* verläuft weniger fulminant mit Pneumonie, kutanen und extrakutanen Abszessen und Lymphangitiden.

Die *chronische Verlaufsform* hat die günstigste Prognose, da sie sich meist als lokalisierte Infektion an Haut und Lunge manifestiert. Die granulomatösen Abszesse und Fisteln der Haut und die protrahierte Pneumonie sprechen am besten auf eine Antibiose an.

■ **Differentialdiagnose**

Da bei der akut septischen Form aufgrund der unspezifischen Symptome auch andere fulminant verlaufende Infektionskrankheiten des Endemiegebietes wie Pest und Malleus differentialdiagnostisch in Frage kommen können, ist der rasche Erregernachweis von besonderer Bedeutung.

Das Auftreten von Abszessen und Fisteln weist im Kontext der Allgemeinsymptome ebenfalls auf einen Malleus hin, der sich jedoch durch seine andere Histopathologie (keine Granulome) unterscheidet. Granulomatöse Absiedelungen in verschiedenen Organen, bevorzugt der Lunge, können auch bei Sarkoidose und Tuberkulose vorkommen; auch in diesen Fällen ist der Erregernachweis diagnostisch weiterführend.

■ **Therapie**

Da P. pseudomallei verkapselt intrazellulär persistieren kann, ist eine ausreichend lange *systemische antibiotische Kombinationstherapie* über mindestens 8 Wochen erforderlich. In-vitro-Testungen zeigten eine Empfindlichkeit auf Imipenem, Aminoglykoside, Makrolide, Chinolone und Cephalosporine der 3. Generation [5]. Die auf prospektiven und retrospektiven Studien basierenden Daten deuten darauf hin, daß die Melioidose auf Ceftazidim, Cefoperazon-Sulbactam, Chloramphenicol, Doxycyclin, Ciprofloxacin, Azithromycin und Co-trimoxazol hochdosiert anspricht [2, 6, 7].

Eine Kombinationstherapie mit Co-trimoxazol und Doxycyclin über 22 Wochen zeigte sich dabei dem Regime Ciprofloxacin/Azithromycin über 20 Wochen bezüglich der Rezidivrate überlegen [8].

Offenbar scheinen septische Patienten vom Einsatz des Granulozyten-Kolonien stimulierenden Faktors (G-CSF) hinsichtlich ihres Überlebens zu profitieren [2].

Literatur zu 4.3.4

1. Brandis H, Pulverer G. Lehrbuch der Medizinischen Mikrobiologie. Stuttgart: Gustav-Fischer-Verlag, 1988: 377–9.
2. Currie BJ, Fisher DA, Howard DM, et al. Endemic melioidosis in tropical northern Australia: a 10-year prospective study and review of the literature. Clin Infect Dis 2000; 31: 981–6.
3. Walsh AL, Wuthiekanum V. The laboratory diagnosis of melioidosis. Br J Biomed Sci 1996; 53: 249–53.
4. Bauernfeind A, Roller C, Meyer D, et al. Molecular procedure for rapid detection of Burkholderia mallei and Burkholderia pseudomallei. J Clin Microbiol 1998; 36: 2734–41.
5. Heine HS, England MJ, Waag DM, Byrne WR. In vitro antibiotic susceptibilities of Burkholderia mallei (causative agent of glanders) determined by broth microdilution and E-test. Antimicrob Agents Chemother 2001; 45: 2119–21.
6. Chaowagul W, Suputtamongkol Y, Dance DA. et al. Relapse in melioidosis: incidence and risk factors. J Infect Dis 1993; 168: 1181–5.
7. Chechotisakd P, Porramatikul S, Mootsikapun P, et al. Randomized, double-blind, controlled study of cefoperazone-sulbactam plus cotrimoxazol versus ceftazidime plus cotrimoxazole for the treatement of severe melioidosis. Clin Infect Dis 2001; 33: 29–34.
8. Chechotisakd P, Chaowagul W, Mootsikapun P, et al. Maintenance therapy of melioidosis with ciprofloxacin plus azithromycin compared with cotrimoxazol plus doxycyclin. Am J Trop Med Hyg 2001; 64: 24–7.

4.3.5 Malleus

Mirjam Vogel, Dietrich Abeck

■ **Definition**
Durch Pseudomonas mallei (P. mallei, syn. Burkholderia mallei) hervorgerufene, akute oder chronische Infektionskrankheit bei Einhufern mit seltener Übertragung auf Haustiere und den Menschen.

■ **Synonyme**
Rotz, Glanders.

■ **Erreger**
P. mallei, ein unbewegliches, pleomorphes, bipolar anfärbbares Stäbchen, ist ein obligater Säugetierparasit. Dies ist für die Gattung Pseudomonas ebenso unge-

wöhnlich wie die fehlende Begeißelung. Durch molekularbiologische Untersuchungen konnte jedoch eine enge Verwandtschaft zu P. pseudomallei nachgewiesen und die Gattungsklassifizierung untermauert werden [1].

■ Epidemiologie

Die Erkrankung ist schon seit dem Altertum als Seuche unter Pferden, Eseln und Maultieren bekannt. Malleus ist in Europa und Nordamerika durch strenge seuchenhygienische Maßnahmen nahezu ausgerottet worden. Außerhalb Asiens, Afrikas und des Mittleren Ostens gibt es noch kleinere Endemiegebiete in der Türkei.

Infektionsquelle für den Menschen sind in erster Linie Pferde, weshalb Pferdewirte, Landwirte, Tierärzte und Abdecker besonders gefährdet sind. Aufgrund seiner gattungsuntypischen Eigenschaften herrschte über die Taxonomie lange Unklarheit, obwohl der Erreger bereits 1882 von Löffler und Schütz als Verursacher des Malleus erkannt wurde.

■ Übertragungswege

An Malleus erkrankte Patienten hatten Kontakt mit infizierten lebenden Tieren oder deren Fleisch; Nasen- und Geschwürsekret ist besonders infektiös. Eine Übertragung von Mensch zu Mensch oder von Haustieren auf den Menschen spielt kaum eine Rolle.

Das Eindringen des Erregers erfolgt über die Schleimhaut des oberen Respirationstraktes, über kleine Hautverletzungen oder über den Gastrointestinaltrakt.

■ Diagnostik

Die Anamnese (Kontakt mit infizierten Tieren) ist oft bereits richtungweisend und führt mit dem klinischen Bild zur Diagnose.

Die Sicherung der Diagnose sollte durch den Erregernachweis erfolgen. Dies gelingt durch die Anzucht aus Abstrichmaterial, Sputum oder Blut.

Die Serologie ist ab dem 20. Tag positiv (Komplementbindungsreaktion), wobei jedoch Kreuzreaktionen zu P. pseudomallei bestehen. Eine präzise Differenzierung mit hoher Spezifität und Sensitivität ist mit der PCR-Methode möglich, die derzeit nur in Speziallabors zur Verfügung steht [2].

Die Durchseuchung bei Tieren wird mit dem Mallein-Hauttest (Recall-Antigen analog dem Tuberkulintest) geprüft, der jedoch beim Menschen nicht mehr von Bedeutung ist.

■ Klinik

Nach einer Inkubationszeit von 2–7 Tagen kann der Erreger sehr unterschiedliche Krankheitsbilder mit chronischen und akuten Verläufen verursachen [3]. Der chronische Malleus verläuft seltener letal, kann jedoch auch aus einem beschwerdefreien Intervall in einen akuten Verlauf übergehen und rasch letal enden.

Spontanheilungen sind selten.

Akut fulminanter Verlauf
Unspezifische Beschwerden wie Gliederschmerzen, Kopfschmerzen, Übelkeit, Erbrechen, Schüttelfrost und Fieber setzen sehr plötzlich ein. Eine Splenomegalie wird häufig beobachtet. Die Sepsis kann rasch zum Tode führen.

Akuter Malleus der Haut
An der Eintrittspforte entwickelt sich aus einer erythematösen, münzgroßen Schwellung, häufig mit einer zentralen Pustel, ein unregelmäßig begrenztes Ulkus. Das Geschwür ist häufig unterminiert und speckig-eitrig belegt. Begleitend treten lokal schmerzhafte Lymphangitis und Lymphadenitis auf. Schubweise treten neue Hautveränderungen auf, die dem Primäraffekt gleichen, jedoch gelegentlich auch bullöse Effloreszenzen zeigen. Unbehandelt generalisiert die Infektion unter dem Bild des akuten fulminanten oder des chronischen Verlaufs.

Das gesamte Integument kann befallen werden, Prädilektionsstelle ist jedoch das Gesicht, hier auch die Nasen-, Mund- und Konjuktivalschleimhaut.

Eine septische Aussaat mit Abszessen an inneren Organen führt in wenigen Wochen zum Tode.

Primärer Malleus der Nase
Wenn die Nasenschleimhaut Sitz der Primärinfektion ist, kann, durch die starke Schwellung bedingt, eine Nasenatmung unmöglich sein. Breitet sich die Infektion auch auf Pharynx und Larynx aus, kann der Erkrankte ersticken.

Chronischer Rotz
Der Beginn ist schleichend. Über viele Wochen entstehen, begleitet von Gelenk- und Gliederschmerzen, kutane und subkutane, disseminierte Knoten. Diese zerfallen unter leichtem Fieber nekrotisch und bilden kraterförmige Ulzera. Die Heilungstendenz ist schlecht. Bei chronischem Schleimhautbefall im Gesicht kommt es zur Perforation der Ulzera mit Mutilationen.
Die Erkrankung ist meldepflichtig.

■ Differentialdiagnose
Bei einem isolierten Befall der Nasenschleimhaut und einzelnen Ulzera ist der M. Wegener abzugrenzen (unterschiedlicher histopathologischer Befund, positive cANCAs).

Multiple Abszesse und Fisteln können auch bei der Melioidosis auftreten, die jedoch histopathologisch granulomatös imponieren; eine präzise Differenzierung gelingt mittels PCR.

■ Therapie
Intern: Therapieempfehlungen basieren auf In-vitro-Testungen [4–6], aus dem Tierversuch [7] oder dem klinischen Einzelfallbericht [8]. Demnach ist Pseudomonas mallei empfindlich auf Ceftazidim, Imipenem, Doxycyclin, Aminoglykoside, Chinolone, Makrolide und Piperacillin. Praktisch bewährt hat sich der kom-

binierte Einsatz von Imipenem und Doxycyclin. An Versuchstieren sprach die Therapie mit Sulfadiazin und Trimethoprim an. Nach der individuellen Resistenzprüfung kann dann ggf. auf die empfindlichen Antibiotika umgestellt werden.

Extern: Antiseptische Maßnahmen wie Chinosol- oder Kaliumpermanganatumschläge unterstützen die antibiotische Behandlung.

Literatur zu 4.3.5

1. Brandis H, Pulverer G. Lehrbuch der Medizinischen Mikrobiologie. Stuttgart: Gustav-Fischer-Verlag, 1988: 377–9.
2. Bauernfeind A, Roller C, Meyer D, et al. Molecular procedure for rapid detection of Burkholderia mallei and Burkholderia pseudomallei. J Clin Microbiol 1998; 36: 2737–41.
3. Braun-Falco O, Plewig G, Wolff HH. Dermatologie und Venerologie. Berlin: Springer, 1997: 208–9.
4. Kenny DJ, Russel P, Rogers D, et al. In vitro susceptibilities of Burkholderia mallei in comparison to those of other pathogenic Burkholderia spp. Antimicrob Agents Chemother 1999; 43: 2773–5.
5. Russell P, Eley SM, Ellis J, et al. Comparison of efficacy of ciprofloxacin and doxycyclin against experimental melioidosis and glanders. J Antimicrob Chemother 2000; 45: 813–8.
6. Heine HS, England MJ, Waag DM, et al. In vitro susceptabilities of Burkholderia mallei (causative agent of glanders) determined by broth microdilution and E-test. Antimicrob Agents Chemother 2001; 45: 2119–21.
7. Manzeniuk IN, Dorokhin VV, Svetoch EA. The efficacy of antibacterial preparations against Pseudomonas mallei in in-vitro and in-vivo experiments. Antibiot Khimioter 1994; 39: 26–30.
8. Srinivasan A, Kraus CN, DeShazer D, et al. Glanders in a Military Research Microbiologist. N Engl J Med 2001; 345: 256–8.

4.3.6 Chancroid

MIRJAM VOGEL, DIETRICH ABECK

■ Definition

Eine durch Haemophilus ducreyi (H. ducreyi) ausgelöste Geschlechtskrankheit, die durch sehr schmerzhafte, weiche, genitale Ulzera gekennzeichnet ist und damit zu den „Genital ulcer diseases" (GUD) gehört. Oft sind die Ulzera, die sich durch Autoinokulation auch extragenital manifestieren können, von einer Lymphadenopathie („Bubo") begleitet (Abb. 4.3-6).

■ Synonyme

Ulcus molle, weicher Schanker, Schankroid, Chancre mou.

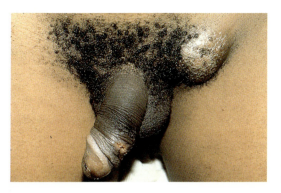

Abbildung 4.3-6 Ulcus molle. Im Bereich des Penisschaftes unilokuläres, scharf begrenztes, schmierig belegtes Ulkus. Unilateral stark vergrößerter Lymphknoten (Ulcus molle, Bubo).

■ Erreger

H. ducreyi ist ein gramnegativer Streptobacillus. Das pleomorphe, kurze Stäbchen bildet typischerweise kettenförmige Anordnungen („Fischzugformation").

In der Methylenblau- oder Giemsa-Färbung ist häufig eine bipolare Anfärbung zu erkennen, die mit einer Sicherheitsnadel verglichen wurde [1]. Der bei einer Infektion zu beobachtende Gewebeschaden wird sowohl durch erregereigene Faktoren als auch durch die Immunantwort des Organismus hervorgerufen [2–4].

■ Epidemiologie

Männer erkranken, bedingt durch das begünstigende Milieu des Präputiums, wesentlich häufiger als Frauen; zirkumzidierte Männer erkranken dagegen wesentlich seltener. Eventuell verläuft die Erkrankung bei Frauen auch häufiger inapparent, da die Läsionen weniger schmerzhaft und vaginal oder zervikal lokalisiert sind. Asymptomatische Keimträgerinnen existieren jedoch nicht.

In den Industriestaaten tritt das Ulcus molle selten auf (wobei über kleinere Epidemien immer wieder berichtet wurde) [5].

Chancroid wurde erstmals 1852 als eigenständige Erkrankung beschrieben und von der Syphilis unterschieden. 1889 konnte Ducrey den Erreger aus Eiter nachweisen; die erfolgreiche Anzüchtung gelang erst um die Jahrhundertwende [6].

■ Übertragungswege

Für eine Infektion müssen Mikroläsionen vorliegen, da H. ducreyi die gesunde Haut nicht durchdringen kann. Superinfektionen bei bestehenden Ulzera sind daher keine Seltenheit. Obwohl der Erreger nahezu immer beim Geschlechtsverkehr übertragen wird, treten jedoch auch regelmäßig Autoinokulationsherde auf.

Natürlicher Wirt ist der Mensch.

■ Diagnostik

Oft ist die *Anamnese* bereits richtungweisend – auf gezieltes Nachfragen erzählt der Patient häufig von sexueller Aktivität während eines Aufenthaltes in tropischen Ländern.

Durch das *klinische Bild* der Ulzera und das Auftreten von Bubonen kann die Erkrankung von anderen ulzerösen Geschlechtskrankheiten abgegrenzt werden.

Der *Erregernachweis* gelingt nach Abstrich vom unterminierten Ulkusrand im Ausstrich und nachfolgender Anzüchtung auf Spezialmedien. Mittels Gram-Färbung kann der Nachweis gramnegativer Stäbchen in fischzugartiger Anordnung hilfreich sein. Da die Interpretation des Ausstrichpräparates durch Mischinfektionen jedoch häufig erschwert wird und sowohl Sensitivität als auch Spezifität ungenügend sind, spielt der Direktnachweis heute nur eine untergeordnete Rolle.

Die Anzucht ist anspruchsvoll und erfordert besondere Kulturbedingungen. Es sollten folgende Spezialmedien zur Verfügung stehen: Mueller-Hinton-Agar mit auf 75 °C erhitztem Pferdeblut (5%ig), einem Wuchsstoffgemisch mit Faktor V und X (1%ig) und 3 mg/l Vancomycin (MHIC) oder Gonokokken-Agar mit 1% Rinderhämoglobin, 5% fetalem Kälberserum, 1% Wuchsstoffgemisch und ebenfalls 3 mg/l Vancomycin (GC-HgS) [7]. Andernfalls kann man auf ein Transportmedium, am besten auf der Basis von Thioglykolat, Hämin, L-Glutamin und Albumin, zurückgreifen.

Eine der Kultur vergleichbare Spezifität, jedoch weitaus höhere Sensitivität, erreicht der PCR-Nachweis aus einem Abstrich.

Als zusätzliche Diagnostik sollten dringend ein HIV-Test und Untersuchungen auf Treponema pallidum (Ulcus mixtum) sowie grampositive und gramnegative Kokken durchgeführt werden, da eine Mischinfektion vorliegen kann.

■ Klinik

Nach einer Inkubationszeit von 3–7 Tagen zeigt sich an der Infektionsstelle als Primäreffloreszenz ein schmerzhaftes Knötchen mit erythematösem Hof. Innerhalb kurzer Zeit geht das Knötchen in eine Pustel über, aus der sich eine Erosion und anschließend ein Ulkus entwickeln, das in der Regel den Grund für die Vorstellung des Patienten darstellt.

Das Ulkus fühlt sich weich an und ist spontan und bei Berührung schmerzhaft. In typischen Fällen zeigt das Geschwür einen charakteristischen Dreizonen-Aufbau: aufgeworfener, unterminierter Randwall mit außen hellrotem entzündlichem Saum und sich nach innen anschließender schmaler gelblicher Nekrosezone, gefolgt von grau-gelblich belegtem Grund. Das klinische Bild sowie die Ulkusgröße können stark variieren [7].

Die Prädilektionsstellen ergeben sich aus dem Übertragungsweg: am männlichen Genitale am inneren Blatt des Präputiums, Sulcus coronarius und Frenulum, seltener an Glans, Penisschaft oder Mons pubis; am weiblichen Genitale häufig an Labien, hinterer Kommissur, periurethral und zervikal. Seltener treten vaginale, anale oder orale Veränderungen auf.

Multiple Ulzera an anderen Körperstellen sind auf Autoinokulation zurückzuführen.

Unbehandelt verläuft das Chancroid chronisch, es kommt nicht zur Spontanheilung, ebensowenig hinterläßt es eine Immunität.

Komplikationen stellen Urethralfisteln, narbige Strikturen und Phimose dar.

Eine Lymphadenopathie entsteht bei knapp der Hälfte der Erkrankten: Im Verlauf der manchmal sichtbar entzündlich verdickten Lymphbahn entwickelt sich am Penisschaft ein Abszeß, der Bubonulus, und bei Mitbeteiligung der inguinalen Lymphknoten ein Bubo. Der fulminante Verlauf mit schmerzhafter Schwellung, Rötung und Fluktuation kann in Einschmelzung, Perforation und Entleerung des Eiters nach außen gipfeln.

Komplikationen entstehen durch Fisteln und Autoinokulation (schankröser Bubo) sowie gangränösen Zerfall. Im weiteren Verlauf kann es zu Vernarbungen kommen. Begleitsymptome sind Abgeschlagenheit und leichtes Fieber.

■ Differentialdiagnose

Das Ulcus durum ist meist nicht schmerzhaft, hart, singulär und unterscheidet sich im Ulkusaufbau, gelegentlich gibt es jedoch Mischinfektionen.

Der Herpes genitalis unterscheidet sich durch die Anamnese und das klinische Bild (polyzyklische Begrenzung der Erosionen).

Das Lymphgranuloma inguinale ist wenig schmerzhaft und kann durch den Erregernachweis differenziert werden.

Differentialdiagnostisch zu berücksichtigen sind auch nicht-venerische Infektionen wie Balanoposthitis erosiva und schankriforme Pyodermie durch Eitererreger.

Als nichtinfektiöse genitale Ulkuserkrankungen kommen fixes toxisches Arzneimittelexanthem (Medikamentenanamnese), Erythema exsudativum multiforme, M. Behçet und M. Reiter differentialdiagnostisch in Frage.

Bei unklarer Vorgeschichte muß auch an ein exulzeriertes Karzinom gedacht werden.

■ Therapie

Intern: Nach den Leitlinien der Deutschen STD-Gesellschaft werden folgende Antibiotika als Mittel der ersten Wahl empfohlen: Erythromycin 4×500 mg p.o. über 7 Tage oder Ciprofloxacin 2×500 mg p.o. über 3 Tage [8]. Bei schlechter Compliance stehen Ceftriaxon 250 mg i.m. oder Azithromycin 1 g p.o. als Einmalgabe mit vergleichbarer Wirksamkeit zur Verfügung [9, 10].

Bei HIV-Infizierten wird häufig ein schlechteres Ansprechen beobachtet, so daß oft eine längere Behandlung erforderlich ist.

Extern: Antimikrobielle Maßnahmen wie Bäder oder Umschläge mit Chinosol oder Kaliumpermanganat unterstützen die antibiotische Behandlung.

Literatur zu 4.3.6

1. Braun-Falco O, Plewig G, Wolff HH. Dermatologie und Venerologie. Berlin: Springer, 1997: 208–9.
2. Wood GE, Dutro SM, Totten PA. Target cell range of Haemophilus ducreyi hemolysin and its involvement in invasion of human epithelial cells. Infect Immun 1999; 67: 3740–9.
3. San Mateo LR, Toffer KL, Orndorff PE, et al. Immune cells are required for cutaneous ulceration in a swine model of chancroid. Infect Immun 1999; 67: 4963–7.
4. Svensson LA, Tarkowski A, Thelestam M, et al. The impact of Haemophilus ducreyi cytolethal distending toxin on cells involved in immune response. Microb Pathog 2001; 30 (3): 157–66.
5. Brown TJ, Yen-Moore A, Tyring SK. An overview of sexually transmitted diseases. Part I. J Am Acad Dermatol 1999; 41: 511–32.
6. Brandis H, Pulverer G. Lehrbuch der Medizinischen Mikrobiologie. Stuttgart: Gustav-Fischer-Verlag, 1988: 377–9.
7. Ballard RC, Abeck D, Korting HC, et al. Morphologische Varianten des durch Haemophilus ducreyi bedingten Genitalulkus. Hautarzt 1989; 40: 443–7.
8. Petzoldt D, Gross G. Diagnostik und Therapie sexuell übertragbarer Krankheiten. Leitlinien 2001 der Deutschen STD-Gesellschaft. Berlin: Springer, 2001: 115–8.
9. Schmid GP. Treatment of chancroid, 1997. Clin Infect Dis 1999; 28 (Suppl 1): S14–20.
10. Malonza IM, Tyndall MW, Ndinya-Achola JO, et al. A randomized, double-blind, placebo-controlled trial of single-dose ciprofloxacin versus erythromycin for the treatment of chancroid in Nairobi, Kenya. J Infect Dis 1999; 180: 1886–93.

4.3.7 Granuloma inguinale

Angelika Stary

■ Definition

Das Granuloma inguinale zählt zu den klassischen Geschlechtskrankheiten und ist eine seltene, durch das Bakterium *Calymmatobacterium granulomatis* („Donovan-Körperchen") verursachte chronisch progressive ulzeröse Infektion im Genitoinguinalbereich (Abb. 4.3-7).

■ Synonyme

Diese Erkrankung hat mehrere meist deskriptive Terminologien: Granuloma venereum, Granuloma venereum genitoinguinale, Granuloma pudendi tropicum, Donovanosis (international favorisierte Bezeichnung) [1].

■ Erreger

C. granulomatis ist ein kleines gramnegatives Stäbchen, das sich intrazellulär in Makrophagen und epithelialen Zellen vermehrt und als Donovan-Körperchen

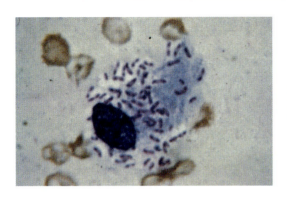

Abbildung 4.3-7 Donovan-Körperchen in Monozyten. Giemsa-Färbung.
[Aus: Hart G. Donovanosis (Granuloma inguinale). In: Mandell GL (Editor in chief). Rein MF (ed). Atlas of Infectious Diseases. Volume V. Sexually Transmitted Diseases.]

mittels Giemsa darstellen läßt [2]. Die Zugehörigkeit zur Gruppe der Klebsiellen wird diskutiert.

■ Epidemiologie
Die Erkrankung war vor der Antibiotikaära weltweit verbreitet, ist aber derzeit nur noch auf tropische Regionen beschränkt (Südafrika, Indien, Papua Neuguinea, einige Teile Australiens). Betroffen sind vorwiegend Personen zwischen 20 und 40 Jahren.

■ Übertragungswege
Obwohl das Granuloma inguinale zu den klassischen Geschlechtskrankheiten zählt, tritt es auch bei sexuell inaktiven Personen auf. Sexualpartner sind in 0,4–52% der Fälle betroffen [3]. Eine Übertragungsmöglichkeit durch fäkale Kontamination wird diskutiert.

■ Diagnostik
Die Diagnose des Granuloma inguinale erfolgt durch Färbung von Gewebeausstrichen oder von Biopsiematerial mittels Giemsa. In Monozyten sind zahlreiche bipolar bläulich angefärbte Bakterien (Donovan-Körperchen) neben einem Infiltrat von Plasmazellen, Leukozyten und Lymphozyten zu erkennen. Die Kultivierung der Bakterien in embryonierten Hühnereiern ist äußerst schwierig und daher routinemäßig nicht durchführbar [4].

■ Klinik
Nach einer Inkubationszeit von einer bis mehreren Wochen treten kleine Papeln und Knötchen auf, die sich durch die Anhäufung von Monozyten charakterisieren, die mit Donovan-Körperchen gefüllt und durch eine starke Gefäßanreicherung (rötliche Farbe der Läsionen mit starker Blutungsneigung) gekennzeichnet sind. Sie wandeln sich in nur gering schmerzende, oft übelriechende Geschwüre und langsam wachsende Granuloma um, wobei verschiedene Manifestationen unterschieden werden:
1. ulzerogranulomatöse Form (in 90% der Fälle);

2. hypertroph-verruköse Form (ausgedehnte Ulzerationen);
3. nekrotische Form (destruierend);
4. sklerotische Form (ausgedehnte Narbenbildung).

Die inguinalen Lymphknoten sind bei etwa 20 % vergrößert, die dann ebenfalls einschmelzen. Bei Frauen ist am häufigsten die Vulvaregion betroffen, in der sich massive Ulzerationen entwickeln können. Extragenitale Manifestationen durch hämatogene Ausbreitung sind selten.

■ Differentialdiagnose

Differentialdiagnostisch sind sämtliche ulzeröse Läsionen im Genitalbereich in Erwägung zu ziehen: Lues II (Condylomata lata), Ulcus molle, genitale Karzinome, Lymphogranuloma venereum, Amöbiasis, Tuberkulose, Pyoderma gangraenosum.

■ Therapie

Tetracycline und Trimethoprim-Sulfamethoxazole sind die am häufigsten verwendeten Therapeutika, wobei die therapeutischen Möglichkeiten einzelner Länder die Behandlungsform bestimmen. Gute Behandlungsergebnisse werden auch durch Quinolone und Makrolide (Therapie der Wahl bei Gravidität) erzielt. Die Therapiedauer hängt von der Ausdehnung der Läsionen ab und wird mit einer Mindestlänge von 3 Wochen angegeben [5].

Sexualpartner während der letzten 60 Tage sollten untersucht und bei Verdacht einer Infektion ebenfalls behandelt werden. Die Notwendigkeit der Partnermeldung wird kontrovers bewertet.

Empfohlene Therapie: Trimethoprim-Sulfamethoxazole 160 mg/800 mg p.o. 2mal/d über 3 Wochen oder Doxycyclin 100 mg p.o. 2mal/d über 3 Wochen.

Alternative Therapie: Ciprofloxacin 750 mg p.o. 2 mal/d über 3 Wochen oder Norfloxacin 400 mg p.o. 2 mal/d über 3 Wochen oder Erythromycin 500 mg p.o. 4mal/d über 3 Wochen oder Azithromycin 1 g p.o. 1 × wöchentlich über 3 Wochen.

Literatur zu 4.3.7

1. Marmell M, Santora E. Donovanosis: Granuloma inguinale. Am J Syph 1950; 34: 83–90.
2. Donovan C. Medical cases from Madras General Hospital. Ind Med Gaz 1905; 40: 411–4.
3. O'Farrell N. Donovanosis. In: Holmes K, et al. (eds). Sexually Transmitted Diseases. New York: McGraw Hill, 1999: 525–31.
4. Kharsany AB, et al. Culture of Calymmatobacterium granulomatis. Clin Infect Dis 1996; 22: 391.
5. Näher H. Granuloma inguinale. In: Petzoldt D, Gross G (Hrsg). Diagnostik und Therapie sexuell übertragbarer Krankheiten. Berlin: Springer-Verlag, 2001: 39–41.

4.3.8 Tularämie

Jürgen Knobloch

■ Definition
Die Tularämie ist eine nach dem kalifornischen Ort Tulare benannte akute bakterielle Anthropozoonose, die durch eine Infektion mit *Francisella tularensis ssp. tularensis* hervorgerufen wird. Auf den Menschen wird die Infektion von erkrankten, frei lebenden Nagetieren direkt oder auch indirekt durch Arthropoden, Aerosole, Wasser, Staub oder Schlamm übertragen. Nach einer Inkubationszeit von 1–60 Tagen entwickelt sich eine akute fieberhafte Erkrankung, die äußerst variabel verlaufen kann (s. Tab. 4.3-3).

■ Synonyme
Historische Bezeichnungen für den Krankheitserreger sind *Bacterium tularense* und *Pasteurella tularensis*.

Die Tularämie wird auch als Hasenpest, Lemming-Fieber, Parinaud-Krankheit, Francis-Krankheit, Hirschfliegenkrankheit, Nagerpest oder Ohara-Krankheit bezeichnet, im Englischen als Tularaemia, Rodent plague oder Ohara's disease.

■ Erreger
Der Erreger der Tularämie ist das Bakterium *Francisella tularensis ssp. tularensis*. Nicht-humanpathogene Vertreter derselben Gattung sind *Francisella novicida*, *Francisella philomiragia*, *Francisella tularensis ssp. holarctica*, *Francisella tularensis ssp. mediasiatica* [1].

Die Erreger der Tularämie sind gramnegative, aerob wachsende Stäbchen. Sie werden auch als ein möglicher biologischer Kampfstoff angesehen, weshalb sich z.B. auch die Bundeswehr mit dem Erregernachweis beschäftigt (s. Tab. 4.3-2). Sie benötigen meist Cystein-haltige Medien oder Zellkulturen als Nährboden. Sie können sich in Makrophagen vermehren und auch freilebende Amöben infizieren. Als Luftkeim in Aerosolen verlieren die Bakterien allmählich ihre Infektiosität, obwohl sie weiterhin kultiviert werden können [2].

Es werden die Biovare A und B unterschieden [3]. Typ A *(Biovar tularensis)* ist für Meerschweinchen und Kaninchen tödlich, nicht aber Typ B *(Biovar palaearctica)*.

Die menschliche aerogene oder subkutane Infektionsdosis für Typ A ist niedrig (z.B. 50 Mikroorganismen), während von Typ B mindestens die 200fache Dosis benötigt wird, um eine Infektion angehen zu lassen.

■ Epidemiologie und Geschichte
Die Bakterien wurden erstmalig 1912 in der kalifornischen Provinz Tulare aus Erdhörnchen isoliert und als *Bacterium tularense* benannt [4]. Die spätere Gattungsbezeichnung *Francisella* geht auf Francis [5] zurück, der die Infektion als Anthropozoonose charakterisiert hat. Er selbst ist bei dem Versuch, die Bakterien

Tabelle 4.3-2 Deutsches Konsiliarlaboratorium für Tularämie.

Institution	Leistung nach Voranmeldung
Institut für Mikrobiologie Sanitätsakademie der Bundeswehr Neuherbergstraße 11 80937 München Ansprechpartner: Herr PD Dr. R. Grunow Telefon: 0 89/31 68 32 77-28 05 Telefax: 0 89/31 68 32 92 E-Mail: *tb101cn@mail.lrz-muenchen.de*	• Identifizierung des Erregers aus humanen und tierischen Untersuchungsproben, Umweltproben und Isolaten mittels Kultur, Antigen-ELISA, PCR, Immunfluoreszenz und Durchflußzytometrie • Nachweis spezifischer IgG-, IgM-, IgA-Serumantikörper mittels Immunfluoreszenz, Agglutinationstest und Screening-ELISA sowie Bestätigung durch Westernblot

zu isolieren, an Tularämie erkrankt und mußte eine monatelange Rekonvaleszenz durchmachen.

Mittelschwedische Foci sind seit 1931 bekannt. Hier gab es repetitiv Epidemien, z. B. 1966/67 mit mehreren tausend Erkrankten. Dabei wurden die Infektionen wahrscheinlich überwiegend inhalativ akquiriert. In Rußland sollen in der Zeit von 1939 bis 1945 sogar Hunderttausende erkrankt sein. In den USA wurde die höchste Inzidenz 1939 mit 2300 Erkrankungen pro Jahr gemeldet. Der nachfolgende Rückgang der Fallzahlen wird damit erklärt, daß dort Wildkaninchen nicht mehr im Handel sind und die Jäger vorsichtiger mit kranken Tieren umgehen.

In Tschechien sind infizierte Schildzecken (*Dermacentor spp.*) offenbar bis heute ganz wesentlich an den Naturherden als Reservoir und Vektor beteiligt. Weitere Tierreservoire sind Hasen, Wildkaninchen, Biber, Wühlmäuse, Bisamratten und andere Nagetiere. Gewässer, Staub und Schlamm, von infizierten Tieren oder Kadavern kontaminiert, werden ebenfalls als Reservoir angesehen.

Die Tularämie zeigt gegenwärtig eine herdförmige Verbreitung in der nördlichen Hemisphäre, wo sie zu sporadischen menschlichen Krankheitsfällen führt. In Nordamerika wird die Inzidenz immerhin auf 1500 Krankheitsfälle pro Jahr geschätzt, in Skandinavien, Tschechien und in der Slowakei auf jeweils unter 100. Weitere bekannte Endemiegebiete sind Japan, Rußland, Österreich und Deutschland. In den USA wurden im Jahre 2000 noch 142 Infektionen gemeldet, die meisten aus Missouri, Arkansas, Oklahoma und Kansas mit verschiedenen Wildkaninchen-Arten als wesentlichem Reservoir. Über die Verbreitung in Deutschland gibt es keine aktuellen Angaben.

▪ Übertragungswege

Die Infektion wird üblicherweise von erkrankten freilebenden Nagetieren durch Bremsen (Chrysops), Zecken (*Dermacentor spp.*, seltener *Ixodes spp.*), Flöhe und Stechmücken auf den Menschen übertragen oder durch Umgang mit dem

Fleisch erkrankter Tiere direkt erworben. Insbesondere der Haut- oder Schleimhautkontakt mit infektiösem Blut, z. B. beim Schlachten von Hasen, ist ein häufiger Infektionsweg zur Jagdsaison im Herbst und Winter. Die Übertragung durch Zecken findet typischerweise in den Sommermonaten statt und verursacht meistens längere Inkubationszeiten bis zu 60 Tagen.

Insbesondere *Biovar A* kann auch indirekt durch Bisse von Haustieren, Waschbären, Schlangen, Kojoten, die zuvor ein infiziertes Tier gebissen haben und dadurch ihre Beißwerkzeuge kontaminiert haben, übertragen werden.

Verzehr von nicht ausreichend erhitztem Fleisch, insbesondere von infizierten Hasen, Wild- und Hauskaninchen, sowie die Aufnahme mit kontaminiertem Wasser, Staub oder möglicherweise auch Kuhmilch sind weitere Infektionswege. An größeren Epidemien ist gelegentlich der inhalative, zu einer primären Pneumonie führende Infektionsweg beteiligt.

Vereinzelt gibt es auch Berichte über z. T. letal verlaufende Laborinfektionen.

■ **Diagnostik**

Klinisch wegweisend sind bei entsprechender Exposition eine fieberhafte Erkrankung mit persistierenden, weitgehend schmerzlosen Hautulzera (Abb. 4.3-8) sowie schmerzhaften Lymphknotenschwellungen mit Einschmelzungstendenz, eine schwere Pneumonie oder auch nur ein fieberhaftes Krankheitsbild mit uncharakteristischen Allgemeinsymptomen.

Francisella tularensis ssp. tularensis wird mit Hilfe von Cystein-haltigen Kulturmedien oder Zellkulturen aus Ulzerationen, Exsudaten, Knochenmarkaspiraten, Blut, Sputum, Magenspülflüssigkeit oder Organproben isoliert. Für die gezielte Anreicherung sollen Laborbedingungen der Sicherheitsstufe 3 nach der Biostoffverordnung vorgehalten und in jedem Fall das mikrobiologische Laboratorium über die Verdachtsdiagnose informiert werden.

Spezifische Serumantikörper finden sich ab der 2. Krankheitswoche. Antigentests und spezifische PCRs sind ebenfalls verfügbar. Eher historisch ist der Nachweis einer zellvermittelten Immunreaktion mit Hilfe des Tularin-Intrakutantests.

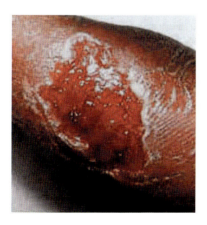

Abbildung 4.3-8 Hautulkus bei ulzeroglandulärer Tularämie.
(Foto: Institut für Tropenmedizin Tübingen)

In Deutschland wird vorzugsweise das zuständige Konsiliarlaboratorium mit der speziellen mikrobiologischen Diagnostik beauftragt (Tab. 4.3-2).

■ Klinik

Die Letalität beträgt in einzelnen Ausbrüchen bis zu 10%. Asymptomatische Infektionen sind möglich und werden insbesondere beim *Biovar B* beobachtet. Der Krankheitsverlauf ist variabel. Meistens bestehen rasch ansteigendes Fieber, Kopf- und Gliederschmerzen, Schüttelfrost und ein deutliches Krankheitsgefühl. Typischer noch sind Hautulzera mit regionaler, schmerzhafter Lymphadenitis. Die septikämischen, intestinalen und pneumonischen Verlaufsformen können auch ohne Ulzera oder Lymphknotenbeteiligung verlaufen. Entsprechend den verschiedenen Manifestationen werden die glanduläre, die glandulo-pharyngeale, die ulzeroglanduläre, die okuloglanduläre, die intestinale, die septikämische (typhöse, typhoide, generalisierte) und die pneumonische Form der Tularämie unterschieden (Tab. 4.3-3).

■ Differentialdiagnose

Insbesondere die ulzeroglanduläre Form ähnelt den Rickettsiosen, z.B. Zeckenbißfieber, Tsutsugamushi-Fieber, Rocky-Mountain-Fleckfieber, obwohl letztere meistens ein charakteristisches Exanthem aufweisen.

Ähnlich unterschiedliche Manifestationen und Infektionswege haben Krankheitsbilder, deren Erreger ebenfalls als Biowaffen angesehen werden, nämlich die Pest, der Milzbrand, der Rotz und die Melioidose.

Die pneumonische Form der Tularämie ist von anderen Pneumonien abzugrenzen. Hier führt nur die besondere Exposition auf die richtige Fährte, zumal die klinischen und radiologischen Befunde nicht spezifisch ausfallen. Gegenwärtig ist die wesentliche Differentialdiagnose noch die Q-Fieber-Pneumonie, die ja typischerweise ebenfalls nach Exposition gegenüber Nutztieren erworben werden kann.

■ Therapie und Prophylaxe

Alle Krankheitsfälle sollen antibiotisch behandelt werden, bei entsprechendem Verdacht schon vor dem Erregernachweis. Geeignet sind Tetracyclin, Gentamicin, Tobramycin, Doxycyclin und Chloramphenicol. Gegen das zu Beginn der antibiotischen Ära verwendete Streptomycin gibt es Resistenzen. Die Chinolone Norfloxacin, Levofloxacin und Ciprofloxacin sind in vitro hervorragend wirksam und auch in Einzelfällen klinisch erfolgreich angewandt worden [6]. Die Dosierung muß individuell ermittelt werden, zumal es dazu keine kontrollierten klinischen Studien gibt [7]. Cephalosporine gelten als ungeeignet, weil sie in vivo typischerweise unwirksam bleiben.

Für die endemischen Gebiete wird die Expositionsprophylaxe gegenüber Arthropoden und erlegten oder verendeten Wildtieren empfohlen. Zur postexpositionellen Prophylaxe sind Ciprofloxacin, Tetracyclin und Doxycyclin geeignet. Eine attenuierte Lebendimpfung ist in einigen Ländern lokal verfügbar.

Tabelle 4.3-3 Klinische Tularämie-Formen.

Form	Übertragung	Inkubation in Tagen	Krankheitsbild
Glandulär	Zecken, Stechmücken, Bremsen	1–60	Fieber, Schüttelfrost, regionale Lymphadenitis ohne Hautulkus
Glandulopharyngeal	Zecken, Stechmücken, Bremsen	1–60	Vornehmlich bei Kindern mit Mundhöhlen- und Pharynxulzera sowie Schwellung der Kieferwinkellymphknoten
Ulzeroglandulär	Zecken, Stechmücken, Bremsen sowie Exposition gegenüber Haus- und Wildtieren	1–60	Häufigste Form, Fieber, Schüttelfrost, Kopf- und Gliederschmerzen, schmerzlose, exulzerierende Papel an der Inokulationsstelle, regionale, oft eitrig einschmelzende Lymphadenitis
Okuloglandulär	Konjunktivale Schmierinfektion, Exposition gegenüber Haus- und Wildtieren	1–5	Parinaud-Konjunktivitis: konjunktivale Eintrittspforte mit gelblichen Knötchen, schmerzhafter Konjunktivitis sowie schmerzhafter Schwellung der präaurikulären und zervikalen Lymphknoten, Fieber, Schüttelfrost
Intestinal	Alimentär	1–5	Fieber, Schüttelfrost, ulzerierende Pharyngitis, Brechdurchfall, Bauchschmerzen
Septikämisch (typhös, typhoid, generalisiert)	Immer *Biovar A*: Zecken, Stechmücken, Bremsen sowie Exposition gegenüber Haus- und Wildtieren oder bakteriellen Kulturen im Labor, primäre Septikämie mit kurzer Inkubationszeit, typisch z. B. bei der Infektion über das Blut von Schlachttieren	1–60	Primäre Septikämie oder sekundäre Septikämie nach regionalen Formen: schwerer Verlauf mit starkem Krankheitsgefühl, Fieber, Schüttelfrost, nicht selten komplizierende Pneumonie, Mediastinitis, Pericarditis, Osteomyelitis, Meningitis oder Rhabdomyolyse mit Niereninsuffizienz
Pneumonisch	Exposition gegenüber Haus- und Wildtieren, hämatogen, lymphogen, inhalativ	1–60	Fieber, Schüttelfrost, Husten, Brustschmerzen und Auswurf bei komplizierender Pneumonie nach anderen klinischen Formen oder selten als primäre Pneumonie bei inhalativ erworbener Infektion

Die gezielte Anreicherung der Erreger soll unter Laborbedingungen der Sicherheitsstufe 3 entsprechend der Einordnung von *Francisella tularensis ssp. tularensis* in die Risikogruppe 3 nach der Biostoffverordnung durchgeführt werden.

Die Dekontamination und Beseitigung infizierter Tiere dient der Bekämpfung in den endemischen Gebieten.

Literatur zu 4.3.8

1. DSMZ 2002. Bacterial nomenclature up-to-date. *http://www.dsmz.de/bactnom/bactname.htm*.
2. Sawyer WD, Jemski JV, Hogge AL Jr, et al. Effect of aerosol age on the infectivity of airborne Pasteurella tularensis for Macaca mulatta and man. J Bacteriol 1966; 91: 2180–4.
3. Feldman KA, Enscore RE, Lathrop SL, et al. An outbreak of primary pneumonic tularemia on Martha's Vineyard. N Engl J Med 2001; 345: 1601–6.
4. Braun R, Hassler D, Kimmig P. Seltenere zeckenübertragene Krankheiten. Teil II: Viren, Tularämie und Babesiose. Ellipse 2000; 16: 1–11.
5. Francis E. Tularmia: Francis 1921. I. The occurrence of tularemia in nature as a disease of man. Public Health Rep 1921; 36: 1731–8.
6. Syrjälä H, Schildt R, Räisäinen S. In vitro susceptibility of Francisella tularensis to fluoroquiniliones and treatment of tularemia with norfloxacin and ciprofloxacin. Eur J Clin Microbiol Infect Dis 1991; 10: 68–70.
7. Hornick R: Tularemia Revisited. N Engl J Med 2001; 345: 1637–9.

4.3.9 Bazilläre Angiomatose

Andreas Plettenberg

■ Definition

Die durch Bartonella henselae oder B. quintana verursachte *bazilläre Angiomatose* ist eine seltene, überwiegend bei Personen mit Immundefekt (insb. HIV) auftretende Erkrankung, die durch einzelne oder multipel auftretende vaskularisierte Knoten am Integument und/oder an inneren Organsystemen gekennzeichnet ist.

■ Synonyme

Epitheloide Angiomatose, bazilläre epitheloide Angiomatose.

■ Erreger

Die verschiedenen Bartonella-Species gehören der α_2-Subgruppe der Proteobakterien an, die eng mit Brucella abortus und dem Agrobakterium tumefaciens verwandt sind. 1993 wurden die Rochalimaea- und die Bartonella-Species aufgrund molekularbiologischer Befunde sowie besonderer phänotypischer Merkmale von den Rickettsien abgetrennt und zur Familie Bartonellaceae vereinigt. Es handelt sich um kleine leicht gebogene, langsam wachsende gramnegative Stäbchen mit einer Länge von 1–2 µm und einem Durchmesser von 0,3–0,5 µm. Die Bartonella-Erreger sind überwiegend in den Extrazellularräumen zu finden, Ehrlichae-Arten und Rickettsien, die ebenfalls zu den Proteobakterien gehören, in den Intrazellularräumen [1, 2].

Es sind 4 humanpathogene Spezies bekannt: Bartonella henselae, B. quintana, B. elizabethae und B. bacilliformis. B. henselae ist der Erreger der Katzenkrankheit, B. quintana des Fünftagefiebers. Beide Erreger können die bazilläre Angiomatose, die Peliosis hepatis, eine Enzephalitis, Endokarditis, Osteolysen sowie Fieber auslösen. B. elisabethae wurde aus dem Blut eines Patienten mit Endokarditis isoliert, B. bacilliformis ist der Auslöser der Verruga peruana (Tab. 4.3-4). Neben den humanpathogenen Arten sind folgende nicht-humanpathogene Bartonella-Arten bekannt: B. vinsonii, B. clarridgeiae, B. talpae, B. peromysci, B. grahamii, B. taylorii und B. doshiae [2].

■ Epidemiologie

Das Fünftagefieber, auch Trench fever genannt, das während des 1. Weltkrieges in den Schützengräben Flanderns auftrat, ebenso wie das etwas später in Osteuropa beobachtete wolhynische Fieber bzw. Mäusefieber, ist Ausdruck einer Infektion mit B. quintana. Damals ordnete man die Erreger noch den Rickettsien zu. Über die bazilläre Angiomatose wurde erstmals 1983 von Stoler et al. [3] berichtet, die die klinischen und histologischen Zeichen dieses Krankheitsbildes bei einem HIV-positiven Patienten beobachteten. Nachdem nachfolgend mehrere andere Autoren ähnliche Beobachtungen publizierten, gelang es 1992 Regnery et al. [4] sowie Welch et al. [5], Rochalimaea henselae, nachfolgend Bartonella henselae genannt, als Erreger der bazillären Angiomatose zu identifizieren.

Tabelle 4.3-4 Durch humanpathogene Bartonella-Species ausgelöste Krankheitsbilder [11].

Bartonella henselae	• Katzenkratzkrankheit
Bartonella quintana	• Fünftagefieber
Bartonella henselae und Bartonella quintana	• Bazilläre Angiomatose • Peliosis hepatis • Enzephalitis • Endokarditis • Osteolytische Läsionen • Fieber, Bakteriämie
Bartonella elizabethae	• Endokarditis
Bartonella bacilliformis	• Verruga peruana

Es handelt sich um eine seltene Erkrankung, die überwiegend (> 90%) bei immunsupprimierten Patienten auftritt. In mehr als 90% der publizierten Fälle handelte es sich um HIV-positive Personen. Die größte beschriebene Fallzahl stammt aus den Vereinigten Staaten von Amerika; Koehler et al. berichteten 1997 über 49 Patienten mit bazillärer Angiomatose [2]. Plettenberg et al. berichteten über eine deutsche Studie, an der 23 HIV-Zentren teilgenommen hatten. Während des Zeitraumes 1990–1998 wurden 21 Fälle beobachtet, so daß eine Prävalenz von 1,2 Fällen auf 1000 Patienten angenommen werden kann [6].

■ Übertragungswege

Es ist bis heute nicht sicher geklärt, ob die Erreger durch direkten Kontakt mit Katzen oder aber über Vektoren übertragen werden. Tappero und Mitarbeiter [7] konnten eine Korrelation mit vorangegangenen Katzenkratzverletzungen zeigen. Für eine direkte Transmission sprechen auch DNA-Fingerprint-Analysen, mit denen gleiche Erreger im Blut von Katzen und deren Besitzern nachgewiesen werden konnten. Andere Gruppen konnten jedoch keinen Zusammenhang mit Katzenkontakten bestätigen [6]. Zumindest für die Infektion von Katzen ist bekannt, daß B. henselae durch Katzenfliegen übertragen wird. Auch für andere Bartonella-Species sind Arthropoden als Vektoren bekannt: B. bacilliformis wird durch die Sandfliege übertragen, B. quintana durch die Körperlaus. Dazu passend wurde für B.-quintana-Infektionen eine Assoziation mit schlechtem sozioökonomischen Status sowie Wohnungslosigkeit beschrieben.

■ Diagnostik

Die Diagnose wird meistens histologisch gestellt. In der HE-Färbung fällt vor allem eine ausgeprägte lobuläre Proliferation kapillärer Gefäße auf. Zwischen den atypischen Endothelzellen befindet sich ein ödematöses Stroma mit einem Infiltrat, bestehend aus Makrophagen, Neutrophilen und leukoklastischen Trümmern. Die Endothelzellen, die leicht in das Lumen vorstehen können, haben oft eine kubische Form und können deutlich geschwollen sein [8].

Die Erreger können mit der Warthin-Starry-Färbung oder aber elektronenmikroskopisch sichtbar gemacht werden (Abb. 4.3-9). Bevorzugt sind sie extrazellulär im Bereich des neutrophilen Infiltrats zu finden [8, 9].

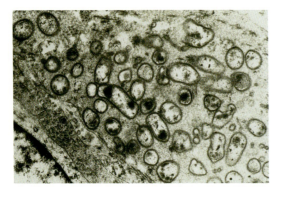

Abbildung 4.3-9 Bazilläre Angiomatose. Elektronenmikroskopische Darstellung der Erreger.
(Mit freundlicher Genehmigung von Prof. Dr. M. Tronnier)

Die Sicherung der Diagnose geschieht heute molekularbiologisch. Bei der Untersuchung von Gewebeproben wird meist eine Polymerase-Kettenreaktion durchgeführt, bei der unter Verwendung spezieller Primer (p24E, p12B) ein 16-rRNA-Fragment amplifiziert wird.

Die Erreger sind schwer zu kultivieren. Erforderlich sind lange Inkubationszeiten (mindestens 3 Wochen) und besondere Kulturmedien wie Schokoladenagar. Serologische Untersuchungen sind möglich, jedoch meist nicht ausreichend aussagekräftig [10, 11].

■ Klinik

Auch wenn bazilläre Angiomatosen ganz überwiegend bei HIV-positiven Patienten mit deutlichem Immundefekt gefunden wurden, kann dieses Krankheitsbild auch bei Personen mit anderen Immundefekten oder aber bei Immunkompetenz beobachtet werden.

Das am häufigsten betroffene Organsystem ist die Haut (> 90%). Die meist nodulären Läsionen können einzeln oder multipel auftreten. Sie haben eine rote bis livide Farbe, und ihre Oberfläche kann weich, erodiert oder ulzeriert sein (Abb. 4.3-10 u. 4.3-11). Vereinzelt wurden erythematöse Plaques oder hyperkeratotische Läsionen beschrieben. Sofern nur einzelne kutane Läsionen vorhanden sind, können Allgemeinsymptome fehlen. Ein multilokulärer Befall geht meist mit Gewichtsverlust, Fieber, Schwäche und auch anderen Allgemeinsymptomen einher. Neben der Haut sind vor allem Schleimhäute, Lymphknoten,

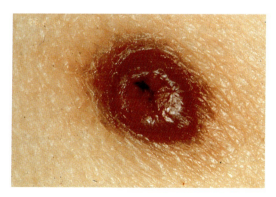

Abbildung 4.3-10 Kutane Läsion einer bazillären Angiomatose am Oberschenkel eines HIV-positiven Patienten.

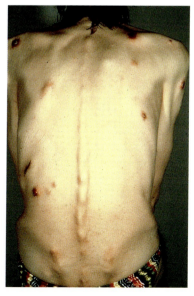

Abbildung 4.3-11 Bazilläre Angiomatose. Multiple knotige Läsionen am Integument eines Patienten.

Milz, Leber, Knochen, Lunge, Gastrointestinaltrakt und zentrales Nervensystem betroffen. Während in Läsionen der Haut sowohl B. henselae als auch B. quintana gefunden werden können, scheinen ossäre Läsionen ganz überwiegend mit B. quintana und hepatosplenäre Läsionen mit B. henselae assoziiert zu sein. In der o. g. Studie aus Deutschland [6] stellten Läsionen der Knochen nach denen der Haut die zweithäufigste Organmanifestation dar (24%). Befallen sind vor allem die langen Röhrenknochen, seltener wurden Läsionen der Rippen, der Wirbelsäule oder des Calcaneus beschrieben. Von den parenchymatösen Organen werden am häufigsten Leber und Milz befallen. Das histologische Bild ist geprägt von dilatierten Kapillaren und blutgefüllten Lakunen im Interstitium. Nahezu immer sind ausgeprägte Allgemeinsymptome vorhanden. Insbesondere in der älteren Literatur wird der Befall der Leber als Peliosis hepatis bezeichnet.

Unbehandelt kann die bazilläre Angiomatose zum Tode führen, auch nach lege artis durchgeführter Therapie können Rezidive auftreten [1, 6, 9, 10].

■ **Differentialdiagnose**
Granuloma teleangiectaticum, epitheloides Hämangiom, Kaposi-Sarkom, Angiosarkom.

■ **Therapie**
Die Behandlung mit Erythromycin gilt als Therapie der Wahl. Empfohlen wird eine Dosis von 2 g/d, die bei isolierten Läsionen der Haut für 4–8 Wochen, bei ossären Läsionen mindestens 4 Monate eingenommen werden sollte. Alternativ können auch Doxycyclin oder Tetracyclin eingesetzt werden. Ebenfalls wirksam sind Clarithromycin, Minocyclin und Rifampicin. Zu beachten ist, daß eine Jarisch-Herxheimer-Reaktion auftreten kann.

Literatur zu 4.3.9

1. Burtsche B. Untersuchung zur Epidemiologie, Klinik, Diagnostik und Therapie der bazillären Angiomatose in Deutschland in den Jahren 1990 bis 1996. Dissertation am Fachbereich Medizin der Universität Hamburg, 1999.
2. Koehler JE, Sanchez MA, Garrido CS, Whitfeld MJ, Chen FM, Berger TG, Rodriguez-Barradas MC, LeBoit PE, Tappero JW. Molecular epidemiology of Bartonella infections in patients with bacillary angiomatosis-peliosis. N Engl J Med 1997; 337 (26): 1876–83.
3. Stoler MH, Bonfiglio TA, Steigbigel RT, Pereira M. An atypical subcutaneous infection associated with acquired immune deficiency syndrome. Am J Clin Pathol 1983; 80 (5): 714–8.
4. Regnery RL, Anderson BE, Clarridge JE III, Rodriguez-Barradas MC, Jones DC, Carr JH. Characterization of a novel Rochalimaea Species, R. henselae sp. nov., isolated from blood of a febrile, human immunodeficiency virus-positive patient. J Clin Microbiol 1992; 30: 265–74.

5. Welch DF, Pickett DA, Slater LN, Steigerwalt AG, Brenner DJ. Rochalimaea henselae sp. nov., a cause of septicemia, bacillary angiomatosis, and parenchymal bacillary peliosis. J Clin Microbiol 1992; 30: 275–80.
6. Plettenberg A, Lorenzen T, Burtsche BT, Rasokat H, Kaliebe T, Albrecht H, Mertenskötter T, Bogner JR, Stoehr A, Schöfer H. Bacillary Angiomatosis in HIV-infected patients – an epidemiological and clinical study. Dermatology 2000; 201: 326–31.
7. Tappero JW, Mohle-Boetani J, Koehler JE, Swaminathan B, Berger TG, LeBoit PE, Smith LL, Wenger JD, Pinner RW, Kemper CA, Reingold AL. The epidemiology of bacillary angiomatosis and bacillary peliosis. JAMA 1993; 269: 770–5.
8. Plettenberg A, Tronnier M, Kreusch J, Wolff HH, Meigel WM. Bazilläre Angiomatose. Hautarzt 1995; 46: 39–43.
9. Cockerell CJ, Whittlow MA, Webster GF, Friedman-Kein AE. Epithelioid Angiomatosis: A distinct vascular disorder in patients with the acquired immunodeficiency syndrome or AIDS-related complex. Lancet 1987; 2 (8560): 654–6.
10. LeBoit PE. Bacillary angiomatosis. Modern Pathol 1995; 8 (2): 218–22.
11. Sander A, Kaliebe T, Bredt W. Bartonella(Rochalimaea)-Infektionen. Katzenkratzkrankheit und bazilläre Angiomatose. DMW 1996; 121: 65–9.

4.3.10 Katzenkratzkrankheit

ANDREAS PLETTENBERG

■ Definition
Die Katzenkratzkrankheit ist eine durch Bartonella henselae verursachte Infektion, die durch Kontakt von Katzen mit menschlicher Haut (Kratzen, Lecken) übertragen wird. Nach einigen Tagen tritt am Ort der Exposition eine kutane Papel auf; eine regionale Lymphknotenschwellung folgt.

■ Synonym
Cat-scratch disease.

■ Erreger
Die Erkrankung wird durch B. henselae ausgelöst. Dieser Erreger wurde 1990 erstmals entdeckt. Er löst bei immunkompetenten Personen die Katzenkratzkrankheit und bei Immunsupprimierten die bazilläre Angiomatose aus [1].

■ Epidemiologie
Bei der Katzenkratzkrankheit handelt es sich um die häufigste humane Infektionserkrankung mit Erregern der Bartonella-Gruppe. In den Vereinigten Staaten von Amerika treten jährlich etwa 25.000 Fälle auf [2].

■ Übertragungswege

Als Infektionsquelle gelten vor allem junge Katzen. Die Erreger werden durch Beißen, Kratzen oder Lecken übertragen. B. henselae ist auch in Katzenflöhen zu finden. Es ist bisher unklar, welche Bedeutung den Flöhen für die Übertragung von B. henselae zukommt [1, 3].

■ Diagnostik

Die Diagnose wird meist mittels Kultur aus Abstrichen, Lymphknotenpunktat oder Blut gestellt. Als Kulturmedium ist Blut- oder Schokoladenagar besonders geeignet. Die Erreger wachsen sehr langsam; nach 2–4 Wochen treten kleine, stecknadelkopfgroße glasige Kolonien auf. Mittels molekularbiologischer Techniken wie Gesamtzellfettsäurenanalyse oder 16-S-rRNA-Gen-Sequenzierung können die Erreger identifiziert werden. Auch serologische Untersuchungen sind möglich: Antikörper können mittels indirekter Immunfluoreszenz, ELISA oder Westernblot nachgewiesen werden [1].

■ Klinik

Das Krankheitsbild wurde erstmals 1950 von Debre et al. [4] beschrieben. Betroffen sind vor allem Kinder und Jugendliche. Etwa 4–6 Tage nach dem Kontakt mit einer infizierten Katze kommt es an der Stelle des Kontaktes zu einer kleinen kutanen Papel. Nach 7–50 Tagen folgt eine weiche Schwellung der zugehörigen regionalen Lymphknoten, in etwa 15 % der Fälle kommt es im weiteren Verlauf zu einer eitrigen Einschmelzung der Lymphknoten. Bei etwa einem Drittel der Betroffenen kommt es zu Fieber und anderen Allgemeinsymptomen wie Kopfschmerzen, Übelkeit und Erbrechen. In etwa 5 % der Fälle tritt ein generalisiertes makulöses Exanthem auf, gelegentlich werden Arthralgien angegeben. Beim unkomplizierten Verlauf kommt es nach etwa 2–4 Monaten zur Spontanheilung.

In etwa 10 % der Erkrankungsfälle tritt ein atypischer Verlauf auf: Am Auge kann das Parinaud-okuloglanduläre Syndrom oder eine granulomatöse Konjunktivitis auftreten, weiter kann es zu Enzephalitis, Tonsillitis, zerebraler Arthritis, Radikulitis, Osteolysen, granulomatöser Hepatitis, atypischer Pneumonie, Erythema nodosum, Erythema anulare oder thrombozytopenischer Purpura kommen [1, 5].

■ Differentialdiagnose

In Betracht kommen andere Infektionserkrankungen mit regionaler Lymphadenopathie wie atypische Mykobakteriose, Tularämie, Pest, Brucellose, Syphilis, Sporotrichose, Lymphogranuloma venereum, Histoplasmose, Toxoplasmose oder aber Neoplasien [5].

■ Therapie

Bei unkomplizierten Verläufen ist keine antibiotische Therapie erforderlich. Sollte diese doch erforderlich sein, ist Azithromycin die Therapie der Wahl. Kasuistische Berichte gibt es u. a. zum Einsatz von Erythromycin, Doxycyclin, Clarithromycin oder Ofloxacin [5].

Literatur zu 4.3.10

1. Sander A, Kaliebe T, Bredt W. Bartonella(Rochalimaea)-Infektionen. Katzenkratzkrankheit und bazilläre Angiomatose. DMW 1996; 121: 65–9.
2. Koehler JE, Glaser CA, Tappero JW. Rochalimaea henselae infection. JAMA 1994; 271: 531–5.
3. Adal KA, Cockerell CJ, Petri WA. Cat-scratch disease, bacillary angiomatosis, and other infections due to Rochalimaea. N Engl J Med 1994; 330: 1509–15.
4. Debre R, Lamy M, Jammet ML, Costil L, Mozziconacci P. La maladie des griffes de chat. Bull Soc Med Paris 1950; 66: 76–9.
5. Slater LN, Welch DF. Bartonella Species, including cat-scratch disease. In: Mandell GL, Bennett JE, Dolin R (eds). Principles and Practice of Infectious Disease. 5th edn. Philadelphia: Churchill Livingstone, 2000: 2444–56.

4.3.11 Verruga peruana

ANDREAS PLETTENBERG

■ Definition

Verruga peruana ist eine vor allem in Peru und Umgebung vorkommende Infektionserkrankung, die durch B. bacilliformis ausgelöst und durch Fliegen übertragen wird. Nach einer initialen Phase mit Fieber (Oroya-Fieber) und z.T. vital bedrohlichen Organsymptomen kommt es nach einer meist mehrmonatigen asymptomatischen Phase zu den charakteristischen Hautveränderungen der Verruga peruana.

■ Synonyme

Carrion's disease, Oroya-Fieber.

■ Erreger

Nachdem schon lange vermutet wurde, daß es sich bei Verruga peruana und Oroya-Fieber um ein und dieselbe Erkrankung handelt, injizierte sich der Medizinstudent Daniel Carrion im Jahre 1885 Blut eines Patienten mit Verruga peruana und verstarb kurze Zeit später am Oroya-Fieber. Der auslösende Erreger ist B. bacilliformis [1, 2]. Nähere Einzelheiten zur Erregergruppe sind in Kapitel 4.3.9 Bazilläre Angiomatose zu finden.

■ Epidemiologie

Das Krankheitsbild ist in Teilen Perus endemisch und kommt in den benachbarten lateinamerikanischen Staaten immer wieder epidemisch vor. In Gegenden, in denen Verruga peruana endemisch vorkommt, werden die Einwohner überwiegend schon in der Kindheit infiziert und besitzen nachfolgend eine lebenslange Immunität [2].

■ Übertragungswege
B. bacilliformis wird durch eine Kleinmücke (Phlebotomus) übertragen.

■ Diagnostik
An die Diagnose Verruga peruana bzw. Oroya-Fieber ist zu denken, wenn Patienten symptomatisch sind und sich im Endemiegebiet aufgehalten haben. In den Endemiegebieten werden die Erreger während der Phase mit Fieber mittels Giemsa-Färbung des Blutausstriches nachgewiesen. Die rot-violett gefärbten Erreger haben dabei eine längliche oder runde Form und werden allein, in Gruppen oder assoziiert mit Erythrozyten gefunden. Auch wenn lichtmikroskopisch die Erreger um die Erythrozyten herum angeordnet sind, können diese elektronenmikroskopisch auch innerhalb der Erythrozyten gefunden werden. Sofern eine Anzucht in einer Blutkultur erfolgen soll, sind besondere Bedingungen und Medien (z. B. Blut- oder Schokoladenagar) zu verwenden. Zuverlässige serologische Untersuchungen stehen für B. bacilliformis derzeit nicht zur Verfügung.

Das histologische Bild der Verruga peruana ist gekennzeichnet durch eine ausgeprägte vaskuläre Proliferation sowie ein variables chronisch entzündliches Infiltrat. Die Bakterien werden vor allem in den interstitiellen Spalten gefunden [3].

■ Klinik
Etwa 3–12 Wochen nach Infektion tritt das sog. Oroya-Fieber auf. Die milde Variante wird in der initialen Phase oft kaum bemerkt und ist durch wenige Tage anhaltendes Fieber gekennzeichnet. Sofern keine antibiotische Behandlung erfolgt, treten nach mehreren Wochen bis Monaten die dem Verruga peruana entsprechenden Hautveränderungen auf. Diese zeigen einen typischen Stadienverlauf: Zunächst treten erythematöse Papeln auf, die später zu Knoten werden. Einzelne Läsionen können sehr groß bzw. hämorrhagisch werden und haben z. T. ein ausgeprägtes Umgebungsödem. Die Läsionen können über Monate oder Jahre persistieren. Häufige Manifestationsorte sind Gesicht, Nacken und Extremitäten. Auch Schleimhäute können befallen sein.

Neben der harmlosen Variante des Oroya-Fiebers gibt es auch eine vital bedrohliche Variante, die durch plötzlich einsetzendes hohes Fieber, ausgeprägte Allgemeinsymptome, progressive hämolytische Anämie, Thrombopenie, Hepatosplenomegalie, Meningoenzephalitis, hepatische Dysfunktion sowie schwere gastrointestinale Symptome gekennzeichnet ist. Ohne antibiotische Behandlung geht diese Variante mit einer hohen Mortalität einher. In der Phase der Rekonvaleszenz besteht eine erhöhte Anfälligkeit für opportunistische Infektionen wie Toxoplasmose oder Salmonellainfektionen [2, 4].

■ Differentialdiagnose
Kaposi-Sarkom, erworbene Hämangiome.

■ **Therapie**

Beim Oroya-Fieber gilt Chloramphenicol (2 g/d mind. eine Woche) als Therapie der Wahl. Es können auch Penicillin, Tetracyclin oder Streptomycin eingesetzt werden. Bei Verruga peruana führt der Einsatz von Antibiotika oft nicht zum erhofften Erfolg; die Läsionen können sich entsprechend dem oben beschriebenen Stadienverlauf weiterentwickeln [2, 5].

Literatur zu 4.3.11

1. La verruga peruana y Daniel A Carrion, estudiante de la facultad de medicina, muerto el 5 de octobre de 1885, Lima: Imprenta del Estado, 1886.
2. Slater LN, Welch DF. Bartonella Species, including cat-scratch disease. In: Mandell GL, Bennett JE, Dolin R (eds). Principles and Practice of Infectious Disease. 5th edn. Philadelphia: Churchill Livingstone, 2000: 2444–56.
3. Arias-Stella J, Liebermann PH, Erlandson RA, Arias-Stella J Jr. Histology, immunohistochemistry, and ultrastructure of the verruga in Carrion's disease. Am J Surg Pathol 1986; 10: 595–610.
4. Cuadra M. Salmonellosis complication in human bartonellosis. Tex Rep Biol Med 1956; 14: 97–113.
5. Amano Y, Rumbea J, Knobloch J. Bartonellosis in Ecuador: Serosurvey and current status of cutaneous disease. Am J Trop Med Hyg 1997; 57: 174–9.

4.3.12 Ehrlichiose

CHRISTIAN BOGDAN, FRIEDERIKE V. LOEWENICH

■ **Definition**

Ehrlichiosen gehören zu den neu erkannten Infektionskrankheiten des Menschen. Sie werden durch obligat intrazelluläre Bakterien ausgelöst, welche drei verschiedenen Gattungen angehören (*Ehrlichia*, *Anaplasma* und *Neorickettsia*) und mit Rickettsien nahe verwandt sind. Die in den USA und Europa vorkommenden Spezies *Anaplasma phagocytophila* und *Ehrlichia chaffeensis* werden durch Zecken übertragen, infizieren Granulozyten bzw. Monozyten und verursachen die granulozytäre bzw. monozytäre Ehrlichiose. Klinisch ist eine akute Ehrlichiose durch Fieber, Kopfschmerzen, Myalgien, Blutbildveränderungen (Thrombozytopenie mit oder ohne Leukopenie, eventuell Anämie) und Anstieg der Serumtransaminasen gekennzeichnet. Verschiedene weitere Organmanifestationen (u. a. auch Exantheme) kommen vor.

■ Synonyme

Der Terminus „zeckenübertragene Ehrlichiose" (engl. tick-borne ehrlichiosis) wird als Überbegriff für die humane granulozytäre Ehrlichiose (HGE) und die humane monozytäre Ehrlichiose (HME) verwandt. Aufgrund der neuen Erregernomenklatur (s. u.) handelt es sich bei der humanen granulozytären Ehrlichiose strenggenommen um eine Anaplasmose.

■ Erreger

Jüngste phylogenetische Analysen ergaben, daß die mit menschlichen Erkrankungen assoziierten Ehrlichien in drei verschiedene Genera (Gattungen) eingeteilt werden können. Dadurch ergaben sich nomenklatorische Veränderungen [1]:

1. Genus *Anaplasma*

   Das humane granulozytäre Ehrlichiose(HGE)-Agens, der Erreger der granulozytären Ehrlichiose des Menschen, erwies sich genetisch und biologisch als nahezu identisch mit *Ehrlichia (E.) phagocytophila* und *E. equi* und als nahe verwandt zu dem tierpathogenen Bakterium *Anaplasma marginale*. Deshalb wurden diese drei Ehrlichien zu der Spezies *Anaplasma phagocytophila* zusammengeführt.

2. Genus *Ehrlichia*

   Diese umfaßt *E. canis, E. muris, E. chaffeensis* und *E. ewingii*. *E. chaffeensis* verursacht beim Menschen die humane monozytäre Ehrlichiose, während *E. ewingii* Granulozyten befällt und wie *A. phagocytophila* eine granulozytäre Ehrlichiose auslöst.

3. Genus *Neorickettsia*

   Neorickettsia (früher: *Ehrlichia*) *sennetsu* befällt vorzugsweise Monozyten und ist ursächlich für das Sennetsu-Fieber, eine seltene Mononukleose-ähnliche Erkrankung, die ausschließlich im Fernen Osten vorkommt (Japan, Südostasien) und wahrscheinlich durch Fischparasiten übertragen wird.

Alle genannten Ehrlichiose-Erreger sind obligat intrazelluläre, kokkoide, unbewegliche Bakterien mit gramnegativer Zellwand, welche sich in Vakuolen der eukaryonten Wirtszellen (Granulozyten, Monozyten/Makrophagen) unter der Bildung von maulbeerartigen Zusammenlagerungen (Morulae) vermehren [2].

■ Epidemiologie

Ehrlichiosen sind in der Veterinärmedizin seit Beginn des 20. Jahrhunderts bekannt. Die humane monozytäre Ehrlichiose *(E. chaffeensis)* und die humane granulozytäre Ehrlichiose (HGE-Agens bzw. *A. phagocytophila*) wurden erstmals 1987 bzw. 1994 in den USA beschrieben [2, 3].

Hochendemiegebiete für die HGE sind der Nordosten der USA (Neuengland), nördliche Regionen im mittleren Westen (Minnesota und Wisconsin) sowie Nordkalifornien. Jährliche Inzidenzen von bis zu 58 Erkrankungen pro 100.000 Einwohner wurden dort beschrieben. In Europa sind akute HGE-Erkrankungen bisher nur in den Niederlanden, Slowenien, Schweden, Polen und Norwegen diagnostiziert worden [4–8]. Aufgrund der z. T. sehr hohen Seroprävalenzraten treten HGE-Infektionen höchstwahrscheinlich aber in vielen anderen europäischen Ländern auf (z. B. Italien, Schweiz, Dänemark, Schweden, Norwegen, Großbritannien) [3]. In Deutschland wurde bisher kein Fall einer akuten HGE beschrieben, doch deuten die Seroprävalenzraten (1,9–2,6% der Normalbevölkerung, 11,4–18,4% bei Risikopersonen) auch hier auf das Vorkommen der Infektion bzw. Erkrankung hin [9, 10].

E. chaffeensis wurde bisher nur in Zecken, Tieren und Patienten in den USA (besonders im Südosten, Süden und mittleren Westen) nachgewiesen. Antikörper gegen *E. chaffeensis* wurden auch bei Patienten in Afrika, Israel, Rußland und Europa (z. B. Portugal, Serbien) gefunden. Serologische Kreuzreaktionen innerhalb einer Genogruppe sind jedoch bekannt, so daß es sich bei den monozytären Ehrlichiosen außerhalb der USA auch um Infektionen mit *E. canis*, *E. ewingii* oder *E. muris* gehandelt haben könnte [2, 3].

■ **Übertragungswege**

Alle granulozytären und monozytären Ehrlichien werden durch Zecken übertragen. *Ixodes ricinus* ist der Hauptvektor in Deutschland. Zecken saugen in allen drei Entwicklungsstadien (Larve, Nymphe, adulte Weibchen) am Wirbeltierwirt. Vor jedem Entwicklungsschritt und vor der Eiablage wird eine Blutmahlzeit benötigt. Ehrlichien werden transstadiell, nicht aber transovariell übertragen. Deshalb sind nur Nymphen und Adulte, nicht aber Larven infektiös. Die Infektionsrate mit *A. phagocytophila* schwankt in Europa zwischen 0,5% (Nymphen, Schweiz) und 24,4% (Nymphen, Italien) [3]. In Deutschland sind ca. 3% der adulten Zecken mit *A. phagocytophila* infiziert [11]. *E. chaffeensis* wurde bisher nicht in europäischen Zeckenpopulationen gefunden.

Sehr selten können Ehrlichien auch durch infiziertes Blut oder perinatal (transplazentar oder intrapartal) übertragen werden.

■ **Diagnostik**

In der Akutphase der Infektion erfolgt die Diagnose durch die Anamnese (Zeckenstich), das klinische Bild (s. u.) und den Nachweis des Erregers. Der Erregernachweis geschieht im peripheren Blut durch Mikroskopie (Detektion von Morulae im Giemsa-gefärbten Blutausstrich), durch PCR-Amplifikation von Ehrlichien-DNA oder durch kulturelle Anzucht in Wirtszellen (HL60-Zellen für *A. phagocytophila* [Abb. 4.3-12] bzw. DH82-Zellen für *E. chaffeensis*). Zur Erhöhung der Sensitivität sollten die genannten Methoden parallel durchgeführt werden. Der Nachweis von Morulae gilt als wenig sensitiv (< 30–60% der Patienten sind Morula-positiv). Gerade bei den europäischen Patienten scheinen die Neutrophilen nur zu einem sehr geringen Prozentsatz infiziert zu sein. Die Serologie (Immunfluoreszenztest, Westernblot, ELISA) ist zur Diagnose einer akuten Ehrlichiose ungeeignet, gilt aber als sensitivste Methode zur nachträglichen Bestätigung der Diagnose. Ein mindestens 4facher Titeranstieg bei vergleichender

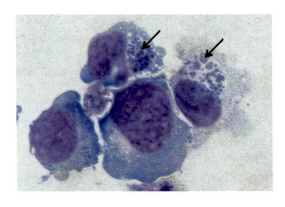

Abbildung 4.3-12 Mit Anaplasma phagocytophila infizierte HL60-Granulozytenzell-Linie mit deutlich sichtbaren Morulae (Pfeile). Diff-Quick-Färbung, 1000fache Vergrößerung.

Testung des Akut- und des Rekonvaleszenzserums (3–6 Wochen nach Krankheitsbeginn) gilt als beweisend [12].

Alle genannten Methoden erfordern große Erfahrung und werden derzeit nur in wenigen Labors durchgeführt.

■ Klinik

Die HGE und die HME sind durch unspezifische Allgemeinsymptome (Fieber, Abgeschlagenheit, Kopfschmerzen, Myalgien), Blutbildveränderungen (Thrombopenie, Leukopenie) und einen Serumtransaminasenanstieg gekennzeichnet. Die Inkubationszeit beträgt meist 4–10 Tage. Besonders bei der HME, seltener bei der HGE, kommt es zu verschiedenen Organsymptomen (z. B. Bauchschmerzen, Übelkeit, Erbrechen und Diarrhö; Arthralgien; Lymphadenopathie, Hepatosplenomegalie; Verwirrtheitszustände). Hautmanifestationen in Form von Erythemen, makulopapulären Exanthemen (Scharlach- oder Masern-ähnlich) oder Petechien sind bei der HGE sehr selten, während sie bei einem Drittel der Patienten mit HME auftreten (besonders bei Kindern). Die Exantheme sind stammbetont und unterscheiden sich dadurch von den akral beginnenden Petechien beim Rocky Mountain spotted fever [13].

Der Verlauf der HGE ist meistens gutartig. Nach derzeitigem Kenntnisstand kommt es zu keiner Erregerpersistenz. Oligosymptomatische oder inapparente Infektionen sind häufig. In bestimmten Endemiegebieten (z. B. Wisconsin, Minnesota und Schweden) wurden allerdings auch schwere Verläufe beobachtet (z. B. Rhabdomyolyse, ARDS, Myokarditis, Meningoenzephalitis, Toxic-shock-syndrome-ähnliche Symptomatik) [12].

Mehr als die HGE ist die HME eine Multisystemerkrankung, welche bei 50% der Patienten eine stationäre Behandlung erfordert. Komplikationen in Form einer interstitiellen Pneumonie und eines Lungenversagens, eines akuten Herz- oder Nierenversagens, einer disseminierten intravasalen Gerinnung und einer Meningoenzephalitis sind hier häufiger. Die Letalitätsrate beträgt 1–3% [2].

Weder die HGE noch die HME hinterlassen eine bleibende Immunität. Reinfektionen sind deshalb möglich.

■ Differentialdiagnose

Aufgrund der relativ unspezifischen Symptomatik der Ehrlichiose ist die Liste der differentialdiagnostisch zu erwägenden Krankheiten lang (z.B. Borreliose, Q-Fieber, Leptospirose, Rocky Mountain spotted fever, Rückfallfieber, Babesiose, Typhus und Paratyphus, Virusinfektionen [Influenza, CMV, EBV], Autoimmunerkrankungen, Leukämien).

■ Therapie und Prophylaxe

Antibiotikum der Wahl ist Doxycyclin (2 × 100 mg/d bis mindestens 3 Tage nach Entfieberung), welches mangels Alternativen und aufgrund der Kürze der Therapie auch bei Kindern angewandt werden sollte (2 × 1,5 bis 2 mg/kg/d). Bei absoluter Tetracyclin-Kontraindikation (z.B. Schwangerschaft) kann mit Rifampicin therapiert werden (1 × 600 mg/d). Betalaktame, Aminoglykoside, Makrolide und Chloramphenicol sind unwirksam.

Die Prophylaxe besteht im Vermeiden von Zeckenstichen (z.B. durch Repellents). Durch frühzeitige Entfernung der Zecken (d.h. innerhalb der ersten 24 Stunden des Saugaktes) sinkt die Wahrscheinlichkeit der Erregerübertragung.

Literatur zu 4.3.12

1. Dumler JS, Barbet AF, Bekker CPJ, et al. Reorganization of genera in the families Rickettsiaceae and Anaplasmataceae in the order Rickettsiales: unification of some species of *Ehrlichia* with *Anaplasma*, *Cowdria* with *Ehrlichia* and *Ehrlichia* with *Neorickettsia*, descriptions of six new species combinations and designation of *Ehrlichia equi* and HGE agent as subjective synonyms of *Ehrlichia phagocytophila*. Int J Syst Evol Microbiol 2001; 51: 2145–65.
2. Dumler JS, Walker D. Tick-borne ehrlichiosis. The Lancet Infectious Diseases 2001; 1: 21–31.
3. Baumgarten BU, Röllinghoff M, Bogdan C. Ehrlichien – durch Zecken übertragbare Erreger. Dtsch Ärztebl 2000; 97: A2456–62.
4. van Dobbenburgh A, van Dam AP, Fikrig E. Human granulocytic ehrlichiosis in Western Europe. N Engl J Med 1999; 340: 1214–6.
5. Petrovec M, Sumner JW, Nicholson WL, et al. Identity of ehrlichial DNA sequences derived from *Ixodes ricinus* ticks with those obtained from patients with human granulocytic ehrlichiosis in Slovenia. J Clin Microbiol 1999; 37: 209–10.
6. Bjoersdorff A, Berglund J, Kristiansen BE, Soderstrom C, Eliasson I. Varying clinical picture and course of human granulocytic ehrlichiosis. Twelve Scandinavian cases of the new tick-borne zoonosis are presented. Lakartidningen 1999; 96: 4200–4.
7. Tylewska-Wierzbanowska S, Chmielewski T, Kondrusik M, et al. First Cases of acute human granulocytic ehrlichiosis in Poland. Eur J Clin Microbiol Infect Dis 2001; 20: 196–8.
8. Kristiansen BE, Jenkins A, Tveten Y, et al. Human granulocytic ehrlichiosis in Norway. Tidsskr Nor Laegeforen 2001; 10: 805–6.

9. Fingerle V, Goodman JL, Johnson RC, et al. Human granulocytic ehrlichiosis in Southern Germany: increased seroprevalence in high-risk groups. J Clin Microbiol 1997; 35: 3244–7.
10. Hunfeld KP, Brade V. Prevalence of antibodies against the human granulocytic ehrlichiosis agent in Lyme borreliosis patients from Germany. Eur J Clin Microbiol Infect Dis 1999; 18: 221–4.
11. Baumgarten B, Röllinghoff M, Bogdan C. Prevalence of Borrelia burgdorferi and granulocytic and monocytic Ehrlichiae in *Ixodes ricinus* ticks from Southern Germany. J Clin Microbiol 1999; 37: 3448–51.
12. Bakken JS, Dumler JS. Human granulocytic ehrlichiosis. Clin Infect Dis 2000; 31: 554–60.
13. Myers SA, Sexton DJ. Dermatologic manifestations of arthropod-borne diseases. Infect Dis Clin North Am 1994; 8: 689–712.

4.3.13 Pest

Jürgen Knobloch

■ Definition

Die Pest ist eine akute, fieberhafte, bakterielle, beim Menschen typischerweise schwer verlaufende Anthropozoonose, die in amerikanischen, asiatischen, afrikanischen und südosteuropäischen Einzelherden vorkommt und durch *Yersinia pestis* hervorgerufen wird.

■ Synonyme

Die Pest, nach dem Lateinischen selten auch als Pestis benannt, wird im Englischen als *Plague* bezeichnet, seltener auch als *Pestis*.

Die historischen Bezeichnungen des Krankheitserregers sind Pestbazillus und *Pasteurella pestis*.

■ Erreger

Yersinia pestis ist ein gramnegatives, unbewegliches, kokkoides, mikroaerophil wachsendes Stäbchen aus der Familie der *Enterobacteriaceae* [1]. Das Kulturwachstum ist langsam, die Bakterien lassen sich aber auf den in der bakteriologischen Diagnostik üblichen Medien bei einer Optimaltemperatur von 28 °C und einem pH von ~7,4 leicht anzüchten. In klinischen, d. h. nicht kulturell angereicherten Präparaten färbt sich *Yersinia pestis* mit Methylenblau charakteristisch bipolar an und gibt dann den Eindruck einer geschlossenen Sicherheitsnadel. Wenn man die Yersinia bei 30 °C inkubiert, wird das immunogene Hüllen-Glykoprotein F1 (Fraktion 1) von einem Plasmid exprimiert.

Epidemiologie und Geschichte

Gegenwärtig tritt die menschliche Pest nur in Form von sporadischen Einzelfällen in Asien, Afrika, Amerika und Südosteuropa auf, obwohl Epidemien weiterhin möglich wären. In den endemischen Gebieten hält sich der Zyklus als Zoonose in ländlichen, schwach besiedelten Gebieten unter Beteiligung verschiedener Nage- und anderer Säugetiere, z. B. Erd- und Streifenhörnchen, Präriehunde, Ratten, Mäuse, Murmeltiere, Hunde, Katzen, als Wirte und ihrer Flöhe als Vektoren. In beiden kann *Yersinia pestis* angereichert werden. Der Mensch ist dabei ein nicht obligatorischer Nebenwirt, kann aber als Infizierter die Pest in die Stadt bringen, wo sie sich insbesondere dann rasch epidemisch ausbreiten kann, wenn sie als Lungenpest direkt übertragbar wird. Ebenso können infizierte Tiere und ihre Flöhe die Pest in die Stadt transportieren, was gegenwärtig von Zeit zu Zeit in Vietnam, Myanmar und Madagaskar geschieht [2]. In der Nähe von menschlichen Siedlungen ist die Dachratte *Rattus rattus* als Wirt beteiligt, gelegentlich auch die Wanderratte *Rattus norvegicus*. Möglicherweise im Rahmen von intermittierenden Virulenzverstärkungen der Yersinia können große Rattenpopulationen sterben und so auch eine mögliche Pest-Epidemie unter Menschen ankündigen, indem die Flöhe nicht nur ihren tierischen Wirt wechseln, sondern auch verstärkt den Menschen befallen. Am weitesten verbreitet sind die sog. Pestflöhe *Xenopsylla cheopis* und *Xenopsylla brasiliensis*, die effektive Vektoren sowohl für Tiere als auch für Menschen sind.

Im Vordarm (Vormagen, Proboscis, Proventriculus) des Flohs kann sich *Yersinia pestis* enorm vermehren und wird beim Saugakt zusammen mit geronnenem Blut regurgitiert, wenn der Bolus die Nahrungsaufnahme behindert. Diese flohvermittelte Übertragung ist gegenwärtig der übliche Weg, während die Übertragung durch Tröpfcheninfektion selten geworden ist und epidemieartig zuletzt in der Mandschurei zu Beginn des 20. Jahrhunderts beobachtet wurde. Kleinere Ausbrüche von Lungenpest gab es 1994 in Indien und 1998 in Ekuador.

In den USA ist die Pest noch in 17 Staaten der Great-Plains-Staaten und Ost-Texas bis zur Pazifikküste endemisch, dabei treten menschliche Pestfälle vornehmlich in New Mexico, Arizona und Colorado auf.

Pest-Epidemien sind seit dem Altertum dokumentiert. Die Justinian-Pandemie von 542–767 verursachte auf ihrem Zug von Zentralafrika nach Kleinasien schätzungsweise 40 Millionen Todesfälle. Die 2. Pandemie zog als „Schwarzer Tod" im 14. Jahrhundert von Zentralasien bis zu den britischen Inseln mit einer Mortalität der betroffenen Population bis zu 25 %. Die 3. Pandemie entstand Ende des 19. Jahrhunderts in China und verbreitete sich im wesentlichen über Seehäfen weiter bis nach San Francisco. Sie umfaßte ungefähr 26 Millionen Krankheitsfälle mit 12 Millionen Toten.

Die erste kulturelle Isolierung der Pestbakterien gelang Alexandre Yersin 1894 in Hong Kong, 1898 wies Paul-Louis Simond die Bakterien im Gewebe toter Ratten nach und vermutete die Übertragung durch Flöhe. Um 1910 hatte sich die Pest auf allen Kontinenten außer Australien eingenistet. Ihre Ausbreitung wurde nach 1920 insbesondere durch Rattenbekämpfung in Seehäfen eingedämmt.

■ Übertragungswege

Die Pestbakterien werden üblicherweise vom Tierreservoir beim Stich verschiedener infizierter Floharten, durch direkten Kontakt mit eröffneten Tierkadavern, z. B. beim Häuten und Ausweiden erlegter Murmeltiere, und durch Tröpfcheninfektion von Patienten mit Lungenpest übertragen.

Yersinia pestis gilt als ein möglicher biologischer Kampfstoff und wurde als solcher auch schon mehrfach in den letzten Jahrhunderten eingesetzt, u. a. auch mit Hilfe infizierter Leichen oder infizierter Flöhe. Besonders gefürchtet ist in diesem Zusammenhang die Ausbringung als Aerosol, weil dabei besonders schwere Krankheitsverläufe und regelmäßige Sekundärfälle zu erwarten sind.

■ Diagnostik

Eine beträchtliche, rasch zunehmende, schmerzhafte Lymphknotenschwellung mit Einschmelzungs- und Perforationsneigung in der Region eines vorangegangenen Flohstichs, z. B. in der Leistenbeuge, ist in den endemischen Gebieten typisch für die Beulen- oder Bubonenpest (Abb. 4.3-13). Weniger charakteristisch verlaufen die primär septikämische und die Lungenpest. *Yersinia pestis* kann aus dem Blut, dem Buboneneiter, Liquor, Knochenmark, Sputum und verschiedenen Organproben nach kultureller Anreicherung auf den in der täglichen Diagnostik üblichen Nährmedien isoliert werden, im Optimalfall unter mikroaerophilen Bedingungen. Bei einer schwer verlaufenden septikämischen Pest findet man die Bakterien gelegentlich schon mikroskopisch im Blutausstrich, bei Bubonenpest im Lymphknotenaspirat und bei Lungenpest im Sputum. Typisch ist dabei die deutliche bipolare Färbung, die am besten mit Methylenblau gelingt und die Bakterien wie eine geschlossene Sicherheitsnadel aussehen läßt.

Molekularbiologische Nachweismethoden und die spezielle Immundiagnostik mit Antikörper- und Antigennachweis [3] stehen ebenfalls zur Verfügung. In Deutschland soll für die spezielle Diagnostik das zuständige Konsiliarlaboratorium bemüht werden (Tab. 4.3-5).

Die gezielte mikrobiologische Diagnostik soll in jedem Fall entsprechend der Erregerklassifizierung (Risikogruppe 3) im Sicherheitslabor der Stufe 3 durchgeführt werden.

In der Allgemeindiagnostik fallen typischerweise eine ausgeprägte Leukozytose mit Linksverschiebung, deutlich erhöhte Werte für BSG und CRP sowie etwas erhöhte Leberenzymwerte auf. Bei Lungenpest sind alle radiologischen Zeichen einer bakteriellen Pneumonie in verschiedenen Variationen zu beobachten.

■ Klinik

Eine verzögert gestellte Diagnose mit entsprechend spät einsetzender antibiotischer Therapie korreliert deutlich mit einer erhöhten Letalität. Bei entsprechender Exposition und den Zeichen einer Bubonen-, septikämischen oder Lungenpest sollte daher schon vor der mikrobiologischen Diagnosestellung mit der Behandlung begonnen werden.

Gramnegative Bakterien 399

Tabelle 4.3-5 Deutsches Konsiliarlaboratorium für *Yersinia pestis*.

Institution	Leistungsübersicht
Max-von-Pettenkofer-Institut für Hygiene und Medizinische Mikrobiologie der LMU München Pettenkoferstraße 9a 80336 München Ansprechpartner: Herr Prof. Dr. Dr. J. Heesemann Herr Dr. A. Rakin Telefon: 0 89/51 60 52 01 Telefax: 0 89/51 60 52 02 E-Mail: *heesemann@m3401.mpk. med.uni-muenchen.de*	Einsendung von Material nur nach vorheriger telefonischer Absprache mit dem Labor: • Nachweis von *Yersinia pestis* mittels fluoreszierender Oligonucleotid-Sonden direkt aus Patientenmaterial • Pathotypisierung von *Yersinia pestis* hinsichtlich Pigmentationslocus und der drei Virulenzplasmide sowie Biotypisierung • Differenzierung von *Yersinia pestis* und *Yersinia pseudotuberculosis* • Hämagglutinationstest hinsichtlich Fraktion-1-Antigen • Beratung zu Therapie und Prophylaxe • Beratung zu Anforderungen an das Untersuchungsmaterial und Versandbedingungen

Eine beträchtliche, rasch zunehmende, schmerzhafte Lymphknotenschwellung mit Einschmelzungs- und Perforationsneigung in der Region eines innerhalb der letzten 14 Tage erworbenen Flohstichs, z. B. in der Leistenbeuge, ist typisch für die Beulen- oder Bubonenpest (Abb. 4.3-13), die ganz überwiegende klinische Manifestation der Pest. Häufig schon vor der Lymphadenitis bestehen Fieber, Muskel- und Gelenkschmerzen.

Weniger charakteristisch verlaufen die septikämische und die Lungenpest. Bei Durchbruch der Bakterien in die Blutbahn tritt bei der septikämischen Pest eine akute Verschlimmerung mit Fieber, Schüttelfrost, Eintrübung, Kopf- und Glieder-

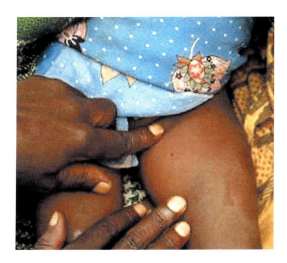

Abbildung 4.3-13 Pestbubo am Oberschenkel eines 8jährigen Mädchens in Tansania.

schmerzen ein; sie kann sich allerdings auch primär entwickeln, d.h. ohne auffällige Lymphknotenbeteiligung.

Bei der Lungenpest entwickelt sich nach Absiedelung der Bakterien in der Lunge im Rahmen einer septikämischen Pest oder bei Primärbefall der Lunge durch Tröpfcheninfektion innerhalb von 1–4 Tagen eine akute, schwer verlaufende Bronchopneumonie, typischerweise mit zunehmender respiratorischer Insuffizienz und blutigem Auswurf unter fieberhafter Allgemeinsymptomatik. Gelegentlich entstehen kolliquationsnekrotische Kavernen.

Der Tod tritt meistens im Rahmen eines Multiorganversagens unter allgemeiner Blutungsneigung ein, die durch eine intravasale Gerinnung noch verstärkt sein kann, angezeigt durch Petechien, Ekchymosen, Nachblutungen von Punktionswunden und Gangrän der Akren. Typische, wenn auch seltene Organkomplikationen sind Meningitis, generalisierte Lymphadenitis, Myokarditis, Pleuritis und Endophthalmitis.

Eine Sonderform ist die Pest-Pharyngitis, die nahrungsvermittelt erworben wird.

Unbehandelt hat die Bubonenpest eine Letalität von über 50%, die septikämische und die Lungenpest von annähernd 100%. Die Gesamtletalität in entwickelten Ländern wird auf etwa 15% geschätzt.

■ Differentialdiagnose

Die Pest-Pharyngitis ist von anderen Pharyngitiden mit regionaler Lymphadenitis klinisch nicht zu unterscheiden und muß daher mikrobiologisch gesichert werden.

Die pneumonische Form der Pest ist von anderen Pneumonien abzugrenzen. Hier führt nur die besondere Exposition auf die richtige Fährte, zumal die klinischen und radiologischen Befunde nicht spezifisch ausfallen. Hier sind die wesentlichen Differentialdiagnosen noch die pneumonische Form der Tularämie, die Q-Fieber-Pneumonie und das Hantavirus-Lungensyndrom, die ja typischerweise ebenfalls nach Exposition gegenüber Tieren erworben werden können.

Die Bubonenpest kann einer Staphylokokken- oder Streptokokken-Lymphadenitis, einer Katzenkratzkrankheit, einer Tularämie und bestimmten Rickettsiosen, z.B. Zeckenbißfieber, Tsutsugamushi-Fieber, Rocky-Mountain-Fleckfieber, ähneln, obwohl letztere meistens ein charakteristisches Exanthem aufweisen.

Ähnlich unterschiedliche Manifestationen und Infektionswege wie die Pest haben Krankheitsbilder, deren Erreger ebenfalls als Biowaffen angesehen werden, nämlich neben der Tularämie auch der Milzbrand, der Rotz und die Melioidose.

■ Therapie und Prophylaxe

Traditionell wird Streptomycin gegeben, Gentamicin ist aber wohl gleich gut wirksam. Die Alternativmedikation besteht aus Ciprofloxacin, Tetracyclin, Doxycyclin, Co-trimoxazol und Chloramphenicol. Kontrollierte Therapiestudien fehlen aber. Insgesamt wird für mindestens 10 Tage und bis 3 Tage nach Entfieberung behandelt.

In Madagaskar wurden bereits multiresistente Bakterien isoliert [4]. Es soll daher in jedem Fall eine Sensibilitätsprüfung durchgeführt werden.

Prophylaktisch soll in den endemischen Gebieten der Kontakt mit verendeten Tieren gemieden werden, und es sollen Repellents und geeignete Kleidung zur Vermeidung von Flohstichen benutzt werden.

Eine postexpositionelle Chemoprophylaxe ist möglich mit Doxycyclin und Ciprofloxacin. In der Krankenpflege soll geeignete Schutzkleidung, insbesondere bei der Lungenpest, getragen werden.

In den endemischen Gebieten kommen Maßnahmen zur Floh- und Nagerbekämpfung hinzu.

Impfstoffe zur prophylaktischen Immunisierung sind nicht mehr generell verfügbar, Neuentwicklungen sind aber in der Prüfung [5].

Die Pest ist neben der Cholera und dem Gelbfieber die einzige quarantänepflichtige Krankheit mit erweiterter Meldepflicht nach dem Infektionsschutzgesetz nicht nur gegenüber dem regionalen Gesundheitsamt, sondern auch den Aufsichtsbehörden, dem Robert-Koch-Institut und der WHO.

Literatur zu 4.3.13

1. DSMZ. Bacterial nomenclature up-to-date. *http://www.dsmz.de/bactnom/bactname.htm*.
2. Boisier P, Rasolomahro M, Ranaivoson G, et al. Urban epidemic of bubonic plague in Majunga, Madagascar: epidemiological aspects. Trop Med Intern Health 1997; 2: 422–7.
3. Chanteau S, Rabarijaona L, O'Brien T, et al. F1 antigenaemia in bubonic plague patients, a marker of gravity and efficacy of therapy. Trans R Soc Trop Med Hyg 1998; 92: 572–3.
4. Galimano M, Guiyoule A, Gerbaud G, et al. Multidrug resistance in Yersinia pestis mediated by a transferable plasmid. N Engl J Med 1997; 337: 677–80.
5. Titball RW, Howells AM, Oyston PCF, et al. Expression of Yersinia pestis capsular antigen (F1 antigen) on the surface of an aro A mutant of Salmonella Typhimurium induces high levels of protection against plague. Infect Immun 1997; 65: 1926–30.

4.3.14 Rattenbißfieber

GERD BURCHARD

■ Definition

Unter Rattenbißfieber werden Erkrankungen durch zwei verschiedene Bakterien zusammengefaßt, die (u.a.) durch Rattenbiß übertragen werden können.

Das Rattenbißfieber durch *Streptobacillus moniliformis* ist eine selten diagnostizierte, akute oder chronisch-remittierende Erkrankung mit Fieber, typischem Exanthem und Arthritis. Eine weitere Form des Rattenbißfiebers (auch *Sodoku* genannt) wird durch *Spirillum minus* verursacht.

■ Erreger

S. moniliformis ist ein gramnegatives unbewegliches, pleomorphes Stäbchen. 10–100% der Ratten tragen diese Bakterien im Nasopharynx und können sie im Urin ausscheiden. *S. minus* ist eine kurze, gramnegative Spirochäte, die nicht auf künstlichen Nährmedien kultiviert werden kann.

■ Epidemiologie

Streptobazilläres Rattenbißfieber ist beschrieben in Nord- und Südamerika sowie in Europa, kommt aber wahrscheinlich weltweit vor. Über die Hälfte der Fälle in den USA treten bei Kindern auf. Sodoku wird vor allem in ostasiatischen Ländern beobachtet. Beide Rattenbißfieber können als Laborinfektion auftreten. Ausgelöst werden sie häufig durch Ratten- oder Mäusebisse, es muß jedoch nicht unbedingt eine Bißverletzung vorliegen. Das Risiko einer *S.-moniliformis*-Infektion nach Rattenbiß wird mit 10% angegeben [1].

■ Diagnostik

Die Diagnose der Rattenbißfieber ist wegen der Seltenheit der Krankheiten und der unspezifischen Symptome schwierig. Man muß gezielt nach Tierbissen fragen. *S. moniliformis* läßt sich in Blutkulturen, Abstrichen von Hauteffloreszenzen oder Abszessen nachweisen. Primer für die PCR wurden beschrieben [3]. *S. minus* läßt sich in Exsudaten oder Lymphknoten-Punktaten mikroskopisch nachweisen, kann aber nicht kultiviert werden. Serologische Verfahren zur Diagnose der Rattenbißfieber stehen routinemäßig nicht zur Verfügung. Es muß bedacht werden, daß das Rattenbißfieber zu einer falsch-positiven Lues-Serologie führen kann. Die Entzündungsparameter wie z.B. das CRP steigen an, die Leukozyten können normal, aber auch deutlich erhöht sein.

■ Klinik

Beim streptobazillären Rattenbißfieber tritt nach einer Inkubationszeit von 1–22 Tagen hohes Fieber, oft mit Übelkeit, Erbrechen und Kopfschmerzen, auf. Eine asymmetrische Polyarthritis, am häufigsten mit Befall der Kniegelenke, kommt bei etwa 50% der Fälle dazu. 2–4 Tage nach Fieberbeginn entwickelt sich ein makulopapulöses, morbilliformes oder petechiales Exanthem, auch an Handflächen und Fußsohlen. Dieses weist Ähnlichkeit mit dem Exanthem einer Lues II auf. Die Symptomatik kann über Wochen oder Monate persistieren. Mögliche Komplikationen sind Myositis, Endokarditis, Perikarditis, Pneumonie, Meningitis, Hirnabszeß [2].

Bei Sodoku tritt eine Arthritis nur selten auf, häufiger kommt es zu einer lokalen Reaktion an der Bißstelle, die Inkubationszeit ist länger. Während der ersten

Fieberwoche entwickelt sich ein rötliches oder rötlich-bräunliches makulöses Exanthem über Extremitäten, Kopf und Rumpf.

■ Therapie

Zur Therapie der Rattenbißfieber werden Penicilline empfohlen, allerdings wurden in Einzelfällen resistente S. *moniliformis* beschrieben.

Literatur zu 4.3.14

1. Hagelskjaer L, Sørensen I, Randers E. *Streptobacillus moniliformis* infection: 2 cases and a literature review. Scand J Infect Dis 1998; 30: 309–11.
2. Frans J, Verhaegen J, van Noyen R. *Streptobacillus moniliformis*: case report and review of the literature. Acta Clin Belgica 2001; 56: 187–90.
3. Berger C, Altwegg M, Meyer A, Nadal D. Broad range polymerase chain reaction for diagnosis of rat-bite fever caused by *Streptobacillus moniliformis*. Pediatr Infect Dis J 2001; 20: 1181–2.

4.4 Spirochäten

4.4.1 Grundlagen

HEIDELORE HOFMANN

Spirochäten sind bewegliche Schraubenbakterien, die mit der Gram-Färbung schwer anfärbbar sind. Die lebhafte Beweglichkeit kommt durch Endoflagellen zustande, die an den Polen inserieren und sich in der Mitte überlappen, wodurch es bei der Fortbewegung zu den typischen Knickbewegungen kommt. Die Generationszeit der Spirochäten ist lang (bis zu 30 Stunden). Sie besitzen die Fähigkeit, in den verschiedensten Geweben des Wirtes, vor allem in bradytrophen Geweben, lange zu persistieren. Wegen dieser Eigenschaft muß eine relativ hoch dosierte und langzeitige Antibiotikatherapie durchgeführt werden.

Zur Familie der Spirochaetales gehören die Gattung Leptospira, die keine Hautaffinität besitzt, und die Gattungen Treponema und Borrelia. Von den bekannten Treponematosen spielt in Europa nur die Syphilis eine Rolle. Sie wird ausschließlich von Mensch zu Mensch, vorzugsweise beim Geschlechtsverkehr, übertragen.

Die nichtvenerischen Treponematosen Yaws, Bejel (endemische Syphilis) und Pinta treten vor allem bei Kindern in den Tropen und Subtropen auf. Die Zahl der Infektionen nimmt weltweit ab, wahrscheinlich durch den zunehmenden Einsatz von Penicillin für andere Infektionskrankheiten und bessere hygienische Bedingungen. Die Erreger sind *Treponema pallidum pertenue* (Yaws), *Treponema pallidum endemicum* (Bejel) und *Treponema carateum* (Pinta). Sie sind morphologisch und antigenetisch identisch mit dem Erreger der Syphilis *Treponema pallidum*. Eine serologische Differenzierung ist bisher nicht möglich. Neuere molekulargenetische Untersuchungen zeigen unterschiedliche Gene, so ist z.B. im Bereich des 15 kDa Lipoproteingens eine Differenzierung möglich [1].

Innerhalb der Gattung Borrelia ist in Europa z.Z. nur *Borrelia burgdorferi sensu lato* mit den bisher bekannten humanpathogenen Genospezies *Borrelia afzelii*, *Borrelia garinii* und *Borrelia burgdorferi sensu stricto* von infektiologischer Bedeutung. Die Borrelien werden von Schildzecken übertragen. Die Zahl der Infektionen ist hoch (Inzidenz ca. 70–100/100.000 Einwohner).

Literatur zu 4.4.1

1. Lara A, Castro C, Castillo R, Shaffer JM, Van Voorhis WC, Lukehart SA. The flanking region sequences of the 15 kDa lipoprotein gene differentiate pathogenic treponemes. J Infect Dis 1998; 177: 1036-40.

4.4.2 Lyme-Borreliose

HEIDELORE HOFMANN

■ Definition
Die Lyme-Borreliose ist eine Multiorganerkrankung beim Menschen. Sie ist die häufigste, durch Zecken übertragene Infektionskrankheit in Europa. Die Borrelien wandern während der Saugzeit der Schildzecke *Ixodes ricinus* in die Haut, dort werden sie entweder sofort abgetötet, oder es kommt zu einer lokalen Infektion und Entzündung. Im weiteren Verlauf können die Borrelien disseminieren und verschiedenste Organe befallen. Es kommt zur chronischen Infektion der Haut, der Muskeln und Gelenke sowie des zentralen und peripheren Nervensystems.

■ Synonyme
Borrelia-burgdorferi-Infektion, Lyme disease.

■ Erreger
In Europa wurden bisher *3 humanpathogene Genospezies von Borrelia burgdorferi sensu lato* isoliert: *Borrelia burgdorferi sensu stricto*, *Borrelia afzellii* und *Borrelia garinii* [4]. Möglicherweise induzieren die drei Spezies unterschiedliche Krankheitsverläufe. Sie sind genetisch sehr heterogen, was bei der Entwicklung von diagnostischen Tests und Impfstoffen berücksichtigt werden muß.

Eine neue Genospezies *Borrelia valaisiana* wurde kürzlich in Spanien beschrieben und ist möglicherweise humanpathogen. *Borrelia lusitania* wurde bisher nur aus Zecken isoliert. In den USA findet man nur *Borrelia sensu stricto*, in Asien auch *B. garinii* und *B. afzellii*.

■ Epidemiologie und Geschichte
Die Spätmanifestation der Borreliose an der Haut wurde 1883 von Buchwald erstmals als Hautatrophie beschrieben, 1903 wurde sie von Herxheimer Acrodermatitis chronica atrophicans genannt. Die Frühmanifestation wurde 1909 von Afzelius beschrieben und Erythema chronicum migrans genannt. 1922 beschrieben Garin/Bujadoux und später Bannwarth neurologische Symptome nach Zeckenstich. In den USA wurde erstmals 1976 über eine endemische Arthritis bei Kindern in Old Lyme, Connecticut, berichtet. 1981 entdeckte Willi Burgdor-

fer den Erreger im Mitteldarm von Zecken. Seitdem wurde das Krankheitsspektrum als Entität beschrieben und 1986 die internationale Bezeichnung Lyme-Borreliose eingeführt.

Relevante epidemiologische Untersuchungen wurden in Europa nur selten durchgeführt. Eine bevölkerungsbezogene Studie in Südschweden zeigte eine Inzidenz von 69/100.000 Einwohner [5]. Überträgt man diese Daten auf Deutschland, ist mit einer Neuinfektionsrate von ca. 50.000/Jahr zu rechnen.

■ Übertragungswege

Borrelia burgdorferi wird von Schildzecken (in Europa *Ixodes ricinus*) bei der Blutmahlzeit auf Vögel, Säugetiere und Menschen übertragen. Zecken saugen im Verlauf ihres Entwicklungszyklus von der Larve zur Nymphe zur adulten Zecke und vor der Eiablage Blut und können dabei Borrelien aufnehmen und übertragen. Das Hauptreservoir sind kleine Nagetiere.

■ Diagnostik

Erregernachweis

Beweisend für eine Infektion ist der kulturelle Erregernachweis. Dies ist aus Haut und Synovia und in eingeschränktem Maße auch aus anderen Geweben, Liquor und Blut möglich, aber sehr schwierig. Die Isolierung von Borrelia burgdorferi aus Herzmuskel und Iris gehört zu den Sternstunden der Mikrobiologie.

Einfacher – aber auch dem Spezialisten vorbehalten – ist der Borrelien-DNS-Nachweis mittels Polymerase-Kettenreaktion. Beide Methoden haben zur Beschreibung der klinischen Variabilität der Lyme-Borreliose, insbesondere von ungewöhnlichen Manifestationen, entscheidend beigetragen. Der DNS-Nachweis aus Haut ist sehr zuverlässig und in der Frühphase sensitiver als der serologische Antikörpernachweis. PCR aus Urinproben kann allerdings zu falsch-positiven Ergebnissen führen und ist für die Routinediagnostik bisher nicht geeignet [6, 8].

Antikörpernachweis

Für die Routinediagnostik ist nach wie vor der Antikörpernachweis im Serum und Liquor die Methode der Wahl. Nach den Qualitätsrichtlinien der Deutschen Gesellschaft für Hygiene und Mikrobiologie (in Anlehnung an die Richtlinien des Centers of Disease Control) sollen die IgM- und IgG-Antikörper mit einem sensitiven Suchtest, bevorzugt mit einem quantitativen ELISA, getrennt bestimmt werden. Positive und grenzwertige Ergebnisse sollen im zweiten Schritt mit einem spezifischen Westernblot überprüft werden [8].

Nachteilig ist es, daß die immunologischen Reaktionen auf *B. burgdorferi* in der Frühphase der Infektion individuell, sowohl zeitlich als auch qualitativ und quantitativ, sehr unterschiedlich nachweisbar sind, so daß es schwer fällt, allgemeine Richtlinien für die Interpretation der serologischen Ergebnisse zu geben. Hinzu kommt, daß die Testverfahren bis heute nicht standardisiert sind. Die Ergebnisse sind nicht vergleichbar, da unterschiedliche Testantigene verwendet werden. Als Testantigene sollten in Europa möglichst Sonikate, Extrakte oder rekombinante Antigene von europäischen Stämmen verwendet werden.

Deshalb ist die Interpretation nur im Zusammenhang mit der klinischen Diagnose möglich. Der behandelnde Arzt muß sich bei der Interpretation der serologischen Befunde darüber klar sein, ob der Patient die Symptomatik einer Früh- oder einer Spätinfektion hat oder ob er lediglich eine Borreliose ausschließen möchte. Niedrige Konzentrationen von Borrelien-spezifischen IgG-Antikörpern weisen eher auf eine früher abgelaufene Borrelien-Infektion hin (sog. „Seronarbe"). Sie bleibt lebenslang nachweisbar. Bei häufig exponierten Personen, z.B. Waldarbeitern, findet man solche „Durchseuchungstiter" in ca. 20% der Fälle ohne Krankheitssymptome. Die Koinzidenz von unspezifischen Beschwerden mit solchen Durchseuchungstitern ist entsprechend häufig und stiftet Verwirrung bei unerfahrenen Ärzten und ängstlichen Patienten.

In den ersten Wochen nach Infektion sind nur bei ca. 50–80% der Patienten IgM-Antikörper und/oder IgG-Antikörper nachweisbar (serodiagnostische Lücke der Frühinfektion!). Man nimmt an, daß Immunkomplexe vorliegen, die mit serologischen Methoden nicht nachweisbar sind. Die Therapieentscheidung muß in diesem Stadium nach dem klinischen Bild und der anamnestischen Wahrscheinlichkeit einer Infektion getroffen werden [7]. Während der Therapie steigen die IgM-Antikörper oft sehr stark an und bestätigen die klinische Diagnose.

Im Spätstadium sind die IgG-Antikörper erhöht nachweisbar, die IgM-Antikörper können bereits wieder rückläufig sein. Bei der chronischen Hautinfektion sind stets sehr hohe IgG-Antikörperkonzentrationen mit einem breiten Bandenspektrum im Immunoblot nachweisbar. Im Gegensatz dazu findet man bei der zirkumskripten Sklerodermie oft niedrige Konzentrationen von Borrelien-Antikörpern, die immer wieder Anlaß zu kontroversen Diskussionen bezüglich der Ätiologie der zirkumskripten Sklerodermie geben. Nur die Anzucht von Borrelien aus der Haut ist hier beweiskräftig.

Isoliert erhöhte IgM-Antikörper bei Gelenk- und Muskelbeschwerden sprechen für kreuzreaktive Antikörper bei anderen immunologischen Erkrankungen oder für eine polyklonale B-Zellstimulierung, z.B. bei EBV-Infektion.

Für die posttherapeutische Verlaufskontrolle sind serologische Untersuchungen nur geeignet, wenn die IgM- und IgG-Antikörper getrennt, quantitativ und mit dem gleichen Testverfahren bestimmt werden.

Tabelle 4.4-1 Serologische Stufendiagnostik.

1. Stufe	• ELISA der 2. und 3. Generation • IgM und IgG getrennt bestimmen! • Bei positivem oder grenzwertigem Ergebnis (und negativem TPHA)

2. Stufe	• Immunoblot mit Ganzzell-Lysat oder rekomb. Proteinen als Testantigen
	  Nachweis von
	  • IgG: 2 spezifische Banden von p83/100, p58, p43, p39, p30, Osp C, p17
	  • IgM: 1 spezifische Bande von p41 (stark), p39, Osp C, p17

■ Klinik

Die Lyme-Borreliose wird in Stadien eingeteilt, wobei diese individuell sehr unterschiedlich ablaufen:
Stadium I: Lokalisierte Frühinfektion.
Stadium II: Disseminierte Frühinfektion.
Stadium III: Spätinfektion.

Beschwerden nach Therapie werden als postinfektiöses Syndrom oder Postlyme disease bezeichnet.

Klinisches Spektrum der lokalisierten Frühinfektion

In der Frühphase kommt es zu einer lokalisierten Hautinfektion in der Umgebung des infizierenden Zeckenstiches mit individuell sehr variabler Ausprägung und Dauer der Entzündungsreaktion. Klinisch eindeutig ist ein randbetontes wanderndes Erythem mit zentrifugaler Ausbreitung um den Zeckenstich herum, das *Erythema migrans* (Abb. 4.4-1a). Sehr häufig ist die initiale Hautinfektion aber klinisch nicht eindeutig! Borrelien konnten in homogen geröteten und nicht wandernden Erythemen (Abb. 4.4-1b), fleckigen und infiltrierten Erythemen (Abb. 4.4-1c) oder erysipelartigen flammend roten Erythemen (Abb. 4.4-1d) nachgewiesen werden. Die Entzündung kann zentral vollständig verschwinden und das Erythem nur nach Erwärmung am Rand (im Bereich der wandernden Borrelien) sichtbar werden. Die Borrelien können über Monate bis Jahre in der Haut wandern oder auch ohne sichtbare Entzündungsreaktion persistieren.

Im Frühstadium kann es auch zu *Borrelien-spezifischen Lymphozytomen* kommen, entweder solitär, bevorzugt bei Kindern an den Ohrläppchen (Abb. 4.4-2a), im Mamillen-/Genitalbereich oder an den Schultern, aber auch multiple gruppierte Lymphozytome wurden beschrieben (Abb. 4.4-2b).

Disseminierte Frühinfektion

Bei einem Teil der Patienten kommt es bereits im Frühstadium zur hämatogenen Disseminierung, klinisch bemerkbar durch grippeartige Krankheitssymptome mit leichtem Fieber, Arthralgien, Myalgien, Kopfschmerzen, Lymphadenopathie. Wenn kein Erythema migrans sichtbar ist oder wegen atypischer Morphologie nicht erkannt wird, ist dieses Stadium sehr schwer zu erkennen.

Die Disseminierung in der Haut kann sich mit multiplen scharf begrenzten symptomlosen Erythemen bemerkbar machen, den *multiplen Erythemata migrantia* (Abb. 4.4-3). Auch hier erlebt man Überraschungen, z.B. mit zahlreichen kleinen ovalen Erythemen, die als urtikarielles Exanthem verkannt werden. Das histologische Bild mit perivaskulären Infiltraten ist uncharakteristisch. Die typischen plasmazellulären Infiltrate finden sich erst im fortgeschrittenen Stadium.

Spätinfektion

Nach individuell unterschiedlich langen Zeiträumen von Wochen bis Jahren kann es zu verschiedensten Organmanifestationen kommen. Die chronische

Spirochäten

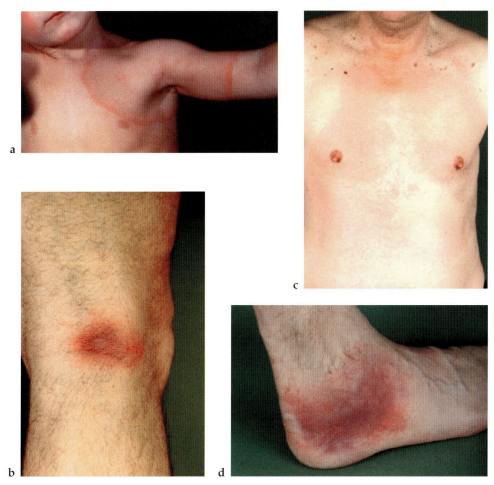

Abbildung 4.4-1a–d **(a)** Typisches randbetontes wanderndes Erythema migrans am rechten Arm; **(b)** homogenes nicht wanderndes Erythem in der Kniekehle; **(c)** ausgedehntes fleckiges Erythema chronicum migrans am Rumpf; **(d)** erysipelartiges Erythema chronicum migrans am Knöchel.

Infektion der Haut äußert sich mit lividen, ödematös-infiltrierten Erythemen meist an den Extremitäten. Die Haut ist überwärmt, aber bis auf ein Schweregefühl schmerzlos, bis eine periphere Neuropathie dazu kommt, die sich am häufigsten durch Kribbelparästhesien und nächtliche Schmerzen bemerkbar macht. Die Infiltrate können auch Lupus-erythematodes-artig im Gesicht auftreten (Abb. 4.4-4a). Dieses akute ödematös-infiltrative Stadium ist bisher nicht näher benannt worden. Im weiteren Verlauf wird die gesamte Haut unter Verlust der Körperbehaarung immer stärker atrophisch, und die livide Verfärbung, die zunächst nur bei Gefäßweitstellung sichtbar wird, wird permanent. Die Epidermis wird papierdünn und Unterhautbinde- und Fettgewebe verschwinden

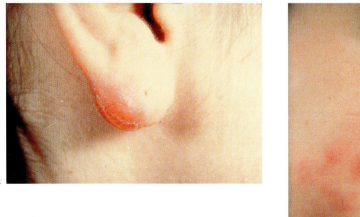
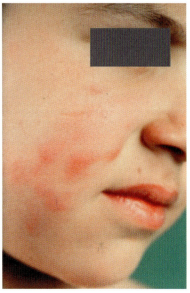

Abbildung 4.4-2a, b (a) Borrelien-Lymphozytom am Ohrläppchen mit präaurikulärem Lymphknoten; (b) multiple lymphozytäre Infiltrate im Gesicht.

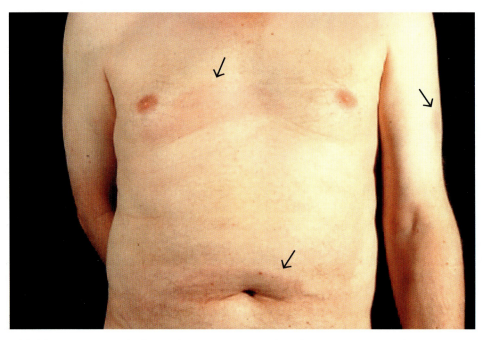

Abbildung 4.4-3 Multiple Erythemata migrantia bei disseminierter Borreliose.

(Abb. 4.4-4b). Die Veränderungen sind in der Regel einseitig, können aber auch symmetrisch auftreten. Sie sind dann oft schwer von der Altersatrophie der Haut, der Akrozyanose oder der chronisch-venösen Insuffizienz zu unterscheiden.

Es entsteht das Vollbild der *Acrodermatitis chronica atrophicans* mit einem ausgeprägten perivaskulären plasmazellreichen Entzündungsinfiltrat in allen Hautschichten und Bindegewebsatrophie. Typisch sind der Ulnarstreifen am Unterarm oder die Verdickung der Achillessehne und Verbreiterung der Ferse am Unterschenkel. Gelegentlich sieht man auch juxtaartikulär eindrucksvolle derbe fibroide Knoten (Abb. 4.4-4c). Auch nach Jahren bis Jahrzehnten kann man in der Haut noch Borrelien-DNS nachweisen. Oft sind auch eine Arthritis oder Arthralgien und Myalgien assoziiert.

Die typische *Lyme-Arthritis* äußert sich als akut intermittierende Arthritis mit schmerzhafter massiver Gelenkschwellung. Betroffen ist zunächst das Gelenk in der näheren Umgebung der Primärinfektion der Haut. Der Befall des zentralen und peripheren Nervensystems wird symptomatisch mit einer lymphozytären

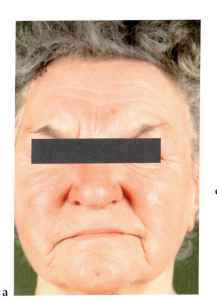
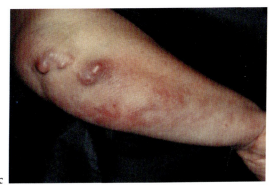
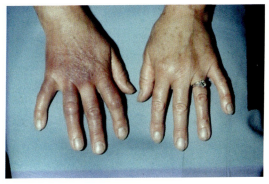

Abbildung 4.4-4a–c (a) Lupus-erythematodes-artige Infiltrate bei Acrodermatitis im Frühstadium und Neuroborreliose; (b) Acrodermatitis chronica atrophicans der rechten Hand mit Arthritis in den Fingergelenken; (c) fibrinoide Knoten bei ACA.

Meningitis, einer sehr schmerzhaften Radikulitis oder Paresen der Hirnnerven (z. B. des N. facialis oder N. abducens) oder peripheren Nerven. Das Vollbild der akuten Neuroborreliose wird auch als *Meningo-Radikulo-Polyneuritis (Bannwarth-Syndrom)* bezeichnet. Die chronische Neuroborreliose äußert sich wiederum in vielfältigen neurologischen und psychiatrischen Symptomen (z. B. Schlaflosigkeit, Depressionen und Angstzustände), die lange unerkannt bleiben können, wenn der Patient kein typisches Zeckenstich-assoziiertes Erythema migrans hatte oder es nicht bemerkt hat.

Die Variabilität der klinischen Symptomatik ist immer wieder verblüffend und ähnlich wie bei der Syphilis eine diagnostische Herausforderung. Wenn sie frühzeitig erkannt wird, ist sie durch eine lege artis durchgeführte Antibiotikatherapie heilbar.

Die Früherkennung der Lyme-Borreliose ist jedoch oft nicht einfach, da die Symptome sehr diskret sind. Sie liegt in erster Linie in der Hand der informierten und aufmerksamen Hausärzte und Dermatologen sowie in der Aufklärung der Bevölkerung, nach Zeckenstichen auch minimale Symptome zu beachten – ohne dabei eine Zeckenphobie zu entwickeln.

■ Differentialdiagnose

Frühinfektion der Haut
Persistierende Insektenstichreaktion, mitigiertes Erysipel, Hypodermitis.

Frühe Disseminierung
Bei multiplen Erythemen: Urtikarielles Exanthem, Erythema anulare centrifugum.
Bei grippeartiger Symptomatik: Virusgrippe.

Spätinfektion der Haut
Hypodermitis, mitigiertes Erysipel, tiefe Beinvenenthrombose, M. Sudeck, Altersatrophie der Haut, chronische venöse Insuffizienz.

■ Therapie

Es gibt bisher keinen internationalen Konsens über die Therapierichtlinien bei Lyme-Borreliose. In der nachfolgenden Tabelle 4.4-2 sind die am besten evaluierten Antibiotika aus amerikanischen und europäischen Therapiestudien zusammengefaßt. Dabei ist es besonders wichtig, daß Dosis und Dauer der Therapie eingehalten werden. Die Frühinfektion sollte mindestens 2, besser 3 Wochen, die Spätmanifestationen 3–4 Wochen behandelt werden. Von den neuen Makroliden hat sich nur Azithromycin als ausreichend wirksam erwiesen. Die lange Gewebehalbwertszeit ist sicher von Vorteil. Roxithromycin und Clarithromycin sind nicht ausreichend wirksam. Erythromycin zählt wegen der unsicheren Resorption nicht mehr zur Therapie der Wahl.

Von den oral anwendbaren Cephalosporinen hat nur Cefuroximaxetil eine der Doxycyclin- und Amoxicillin-Therapie vergleichbare Wirksamkeit mit Heilungsraten von 85–88% gezeigt [1, 11]. Bei Spätinfektionen mit neurologischer Sym-

Tabelle 4.4-2 Therapieempfehlungen bei Lyme-Borreliose [nach 1].

Antibiotikum	Erwachsene Dosis/d	Kinder Dosis/kg KG/d	Dauer/ Anwendung
Frühinfektion			
Doxycyclin	2 × 100 mg	Ab 9. Lj. 2–4 mg	14–21 d p.o.
Amoxicillin	4 × 500 mg	50 mg	14–21 d p.o.
Azithromycin	2 × 250 mg	5–10 mg	5–10 d p.o.
Cefuroximaxetil	2 × 500 mg	30 mg	12–18 d p.o.
Disseminierte und Spätinfektion			
Penicillin G	4 × 5 Mio. IE	200–500.000 IE	14–21 d i.v.
Ceftriaxon	1 × 2 g	50–80 mg	14–21 d i.v.
Cefotaxim	3 × 2 g	100 mg	14–21 d i.v.
Ohne neurologischen Symptome			
Doxycyclin	2 × 100 mg	ab 9. Lj	21–30 d p.o.

ptomatik ist eine intravenöse Therapie mit Penicillin oder den Cephalosporinen der 3. Generation Ceftriaxon oder Cefotaxim erforderlich [1]. Ohne neurologische Beteiligung ist auch eine orale Doxycyclin-Therapie über 30 Tage ausreichend [11]. Dies gilt auch für die Acrodermatitis chronica atrophicans. Bei zusätzlicher neurologischer Symptomatik ist eine Ceftriaxon-Therapie indiziert.

Die Heilungsraten liegen bei rechtzeitiger Therapie im lokalisierten und disseminierten Frühstadium sehr hoch (85–100%). Bei Spätinfektionen kommt es häufiger zu Gelenk-, Muskel- und neurologischen Beschwerden. Mit der Dauer der unbehandelten Infektion steigt auch das Risiko für persistierende Beschwerden vor allem an Haut, Gelenken und Nervensystem. Zahlreiche immunologische Untersuchungen weisen darauf hin, daß es bei entsprechender genetischer Disposition zu persistierenden Entzündungsreaktionen und Autoimmunreaktionen durch aktivierte T-Lymphozyten kommen kann. Auch irreversible morphologische Veränderungen an Haut (Atrophie und Fibrosen), Nerven und Gelenksynovia sind möglich.

Langzeitantibiotikatherapien und wiederholte „Kuren" sind nach einer kürzlich veröffentlichten Studie nicht erfolgversprechend [13]. Bisher gibt es keine bewiesenen sekundären Antibiotikaresistenzen von *B. burgdorferi*. Reaktivierungen von persistierenden Erregern sind bisher nur sehr selten durch Kultivierung und PCR bewiesen worden. Patienten mit persistierenden Entzündungsreaktionen profitieren mehr von Therapien mit nicht-steroidalen Antiphlogistika und immunsupprimierenden Therapien, wie sie bei rheumatischen Erkrankungen eingesetzt werden. Neuropathien sind sehr schwer zu behandeln. Ähnlich wie bei postzosterischen Neuropathien können Langzeittherapien mit Carbamazepin oder Gabapentin wirksam sein.

■ Prophylaxe

Die beste Prophylaxe ist die Prävention von Zeckenstichen durch bedeckende Kleidung und sorgfältiges Absuchen nach Aufenthalten in Feld, Wald und Wiesen. Dies ist besonders wichtig bei Kindern, die vom Frühjahr bis zum Herbst beim Spielen im Freien einem erhöhten Risiko ausgesetzt sind.

Die frühzeitige Entfernung der Zecken, bevor sie sich mit Blut vollgesaugt haben, ist eine gute Infektionsprophylaxe. Bei vollgesaugten Nymphen und adulten Zecken steigt das Infektionsrisiko nach neueren Untersuchungen von 3,2 auf 9,9% [12]. Nach dieser Studie kann das Infektionsrisiko durch eine prophylaktische Einnahme von einmalig 200 mg Doxycyclin nach dem Zeckenstich vermindert werden (Wirksamkeit von 87%) [12]. Die Ergebnisse sind allerdings mit Vorsicht zu interpretieren, da lediglich eine Nachuntersuchung nach 6 Wochen stattgefunden hat, so daß über nicht ausreichende Wirksamkeit im Hinblick auf Spätinfektionen bisher keine Aussage gemacht werden kann.

Angesichts des geringen Infektionsrisikos von 1–3% müßte allerdings eine Vielzahl von unsinnigen Doxycyclin-Einnahmen in Kauf genommen werden, um einer potentiellen Infektion vorzubeugen. Nach Hochrechnungen würden 40–125 sinnlose Prophylaxen durchgeführt, um 1 Infektion zu verhindern. Auswirkungen auf die Darmflora und eventuelle Resistenzentwicklungen bei häufiger Prophylaxe sind denkbar. Deshalb ist die Doxycyclin-Prophylaxe vorläufig nicht empfehlenswert.

■ Vakzine

Eine Impfung mit lipidierten rekombinanten Osp A ist in den USA mit guter Wirksamkeit in großangelegten Studien evaluiert worden [14]. Der Impfstoff, in den USA zugelassen, wurde jedoch kürzlich vom Markt genommen. Über unerwünschte Impfreaktionen bei einzelnen genetisch prädisponierten Personen wurde berichtet. Für Europa ist der Impfstoff nicht geeignet, da er nur gegen die Infektion mit *Borrelia burgdorferi sensu stricto* schützt, nicht gegen die in Europa häufig vorkommenden Genospezies *B. afzellii* und *B. garinii*.

Literatur zu 4.4.2

1. Steere AC. Lyme Disease. N Engl J Med 2001; 345.
2. Burgdorfer W, Barbour AG, Hayes SF, et al. Lyme disease – a tickborne spirochetosis? Science 1982; 216: 1317–9.
3. Asbrink E, Hovmark A. Successful cultivation of spirochetes from skin lesions of patients with erythema chronicum migrans Afzelius and acodermatitis chronica atrophicans. Acta Pathol Microbiol Immunol Scand (B) 1985; 93: 161–3.
4. Baranton G, Postic D, Saint Girons I, et al. Delineation of Borrelia burgdorferi sensu stricto, Borrelia garinii sp. nov. and group VS461 associated with Lyme disease. Int J Syst Bacteriol 1992; 42: 378–83.

5. Berglund J, Eitrem R, Ornstein K, Lindberg A, et al. An epidemiologic study of Lyme disease in southern Sweden. N Engl J Med 1995; 333 (20): 1319–27.
6. Brettschneider S, Bruckbauer H, Klugbauer N, Hofmann H. The Diagnostic Value of PCR for the detection of Borrelia burgdorferi in Skin Biopsies and Urine of Patients with Skin Borreliosis. J Clin Microbiol 1998; 36: 2658–65.
7. Hofmann H. Lyme Borreliosis – Problems of Serology. Infection 1996; 24: 1–3.
8. Qualitätsstandards in der mikrobiologisch-infektiologischen Diagnostik. MiQ12 Lyme-Borreliose. München, Jena: Urban & Fischer, 2000.
9. Hofmann H. Empfehlungen zur Diagnostik und Therapie der bakteriellen Infektionen in der Dermatologie. Lyme-Borreliose. Leitlinien der Arbeitsgemeinschaft für Dermatologische Infektiologie (ADI). (in Vorbereitung.)
10. Wormser G, Nadelmann RB, Dattwyler RJ, et al. Practice Guidelines for the treatment of Lyme disease – The Infectious Diseases Society of America. Clin Infect Dis 2000; 31 (Suppl 1): 1–14.
11. Dattwyler RJ, Luft BJ, Kunkel MJ, et al. Ceftriaxon compared with Doxycycline for the Treatment of acute disseminated Lyme Disease. N Engl J Med 1997; 337: 289–94.
12. Nadelman RB, Nowakowski J, Fish D, et al. Prophylaxis with single-dose Doxycycline for the Prevention of Lyme Disease after an Ixodes scapularis Tick Bite. N Engl J Med 2001; 345.
13. Klempner MS, Linden TH, Evans J, et al. Two controlled Trials of Antibiotic Treatment in Patients with Persistent Symptoms and a History of Lyme Disease. N Engl J Med 2001; 345.
14. Steere AC, Sikand VK, Meurice F, et al. Vaccination against Lyme disease with recombinant Borrelia burgdorferi outer-surface lipoprotein A with ajuvant. N Engl J Med 1998; 339: 209–15.

4.4.3 Syphilis

ANDREAS PLETTENBERG

■ Definition
Syphilis ist eine weltweit vorkommende, durch das zu den Spirochäten gehörende Bakterium *Treponema pallidum* ausgelöste Systemerkrankung, die ganz überwiegend sexuell übertragen wird. Unbehandelt kann sie ausheilen oder aber über Jahrzehnte chronisch verlaufen und dabei multiple Organmanifestationen bewirken. Es werden 4 verschiedene Stadien unterschieden. Dauer und Dosis der erforderlichen antibiotischen Therapie sind vom jeweiligen Stadium abhängig. Aufgrund des sehr mannigfaltigen klinischen Bildes mit vielen Differentialdiagnosen wird die Syphilis auch als „Chamäleon" oder „der große Imitator" bezeichnet.

■ Synonyme
Venerische Syphilis, Lues, harter Schanker, Kieler Masern, Morbus Gallicus, Great pox.

Erreger

Treponema pallidum, der Erreger der Syphilis, gehört zur Familie der *Spirochaetaceae* (wie u. a. *Borrelia burgdorferi* oder Leptospiren). *Treponema* steht für drehen bzw. gedrehter Faden, *pallidum* für blaß (blasse Anfärbung in Giemsa-Färbung). Es sind 4 verschiedene humanpathogene und mehrere nicht-humanpathogene Treponema-Arten bekannt. Bei den humanpathogenen Arten handelt es sich neben *Treponema pallidum ssp. pallidum* (Erreger der venerischen Syphilis) um *Treponema pallidum ssp. endemicum* (Erreger der endemischen bzw. nicht-venerischen Syphilis, Bejel), *Treponema pallidum ssp. pertenue* (Erreger der Yaws) und *Treponema carateum* (Erreger der Pinta).

Treponema pallidum ssp. pallidum ist ein fakultativ anaerobes Bakterium mit einer Länge von 6–20 µm und einem Durchmesser von 0,1–0,28 µm. In der Lichtmikroskopie fallen 6–14 korkenzieherartige Windungen auf. In der Dunkelfeldmikroskopie zeigen die Erreger eine charakteristische Knickbewegung sowie eine Rotation um die Längsachse. Im Unterschied zu anderen Spirochäten bzw. Spirillen bewegen sie sich dabei nicht fort. Die Erreger teilen sich alle 30–33 Stunden. Das erst kürzlich sequenzierte Genom von *Treponema pallidum ssp. pallidum* besteht aus 1.138.006 Basenpaaren und enthält 1041 Open reading frames (ORFs) [1].

Epidemiologie

Die Entwicklung von Antibiotika, genauer von Penicillin, hat in den Industrienationen einen deutlichen Rückgang der Erkrankung bewirkt. Während kurz nach dem 2. Weltkrieg in den Vereinigten Staaten noch 66,4 Erkrankte auf 100.000 Personen kamen, waren es 1956 als Folge der antibiotischen Therapie sowie eines veränderten Sexualverhaltens nur noch 3,6 Fälle [2, 3]. Auch in Europa und insbesondere in Deutschland ist die Syphilis deutlich seltener geworden. Seit mehreren Jahren werden hier nur noch etwa 1000–2000 Fälle/Jahr gemeldet. Aufgrund der hohen Dunkelziffer geht man jedoch von etwa 5–10.000 Infektionen/Jahr aus. Männer sind etwa doppelt so häufig betroffen wie Frauen. Es gibt Hinweise, daß aktuell die Zahl der Neuinfektionen wieder ansteigt.

Übertragungswege

Häufigster Infektionsweg (> 95 %) ist der Sexualverkehr, deutlich seltener kommt es zu diaplazentaren Infektionen. Weiterhin gibt es kasuistische Berichte über Übertragungen durch Küssen, durch Bluttransfusionen und akzidentielle Inokulation. Die primäre Syphilis ist sehr infektiös; für den Sexualverkehr wird ein Infektionsrisiko von 40–60 % angenommen [1, 4].

Diagnostik

Direktnachweis im Dunkelfeld

Mit der Dunkelfeldtechnik können im Serumtranssudat des Primäraffektes und in Läsionen des Sekundärstadiums Treponema mikroskopisch nachgewiesen werden. Bedeutung kommt hierbei der Art der Gewinnung des Untersuchungsmaterials zu. Zunächst sollte die Läsion vorsichtig mit einem in Kochsalzlösung getränkten Tupfer gereinigt werden. Nachfolgend wird mit einem zweiten Tupfer die Oberfläche durch Reiben vorsichtig arrodiert, ohne dabei eine Blutung auszulösen. Durch Exprimieren des tiefen Gewebes wird nun das „Reizserum" gewonnen, das auf einen Objektträger aufgebracht wird.

Kultur
Treponema pallidum läßt sich weder auf künstlichen Nährböden noch auf Zellkulturen anzüchten. Dem Erregernachweis mittels Kultur kommt daher keine Bedeutung zu.

PCR
Die meisten Publikationen zur PCR betreffen die Analyse von Liquor. Die Angaben zur Sensitivität liegen bei etwa 40–80 %, zur Spezifität bei 80–100 %. Grundsätzlich ist auch der Nachweis von Treponema in Gewebe-Biopsien möglich. Aufgrund der hohen Aussagefähigkeit der serologischen Untersuchungen und nicht zuletzt auch der Kosten wird die PCR gegenwärtig nur bei speziellen Fragestellungen bzw. Indikationen durchgeführt.

Serologie
Nach Abheilung des Primäraffektes, während dessen die Diagnose mittels direktem Erregernachweis (Dunkelfeld) gestellt werden kann, kommt den serologischen Untersuchungen die größte Bedeutung in der Diagnostik zu. Grundsätzlich kann zwischen den treponemalen und den weniger spezifischen nicht-treponemalen Seroreaktionen unterschieden werden.
- *Nicht-treponemale Seroreaktionen*
  Die nicht-treponemalen Seroreaktionen beruhen überwiegend auf dem Nachweis von Phospholipidantikörpern. Die früher weltweit eingesetzte Wassermann-Reaktion findet heute kaum noch Verwendung. Ebenfalls nur noch selten eingesetzt wird der Rapid-plasma-reagin-card-Test (RPRC-Test), der als Schnelltest für die orientierende Diagnostik der Frühsyphilis ein Ergebnis innerhalb von nur 30 Minuten ermöglicht. Bedeutung kommt heute vor allem dem Venereal-disease-research-laboratory-Test (VDRL-Test) sowie der Kardiolipin-Komplementbindungsreaktion zu. Anwendung finden beide Tests in der Verlaufsbeurteilung unter Therapie sowie eingeschränkt in der Differenzierung zwischen Seronarbe und behandlungsbedürftiger Syphilis.
- *Treponemale Seroreaktionen*
  Die treponemalen Seroreaktionen sind zeitaufwendiger und nur durch geschultes Personal durchführbar.

TPHA-Test: Der in Deutschland wichtigste treponemale Suchtest ist der Treponema-pallidum-Hämagglutinationstest (TPHA-Test), der etwa 3–4 Wochen nach der Infektion positiv wird und dieses über Jahrzehnte bleibt.

FTA-ABS-Test: Weiter von großer Bedeutung ist der Fluoreszenz-Treponema-Antikörper-Absorptionstest (FTA-ABS-Test), der mittels indirekter Immunfluoreszenz durchgeführt wird. Er ist ab etwa der 4. Woche post infectionem positiv und bleibt dieses, unabhängig von der Therapie, über viele Jahre. Der FTA-ABS-Test wird heute gewöhnlich als Bestätigungstest durchgeführt. Verschiedene Autoimmunerkrankungen wie z. B. systemischer Lupus erythematodes können falsch-positive Reaktionen auslösen.

IGM-FTA-ABS-Test und 19S-IgM-FTA-ABS-Test: Mit diesen Tests werden spezifische IgM-Antikörper im Patientenserum nachgewiesen. Beide Testmethoden werden in der Verlaufsbeurteilung nach erfolgter Therapie durchgeführt. Für den IgM-FTA-ABS-Test ist bekannt, daß hochpositive IgG-Antikörper den Test kompetitiv hemmen können (Prozonenphänomen), so daß dieser falsch-negativ ausfällt. Bei Verdacht auf eine derartige Hemmung wird daher der 19S-IgM-FTA-ABS-Test durchgeführt, bei dem die hochmolekulare 19S-IgM-Antikörperfraktion chromatographisch von der niedermolekularen 7S-IgG-Antikörperfraktion abgetrennt wird. Der Test wird sodann ausschließlich mit der IgM-haltigen Serumfraktion durchgeführt.

IgM-ELISA: Der Nachweis spezifischer IgG- oder IgM-Antikörper ist auch mit ELISA-Verfahren möglich.

Falsch-reaktive Befunde
Insbesondere bei den nicht-treponemalen Tests ist daran zu denken, daß es falsch-reaktive Befunde gibt. Die Ursache können Erkrankungen mit Gewebezerfall und nachfolgender Phospholipidantikörperbildung oder mit erhöhten Immunglobulinkonzentrationen sein, z. B. Mononukleose, Scharlach, Malaria, Lepra, Tuberkulose, Pneumonien, die tropischen Treponematosen Frambösie und Pinta, Karzinome oder verschiedene Autoimmunerkrankungen. Auch während der letzten Monate der Gravidität können die nicht-treponemalen Tests reaktiv sein.

Mehrere Autoren haben darauf hingewiesen, daß insbesondere bei HIV-bedingter Immundysfunktion sowohl die treponemalen als auch die nicht-treponemalen Tests atypisch ausfallen können. So wurden Fälle von Frühsyphilis beschrieben, bei denen die spezifischen IgM-Tests negativ waren. Auf der anderen Seite können bei HIV-positiven Patienten im Rahmen der polyklonalen B-Zell-Aktivierung atypisch hochpositive Tests auftreten. Zudem wurde berichtet, daß die Stadienabfolge schneller als üblich sein kann und gehäuft schwere Verlaufsformen wie Lues maligna auftreten [5, 6].

Liquordiagnostik
Bei allen Patienten mit Verdacht auf Neurosyphilis sollte grundsätzlich eine Liquordiagnostik erfolgen. Bei Patienten mit HIV-Infektion, bei denen ein Syphilisbefall des ZNS besonders häufig auftritt, sollte laut offizieller Empfehlungen in allen Fällen, bei denen der Infektionszeitpunkt der Syphilis nicht bekannt ist, eine Liquordiagnostik erfolgen. Ist dieses nicht möglich, sollte auch bei fehlenden

klinischen Hinweisen eine Behandlung wie bei vorhandener Neurosyphilis durchgeführt werden.

Neben den serologischen Tests (TPHA-, FTA-ABS-, IgM-FTA-ABS-Test), die auch aus dem Liquor durchgeführt werden, sollte immer eine komplette Liquordiagnostik mit Bestimmung von Zellzahl, Proteinkonzentrationen, oligoklonalen Banden, autochthoner Immunglobulin-Produktion sowie Erreger-spezifischen Liquor-Serum-Antikörper-Quotienten erfolgen. Während die meisten Quotienten bei gestörter Blut-Hirnschranke nur eingeschränkt verwendbar sind, können mit dem ITPA-Index auch in dieser Situation intrathekal gebildete spezifische Antikörper gegen *Treponema pallidum* nachgewiesen werden.

Vorgehen

In Deutschland wird bei Verdacht auf Syphilis überwiegend der TPHA-Test als Suchreaktion durchgeführt. Dieser ist in den meisten Fällen schon 3 Wochen post infectionem reaktiv und bleibt dieses über Jahrzehnte oder sogar lebenslang (Ausnahme: HIV-Infektion), unabhängig von einer Therapie. Die Höhe des Titers gibt kaum Aufschluß über den Aktivitätsgrad bzw. die Behandlungsbedürftigkeit. Dieses ist der Grund dafür, daß in Ländern mit höherer Durchseuchung bei Verdacht auf Syphilis meist ein treponemaler und ein nicht-treponemaler Test durchgeführt werden (z. B. TPHA und VDRL). Beim VDRL-Test, der etwa 6 Wochen nach der Infektion reaktiv wird, kommt es nach erfolgreicher Therapie zu einer deutlichen Abnahme der Titer. Nach positivem TPHA-Test ist ein Bestätigungstest erforderlich. Hierfür wird ganz überwiegend der FTA-ABS-Test oder aber bei hohem TPHA-Titer der IgM-FTA-ABS-Test eingesetzt. Für die Beurteilung der Behandlungsbedürftigkeit bzw. der Aktivität und des Ansprechens auf die Therapie werden vor allem die Cardiolipin-KBR bzw. der VDRL-Test und der IgM-FTA-ABS-Test verwendet. Tabelle 4.4-3 zeigt, welche Testverfahren für die verschiedenen Zwecke eingesetzt werden [1, 3, 7].

Grundsätzlich kann es unter allen Behandlungsschemata Therapieversagen geben. Deshalb sollten nach 3 und 6 Monaten serologische Kontrollen und klinische Verlaufsuntersuchungen erfolgen. Sofern es bei primärer und sekundärer Syphilis nach 6 Monaten nicht zu einem wenigstens 4fachen Abfall der Titer der nicht-treponemalen Tests (Cardiolipin-KBR oder VDRL-Test) gekommen ist, muß ein Therapieversagen oder eine Reinfektion in Betracht gezogen werden.

■ Klinik

Natürlicher Verlauf

Unbehandelt kann die Syphilis nach Abheilung des Primärstadiums ausheilen oder aber einen chronischen Verlauf nehmen. Große prospektive Studien haben gezeigt, daß etwa die Hälfte der Erkrankten ohne Therapie nach 15–20 Jahren Spätkomplikationen erleiden, von denen kardiovaskuläre Manifestationen die häufigsten sind.

Tabelle 4.4-3 Einsatz der verschiedenen Tests bei Syphilis.

Suchtest	• TPHA-Test • VDRL-Test • RPRC-Schnelltest • IgG-ELISA
Bestätigungstest	• FTA-ABS-Test • Cardiolipin-KBR • VDRL (Titration)
Frage nach Behandlungsbedürftigkeit	• IgM-FTA-ABS-Test • 19S-IgM-FTA-ABS-Test • IgM-ELISA • Cardiolipin-KBR • VDRL-Test
Verlaufskontrollen	• Cardiolipin-KBR • VDRL-Test • 19S-IgM-FTA-ABS-Test • IgM-ELISA

Klinische Manifestationen

Ein Charakteristikum der Syphilis ist das Durchlaufen verschiedener Stadien. Unterschieden wird zwischen Früh- und Spätsyphilis sowie den Stadien I–IV (Tab. 4.4-4).

Frühsyphilis

Unter dem Begriff Frühsyphilis werden sowohl das Primär- als auch das Sekundärstadium verstanden. Der Zeitraum der Frühsyphilis umfaßt die ersten beiden Jahre post infectionem.

Primärstadium

Nach einer Inkubationszeit von durchschnittlich 3 Wochen (3 Tage bis 3 Monate) kommt es zum Auftreten des Primäraffektes, auch harter Schanker genannt. Aus einer typischerweise am Genital, seltener auch an der Mundschleimhaut lo-

Tabelle 4.4-4 Einteilung der Syphilis.

Frühsyphilis	0–2 Jahre p. i.	Lues I	(= Primärstadium)
		Lues II	(= Sekundärstadium)
		Lues latens seropositiva	
Spätsyphilis	> 2 Jahre p. i.	Lues III	(= Tertiärstadium)
		Lues IV	(= Quartärstadium)
		Lues latens seronegativa	

p. i. = post infectionem

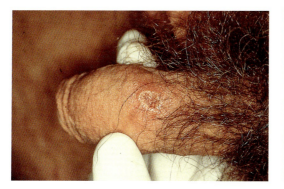
Abbildung 4.4-5 Syphilis: Primäraffekt am Penis.

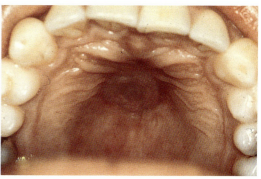
Abbildung 4.4-6 Syphilis: Primäraffekt am Gaumen.

kalisierten derben Papel entwickelt sich ein schmerzloses Ulkus (Abb. 4.4-5, Abb. 4.4-6). Weiter kommt es zu regionalen, ebenfalls schmerzlosen Lymphknotenschwellungen. Nach etwa 3–6 Wochen heilt das Ulkus spontan ab; die Lymphknotenschwellung persistiert oft länger.

Sekundärstadium
Eine scharfe Unterscheidung zwischen Primär- und Sekundärstadium ist oft nicht möglich. Bei etwa einem Drittel der Betroffenen ist zu Beginn des Sekundärstadiums der Primäraffekt noch vorhanden. Das Sekundärstadium, das etwa 2–8 Wochen nach Auftreten des Primäraffektes beginnt, ist Folge der Dissemination der Spirochäten sowie der Immunantwort. Das klinische Bild kann vielgestaltig und dabei auch sehr dezent sein. Etwa 60% der Personen mit Latenz- oder Spätstadium können sich nicht an Manifestationen des Sekundärstadiums erinnern. In 80–95% der Fälle treten während des Sekundärstadiums Manifestationen der Haut auf, die Syphilide genannt werden. Typischerweise handelt es sich um makulöse, makulopapulöse, papulöse oder anuläre Eruptionen. Selten kann es zu nodulären oder pustulösen Syphiliden kommen; vesikuläre Läsionen werden nur bei der pränatalen Syphilis beobachtet. Das häufigste Erscheinungsbild ist das makulöse Exanthem, auch Roseola genannt, das typischerweise symmetrisch verteilt am Stamm auftritt (Abb. 4.4-7). Weiterhin sehr typisch sind die meist hyperkeratotischen palmoplantaren Syphilide, auch Clavi syphilitici genannt (Abb. 4.4-8). Weitere charakteristische Manifestationen der Haut sind Corona veneris, luetische Paronychien, Leucoderma specificum, Condylomata lata oder Alopecia specifica. Typische Manifestationen der Mundschleimhaut sind Angina syphilitica specifica und Plaques muqueuses der Zunge (Abb. 4.4-9). Nicht selten ist das Sekundärstadium zudem durch Allgemeinsymptome wie körperliche Schwäche, subfebrile Temperaturen, generalisierte Lymphadenopathie, Muskel- oder Knochenschmerzen gekennzeichnet. Bei etwa der Hälfte der Patienten treten Kopfschmerzen auf, die Ausdruck einer frühsyphilitischen Meningitis cerebrospinalis sein können. Weiterhin kann es zu internen Organ-

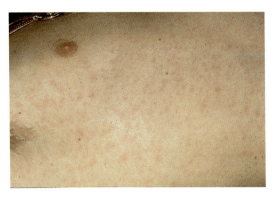

Abbildung 4.4-7 Makulöses Exanthem am Stamm.

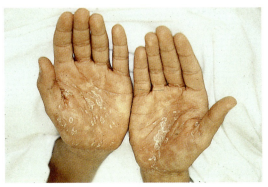

Abbildung 4.4-8 Clavi syphilitici. Syphilitische Hyperkeratosen der Hände.

manifestationen wie Glomerulonephritis, akutes nephrotisches Syndrom oder syphilitische Hepatitis kommen.

Die genannten Manifestationen können nach einmaligem Auftreten komplett abheilen, so daß eine Lues latens seropositiva vorliegt, oder aber mehrfach rezidivieren. Auch im Falle von Rezidiven, die im Verlauf meist schwächer werden, endet das Sekundärstadium und damit auch die Frühsyphilis nach etwa 2–3 Jahren.

Eine besonders schwere Verlaufsform der Syphilis im Sekundärstadium ist die Lues maligna. Hierbei handelt es sich um eine schwere konsumierende Form der Syphilis, die vor allem bei immunsupprimierten Personen auftritt und durch schwere Allgemeinsymptome wie Fieber oder Gewichtsverlust in Kombination mit kutanen Ulzerationen, die meist von einer dicken Borke belegt sind (Rupia syphilitica), gekennzeichnet ist.

Nach Ende des Sekundärstadiums folgt meist eine 3- bis 5jährige Latenzphase, nach der sodann die Manifestationen der Spätsyphilis auftreten können.

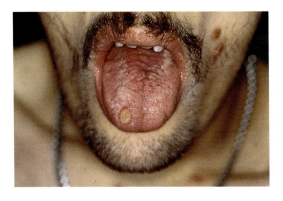

Abbildung 4.4-9 Plaques muqueuses der Zunge.

Spätsyphilis
Die Spätsyphilis, die z. Z. noch in Tertiär- und Quartärstadium (letzteres ist vor allem Tabes dorsalis und progressive Paralyse) unterteilt wird, ist durch eine Endarteriitis gekennzeichnet und kann sich als neurologische, kardiovaskuläre oder gummöse Form manifestieren.

Die Neurosyphilis kann asymptomatisch oder symptomatisch verlaufen. Bei der symptomatischen Phase unterscheidet man zwischen meningovaskulären und parenchymatösen Formen. Typische Manifestationen der meningovaskulären Meningitis, die einer Endarteriitis obliterans entspricht, sind fokale oder generalisierte Krampfanfälle, Hemiplegie oder Aphasie. Die parenchymatöse Neurosyphilis, die mit einer ausgeprägten Parenchymschädigung einhergeht, ist charakterisiert durch Paresen, Tabes dorsalis sowie verschiedene neurologische und psychiatrische Auffälligkeiten.

Die kardiovaskuläre Syphilis ist ebenfalls durch das Bild einer Endarteriitis obliterans gekennzeichnet. Eine typische Manifestation ist ein Aneurysma der Aorta ascendens, das nicht selten mit Aortenklappeninsuffizienz und Koronararterienstenosen einhergeht.

Eine weitere zwar typische, heute jedoch nur selten zu sehende Manifestation der Spätsyphilis sind Gumma, bei denen es sich um monozytäre, destruierende Granulome handelt, die vor allem an der Haut, Schleimhaut und am Skelettsystem auftreten [3, 8, 9].

■ Differentialdiagnose
Die Syphilis wird zu Recht auch Chamäleon oder großer Imitator genannt. Bei kaum einer anderen Erkrankung sind vergleichbar viele Differentialdiagnosen zu berücksichtigen. So sind bei Verdacht auf ein Ulcus durum u. a. ein Ulcus molle (oder eine Doppelinfektion: Ulcus mixtum), ein Herpes simplex und ein Karzinom auszuschließen. Eine Differentialdiagnose des makulösen Syphilids des Stadiums II sind Masern, weshalb der luetische Ausschlag bei Seeleuten auch Kieler Masern genannt wurde. Abzugrenzen sind weiter Virusexantheme (u. a. HIV) oder aber Arzneimittelexantheme. Für die verschiedenen Organmanifestationen der Syphilis der Stadien II–IV kommt eine große Zahl von unterschiedlichen Differentialdiagnosen in Betracht [3].

■ Therapie
Das Therapeutikum der Wahl ist seit mehr als 40 Jahren Penicillin, gegen das nach wie vor keine Resistenzen bekannt geworden sind. Aufgrund der langsamen Replikation von *Treponema pallidum* (alle 32 Stunden) ist es von entscheidender Bedeutung, daß abhängig von den Stadien der Syphilis über definierte Zeiträume kontinuierlich ausreichend hohe Blut- und Gewebespiegel des Penicillins sichergestellt werden. Dieses ist der Grund für die z. T. lange Therapiedauer bzw. die mehrfach täglichen Gaben. Nur kurz andauernde Therapieunterbrechungen können spätere Rezidive begründen.

Tabelle 4.4-5 Therapie der Syphilis.

Frühsyphilis	Standard	• Clemizol-Penicillin 1 Mio. IE über 14 Tage i.m. • Benzathinpenicillin G 2,4 Mio. IE Tag 1 und 8 i.m. (laut CDC ist auch eine einmalige Gabe von Benzathinpenicillin G 2,4 Mio. IE i.m. möglich)
	Alternativ	• Ceftriaxon 4 × 250 mg/d i.m. oder i.v. über 5 Tage oder 1 g i.m. über 14 Tage ???
	Penicillin-Allergie	• Doxycyclin 2 × 100 mg/d p.o. über 14 Tage oder • Tetracyclin 4 × 500 mg/d p.o. über 14 Tage oder • Erythromycin 4 × 500 mg/d p.o. über 14 Tage
Spätsyphilis	Standard (nicht Neurosyphilis)?	• Clemizol-Penicillin G 1 Mio. IE i.m. über 21 Tage
	Alternativ (nicht Neurosyphilis)	• Benzathinpenicillin G 2,4 Mio. IE Tag 1, 8 und 15
	Neurosyphilis	• Penicillin G 6 × 2–5 Mio. IE/d i.v. über 10–14 Tage • Clemizol-Penicillin 1 Mio. IE/d i.m. über 21 Tage
	Penicillin-Allergie	• Doxycyclin 2 × 100 mg/d p.o. über 28 Tage oder • Tetracyclin 4 × 500 mg/d p.o. über 28 Tage oder • Erythromycin 4 × 500 mg/d p.o. über 28 Tage nicht Neurosyphilis, nicht bei HIV • Desensibilisierung
Besondere Situationen	Schwangerschaft	Kein Tetracyclin! Clemizol-Penicillin hat bessere Plazentagängigkeit als Benzathinpenicillin oder Erythromycin.
	HIV-Infektion	Bei Frühsyphilis keine Einmal-Behandlung mit Benzathinpenicillin! Wenn der Syphilis-Infektionszeitpunkt nicht bekannt ist oder länger als 1 Jahr zurückliegt, immer Liquorpunktion. Ist dieses nicht möglich, Behandlung wie bei Neurosyphilis. (Therapiedauer: mind. 14 Tage)

Bei jeder Syphilistherapie ist die Möglichkeit einer *Herxheimer-Reaktion* zu bedenken. Hierunter versteht man eine z. Z. schwere, fiebrige, oft mit Kreislaufdekompensation und Schüttelfrost einhergehende Allgemeinreaktion, die Folge des plötzlich einsetzenden Treponemazerfalls bei initialer antibiotischer Therapie ist. Dieses kann im Einzelfall sehr bedrohlich sein. Bei vorhandener Mesaortitis syphilitica kann es beispielsweise zu einer Aortenruptur mit nachfolgendem Exitus führen. Um das Risiko einer derartigen Herxheimer-Reaktion zu minimieren, können bei oder kurz vor der ersten Antibiotikagabe Glukokortikoide (z. B. 100 mg Prednisolon i.v.) injiziert werden. In jedem Fall sollten Patienten nach der ersten Penicillingabe mehrere Stunden unter ärztlicher Kontrolle verbleiben.

Genauere Angaben zur stadienentsprechenden Therapie zeigt Tabelle 4.4-5 [10–13].

Literatur zu 4.4.3

1. Singh AE, Romanowski B. Syphilis: Review with emphasis on clinical, epidemiologic, and some biologic features. Clin Microbiol Rev 1999; 187–209.
2. Gerbase AC, Rowley JT, Mertens TE. Global epidemiology of sexually transmitted diseases. Lancet 1998; 351 (Suppl 3): 2–4.
3. Tramont EC. Treponam pallidum (Syphilis). In: Mandell GL, Bennett JE, Dolin R (eds). Principles and Practice of Infectious Disease. 5th edn. Philadelphia: Churchill Livingstone, 2000: 2474–90.
4. Brown TJ, Yen-Moore A, Tyring SK. An overview of sexually transmitted diseases. Part I. Am Acad Dermatol 1999; 41: 511–29.
5. Plettenberg A, Bahlmann W, Stoehr A, Meigel W. Klinische und serologische Befunde der Lues bei HIV-infizierten Patienten. Dtsch Med Wochenschr 1991; 116: 968–72.
6. Schöfer H, Imhof M, Thoma-Greber E, et al., The German AIDS Study Group (GASG). Active syphilis in HIV infection: a multicentre retrospective survey. Genitourin Med 1996; 72: 176–81.
7. Woods GL. Update on laboratory diagnosis of sexually transmitted diseases. Clin Lab Med 1995; 15: 665–84.
8. Kraynak MA, Knodel LC. Sexually transmitted diseases: an update. Am Pharm 1995; NS 35: 41–7.
9. Plettenberg A. Sexuell übertragbare Erkrankungen. In: Clasen M, Dierkesmann R, Heimpel H, et al. (Hrsg). Rationelle Diagnostik und Therapie in der Inneren Medizin. 2. Aufl. München, Jena: Verlag Urban & Fischer.
10. Augenbraun MH, Rolfs R. Treatment of Syphilis, 1998: nonpregnant adults. Clin Infect Dis 1999; 28 (Suppl 1): 21–8.
11. Brockmeyer NH. Syphilis. In: Petzoldt D, Gross G (Hrsg). Diagnostik und Therapie sexuell übertragbarer Erkrankungen. Berlin, Heidelberg, New York: Springer-Verlag, 2001: 101–11.
12. Centers for Disease Control and Prevention. Sexually transmitted disease treatment guidelines. Morb Mortal Wkly Rep 1993; 42: 1–102.
13. Centers for Disease Control and Prevention. Guidelines for treatment of sexually transmitted diseases. Morb Mortal Wkly Rep 1997/1998; 47: 21–116.

4.5 Genitale Mykoplasmen

Peter K. Kohl, Susann-Friederike Hadlich

■ Definition

Die Bedeutung von genitalen Mykoplasmen für die Entstehung sexuell übertragbarer Krankheiten führt immer wieder zu kontroversen Diskussionen. Während *Mycoplasma hominis* und *Ureaplasma urealyticum* häufig aus dem Genitaltrakt von gesunden Frauen und Männern isoliert werden können, scheint *Mycoplasma genitalium* pathogenes Potential zu besitzen. *M. genitalium* kann beim Mann der Erreger einer akuten und möglicherweise persistierenden oder rezidivierenden nicht-gonorrhoischen, nicht-chlamydialen Urethritis (NGNCU) sein. Bei der Frau ist *M. genitalium* stark mit einer Cervicitis und einer Endometritis und sogar mit einer Salpingitis und tubaren Infertilität assoziiert [1–3].

■ Erreger

Mykoplasmen sind die kleinsten freilebenden Mikroorganismen, die in den meisten ihrer Eigenschaften Bakterien ähneln. Neben der geringen Zellgröße bestimmen vor allem zwei Eigenschaften ihre besondere Verhaltensweise: das kleine Genom und das Fehlen der Zellwand. Durch das Fehlen der Zellwand sind Mykoplasmen durch bakteriendichte Filter filtrierbar, resistent gegen zellwandwirksame Antibiotika (z. B. Penicillin) und stark empfindlich gegen äußere Faktoren, wie z. B. Austrocknung. Das kleine Genom begrenzt die biochemische Syntheseleistung der Mykoplasmen.

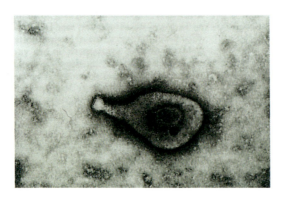

Abbildung 4.5-1 *Mycoplasma genitalium* (elektronenmikroskopische Aufnahme).

■ Epidemiologie

Von den 16 verschiedenen *Mycoplasma*-Species, die bisher vom Menschen isoliert werden konnten, sind sechs Spezies vorwiegend im Genitaltrakt zu finden. Davon werden *M. hominis* und *U. urealyticum* am häufigsten aus dem Genitoanalbereich isoliert. *M. primatum* und *M. spermatophilum* scheinen kein pathogenes Potential zu besitzen. Da *M. genitalium* nur sehr schwer kultivierbar ist, kann seine Bedeutung als sexuell übertragbarer Erreger erst seit der Einführung von DNA-Amplifikationsmethoden besser untersucht werden. Bisherige Untersuchungen lassen vermuten, daß *M. genitalium* sich biologisch ähnlich wie *Chlamydia trachomatis* verhält.

■ Übertragungswege

Genitale Mykoplasmen werden überwiegend sexuell übertragen. *M. hominis* und *U. urealyticum* können bereits bei der Geburt von der Mutter auf die Schleimhäute des Neugeborenen gelangen und sind dann noch Wochen nachweisbar. Mit Beginn der sexuellen Aktivität können Mykoplasmen Infektionen des Genitaltraktes hervorrufen. Die Kolonisierung des Genitaltraktes mit *U. urealyticum* und *M. hominis* nimmt mit der Zahl der Sexualpartner zu, so daß insbesondere *U. urealyticum* als Teil der Genitalflora bei sexuell aktiven, jungen Menschen angesehen werden muß.

■ Diagnostik

Mykoplasmen können aufgrund ihrer geringen Größe, der fehlenden Zellwand und minimalen Affinität zu Farbstoffen im Abstrichpräparat mikroskopisch nicht nachgewiesen werden. Zur Kultivierung von *U. urealyticum* und *M. hominis* kann Genitalsekret mit Hilfe einer kalibrierten Öse entnommen, in einem Transportmedium transportiert, auf SP4-Kulturmedium kultiviert und mit Hilfe eines Stereomikroskops auf der Kulturplatte identifiziert werden. *M. genitalium* wird aus dem Erststrahlurin mit Hilfe einer Multiplex-PCR nachgewiesen.

■ Klinik

Mykoplasmeninfektionen können beim Mann die klinischen Symptome einer Urethritis hervorrufen. Insbesondere *U.-urealyticum*- und *M.-genitalium*-Infektionen äußern sich in Form einer akuten, aber auch chronischen Urethritis mit Dysurie und Urethralausfluß. Selbstverständlich können auch völlig asymptomatische Verläufe vorkommen. Mehrere Studien, insbesondere bei immunsupprimierten Patienten, sowie Inokulationsversuche bei Menschen und Tieren zeigen, daß *U. urealyticum* bei Erstkontakt mit dem Erreger eine Urethritis auslösen kann. Bei folgenden Kontakten mit *U. urealyticum* kommt es dann zu einer Kolonisierung des Genitaltraktes ohne Krankheitszeichen.

M. genitalium wird nicht nur bei Männern mit einer Urethritis signifikant häufiger nachgewiesen als bei Männern ohne Urethritis, sondern auch signifikant häufiger bei Männern mit einer NGNCU als bei Männern mit einer Chlamydien-Urethritis. *M. genitalium* könnte bei bis zu 45 % der NGNCU-Fälle der verantwortliche Erreger sein [4–7].

Obwohl es bisher nur wenige Daten über die Bedeutung von *M.-genitalium*-Infektionen bei Frauen gibt, weisen doch einzelne Studienergebnisse auf eine starke Assoziation von *M. genitalium* mit einer Cervicitis und einer akuten Endometritis sowie möglicherweise mit einer aufsteigenden Infektion und ihren bekannten Folgen hin.

M. hominis kommt mehr Bedeutung bei der bakteriellen Vaginose zu, bei der es zur synergistischen Mischung der ätiologisch relevanten Erreger gehört.

Das zuletzt entdeckte *M. penetrans* wurde gehäuft aus dem Urin von HIV-1-positiven homosexuellen Männern isoliert. Trotz des Nachweises im Urin von HIV-infizierten Männern war es jedoch nicht mit einer NGU oder mit einer schnelleren Progression der HIV-Infektion vergesellschaftet.

■ Differentialdiagnose
Gonorrhoische Urethritis; Chlamydien-Urethritis; nicht-gonorrhoische, nicht-chlamydiale Urethritis: *Trichomonas vaginalis*, *Candida* spp., *Herpes-simplex*-Virus.

■ Therapie
Da Antibiotika nur das Wachstum von Mykoplasmen unterdrücken, ist ein intaktes Immunsystem zur Abtötung der Erreger erforderlich. Mykoplasmen sind nur empfindlich gegen Antibiotika, die in den Zellstoffwechsel eingreifen. Als Mittel der Wahl für alle Mykoplasmeninfektionen gelten die Gruppen der Tetracycline, der Makrolidantibiotika und der Chinolone. Folgende Therapieregime sind möglich:
- Azithromycin über 5 Tage (1. Tag 500 mg, 2.–5. Tag 250 mg);
- Doxycyclin 2 × 100 mg/d über 10–14 Tage;
- Erythromycin 4 × 500 mg/d bis zu 6 Wochen.

Schwierigkeiten in der Behandlung jeder sexuell übertragbaren Erkrankung stellen mangelnde Therapietreue, Reinfektion, fehlende Partnerabklärung und -behandlung oder insuffiziente Ursachenabklärung dar.

Literatur zu 4.5

1. Horner P, Thomas B, Gilroy CB, Egger M, Taylor-Robinson D. Role of Mycoplasma genitalium and Ureaplasma urealyticum in acute and chronic nongonococcal urethritis. Clin Infect Dis 2001; 32: 995–1003.
2. Taylor-Robinson D. Mycoplasma genitalium – an up-date. Int J STD AIDS 2002; 13: 145–51.
3. Uusküla A, Kohl PK. Genital Mycoplasmas, including Mycoplasma genitalium, as sexually transmitted agents. Int J STD AIDS 2002; 13: 79–85.

4. Keane FEA, Thomas BJ, Gilroy CB, Renton A, Taylor-Robinson D. The association of Chlamydia trachomatis and Mycoplasma genitalium with non-gonococcal urethritis: observation on heterosexual men and their female partners. Int J STD AIDS 2000; 11: 435–9.
5. Björnelius E, Lidbrink P, Jensen JS. Mycoplasma genitalium in non-gonococcal urethritis – a study in Swedish male STD patients. Int J STD AIDS 2000; 11: 292–6.
6. Totten PA, Schwartz MA, Sjostrom KE, et al. Association of Mycoplasma genitalium with nongonococcal urethritis in heterosexual men. J Infect Dis 2001; 183: 269–76.
7. Johannisson G, Enström Y, Löwhagen GB, Nagy V, Ryberg K, Seeberg S. Occurence and treatment of Mycoplasma genitalium in patients visiting STD clinics in Sweden. Int J STD AIDS 2000; 11: 324–6.

4.6 Chlamydien

Angelika Stary

4.6.1 Grundlagen

■ Definition
Chlamydien sind weltweit verbreitete Mikroorganismen, die im Mensch- und Tierreich Infektionen hervorrufen können. Sie verursachen im humanen Bereich neben oculogenitalen Infektionen und dem Lymphogranuloma venereum *(C. trachomatis)* auch bronchiale und pulmonale Infektionen *(C. pneumoniae)* sowie die Psittakose oder Ornithose *(C. psittaci)*.

Chlamydien wurden von Prowazek und Halberstädter 1907 erstmals beschrieben, zunächst als „Manteltierchen" (Chlamys: der Mantel) bezeichnet und den Protozoen zugeordnet. Die früher als große Viren bezeichneten Mikroorganismen sind Bakterien, deren Zellwand den gramnegativen Bakterien ähnlich ist und deren Vermehrungszyklus im Gegensatz zu anderen Bakterien mangels eigener Energieproduktion in lebenden Zellen abläuft.

■ Taxonomie
Die Einteilung der Chlamydien wurde vor kurzem aufgrund neuer molekularbiologischer Charakteristika geändert. Zur eigentlichen Gruppe der Chlamydien werden neben *C. trachomatis* auch 2 andere Spezies aus dem Tierbereich *(C. suis, C. muridarum)* gelistet, wogegen *C. pneumoniae* und *C. psittaci* in die Gruppe der Chlamydophila gezählt werden (Abb. 4.6-1).

■ Charakteristika der Chlamydien
In Tabelle 4.6-1 sind die wichtigsten Eigenschaften der Chlamydien aufgelistet.

■ Vermehrungszyklus
Der Vermehrungszyklus von *C. trachomatis* läuft intrazellulär in etwa 48 Stunden in zwei Erscheinungsformen ab. Die extrazellulären Elementarkörperchen erfahren im Zelleinschluß eine Umbildung in die metabolisch aktiven und teilungsfähigen Initialkörper, die schließlich nach Verdichtung der DNA wieder zu den infektiösen kleineren Elementarkörpern umgeformt werden (Abb. 4.6-2).

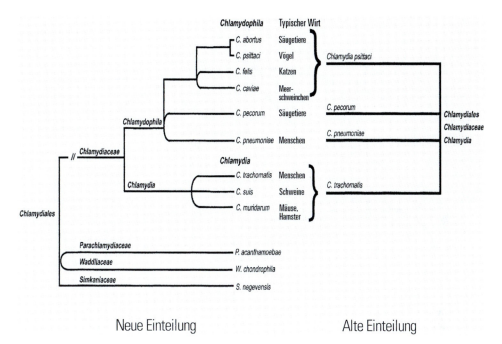

Abbildung 4.6-1 Chlamydien-Einteilung [aus 1].

■ Klinik der genitalen Chlamydien-Infektion
In Abbildung 4.6-3 werden die klinischen Bilder von *C. trachomatis* dargestellt [2].

■ Nachweis von *C. trachomatis*
C. trachomatis können in der intrazellulären Form als Initialkörperchen detektiert werden, indem sie in vitro auf Monolayer-Zellkulturen gezüchtet und anschließend die Zelleinschlüsse optisch durch Iod-Färbung oder immunfluoreszenzoptisch dargestellt werden. Der Nachweis der extrazellulär gelegenen Elementarkörperchen gelingt durch deren Darstellung mittels monoklonaler Antikörper.

Tabelle 4.6-1 Charakteristika der Chlamydien.

- Intrazelluläre Energieparasiten
- Dreischichtige Zellwand
- Chromosomale DNA mit etwa einer Million Nukleotidpaaren
- Intrazelluläres Wachstum
- Biphasischer Vermehrungszyklus
- Zelltropismus am stärksten zu muköserem Epithel
- Lipopolysaccharid: genusspezifisch
- Proteine: Major outer membrane protein (MOMP) mit Spezies-, Biovar- und Serovar-spezifischen Epitopen; Cystein-reiches Protein, 60kDa-Protein, Heat-shock-Proteine

Bakterielle Infektionen

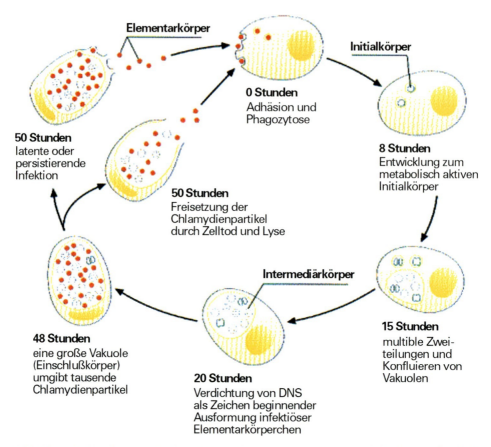

Abbildung 4.6-2 Intra- und extrazellulärer Vermehrungszyklus von *C. trachomatis* [nach 2].

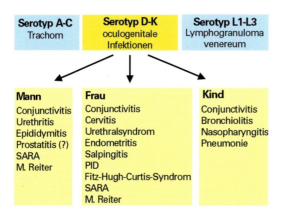

Abbildung 4.6-3 Auflistung der klinischen Krankheitsbilder, verursacht durch *C. trachomatis* [nach 2].

Gentechnologisch können DNA und ribosomale RNA von *C. trachomatis* amplifiziert und in verschiedenen, im Handel erhältlichen Nukleinsäureassays nachgewiesen werden. Diese molekularbiologischen Assays stellen eine sensitive und spezifische Nachweismöglichkeit aus verschiedenen Arten von Patientenmaterial dar (Abstrich von Urethra, Cervix, Vulva, Harn).

Literatur zu 4.6.1

1. Everett et al., Int J Syst Bacteriol 1999; 49: 415–40.
2. Fritsch P. et al. Venerologie. In: Fritsch P (Hrsg). Dermatologie und Venerologie. Berlin, Heidelberg, New York: Springer-Verlag, 1998.

4.6.2 Chlamydien-Urethritis

■ Definition
Die Chlamydien-Urethritis ist eine Infektion des Epithels der distalen Urethra mit dem Bakterium *Chlamydia trachomatis* und wurde früher im Gegensatz zur klassischen Urethritis gonorrhoica als „unspezifische" Urethritis bezeichnet. Dieser Begriff ist durch den Namen „nicht-gonorrhoische" Urethritis (NGU) ersetzt worden, wobei *C. trachomatis* bei etwa 50% die Ursache darstellt.

■ Erreger
Die Serotypen D–K von *C. trachomatis* sind mit dem Krankheitsbild der oculogenitalen Infektionen assoziiert. Insgesamt kommen alle diese Serotypen, die durch unterschiedliche Proteinantigene definiert sind, in verschieden hohem Prozentsatz für eine Infektion des urethralen Epithels in Frage. Durch Aszension ist die gesamte Urethra betroffen, schließlich kann die Infektion auf die Vasa deferentia und Epididymis übergehen und in seltenen Fällen auch das Prostataepithel befallen.

■ Epidemiologie
Die Zahl der NGU-Fälle hat in den letzten Jahren weltweit zugenommen und ist die häufigste genitale Kontaktinfektion. Sie wird häufiger bei Hetero- als bei Homosexuellen beobachtet. Chlamydien-Infektionen stellen in den meisten Ländern die Hauptursache einer NGU dar. Ähnlich der Gonorrhö ist auch die Zahl genitaler Chlamydien-Infektionen während der letzten Jahre wieder leicht angestiegen. Die Chlamydien-Urethritis tritt in etwa 20–30% der Fälle gemeinsam mit einer Gonokokken-Infektion auf.

■ **Klinik**

Die Urethritis stellt die häufigste klinische Manifestation einer Chlamydien-Infektion des Mannes dar und verläuft – im Gegensatz zur Infektion bei der Frau – wesentlich häufiger symptomatisch. Dennoch sind die klassischen Symptome einer Urethritis seltener (etwa 40%) als bei Gonorrhöpatienten (71%). Nach einer lnkubationszeit von 10–14 Tagen (1–3 Wochen) sind die Leitsymptome Dysurie und Fluor urethralis mit oft nur diskret auftretendem wäßrig schleimigem Sekret. Der Introitus urethrae kann gerötet sein. Auch unbehandelt kommt es meist zur Regression der Symptome, Exazerbationen können aber rezidivierend auftreten, getriggert von mechanischer Reaktivierung, grippalen Infekten oder einer Gonorrhö. Bei etwa 15–30% wird die Gonorrhö von einer Chlamydien-Infektion begleitet. Es dominieren zunächst die Symptome der Gonorrhö, nach erfolgreicher Therapie kehren aber nach einer gewissen Latenzzeit die Symptome der urethralen Infektion als „postgonorrhoische Urethritis" (PGU) zurück. Chlamydien haben an der PGU einen Anteil von etwa 80%.

Aszensionen von C. trachomatis führen zu einer schmerzhaften Epididymitis und einer Schwellung des Nebenhodens (Epididymo-Orchitis). Das Scrotum kann gerötet sein, die Schmerzen strahlen in die Leistengegend und den Unterbauch aus, können persistieren und evtl. von Fieber und Krankheitsgefühl begleitet sein.

C. trachomatis wird immer wieder mit der Prostatitis in Zusammenhang gebracht, doch fehlt weiterhin der serologische oder kulturelle Chlamydien-Nachweis aus dem Prostatasekret. Molekularbiologisch kann DNA oder RNA aus dem Prostatasekret oder der Samenflüssigkeit nachgewiesen werden.

Bei Homosexuellen wird eine Chlamydien-Urethritis selten beobachtet, während die Proktitis wesentlich häufiger auftritt. Chlamydien haben allerdings daran nur einen geringen Anteil (etwa 4%).

Folgen einer urethralen Chlamydien-Infektion

1. *Reaktive Arthritis (Sexually acquired reactive arthritis „SARA", M. Reiter)*
   Im Anschluß an eine genitale Chlamydien-Infektion kann eine in ihrem Immunmechanismus noch nicht geklärte Form des M. Reiter auftreten, charakterisiert durch eine Synovitis, urethrale Symptomatik in der Anamnese und hohe Antikörpertiter. Die eigentliche Diagnose einer SARA kann nur durch den positiven Erregernachweis (DNA- oder RNA-Hybridisierung) in der Synovialflüssigkeit gestellt werden.
2. *Einschlußkonjunktivitis*
   Diese tritt typischerweise bei Neugeborenen durch Infektion während des Geburtsaktes auf. Eine Konjunktivitis beim Erwachsenen ist selten, kann aber gemeinsam mit den Zeichen einer Urethritis beobachtet werden.

■ **Differentialdiagnose**

Neben der Chlamydien-Urethritis können verschiedene andere Mikroorganismen als Ursache der nicht-gonorrhoischen Urethritis in Frage kommen. Auch

Tabelle 4.6-2 Ätiologie des Fluor urethralis des Mannes.

Mikrobiell bedingt	• Gonorrhö
	• Nicht-gonorrhoische Urethritiden (NGU)
	• *Chlamydia trachomatis*
	• Genitale Mykoplasmen:
	– *Ureaplasma urealyticum*
	– *Mycoplasma hominis*
	– *Mycoplasma genitalium*
	• *Trichomonas vaginalis*
	• Sproßpilze (meist *Candida albicans*)
	• *Herpes-simplex-Virus*
	• Anaerobe Bakterien
	• Aerobe Bakterien
Nicht-mikrobiell bedingt	• Kongenitale Abnormitäten
	• Urethrale Strikturen
	• Tumore
	• Mechanische Irritation
	• Thermische Reize
	• Chemische Substanzen
	• Nutritive Reize (scharfe Speisen, Alkoholgenuß)

nicht-mikrobiell bedingte Faktoren einer urethralen Reizung müssen differentialdiagnostisch in Betracht gezogen werden. Sie sind in Tabelle 4.6-2 aufgelistet.

Aufgrund der klinischen Symptome kann bereits in vielen Fällen die Ursache der Urethritis zumindest vermutet werden (Tab. 4.6-3). Eine exakte Abklärung ist in jedem Falle erstrebenswert, da der Nachweis von *C. trachomatis* sowohl für den Patienten als auch die Partnerin therapeutische Konsequenzen hat und medizinische Beratung erfordert.

■ Diagnostik
Da die Symptome der Chlamydien-Urethritis nicht erregerspezifisch sind, ist es ratsam, bei Vorliegen entsprechender Zeichen einer Urethritis ein gewisses diagnostisches Procedere einzuhalten (Tab 4.6-4).

Chlamydien-spezifische Diagnostik
Die Abnahme von Untersuchungsmaterial aus der Urethra erfolgt mit einem dünnen Wattestieltupfer, der 1–3 cm tief eingeführt und mit drehenden Bewegungen wieder aus der Harnröhre herausgezogen wird, um eine ausreichende Zahl von Epithelzellen zu erhalten. Gleichzeitig zur Abnahme für den Chlamy-

Tabelle 4.6-3 Klinische Differentialdiagnose häufiger Ursachen eines Fluor urethralis des Mannes.

	N. gonorrhoeae	C. trachomatis (NGU)	H. genitalis	Sproßpilze
IKZ	2–5 Tage	10–20 Tage	1–3 Wochen	Einige Stunden
Konsistenz	Putrid	Mukoid bis putrid	Mukoid	Mukoid
Abstrichpräparat:				
Leukozyten	+++	+++		
Sonstige	Gramnegative Diplokokken		Riesenzellen	Pseudohyphen Sproßzellen
Begleitsymptome	Dysurie	Dysurie	Herpetische Erosionen	Balanitis
	Epididymitis	Konjunktivitis	Neuralgiforme Beschwerden	

Tabelle 4.6-4 Diagnostisches Procedere bei Verdacht auf NGU beim Mann.

Anamnese	• des Patienten • der Partnerin
Klinische Inspektion	• Konsistenz und Farbe des Fluor • Menge • Tageszeitliche Schwankungen • Zusätzliche Symptome wie Lymphknotenschwellungen • Konjunktivitis, Erosionen oder Ulzerationen • Skrotalbeschwerden, neurale Symptome, Arthralgien
Abstrichuntersuchung	• Objektivierung einer entzündlichen Genese • Nachweis gramnegativer Diplokokken aus dem Meatus urethrae • Gram- oder Methylenblaufärbung
Spezifischer Erregernachweis	• Gonokokken-Nachweis (Kultur) • Chlamydien-Nachweis • Mykoplasmenkultur • Trichomonadenkultur • Pilzkultur aus Urethra und von Glans • Herpesdiagnostik (bei klinischem Verdacht) • Sonstige Bakterienkulturen (aus Abstrich oder Harn mittels Routinekulturen)

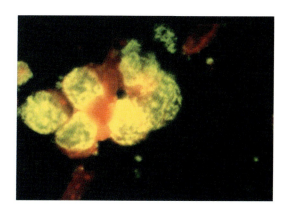

Abbildung 4.6-4 Einschlußkörperhen von *C. trachomatis* in McCoy-Zellkultur.

dien-Nachweis sollte immer Material für ein Gram-Färbepräparat entnommen werden.

Bis zur Einführung von molekularbiologischen Nachweisverfahren war die Diagnose einer Chlamydien-Urethritis zunächst auf die Kultivierung von *C. trachomatis* auf McCoy-Zellen (Sensitivität von 50–80%) (Abb. 4.6-4) und anschließend auf verschiedene Antigenassays (Enzym-Immunassays, Immunfluoreszenzassays) beschränkt (große Schwankungsbreiten der Sensitivität). Antigennachweismethoden stellten bereits eine wesentliche Verbesserung der Chlamydiendiagnostik dar, da dadurch ein besserer Zugang zur Routineuntersuchung auch in kleineren Labors gegeben war.

Das ideale Nachweisverfahren einer genitalen Chlamydien-Infektion weist eine Sensitivität von > 90% und eine Spezifität von > 99% auf. Gentechnologische Amplifizierungsassays haben die Chlamydiendiagnostik revolutioniert, da diese Verfahren bereits kleinste Mengen an DNA oder RNA detektieren können. Die Sensitivität der Amplifizierungsassays ist höher als alle anderen Diagnoseverfahren, insbesondere wenn eine kleine Erregermenge im Patientenmaterial vorliegt. Es ist auch möglich, in kontaminiertem Patientenmaterial, wie es der Harn darstellt, die erregerspezifischen Nukleinsäuren nachzuweisen. Somit ist für die Diagnose einer Chlamydien-Urethritis neben dem Urethralabstrich auch Erstharn als Untersuchungsmaterial geeignet.

Derzeit bereits im Handel befindliche Testverfahren sind COBAS-Amplicor, Ligase-Kettenreaktion (LCR), Strand-displacement-amplification(SDA)-Assay, APTIMA-Combo-2-Assay. Sie können auch für die gleichzeitige Diagnose einer Gonokokken-Infektion herangezogen werden, indem Testkits für beide Erreger verwendet werden.

Anhand von Amplifizierungsassays konnte festgestellt werden, daß eine Infektion auf den Partner wesentlich häufiger erfolgt als bisher angenommen und auch öfter bei aszendierenden genitalen Infekten nachweisbar ist. Somit kommt diesen Erregern ein wesentlich höherer Stellenwert zu als bisher angenommen. Es ist bereits bekannt, daß eine Infektion mit *C. trachomatis* auch bei Männern asymptomatisch verlaufen kann, Screeninguntersuchungen bei Jugendlichen

(Schule, Bundesheer) sind daher indiziert und werden als wesentliche prophylaktische Maßnahme empfohlen.

Antikörperuntersuchungen haben im Normalfall keinen diagnostischen Aussagewert.

■ Therapie

Bei der Therapie der genitalen Chlamydien-Infektion des Mannes mit Azithromycin ist eine Heilungsrate von > 95% aufgrund der guten Verträglichkeit, des einfachen Verabreichungsschemas und der hohen Compliance insbesondere bei der Einmalverabreichung von Azithromycin zu erwarten. Eine zusätzliche Untersuchung des Patienten auf M. Neisser wird empfohlen.

Bei Persistenz der Beschwerden, Verdacht auf geringe Compliance des infizierten Patienten sowie bei Verdacht auf Reinfektion ist eine Kontrolluntersuchung nach erfolgter Therapie ratsam. Sexualpartner sollen ebenfalls untersucht und einer entsprechenden Therapie unterzogen werden.

Therapieschema
Empfohlene Therapie: Azithromycin 1 g als Einzeldosis oder Doxycyclin 100 mg 2mal/d über 7 Tage.
Alternative Therapie: Erythromycin 500 mg 4mal/d über 7 Tage oder Ofloxacin 200 mg 2mal/d über 7 Tage oder Roxithromycin 150 mg 2mal/d über 7 Tage oder Clarithromycin 250 mg 2mal/d über 7 Tage.

Literatur zu 4.6.2

1. Stary A. Differentialdiagnose des genitalen Fluors. Hautarzt 1993; 44: 117–30.
2. Näher H. Genitale Chlamydia-trachomatis-Infektionen. In: Petzoldt D, Gross G. Diagnostik und Therapie sexuell übertragbarer Krankheiten. Berlin, Heidelberg, New York: Springer-Verlag, 2001: 6–12.
3. Fritsch P. Dermatologie und Venerologie. Berlin, Heidelberg, New York: Springer-Verlag, 1998: 872–81.

4.6.3   Lymphogranuloma venereum

■ Definition

Das Lymphogranuloma venereum (LGV) ist eine durch *Chlamydia trachomatis* (Serotypen L1–3) hervorgerufene, selten auftretende, chronisch verlaufende venerische Erkrankung, die sich zunächst im Genitalbereich manifestiert, in weiterer Folge aber durch massive Ulzerationen, Fistelbildungen und Einbeziehung des perirektalen und perianalen lymphatischen Gewebes zu weitreichenden lokalen genitoanorektalen Destruktionen führen kann.

■ Synonyme
Durand-Nicolas-Favre-Krankheit, klimatischer Bubo, Poradenitis inguinale, Lymphogranuloma inguinale.

■ Erreger
C. trachomatis wurde erstmals von einem Patienten mit LGV isoliert und 1935 in embryonierten Hühnereiern identifiziert [2]. Die zu der Gruppe *C. trachomatis* zählenden Serotypen L1–3 fungieren als LGV-Biovar. Im Gegensatz zum Trachoma-Biovar sind sie invasiver, vermehren sich rasch auf Monolayer-Zellkulturen, die sie aufgrund mangelnder Energieproduktion für die Replikation benötigen, und haben lymphoide Zellen als Wirtszelle. LGV-Serotypen sind auch in lymphozytärem Gewebe inokulierter Labortiere nachweisbar.

■ Epidemiologie
Das LGV wurde erstmals bereits im 18. Jahrhundert von John Hunter beschrieben und tritt derzeit endemisch in Ost- und Westafrika, Südostasien, Indien, Südamerika und in der Karibik auf. In westlichen Industrieländern wird die Infektion – importiert durch Risikopersonen (Soldaten, Reisende) – sporadisch beobachtet.

Exakte Daten über die Prävalenz sind durch die mangelnde Spezifität des zur Diagnose hinzugezogenen Freitestes und die verschiedensten falsch interpretierten klinischen Bilder nur bedingt verwertbar.

■ Übertragungswege
Das LGV wird sexuell übertragen und zählt zu den klassischen venerischen Erkrankungen. Es wird häufiger bei Männern als bei Frauen mit einem Inzidenzgipfel im sexuell aktivsten Alter beobachtet. Laborakquirierte Infektionen durch Zellkulturen infolge einer hohen Bakterienmenge sind beschrieben.

■ Diagnostik
Die Diagnose des LGV ist schwierig und basiert auf dem Nachweis von Antikörpern gegen *C.-trachomatis*-Serovar L1–3, der Kultivierung des Erregers oder der Detektion der spezifischen DNA.

Serologischer Nachweis
Bei Vorliegen eines LGV ist der Antikörpertiter hoch, evtl. ist ein mindestens 4facher Titeranstieg zu beobachten. Im Mikroimmunfluoreszenztest (kommerziell nicht erhältlich) ist ein spezifischer Antikörpernachweis gegen L1–3 möglich. In der Komplementbindungsreaktion (KBR) und anderen Antikörperassays (Immunfluoreszenztests, Immunperoxidaseassays) werden Antikörper gegen ein gruppenspezifisches Lipopolysaccharid erfaßt, so daß eine Differenzierung der einzelnen Serovare und anderer Chlamydienarten nicht möglich ist. Die Kultivierung des Erregers auf McCoy-Zellen ist nur speziellen Zentren vorbehalten.

Als alternative Methode stellt sich der Nachweis der DNA mittels molekularbiologischer Assays dar. DNA- oder RNA-Amplifizierungsverfahren sind in ihrer Sensitivität der Kultur überlegen, allerdings liegen erst wenige Daten für den Nachweis des LGV mittels dieser Verfahren vor.

Andere Ursachen genitaler Ulzerationen oder Lymphadenopathien sowie die serologische Abklärung einer HIV-Infektion müssen in das diagnostische Procedere einbezogen werden.

■ Klinik

Im Gegensatz zu anderen genital auftretenden Serovaren von *C. trachomatis* ist das LGV eine Infektion des lymphatischen Gewebes der Genitorektalregion. Die Erkrankung verläuft in 3 Phasen: der Initialphase (Veränderungen an der Eintrittspforte), der Sekundärphase (Befall der regionalen Lymphknoten) und dem Tertiärstadium mit anogenitorektalen Manifestationen (Tab. 4.6-5).

Die häufigste initiale klinische Manifestation sind herpetiforme Läsionen im Sulcus coronarius und an der Vaginalschleimhaut, begleitet von einer milden Urethritis und Cervicitis. Im Sekundärstadium, das etwa 3–4 Wochen post infectionem auftritt und von Krankheitsgefühl begleitet ist, besteht eine einseitige, meist inguinale, zunehmend dolente Lymphadenopathie mit massiv geschwollenen Lymphknotenpaketen (Bubo) unter geröteter Haut (Abb. 4.6-5). Mit zunehmender Größe und Blauverfärbung kommt es schließlich zu eitriger Einschmelzung, Ruptur und fistulierender Abszeßhöhlenbildung. Meningeale Irritation, Hepatitis, Arthritis oder aufsteigende Infektionen sind seltene Begleitmanifestationen.

Das Tertiärstadium beginnt oft viele Jahre später als Anogenitorectal-Syndrom mit destruktiven, granulomatösen und fistulierenden Herden, begleitet von Proktokolitis, analen Fisteln und rektalen Strikturen und Stenosen [3].

Extragenitale Läsionen sind auf orale Sexualpraktiken (Fellatio, Cunnilingus) zurückzuführen und schwierig zu diagnostizieren.

Tabelle 4.6-5 Klinische Manifestationen des LGV.

Stadium 1: 3–12 Tage	Papeln, Erosionen, Ulzerationen, herpetiforme Bläschen, unspezifische Urethritis oder Cervicitis
Stadium 2: 10–30 Tage bis zu 6 Monate	Regionale Lymphadenopathie (inguinal, femoral, perirektal) mit typischem Erythem, Eruption der Bubonen, Zeichen aszendierender Infektionen („Pelvic inflammatory disease")
Stadium 3: Monate bis Jahre	Anogenitorectales Syndrom: Proktokolitis, perirektale Abszesse, anale, ischiorektale und rektovaginale Fisteln, rektale Strikturen und Stenosen
Andere Manifestationen	Urethrogenitoperineales Syndrom, penoscrotale Elephantiasis, Erythema nodosum

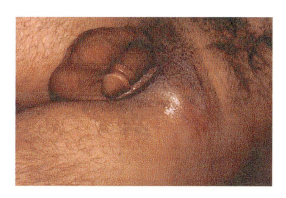

Abbildung 4.6-5 Lymphogranuloma venereum mit einseitiger inguinaler Lymphadenopathie.

■ Differentialdiagnose
Syphilis, Ulcus molle, Donovanosis, HIV-Infektion, Katzenkratzkrankheit, Herpes genitalis, Lymphome, mykobakterielle Infektionen.

■ Therapie
Doxycycline sind das Mittel der Wahl für eine mindestens dreiwöchige Therapie. Bei Vorliegen einer gleichzeitigen HIV-Infektion ist ein längerer Therapiezeitraum zu wählen. Die Therapie mit Azithromycin ist hinsichtlich der Compliance sicherlich eine empfehlenswerte Alternative zu Erythromycin, für eine offizielle Empfehlung liegen noch nicht ausreichend viele Daten vor. Nach einer erfolgreichen Behandlung mit Antibiotika muß evtl. eine chirurgische Maßnahme in Erwägung gezogen werden.

Eine Untersuchung der Sexualpartner während der letzten 30 Tage, gefolgt von entsprechender Therapie, wird empfohlen.

Therapieschema
Empfohlene Therapie: Doxycyclin 100 mg p.o. 2mal/d über 3 Wochen.
Alternative Therapie und bei Gravidität: Erythromycin 500 mg p.o. 4mal/d über 3 Wochen.

Literatur zu 4.6.3

1. Frei W. Eine neue Hautreaktion bei Lymphogranuloma inguinale. Klin Wochenschr 1925; 4: 2148.
2. Favre M, Hellerstrom S. The epidemiology, aetiology and prophylaxis of lymphogranuloma inguianle. Acta Derm Venereol Suppl (Stockh) 1954; 34: 1.
3. Perine PL, Stamm WE. Lymphogranuloma venereum. In: Holmes K, et al. (eds). Sexually Transmitted Diseases. New York: McGraw Hill, 1999: 423–32.

4.7 Rickettsien

Gerd Burchard

■ Definition
Rickettsiosen sind eine Gruppe von verschiedenen Krankheiten, die durch Rikkettsien verursacht werden und sich einteilen lassen in „Spotted fever group" und „Typhus group".

■ Synonyme
Fleckfieber wird im Englischen mit „Typhus" und Zeckenbißfieber mit „Tick typhus", der Typhus abdominalis hingegen mit „Typhoid fever" bezeichnet.

■ Erreger
Rickettsien sind pleomorphe, obligat intrazelluläre Bakterien. Sie sind mit den Enterobacteriaceae verwandt. Basierend auf Sequenzanalysen des 16S-rRNA-Gens bestehen enge Beziehungen zu den Ehrlichien (s. Kap. 4.3.12).

Tabelle 4.7-1 Die wichtigsten Rickettsien und die durch sie verursachten Krankheiten.

Spotted fever group	
Rickettsia conorii	Boutonneuse-Fieber (engl. Boutonneuse fever, franz. Fièvre boutonneuse)
R. africae	Afrikanisches Zeckenbißfieber (engl. African tick-bite fever, franz. Tick typhus d'Afrique)
R. rickettsii	Felsengebirgsfleckfieber (engl. Rocky Mountain spotted fever, franz. Fièvre pourprée des montagnes Rocheuses)
R. akari	Rickettsienpocken (engl. Rickettsial pox, franz. Rickettsialpox)
Typhus group	
Orientia tsutsugamushi	Tsutsugamushi-Fieber (engl. Scrub typhus, franz. Typhus des broussailles)
R. typhi	Murines Fleckfieber (engl. Murine typhus, Endemic typhus, franz. Typhus murin)
R. prowazekii	Fleckfieber (engl. Epidemic typhus, Louse-borne typhus, franz. Typhus épidémique)

Boutonneuse-Fieber und afrikanisches Zeckenbißfieber werden auch als altweltliches Zeckenbißfieber zusammengefaßt. Zusätzliche regionale Varianten von *R. conorii* sind *R. sibirica, R. australis, R. japonica* u.a. In den letzten Jahren wurden, teils mit molekularbiologischen Methoden, neue Rickettsien bei Zeckenbißfieber-ähnlichen Erkrankungen (z.B. *R. felis*) und bei neuen klinischen Syndromen (z.B. *R. helvetica*) nachgewiesen. Es wurden auch Rickettsien unklarer Bedeutung in Zecken gefunden.

■ Epidemiologie

Rickettsia-conorii-Infektionen kommen vor in Europa, Asien, Australien und Afrika, je nach Region dann auch bezeichnet als Mediterranean spotted fever, Indian tick typhus, Queensland tick typhus usw. *Rickettsia-africae*-Infektionen werden in Afrika südlich der Sahara gesehen. Das Felsengebirgsfleckfieber kommt vorwiegend in den östlichen und südlichen Staaten der USA vor, aber auch in Mexiko und in Herden in Südamerika (z.B. als „Brasilianisches Fleckfieber"). Rickettsienpocken treten selten und sporadisch in Amerika, Asien und Zentralafrika auf. Das Tsutsugamushi-Fieber ist endemisch in Süd- und Ostasien, im pazifischen Raum und in Australien. Murines Fleckfieber findet sich in endemischen Foci im Rio-Grande-Tal in Südtexas, in Zentralamerika sowie in anderen Gebieten in den Tropen. Klassisches Fleckfieber tritt dort auf, wo sozioökonomische Faktoren eine Verlausung begünstigen; Herde existieren gegenwärtig in den Bergregionen Äthiopiens, Burundis und Ruandas, in der Sahelzone, in den Anden und in Zentralasien.

Krankheiten durch Rickettsien sind in Deutschland selten. Trotzdem sollte jeder Dermatologe mit den Krankheitsbildern vertraut sein, da Fälle bei Reisenden und Immigranten häufiger gesehen werden. Vorwiegend importiert werden *Rickettsia-conorii*-Infektionen aus Mittelmeerländern, *Rickettsia-africae*-Infekionen aus Afrika [1, 2] und *O.-tsutsugamushi*-Infektionen aus Südostasien [3].

■ Übertragungswege

Die Rickettsiosen sind Anthropozoonosen, die durch Arthropoden übertragen werden. Felsengebirgsfleckfieber und Zeckenbißfieber werden durch Zecken übertragen, diese dienen sowohl als Vektor als auch als Reservoir. Rickettsienpocken werden durch Milben von Hausmäusen und Ratten auf den Menschen übertragen. Überträger des Tsutsugamushi-Fiebers sind Laufmilbenlarven. Fleckfieber wird durch Läuse übertragen. *Rickettsia typhi* kommt normalerweise bei der Ratte vor und wird von zwei ihrer Ektoparasiten übertragen, dem Rattenfloh und der Rattenlaus, seltener z.B. auch von Katzenflöhen.

■ Diagnostik

In Ausnahmefällen kann eine histologische Untersuchung, eine direkte Immunfluoreszenz oder eine PCR aus Hautbiopsien durchgeführt werden. Ansonsten wird die Diagnose der Rickettsiosen über den Nachweis spezifischer Serumantikörper gestellt [7, 8]. Die Serologie kann allerdings zu Beginn der Erkrankung noch negativ ausfallen. Wenn eine potentiell gefährliche Rickettsiose vermutet wird (insbesondere Felsengebirgsfleckfieber, auch Tsutsugamushi-Fieber, Fleckfieber), muß die Diagnose klinisch gestellt und mit der Behandlung begonnen werden.

■ Klinik

Die Rickettsiosen äußern sich typischerweise als akute, fieberhafte Erkrankungen mit Kopf- und Gliederschmerzen sowie Myalgien. Generalisierte Lymphknotenschwellungen sind häufig, müssen aber nicht nachweisbar sein. Schwerverlaufende Rickettsiosen manifestieren sich auch als Enzephalitis, Myokarditis, Nephritis, Hämorrhagien und Gangrän [4].

Spotted fever group

R.-conorii-Infektionen: Die Allgemeinsymptome gehen den Hauterscheinungen meist 2–5 Tage voraus: Kopfschmerzen, Fieber, Meningismus, Übelkeit, Muskelschmerzen. Eine Primärläsion (eschar, Tache noir) in Form eines stecknadelkopf- bis erbsgroßen Infiltrats, das ulzeriert und sich mit einer bräunlich-schwarzen Kruste bedeckt, mit einer regionären Lymphadenitis tritt bei etwa 30–90 % der Fälle auf [4]. Das Exanthem am 3.–5. Krankheitstag beginnt zunächst an den Extremitäten oder am Rumpf, breitet sich aber rasch auf die gesamte (auch behaarte) Haut aus, es ist ausgesprochen polymorph und am Anfang roseolär, später papulomakulös oder auch papulonodulös [4, 5].

R.-africae-Infektionen: Die Erkrankung ist charakterisiert durch eine Inkubationszeit von 6–7 Tagen. Typisch sind multiple Eschars mit regionaler Lymphadenopathie. Ein Exanthem tritt seltener als beim Boutonneuse-Fieber auf (in weniger als 50 % der Fälle). Es ist blaß makulopapulös oder vesikulär [2].

R.-rickettsii-Infektionen: Nach einer mittleren Inkubationszeit von einer Woche tritt akutes Fieber mit Cephalgien, Gelenk- und Muskelschmerzen auf. Konjunktivitis und Photophobie sind nicht selten. Fulminante Verläufe mit Todesfolge kommen vor. Klinisch manifestieren sich die Hautveränderungen meist am 3.–5. Tag der Erkrankung, manchmal auch bereits zu Beginn, manchmal auch erst 14 Tage später (und manchmal überhaupt nicht: „Spotless fever"). Es treten

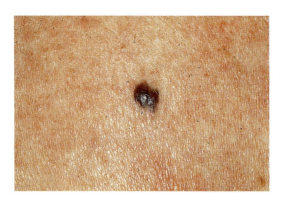

Abbildung 4.7-1 Tache noir bei Fièvre boutonneuse.

zunächst 1–5 mm große blasse Makulae distal über den Handgelenken, an Handflächen, Fußsohlen und Unterarmen auf. Das Exanthem breitet sich dann zentripetal auf Rumpf und Gesicht, manchmal auch auf die Schleimhäute aus. Dabei wird das Exanthem nach 72–96 Stunden erst pinkfarben, dann dunkelrot. Die Makulae können zusammenfließen und Ekchymosen bilden. Atypische Exantheme können vorkommen: nur wenige Petechien an einer Extremität, nur flüchtiges Exanthem für einige Stunden. Ein Eschar tritt typischerweise nicht auf. Seltene Komplikationen sind Gangrän (insbesondere akral) oder eine ausgedehnte Hautnekrose [6, 7].
R.-akari-Infektionen: Die Primärläsion an der Bißstelle beginnt als rötliche Papel, die manchmal juckt, dann entwickeln sich Vesikel und ein schmerzloses Eschar. Erst dann treten Fieber sowie Cephalgien und Gliederschmerzen auf. Einige Stunden bis 9 Tage, meist 2–3 Tage nach Beginn des Fiebers, tritt ein generalisiertes Exanthem mit zunächst 2–10 mm großen rötlichen Papeln auf, das sich dann papulovesikulär und pustulös-verkrustend verändert.

Typhus group
O.-tsutsugamushi-Infektionen: Die Klinik gleicht derjenigen beim Boutonneuse-Fieber. Ein Exanthem tritt in etwa zwei Drittel der Fälle auf und ist makulopapulös.
R.-typhi-Infektionen: Das Exanthem ist sehr variabel und nur in 50–60% der Fälle nachweisbar, manchmal nur in den Axillen oder an der Innenfläche der Arme. Es beginnt typischerweise am 3.–5. Tag am Rumpf und breitet sind dann zentrifugal auf die Extremitäten aus, ein Befall der Handflächen und Fußsohlen ist ungewöhnlich. Das Exanthem ist makulös oder makulopapulös, selten petechial.
R.-prowazekii-Infektionen: Das Fleckfieber beginnt abrupt mit hohem Fieber, bohrenden Kopfschmerzen und Myalgien. Das Gesicht ist hochrot, gedunsen und zeigt die typische Facies typhosa. Enzephalitis oder Myokarditis können hinzutreten. Am 4.–5. Krankheitstag zeigt sich ein Exanthem aus nicht-konfluierenden, auf Druck abblassenden, stecknadelkopf- bis linsengroßen polymorphen Effloreszenzen, die an den seitlichen Partien des Thorax beginnen, sich zunehmend zentrifugal ausbreiten und Gesicht, Handflächen und Fußsohlen aussparen. In etwa 10% der Fälle fehlt das Exanthem. Spätrezidive des Fleckfiebers, auch mit Exanthem einhergehend, werden als Brill-Zinsser-Krankheit bezeichnet.

■ Differentialdiagnose
In Deutschland ist bei Fieber mit Exanthem nach Auslandsaufenthalt an Rickettsiosen zu denken. Differentialdiagnostisch kommen nach Tropenaufenthalt insbesondere ein Dengue-Fieber oder andere Arboviren in Frage, andere Differentialdiagnosen sind: Arzneimittelexanthem, Masern, Mononukleose, Zytomegalie, akute HIV-Infektion, Leptospirose, Röteln, Scharlach, ITP, andere Vaskulitiden, Meningokokken-Infektionen. Rickettsiosen sind klinisch schwer zu diagnostizieren, wenn kein Exanthem auftritt („spotless") oder das Exanthem auf dunk-

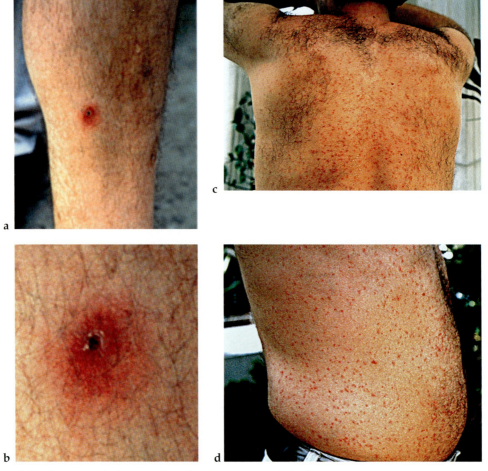

Abbildung 4.7-2a–d   Exanthem bei Tsutsugamushi-Fieber.

ler Haut schwer zu erkennen ist. Die Diagnose kann auch erschwert sein, weil sich viele Patienten (beim Felsengebirgsfleckfieber z. B. 60%) an keinen Zeckenbiß erinnern.

Rickettsienpocken können mit Windpocken verwechselt werden, bei Windpocken kommt allerdings kein Eschar vor und die Vesikel erscheinen sukzessive. Eine Ehrlichiose ähnelt dem Felsengebirgsfleckfieber, das Exanthem erscheint jedoch früher und schließt typischerweise Handflächen und Fußsohlen nicht mit ein.

■ Therapie

Doxycyclin und Erythromycin sind die Medikamente der Wahl zur Therapie der Rickettsiosen. Ciprofloxacin ist ebenfalls gut wirksam. Penicilline sind nicht wirksam, Sulfonamide sind kontraindiziert, da sie das Wachstum der Rickettsien begünstigen können. Aus Thailand wurde über *O.-tsutsugamushi*-Stämme berichtet, die besser auf Rifampicin als auf Doxycyclin ansprechen.

Literatur zu 4.7

1. Smoak BL, McClain JB, Brundage JE, et al. An outbreak of spotted fever rickettsiosis in U.S. army troops deployed to Botswana. Emerg Infect Dis 1996; 2: 217–21.
2. Raoult D, Fournier PE, Fenollar F, et al. *Rickettsia africae*, a tick-borne pathogen in travellers to sub-Saharan Africa. N Engl J Med 2001; 344: 1504–10.
3. Marschang A, Nothdurft HD, Kumlien S, von Sonnenburg F. Imported rickettsioses in German travelers. Infection 1995; 23: 94–7.
4. Duval X, Chosidow A, Tissot-Dupont H, Raoult D, Frances C. Signes cutanés des rickettsies et micro-organismes apparentés. Rev Méd Intern 1998; 19: 548–57.
5. Raoult D, Weiller PJ, Chagnon A, et al. Mediterranean spotted fever: clinical, laboratory and epidemiological features of 199 cases. Am J Trop Med Hyg 1986; 35: 845–50.
6. Helmick CG, Bernard KE, D'Angelo LJ. Rocky Mountain spotted fever: clinical, laboratory, and epidemiological features of 262 cases. J Infect Dis 1984; 150: 480–8.
7. Myers SA, Sexton DJ. Dermatologic manifestations of arthropod-borne diseases. Infect Dis Clinics North Am 1994; 8: 689–712.
8. Dumler JS, Walker DH. Diagnostic tests for Rocky Mountain spotted fever and other rickettsial diseases. Dermatol Clin 1994, 12: 25–36.

4.8 Mykobakterien

4.8.1 Tuberkulose

NORBERT H. BROCKMEYER, ALEXANDER KREUTER

Zu den Mykobakterien, einer großen, weltweit vorkommenden Gruppe von nicht beweglichen, sporenbildenden aeroben Stäbchen, die sich in der Gram-Färbung schwach positiv färben, gehören außer *M. tuberculosis* die Spezies *M. africanum*, *M. bovis* und die für Impfzwecke entwickelte Variante *M.-bovis-BGC* (Bacille-Calmette-Guérin). Zu den Mykobakterien gehören des weiteren *M. leprae* sowie eine große Anzahl wenig pathogener bis apathogener Erreger, die früher als „atypische Mykobakterien" bezeichnet wurden. Für diese Gruppe wird heute im Englischen der Begriff „MOTT" (Mycobacteria other than tuberculosis) verwendet. Einige Mykobakterien sind fakultativ pathogen und spielen eine wichtige Rolle als opportunistische Erreger, andere sind apathogene Bewohner der Umwelt. Bei der Tuberkulose der Haut handelt es sich nicht um eine einzelne Erkrankung, sondern um eine Vielfalt klinisch und prognostisch unterschiedlicher Hauterkrankungen, hervorgerufen durch *Mycobacterium tuberculosis*.

■ **Definition**

Die Tuberkulose ist eine der großen Problemkrankheiten der Menschheit. Es handelt sich um eine Multiorgansystem-Infektionskrankheit, hervorgerufen durch Mycobacterium tuberculosis und seltener durch Mycobacterium bovis (Landwirte/Metzger).

■ **Erreger**

Mycobacterium tuberculosis ist ein 2,5–3,5 µm langes und 0,3–0,6 µm dickes, leicht gekrümmtes und bewegliches, sporenloses, grampositives Stäbchen. Es ist säure-, alkali- und alkoholfest und zeichnet sich durch einen hohen Lipidgehalt und langsames Wachstum (Generationszeit ca. 18 Stunden) aus. Außerhalb des Körpers beträgt die Überlebenszeit 3 Monate. Im Körper kann es jahre- bis jahrzehntelang persistieren.

■ Epidemiologie

Noch im 19. Jahrhundert starb ein Viertel der Menschen an der Tuberkulose. Die Entdeckung von Mycobacterium tuberculosis erfolgte 1880 durch Robert Koch. 1882 fand Robert Koch erstmalig Tuberkelbakterien in Hautveränderungen eines Lupus vulgaris. Daraufhin erfolgte die nosologische Zusammenführung einer Reihe von klinisch unterschiedlichen Hauterkrankungen unter dem Begriff der Hauttuberkulose. Im Jahre 1891 erkannte Robert Koch die Änderung der Reaktivität der Haut gegen virulente oder abgetötete Tuberkelbakterien durch vorausgegangene Infektionen des Organismus mit Tuberkulose.

Soziale und ökonomische Faktoren beeinflussen die Tuberkulosehäufigkeit. Bei mangelhafter Hygiene, Unterernährung sowie in Kriegszeiten tritt die Tuberkulose häufiger auf. Störungen der zellulären Immunität wie beispielsweise HIV, Diabetes, Malignome oder Zytostatika-Therapie können das Infektions- und Erkrankungsrisiko für die Tuberkulose erhöhen.

Immer noch ist die Tuberkulose eine der gefährlichsten Infektionserkrankungen der Welt. Laut Schätzungen ist ca. ein Drittel der Weltbevölkerung mit dem Erreger infiziert. Jährlich sterben ca. 3 Mio. Menschen an der Tuberkulose. In Afrika und Asien besteht eine hohe Koinfektionsrate von HIV und Tuberkulose. Bei Bestehen einer HIV-Infektion ist das Infektionsrisiko für Tuberkulose 5fach, für eine aktive Erkrankung 70fach erhöht [1, 2]. In der Gesamtbevölkerung der BRD wird die Zahl der Tuberkuloseerkrankten auf weniger als 10 pro 100.000 Einwohner (100 auf 100.000 bei Ausländern) geschätzt.

Hauttuberkulosen sind meldepflichtig. Generell gilt, daß etwa 10 von 100 Kontaktpersonen infiziert werden und 1 Person an der Tuberkulose erkrankt.

■ Übertragungswege

Die Übertragung erfolgt insbesondere durch Tröpfcheninfektion nach Inhalation von Tuberkelbakterien, seltener durch Hautkontakt mit infiziertem Material oder durch Nahrungsmittel. Hauttuberkulosen kommen weltweit vor, sind jedoch in kühleren und lichtärmeren Klimazonen häufiger [3–8]. Infektionsquellen sind infizierte Tiere oder Patienten mit floriden Organtuberkulosen (z.B. Lungentuberkulose). Bei der seltenen Nahrungsmittelinfektion erfolgt die Infektion über Eintrittspforten wie Mundschleimhaut, Tonsillen oder Darm.

■ Diagnostik

Bei Verdacht auf Tuberkulose der Haut erfolgt immer auch eine komplette internistische Tuberkulosediagnostik. Typische Laborparameter existieren nicht. Oftmals besteht eine Leukozytose mit Lymphozytose und BSG-Beschleunigung. Die Tbc-Diagnostik beinhaltet Thorax-Röntgen, ggf. Computertomographie des Thorax, Abdomensonographie, Tuberkulintest, Keimnachweis in Magensaft, Sputum, bronchoalveolärer Lavage und Morgenurin. Der mikroskopische Nachweis der Erreger erfolgt mit der Ziehl-Neelsen-Färbung oder der Fluoreszenz-Technik nach Auramin-Rhodamin-Färbung. Das Färbeverhalten der Mykobakterien beruht auf dem hohen Lipidgehalt der Zellwände (Mykolsäure, Wachse): Farbstoffe penetrieren nicht, einmal aufgenommenes Karbolfuchsin wird jedoch trotz Säureeinwirkung nicht mehr abgegeben (Ziehl-Neelsen-Färbung).

Die Probeexzision aus tuberkuloseverdächtigen Hautveränderungen zeigt eine granulomatöse Entzündung im Corium, die Granulome besitzen je nach Abwehrlage eine zentrale Nekrose (Verkäsung) und einen variablen Lymphozytensaum. Der Erregernachweis ist aus dem histologischen Präparat selten erfolgreich (im Tierversuch häufig Erregernachweis möglich). Goldstandart in der Tbc-Diagnostik ist die Kultur, wobei meist die Löwenstein-Jensen- oder Middlebrook-Kultur verwendet wird. Das langsame Wachstum der Mykobakterien liefert ein Ergebnis erst nach 6–8 Wochen. Molekularbiologische Techniken wie PCR sind schnell, jedoch aufwendig und kostenintensiv und daher als klinischer Standard nicht geeignet. Serologische Antikörpertests oder gentechnische Nachweismethoden existieren bisher für die Tuberkulose noch nicht.

■ Klinik

Die Klassifikation der Hauttuberkulosen orientiert sich am Zustand des Immunsystems des Patienten. Sie werden eingeteilt in:
- *Hauttuberkulosen bei Anergie:* Tuberkulöser Primärkomplex, Impfreaktion, Tuberculosis cutis miliaris et disseminata, Tuberculosis cutis miliaris, Tuberculosis miliaris ulcerosa mucosae et cutis.
- *Hauttuberkulose bei Allergie:* Tuberculosis cutis luposa, Tuberculosis cutis colliquativa, Tuberculosis cutis verrucosum.
- *Tuberkulide:* Lichen scrophulosorum, papulonekrotisches Tuberkulid, Erythema induratum.

Tuberculosis cutis miliaris disseminata

Es handelt sich um eine hämatogene Erkrankung der Haut bei Immunsuppression (Säuglinge, Kleinkinder, Greise), meist im Zusammenhang mit einer Miliartuberkulose. Es entstehen disseminierte, rotbräunliche Papeln am gesamten Integument, die sich ulzero-nekrotisch weiterentwickeln können.
Therapie: Systemtherapie mit Antituberkulotika (Tab. 4.8-1).

Tuberculosis miliaris ulcerosa mucosae et cutis

Es handelt sich um eine Tuberkulose der Schleimhäute infolge von Autoinokulation bei ungünstig verlaufender Organtuberkulose. Meist zeigen sich schmerzhafte, schmierig belegte, ulzerierende Papeln. Die Lokalisation ist abhängig von der Organtuberkulose – bei Lungentuberkulose die Mundschleimhaut, bei Urogenitaltuberkulose die Genitalorgane und bei der Darmtuberkulose die Perianalregion. Diese Form ist sehr selten und entsteht durch massive Inokulation mit Erregern aus Körperflüssigkeiten. Der Verlauf hängt von der jeweiligen Organtuberkulose ab und ist eher ungünstig.
Differentialdiagnose: Lues, Plattenepithelkarzinom, Lymphom, Pemphigus vulgaris.
Therapie: Systemtherapie mit Antituberkulotika (Tab. 4.8-1).

Tabelle 4.8-1   Antituberkulotika.

Mittel erster Wahl

Isoniazid (INH) (5 mg/kg KG), z.B. Isozid®, Neoteben®
NW und KI: Lebertoxizität, Polyneuropathie, Krampfauslösung bei Epilepsie
Prophylaxe: Pyridoxin (40 mg/d)

Rifampicin (RMP) (10 mg/kg KG), z.B. Rifa®, Eremfat®
NW: Cholestatische Hepatitis, Thrombozytopenie, selten anaphylaktische Reaktion
KI: Lebererkrankung, Gravidität
RMP ist bei Niereninsuffizienz wegen seines Ausscheidungsmodus Mittel der Wahl!
Bei Transaminasenerhöhungen unter RMP Austausch gegen SM. Ovulationshemmer können bei gleichzeitiger RMP-Behandlung unwirksam werden!

Ethambutol (EMB), z.B. Myambutol® (initial 25 mg/kg KG, später 20 mg/kg KG)
NW: Sehstörungen, Optikusneuritis, bei eingeschränkter Nierenfunktion Dosisreduktion, augenärztliche Kontrollen
KI: Sehstörungen, Niereninsuffizienz

Streptomycin (SM), z.B. Streptomycin® (initial 0,75–1 g/d i.m., später 3 × 1 g/Wo.)
NW: Ototoxizität und Nephrotoxizität, Kontrollen der Vestibularis- und Nierenfunktion, Audiogrammkontrollen
KI: Nierenerkrankungen, Streptomycinallergie, Akustikus-/Vestibularisschädigung, Gravidität, gleichzeitige Behandlung mit anderen Aminoglykosiden

Pyrazinamid (PZA), z.B. Pyrafat® (35 mg/kg KG – nicht über 2,5 g/d)
NW: Leberschäden, gastrische und zentralnervöse Irritation, Hyperurikämie, Photodermatosen, Kontrolle von Nierenfunktion, Transaminasen und Harnsäure
KI: Leber-/Nierenerkrankungen, Gicht

Mittel zweiter Wahl

Protionamid, z.B. Peteha® (5–10 mg/kg/d, max. 0,75 g, 3- bis 4mal/d 250 mg p.o. bei gleichzeitiger Gabe von INH 0,5 mg/d, einschleichender Beginn)
NW: Hepatopathie, verstärkt bei INH-Gabe

Gyrasehemmer, z.B. Ofloxacin, Ciprofloxacin, Levofloxacin
sehr schnelle Resistenzentwicklung, Einsatz nur sinnvoll bei multiresistenten Stämmen

Rifabutin, z.B. Mycobutin® (300 mg/d p.o.)
bei gleichzeitiger Therapie mit Fluconazol oder Clarithromycin erhöhtes Uveitis-Risiko

Weiterhin: Pyridoxin, D-Cycloserin, Clofazimin, p-Aminosalicylsäure

Tuberkulöser Primärkomplex

Der tuberkulöse Primärkomplex ist in den entwickelten Ländern außerordentlich selten. Er tritt überwiegend im Kindesalter auf. Nach Verletzung der Haut und erstmaligem direktem Kontakt mit dem Erreger entsteht nach einer Inkubationszeit von ungefähr 3–4 Wochen eine kleine erythematöse Papel, welche rasch ulzerös zerfällt und wochenlang eine Spontanheilungstendenz besitzt (Primärinfekt). Prädilektionsstellen sind Gesicht, Konjunktiva und Extremitäten. Meist kommt es zu einer spezifischen Lymphadenopathie, ggf. mit Einschmelzungen und nicht selten Perforation nach außen. Allgemeinsymptome fehlen oftmals oder sind gering ausgeprägt. Die Spontanheilung dauert oft Jahre und erfolgt narbig.

Differentialdiagnose: Syphilide, Verrucae vulgares.

Therapie: Eine Systemtherapie mit Antituberkulotika erfolgt bei fortschreitendem Verlauf mit Lymphknotenschwellung (Tab. 4.8-1).

Tuberculosis cutis luposa (Lupus vulgaris)

Der Lupus vulgaris ist die häufigste Form der Hauttuberkulose mit chronischem Verlauf. Er ist häufig mit einer aktiven Tuberkulose anderer Organe assoziiert. In der Regel besteht Kontagiosität. Die Hautveränderungen entstehen durch hämatogene und lymphogene Absiedlungen oder exogene Inokulation. Primärefloreszenz ist das sog. Lupusknötchen. Meist zeigt sich ein akral gelegenes (Nase, Ohrläppchen, Finger), rötlich-bräunlich bis gelbliches, leicht erhabenes Infiltrat mit atrophisch glatter Oberfläche (Abb. 4.8-1). Anämisiert man die Haut mit einem Glasspatel (Diaskopie), wird ein stecknadelkopfgroßes, apfelgelee- oder rehfarbenes Infiltrat sichtbar (Abb. 4.8-2). Eine angepreßte Knopfsonde bricht im Gegensatz zur normalen Haut leicht ein (Sondenversuch). Der Lupus vulgaris beginnt mit einigen Knötchen und wächst zu großen Herden heran. Man unterscheidet flache (L. planus), erhabene (L. hypertrophicus), tumoröse (L. tumidus), ulzerierende (L. ulcerosus) und Knorpel-/Bindegewebezerstörende (L. mutilans) Herde. Eine seltene Komplikation des Lupus vulgaris

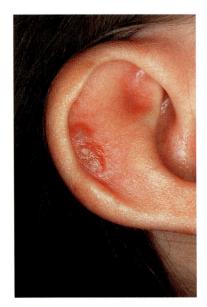

Abbildung 4.8-1 Lupus vulgaris.

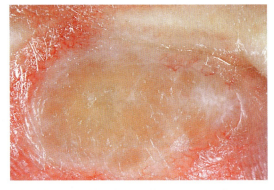

Abbildung 4.8-2 Apfelgeleeartiges Infiltrat unter Glasspateldruck (Diaskopie).

sind Plattenepithelkarzinome in lange bestehenden Lupusherden. Die Erkrankung gilt daher als fakultative Präkanzerose.
Differentialdiagnose: Pyodermie, Syphilide, M. Bowen, Plattenepithelkarzinom, Sarkoidose.
Therapie: Exzision kleinerer Areale, zusätzlich Systemtherapie mit Antituberkulotika (Tab. 4.8-1). Plastisch-chirurgische Intervention bei Mutilationen.

Tuberculosis cutis colliquativa (Skrophuloderm)
Hierbei handelt es sich um eine subkutane, zu Einschmelzungen und Fistelgängen neigende, postprimäre, subakute Tuberkulose bei normerger Reaktionslage. Sie entsteht meist durch Ausdehnung einer hautnahen Organtuberkulose auf Cutis und Subcutis. Häufig sind mehrere Areale an unterschiedlichen Körperstellen betroffen. Vorkommen v. a. bei älteren, resistenzgeschwächten Menschen (Abb. 4.8-3, Abb. 4.8-4). Prädilektionsstellen sind die seitliche Halsregion. Es zeigen sich derbe, knotige Infiltrate, die mit der Umgebung verbacken sind. Einschmelzungen, Perforation und Fistelbildung treten auf. Der Verlauf ist chronisch, Spontanheilungen sind selten, und es imponiert dann meist eine unregelmäßige, wie „gestickt" wirkende hypertrophe Narbe [9, 10].

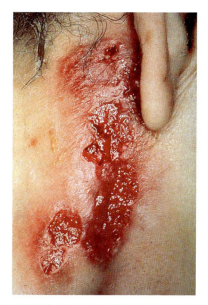

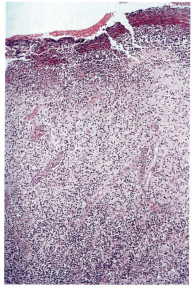

Abbildung 4.8-3 Tuberculosis cutis colliquativa.

Abbildung 4.8-4 Tuberculosis cutis colliquativa. Histologie: Ödemreiche Infiltration mit Plasmazellen, Lymphozyten, Histiozyten und einigen mehrkernigen Riesenzellen ohne scharf umschriebene Granulombildung.

Differentialdiagnose: Sarkoidose, Psoriasis vulgaris, Pyodermien, Morbus Bowen, Leishmaniose, Lupus erythematodes, Lues.
Therapie: Exzision kleinerer Areale, zusätzlich Systemtherapie (Tab. 4.8-1). Hierunter kommt es meist zu narbiger Abheilung.

Tuberculosis cutis verrucosa
Bei der Tuberculosis cutis verrucosa handelt es sich um eine exogene Reinfektion oder autologe Superinfektion nach Inokulation durch kleinere Verletzungen bei Umgang mit erregerhaltigem Material (Metzger, Anatom, Pathologe, Tierarzt, Landwirt). Die Erkrankung beginnt mit einer entzündlichen und meist hyperkeratotischen Papel, die langsam wächst und von einem entzündlichen Hof umgeben ist. Die Läsionen werden bis mehrere Zentimeter groß, sind von unregelmäßiger höckeriger, fissurierter, manchmal krustiger Oberfläche und derber Konsistenz. Die Tuberculosis cutis verrucosa zeigt sich meist einseitig im Bereich der Hand- oder Fingerrücken. Charakteristisch sind periphere Progredienz und zentralnarbige Rückbildung. Meist liegt eine regionäre Lymphadenopathie vor. Die Erkrankung verläuft unbehandelt chronisch über viele Jahre, Spontanheilungen sind selten [11, 12].
Differentialdiagnose: Verrucae vulgares, Pyodermie, Plattenepithelkarzinom.
Therapie: Systemtherapie mit Antituberkulotika (Tab. 4.8-1). Lokalunterstützend ggf. Glukokortikoid-haltige Externa. Wenn möglich Exzision kleinerer Herde. Bei entsprechender beruflicher Exposition ggf. Anzeige auf Berufserkrankung.

Tuberkulide
Unter Tuberkuliden versteht man eine Reihe von meist exanthematischen und morphologisch typischen Hautveränderungen, die durch Fernwirkung von Tuberkeltoxinen sowie immunologische Reaktionen auf diese zustande kommen. Nur wenige Tuberkulide scheinen wirklich mit der Tuberkulose in Zusammenhang zu stehen. Folgende Krankheitsbilder werden zu den Tuberkuliden gezählt:
1. *Lichen scrophulosorum:* Charakteristischerweise bilden sich an den seitlichen Rumpfpartien zahlreiche follikuläre und nicht-follikuläre, gelbliche bis rotbräunliche derbe Papeln. Auftreten vor allem bei Kindern. Die Erkrankung ist außerordentlich selten und in den heutigen Entwicklungsländern nicht mehr zu sehen. Früher trat sie im Zusammenhang mit der Knochentuberkulose oder der tuberkulösen Pleuritis auf.
Differentialdiagnose: Lichen ruber follicularis, Neurodermitis, Lichen nitidus, Sarkoidose.
Therapie: Systemtherapie mit Antituberkulotika (Tab. 4.8-1). Eventuell äußerliche Behandlung mit Glukokortikoid-haltigen Externa.
2. *Papulonekrotisches Tuberkulid:* Beim papulonekrotischen Tuberkulid bilden sich im Bereich der Streckseiten der Extremitäten erbsgroße, dunkel-lividrote schmerzlose Papeln, im Zentrum kann es durch Gewebenekrose zu einer pustelähnlichen Umwandlung kommen. Die Papeln können zu kraterartigen Ulzerationen zerfallen. Die Anzahl der Hautveränderungen kann sehr ver-

schieden sein. Oftmals kommt es nach Jahren zur Spontanheilung mit Narbenbildung.
Differentialdiagnose: Sarkoidose, Prurigo.
Therapie: Systemtherapie mit Antituberkulotika (Tab. 4.8-1). Gegebenenfalls kurzzeitige Therapie mit Glukokortikoiden in mittlerer Dosierung. Lokal ggf. Glukokortikoid-haltige Externa.

Erythema induratum (nodöses Tuberkulid, Tuberculosis cutis indurativa)
Das Erythema induratum zeichnet sich durch symmetrisch im Bereich der Wadengegend subkutan gelegene, erbs- bis kirschgroße, z. T. flächig konfluierende und ulzerierende tiefsitzende Knoten aus. Es handelt sich hier um eine Pannikulitis mit granulomatöser Entzündung. Gefürchtet sind zentrale Einschmelzungen, Ulzerationen und Fistelgänge. Es kann zu atrophen Narbenbildungen und Neueruptionen solcher Knoten kommen. Oftmals besteht neben dem Erythema induratum eine Organtuberkulose [13].
Differentialdiagnose: Necrobiosis lipoidica, Granuloma anulare, Lupus erythematodes chronicus profundus.
Therapie: Systemtherapie mit Antituberkulotika (Tab. 4.8-1).

Impftuberkulose
Es handelt sich hierbei um Hautveränderungen, die von einer BCG-Impfung (Bacille-Calmette-Guérin) ausgehen. Bei der normalen Impfreaktion entsteht ca. 2 Wochen nach Impfung eine Papel, die zuerst ulzeriert und dann narbig abheilt. Selten kommt es zu einer Lymphadenitis mit Einschmelzung, Fistelbildung oder Entstehung eines Lupus vulgaris. Bei Immundefizienz kann es zu einer disseminierten Tuberkulose kommen.

■ Therapie
Jede aktive Tbc muß chemotherapeutisch behandelt werden. Behandlungsziel ist die schnelle Erregereliminierung, vollständige Ausheilung und Verhinderung von Rezidiven. Durch die Kombination verschiedener Antituberkulotika soll eine Wirkungssteigerung und Nebenwirkungsverminderung erzielt und eine Resistenzentwicklung verhindert werden. Eine sechsmonatige Therapie mit Mitteln erster Wahl, bestehend aus einer Initialphase von 2 Monaten (meist Isoniazid, Rifampicin, Pyrazinamid) und anschließend Rifampicin und Ethambutol für weitere 4 Monate als Stabilisierungsphase ist heute Standard (Tab. 8.4-1). Bei immunsupprimierten Patienten (z. B. HIV), Rezidivfällen oder Komplikationen ist die Gesamtdauer der Behandlung länger. Persistierende Keime in Teilungsruhe sind für Rezidive verantwortlich. Sie werden bei ausreichend langer Chemotherapie erfaßt. Bei Resistenzen oder Kontraindikationen im Zusammenhang mit den genannten Antituberkulotika oder bei Tuberkuloserezidiven muß eventuell auf Antituberkulotika mit schlechterer Wirksamkeit und stärkeren Nebenwirkungen zurückgegriffen werden (Mittel der zweiten Wahl) [14–28].

Literatur zu 4.8.1

1. Corbett EL, Crossley I, De Cock KM, Miller RF. Disseminated cutaneous Mycobacterium tuberculosis infection in a patient with AIDS. Genitourin Med 1995; 71: 308–10.
2. Antonucci G, Girardi E, Raviglione M, et al. Guidelines of tuberculosis preventive therapy for HIV-infected persons: a prospective, multicentre study. Eur Respir J 2001; 18: 369–75.
3. Weilbach C, Schirren CG, Jansen T, Degitz K. Diagnosis and therapy of skin tuberculosis. Dtsch Med Wochenschr 1996; 121: 1231–5.
4. Wortman PD. Pulmonary and cutaneous tuberculosis. J Am Acad Dermatol 1992; 27: 459–60.
5. WHO. Treatment of tuberculosis. Guidelines for national programmes. 2nd edn. WHO/Tbc/97, 1997: 220.
6. Kakakhel KU, Fritsch P. Cutaneous tuberculosis. Int J Dermatol 1989; 28: 355–62.
7. Small PM, Fujiwara PI. Management of tuberculosis in the United States. N Engl J Med 2001; 345: 189–200.
8. Seckin D, Akpolat T, Ceyhan M. Polymerase chain reaction in cutaneous tuberculosis. Int J Dermatol 1997; 36: 51–4.
9. Ozkan S, Gurler N, Fetil E, Atabey N, Gunes AT. Scrofuloderma. Int J Dermatol 1998; 37: 606–8.
10. Almeida BM, Challacombe SJ, Hay RJ, Morgan PR, Milburn HJ. Papulonecrotic tuberculide complicating scrofuloderma in a health-care worker. Br J Dermatol 1998; 139: 550–2.
11. Sehgal VN, Sehgal R, Bajaj P, Sriviastava G, Bhattacharya S. Tuberculosis verrucosa cutis (TBVC). J Eur Acad Dermatol Venereol 2000; 14: 319–21.
12. Liang MG, Rooney JA, Rhodes KH, Calobrisi SD. Cutaneous inoculation tuberculosis in a child. J Am Acad Dermatol 1999; 41: 860–2.
13. Cho KH, Lee DY. Erythema induratum of Bazin. Int J Dermatol 1996; 35: 802–8.
14. Ständige Impfkommissionen am Robert-Koch-Institut (STIKO). Impfempfehlungen. Epidemiologisches Bulletin des Robert-Koch-Instituts 1998; 15: 109–12.
15. Pablos-Mendez A, Raviglione MC, Laszlo A, et al. Global surveillance for antituberculosis-drug resistance 1994–1997. N Engl J Med 1998; 338: 1641–9.
16. Grassi C, Peona V. New drugs for tuberculosis. Eur Respir J 1995; 8: 714–8.
17. American Thoracic Society. Treatment of tuberculosis and tuberculosis infection in adults and children. Am J Respir Crit Care Med 1994; 149: 1359–74.
18. Patel AM, McKeon J. Avoidance and management of adverse reactions to antituberculosis drugs. Drug Safety 1995; 12 (1): 1–25.
19. Gucluer H, Demircay Z, Gurbuz O. Cutaneous tuberculosis. Scand J Infect Dis 2000; 32: 434–6.
20. Chowdhury MM, Varma S, Howell S, et al. Facial cutaneous tuberculosis: an unusual presentation. Clin Exp Dermatol 2000; 25: 48–50.
21. Sehgal VN. Cutaneous tuberculosis. Dermatol Clin 1994; 12: 645–53.
22. Ehring F, Biess B, Schroder KH. Tuberculosis of the skin and lymph nodes. Prax Klin Pneumol 1977; 31: 717–23.
23. Yamauchi T, Klein JD, Farrell WF. Tuberculosis of the skin. Am J Dis Child 1973; 125: 855–6.

24. Schaberg T, Forssbohm M, Hauer B, Kirsten D, Kropp R, Loddenkemper R, Magdorf K, Rieder H, Sagebiel D, Urbanczik R. Guidelines for drug treatment of tuberculosis in adults and childhood. Pneumologie 2001; 55: 494–511.
25. McCarthy M. US guidelines for treatment of latent tuberculosis revised. Lancet 2001; 358: 816.
26. Kumar B, Muralidhar S. Cutaneous tuberculosis: a twenty-year prospective study. Int J Tuberc Lung Dis 1999; 3: 494–500.
27. MacGregor RR. Cutaneous tuberculosis. Clin Dermatol 1995; 13: 245–55.
28. Raviglione MC, Gupta R, Dye CM, Espinal MA. The burden of drug-resistant tuberculosis and mechanisms for its control. Ann NY Acad Sci 2001; 953: 88–97.

4.8.2 Atypische Mykobakteriose

Norbert H. Brockmeyer, Alexander Kreuter

Atypische Mykobakterien (engl. Non-tuberculous mycobacteria, Mycobacteria other than tuberculosis – MOTT) sind potentiell humanpathogene säurefeste Stäbchenbakterien. Atypische Mykobakterien sind weltweit verbreitet und kommen in Erde, Wasser, Aerosolen und Staub vor. Da MOTT in Deutschland nicht meldepflichtig sind, liegen keine epidemiologischen Daten vor. Weltweit kommt es allerdings zu einer Zunahme an MOTT-Infektionen. Mit Mycobacterium-avium-Komplex kontaminierte Trinkwassersysteme gelten als häufige Infektionsquelle für die atypische Mykobakteriose bei HIV. In den USA und Europa waren Infektionen mit atypischen Mykobakterien bei AIDS-Patienten vor der Ära der hochaktiven antiretroviralen Therapie häufig, in den Entwicklungsländern sind sie, vermutlich wegen der hohen Sterblichkeit an AIDS, eher selten. Die atypischen Mykobakterien verhalten sich kulturell unterschiedlich. Sie werden aufgrund ihrer verschiedenartigen Wachstumscharakteristik in langsam und rasch wachsende Spezies unterteilt. Aus dermatologischer Sicht sind hier Mycobacterium marinum (Schwimmbadgranulom) und Mycobacterium ulcerans (Buruli-Ulkus) von Bedeutung.

Inzwischen sind mehr als 80 Spezies bekannt, darunter fakultativ pathogene Arten, wie M. marinum, M. celatum, M. ulcerans, M. xenopi, M. haemophilum, M. fortuitum, M.-avium-Komplex, M. asiaticum, M. genavense, M. interjectum, M. intermedium, M. shimoidei, und nicht-pathogene Arten, wie M. agri, M. aurum, M. vaccae, M. smegmatis, M. neoaurum, M. fallax, M. chitae. Die atypischen Mykobakterien wurden viele Jahre ausschließlich mittels Temperaturverhalten, Pigmentierung, Morphologie und biochemischer Reaktionen identifiziert. Mit Hilfe molekularbiologischer Amplifikationsverfahren und anschließender PCR lassen sich heutzutage alle MOTT innerhalb kurzer Zeit bestimmen.

4.8.2.1 Schwimmbadgranulom

■ Definition
Nach Bagatellverletzungen auftretende granulomatöse Erkrankung durch Inokulation von Mycobacterium marinum [1–9].

■ Synonyme
Aquariumgranulom, Fischtankgranulom.

■ Erreger
Mycobacterium marinum.

■ Epidemiologie
Mycobacterium marinum kommt im warmen Wasser vor und kann aus Schlamm und erkrankten Fischen isoliert werden. Es handelt sich um einen saprophytischen Organismus, der bei 32 °C besonders gut wächst.

■ Übertragungswege
Infektionen kommen meistens nach Bagatellverletzungen beim Baden in ungenügend chlorierten Schwimmbädern, daher Bezeichnung Schwimmbadgranulom, oder bei der Reinigung von Warmwasseraquarien vor. Die Infektion ist praktisch stets auf die Haut beschränkt.

■ Diagnostik
Diagnostisch wichtig sind Anamnese, klinisches Bild sowie kultureller Erregernachweis mit Resistogramm (Wachstum bei 30–33 °C innerhalb von 7–10 Tagen) sowie Probebiopsie. In der Histologie zeigt sich ein gemischtzelliges granulomatöses Infiltrat in der Dermis und im subkutanen Fettgewebe. Charakteristisch sind fleckförmige polymorphkernige Neutrophile und eosinophile Leukozyten sowie kleine Herde von Makrophagen und Epitheloidzellen umgebene Nekrosen (verkäsende Granulome).

■ Klinik
Meist zeigt sich im Bereich der Finger, Hand- und Fußrücken, der Ellenbogen oder Knie ca. 2–4 Wochen nach Verletzung ein bläulichroter, verruziformer, häufig zentral ulzerierter Knoten von 1–2 cm Durchmesser. Es besteht eine Tendenz zur oberflächlichen Ulzeration (Abb. 4.8-5). Entlang der Lymphgefäße können proximal von der ursprünglichen Läsion subkutane oder intradermale Knötchen auftreten (sporotrichoide Ausbreitung). Die Lymphknoten sind meist unbeteiligt. Unbehandelt kommt es nach jahrelangem Verlauf zur Spontanheilung mit Narben.

■ Differentialdiagnose
Tuberculosis cutis verrucosa, Sporotrichose, Lues, Leishmaniose, Aktinomykose.

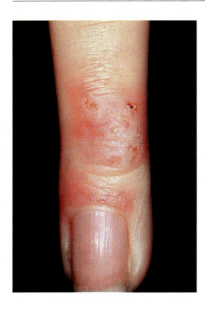

Abbildung 4.8-5 Schwimmbadgranulom.

▪ Therapie

Kleine Herde sollten exzidiert werden. Vereisung mit flüssigem Stickstoff oder Kürettage sind alternative Verfahren. Bei Therapieresistenz oder disseminiertem Befall ist die Therapie der Wahl Doxycyclin 200 mg/d p.o. über 8–12 Wochen oder Minocyclin 100 mg/d über 6 Wochen. Bei Nichtansprechen oder Resistenz: Kombinationstherapie mit Rifampicin (450 mg/d) und Ethambutol (3 × 400 mg/d). Das Ansprechen auf die systemische Therapie ist jedoch nicht selten unbefriedigend.

4.8.2.2 Infektionen durch Mycobacterium avium-intracellulare

Es handelt sich um disseminierte Infektionen durch Mycobacterium avium und Mycobacterium intracellulare bei Menschen mit gestörter Immunabwehr (langfristige Therapie mit Glukokortikoiden/Zytostatika; HIV-Infektion) [10–16]. Diese Mykobakterien-Species kommt ubiquitär vor, bemerkenswert ist das Wachstum auf biosynthetischen Oberflächen. Unter den atypischen Mykobakterien ist M. avium der häufigste Erreger bei AIDS-Patienten. Vor 1993 erkrankten etwa 30 % der AIDS-Patienten an einer MAI-Infektion. M.-avium-Infektionen treten erst im Spätstadium der HIV-Infektion, meist unter 50 $CD4^+$-Zellen, auf. Seit Einführung der antiretroviralen Therapie 1996 konnte die Inzidenz dieser Erkrankung drastisch gesenkt werden.

▪ Erreger

Mycobacterium avium und Mycobacterium intracellulare kommen ubiquitär in Erdreich, Staub und Wasser vor. In extrem seltenen Fällen kommt es nach traumatischer Inokulation bei entsprechend immungeschwächten Patienten zur Hautinfektion.

■ **Diagnostik**

Die Diagnose einer M.-avium-Infektion wird durch den kulturellen Nachweis der Erreger aus sterilem Gewebe oder aus Blutkulturen gestellt. Mit speziellen Kultursystemen wie dem Bactec- oder dem Isolator-System gelingt der Erregernachweis in der Regel innerhalb von 10 Tagen. Blutkulturen werden bei Verdacht auf MAI-Infektion immer mehrfach abgenommen, auch ohne gleichzeitig bestehendes Fieber. Bei negativen Blutkulturen kann eine Erregerisolierung auch aus Knochenmarkaspirat oder Gewebeproben versucht werden. Die histologische Untersuchung zeigt kaum noch ausgebildete Granulome.

■ **Klinik**

Hauterscheinungen treten meist in Verbindung mit einer aktiven Lungeninfektion bei bestehender gestörter Immunabwehr auf und sind sehr polymorph. Es zeigen sich disseminierte Erytheme, Pusteln, Ulzerationen, Abszesse und Pannikulitis.

■ **Therapie**

Die therapeutischen Möglichkeiten der disseminierten MAI-Infektion sind ohne Verbesserung des Immunstatus schlecht. Es sollte immer eine antiretrovirale Therapie begonnen werden. Mit Reduktion der Viruslast und Anstieg der $CD4^+$-Zellen verbessern sich die Erfolgsaussichten einer Therapie der MAI-Infektion drastisch. Die chirurgische Behandlung besteht in der Exzision kleinerer Hautareale. Die systemische Antibiotikatherapie besteht aufgrund der raschen Resistenzentwicklung in der Kombination mehrerer Substanzen. Begonnen wird mit Clarithromycin (2×500 mg) und Ethambutol (1×20 mg/kg). Je nach Klinik und Verlauf können noch Levofloxacin (2×500 mg) oder Rifabutin (1×300 mg) oder Amikacin ($2 \times 7,5$ mg/kg i.v.) ergänzt werden.

4.8.2.3 Infektionen durch Mycobacterium ulcerans (Buruli-Ulkus)

Die Infektion des in den Tropen vorkommenden M. ulcerans erfolgt durch Inokulation. Meist sind Jugendliche betroffen; es imponiert ein einem Skrofuloderm ähnlicher schmerzloser Abszeß, der sich zu tiefen Ulzerationen entwickeln kann. Lymphadenitis und Allgemeinsymptome fehlen meist. Nach jahrelangem Verlauf kommt es meistens zur Spontanheilung. Oftmals besteht ein Lymphödem [17–19].

■ **Therapie**

Exzision des Areals, Antibiotika sind wenig effektiv.

4.8.2.4 Infektion mit M. kansasii

M. kansasii kommt im Mittelwesten der USA vor. Erregerreservoire sind Erdboden und Tiere. Nach Infektion kann es zu Lungeninfektionen bei vorbestehenden Lungenerkrankungen kommen. Generalisierte Infektionen treten bei Immundefizienz auf.

■ **Therapie**
Ciprofloxacin, Clarithromycin.

4.8.2.5 Infektion mit M. scrophulaceum

Es handelt sich um einen weltweit vorkommenden Erreger in Erdboden und Wasser. Die Infektion erfolgt aerogen. Klinisch imponieren dem Skrofuloderm ähnliche, zur Einschmelzung neigende Knoten. Eine Spontanheilung ist nach monatelangem Verlauf möglich.

■ **Therapie**
Exzision des Areals, Antibiotika sind wenig effektiv.

Literatur zu 4.8.2

1. Gimenez Garcia R, Sanchez Ramon S, Iban Ochoa RM, Ruiz Ocariz M. Fish tank granuloma: response to treatment with clarithromycin. J Eur Acad Dermatol Venereol 1999; 12: 81–2.
2. Boyce SH. Fish tank Granuloma – an unusual cause of skin infection. J Accid Emerg Med 1997; 14: 400.
3. Ryan JM, Bryant GD. Fish tank Granuloma – a frequently misdiagnosed infection of the upper limb. J Accid Emerg Med 1997; 14: 398–400.
4. Speight EL, Williams HC. Fish tank granuloma in a 14-month-old girl. Pediatr Dermatol 1997; 14: 209–12.
5. Wolfe SF, Gurevitch AW. Images in clinical medicine. Fish-tank granuloma. N Engl J Med 1997; 336: 1065.
6. Laing RB, Flegg PJ, Watt B, Leen CL. Antimicrobial treatment of fish tank granuloma. J Hand Surg [Br] 1997; 22: 135–7.
7. Bleiker TO, Bourke JE, Burns DA. Fish tank granuloma in a 4-year-old boy. Br J Dermatol 1996; 135: 863–4.
8. Kullavanijaya P, Sirimachan S, Bhuddhavudhikrai P. Mycobacterium marinum cutaneous infections acquired from occupations and hobbies. Int J Dermatol 1993; 32: 504–7.
9. Vincenzi C, Bardazzi F, Tosti A, Varotti C, Morganti L. Fish tank granuloma: report of a case. Cutis 1992 Apr; 49 (4): 275–6.

10. Satta R, Retanda G, Cottoni F. Mycobacterium avium complex: cutaneous infection in an immunocompetent host. Acta Derm Venereol 1999; 79: 249–50.
11. Pettipher CA, Karstaedt AS, Hopley M. Prevalence and clinical manifestations of disseminated Mycobacterium avium complex infection in South Africans with acquired immunodeficiency syndrome. Clin Infect Dis 2001; 33: 2068–71.
12. Rossi M, Flepp M, Telenti A, et al. Disseminated M. avium complex infection in the Swiss HIV Cohort Study: declining incidence, improved prognosis and discontinuation of maintenance therapy. Swiss Med Wkly 2001; 131: 471–7.
13. Tumbarello M, Tacconelli E, de Donati KG. Changes in incidence and risk factors of Mycobacterium avium complex infections in patients with AIDS in the era of new antiretroviral therapies. Eur J Clin Microbiol Infect Dis 2001; 20: 498–501.
14. Kullavanijaya P. Atypical mycobacterial cutaneous infection. Clin Dermatol 1999; 17: 153–8.
15. Meadows JR, Carter R, Katner HP. Cutaneous Mycobacterium avium complex infection at an intramuscular injection site in a patient with AIDS. Clin Infect Dis 1997; 24: 1273–4.
16. Dunne M, Fessel J, Kumar P. A randomized, double-blind trial comparing azithromycin and clarithromycin in the treatment of disseminated Mycobacterium avium infection in patients with human immunodeficiency virus. Clin Infect Dis 2001; 32: 1386.
17. Dega H, Chosidow O, Barete S, Carbonnelle B, Grosset J, Jarlier V. Mycobacterium ulcerans infection. Ann Intern Med 2000; 151: 339–44.
18. Thangaraj HS, Evans MR, Wansbrough-Jones MH. Mycobacterium ulcerans disease; Buruli ulcer. Trans R Soc Trop Med Hyg 1999; 93 (4): 337–40.
19. Aguiar J, Stenou C. Buruli ulcers in rural areas of Benin: management of 635 cases. Med Trop 1997; 57: 83–90.

4.8.3 Lepra

Jörg M. Pönnighaus

■ Definition

Die Lepra ist eine oft chronische Infektionskrankheit, die durch *Mycobacterium leprae* verursacht wird. Sie ist im wesentlichen eine Erkrankung des peripheren Nervensystems, ruft aber auch Hautveränderungen in Form von randbetonten Läsionen, Plaques, Makulae, Papeln und Knoten hervor.

■ Synonyme

Aussatz, Morbus Hansen und Hanseniasis.

■ Erreger

M. leprae ist ein 1–8 µm langes säurefestes Stäbchen. Gewebesaftausstriche (Slit skin smears) werden üblicherweise nach Ziehl-Neelsen gefärbt. Bei der mikroskopischen Untersuchung finden sich vollständig angefärbte Bakterien (solids), unvollständig angefärbte Bakterien (fragments), Bruchstücke (granules) und Bakterienhaufen (globi), sofern es sich um eine unbehandelte multibazilläre

Lepra handelt. Das Untersuchungsergebnis wird als bakterieller Index (BI) festgehalten. Dieser reicht von 0–6. Ein BI von 0 bedeutet, daß in 100 Gesichtsfeldern bei 1000facher Vergrößerung kein säurefestes Stäbchen gefunden wurde, ein BI von 6 heißt, daß pro Gesichtsfeld über 1000 M. leprae (oder zahlreiche Bakterienhaufen) zu sehen waren. Nach wie vor ist es nicht möglich, M. leprae anzuzüchten. M. leprae vermehrt sich allerdings in den Pfötchen (insbesondere immundefizienter) Mäuse und in Armadillos (Dasypus novemcintus). Es enthält in seiner Zellwand ein Glykolipid, das spezifisch für M. leprae ist. Außerhalb des Körpers können M. leprae in feuchtem Milieu bis zu 10 Tage überleben [1].

■ Epidemiologie

Weltweit werden der WHO pro Jahr etwa 700.000 Neuerkrankungen gemeldet. Hierbei handelt es sich jedoch keineswegs um den Zähler von Inzidenzraten, wie oft angenommen wird, sondern um den Zähler von Spontanraten (Detection rates), die je nach Lokalität, Interesse des Gesundheitsdienstes an der Lepra und medizinischer Kenntnis des Personals mehr oder weniger weit von den tatsächlichen Inzidenzraten entfernt sind. Wirkliche Inzidenzraten sind nur von einigen wenigen Projekten bekannt, die regelmäßig Reihenuntersuchungen der gesamten Bevölkerung durchgeführt haben. Bei solchen Untersuchungen wurde festgestellt, daß Inzidenzraten insgesamt selten über 1–2 Erkrankungen pro 1000 Einwohner pro Jahr liegen, bis zur Pubertät ansteigen und dann ein Plateau bilden [2]. Vor dem 5. Lebensjahr ist eine Lepra selten. Die Inkubationszeit für paucibazilläre Lepra dürfte 1–2 Jahre betragen. Wahrscheinlich erkranken Frauen mindestens ebenso häufig wie Männer, doch ist in vielen Endemiegebieten eine vollständige Untersuchung von Frauen nicht möglich. BCG (Bacille-Calmette-Guérin) übt eine Schutzwirkung von 20–80 % gegen alle Formen der Lepra aus [3, 4]. Überraschenderweise konnte in einer Reihe von Studien in den letzten zehn Jahren gezeigt werden, daß eine HIV-Infektion keinen Risikofaktor für eine Lepra darstellt [5–7].

Ziel der WHO war es (Resolution WHA 44.9 der World Health Assembly), die Lepra bis zum Jahre 2000 als „öffentliches Gesundheitsproblem" zu eliminieren. Als Schwelle wurde eine Prävalenzrate von 1 pro 10.000 festgesetzt. Hierbei wurde aber nicht die übliche Definition von Prävalenzraten (Zahl der Erkrankten pro Bevölkerung) angewandt, sondern die Prävalenzrate als die Zahl der unter Behandlung stehenden Patienten pro Bevölkerung definiert. Inzwischen ist das Jahr 2005 als Zieljahr für die Elimination der Lepra als öffentliches Gesundheitsproblem anvisiert worden, es gibt jedoch gute Gründe, anzunehmen, daß nationale Prävalenzraten kein guter Indikator für die tatsächliche Situation der Lepra in einem Land sind [8].

■ Übertragungswege

Als wichtigste Austrittspforte für M. leprae gilt wieder die Nasenschleimhaut von Patienten mit multibazillärer Lepra [9], und es wird angenommen, daß Neuinfektionen vor allem durch Tröpfcheninfektionen zustande kommen und die Eintrittspforte ebenfalls die Nasenschleimhaut ist. Nachgewiesen wurde, daß

Kontaktpersonen von Patienten mit multibazillärer Lepra je nach Intensität des Kontaktes ein 5- bis 9fach höheres Risiko haben, an einer Lepra zu erkranken, als Bewohner der weiteren Umgebung [10].

■ Diagnostik

Eine detaillierte klinische Untersuchung, Kenntnisse möglicher Differentialdiagnosen, Gewebesaftausstriche und histopathologische Untersuchungen von Probeexzisionen sind das sine qua non aller Diagnostik [11]. Bei der klinischen Untersuchung muß die Sensibilität aller Hautveränderungen geprüft werden, wofür sich insbesondere Nylonfäden verschiedener Stärke eignen. Ferner sollten alle peripheren Nerven auf Schmerzhaftigkeit und Verdickung geprüft werden. Die histopathologische Untersuchung muß eine (zuverlässige) Wade-Fite-Färbung zur Darstellung säurefester Stäbchen einschließen. Es ist jedoch auch bei erfahrenen Histopathologen mit Fehlern bei der Beurteilung insbesondere paucibazillärer Lepra zu rechnen [12].

■ Klinik

Das klinische Erscheinungsbild hängt erstens von der Dauer der Erkrankung ab und zweitens von dem Punkt innerhalb des Spektrums der Lepra, an dem sich der Patient zum Zeitpunkt der Untersuchung befindet. Dieses Spektrum ist im Laufe der letzten Jahrzehnte verschieden unterteilt worden. Die Klassifikation von Ridley und Jopling stammt aus den sechziger Jahren, ist aber, vor allem für wissenschaftliche Zwecke, immer noch gebräuchlich. Für Behandlungszwecke wird weitestgehend die Klassifikation der WHO benutzt. Bei etwa 95% der Patienten zeigt sich eine Lepra zuerst an der Haut (d.h., eine primäre Nervenlepra ist eher selten) und ermöglicht so eine Früherkennung, bevor meist irreversible Nervenschäden und Behinderungen aufgetreten sind.

WHO-Klassifikation

Paucibazilläre Lepra		Multibazilläre Lepra		
Ridley-Jopling-Klassifikation				
TT-Lepra	Borderline-tuberculoide Lepra (BT)	BB-Lepra, selten und instabil	BL-Lepra	LL-Lepra

Per definitionem sind bei der paucibazillären Lepra keine M. leprae nachweisbar, die Diagnose muß also aufgrund der Klinik und histopathologisch gestellt werden. Bei der multibazillären Lepra können Leprabazillen in Gewebesaftausstrichen und/oder in Probeexzisionen nachgewiesen werden. Es ist davon auszugehen, daß – unbehandelt – eine paucibazilläre Lepra im Laufe der Zeit zu einer multibazillären fortschreitet und daß zunehmend Nervenschäden auftreten. Als Frühform wird von vielen eine indeterminierte Lepra angesehen, die sich als eine hypopigmentierte/erythematöse, eher vage Makula zeigen kann [13].

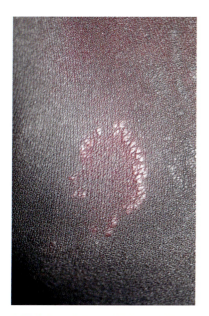

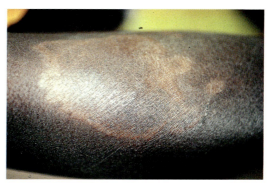

Abbildung 4.8-7 Frühe BT-Lepra mit Ausläufer und Satellitenläsion bei einer jungen Frau.

Abbildung 4.8-6 TT-Lepra-Läsion mit feinpapulösem Randsaum und abheilendem Zentrum. Brust rechts bei einer älteren Frau.

Typisch für die TT-Lepra ist eine einzelne (auf dunkler Haut meist hypopigmentierte) Hautveränderung mit deutlichem, papulösem Randwall und heilendem Zentrum (Abb. 4.8-6). Verdickte periphere Nerven gehören nicht zur TT-Lepra.

Bei der BT-Lepra finden sich entweder mehrere randbetonte Läsionen mit Ausläufern (Streaming edges) und Satellitenläsionen oder Plaques (Abb. 4.8-7).

Läsionen bei der BB-Lepra zeichnen sich durch scharf begrenzte unauffällige Areale (Immune areas) innerhalb von Hautveränderungen aus (Abb. 4.8-8).

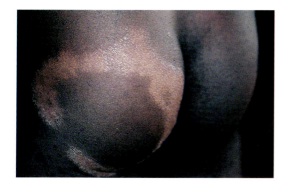

Abbildung 4.8-8 Ausgespartes Zentrum innerhalb einer Lepra-Läsion: BB-Lepra.

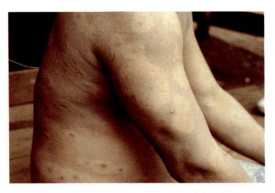

Abbildung 4.8-9 BL-Lepra: zahlreiche Plaques. Die kleinen Narben resultieren aus der traditionellen Behandlung mit glühenden Münzen (Kambodscha).

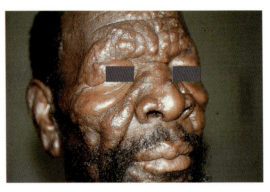

Abbildung 4.8-10 Allgemeine Infiltration mit Knotenbildung bei LL-Lepra.

Bei der BL-Lepra sind die Hautveränderungen in der Regel zahlreich (es gibt allerdings im Unterschied zur LL-Lepra auch noch normale Haut). Es finden sich Makulae, Plaques und einzelne Papeln (Abb. 4.8-9).

Ein diffuser Hautbefall oder aber Papeln und Knoten sind typisch für eine LL-Lepra (Abb. 4.8-10).

Ebenfalls zur Klinik der Lepra gehören die Typ-1- und die Typ-2-Lepra-Reaktion. Eine Typ-1-Reaktion ist wahrscheinlich eine Hypersensitivitätsreaktion gegen Antigene von M. leprae, sie tritt bei BT-, BB- und BL-Lepra meist nach Behandlungsbeginn auf [14]. Dabei kommt es zu einem akuten Anschwellen bereits vorhandener Hautläsionen und/oder zu einer akuten Neuritis (Abb. 4.8-11).

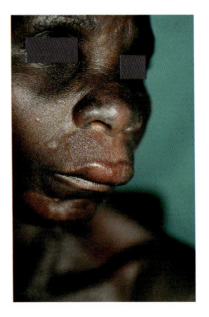

Abbildung 4.8-11 Akut geschwollene Lepra-Läsion auf der Oberlippe: Typ-1-Reaktion (auch histologisch) bei BT-Lepra.

Bei einer Typ-2-Reaktion dürfte es sich um eine Antigen-Antikörper-Komplex-Reaktion handeln [15]. Sie kommt bei BL- und LL-Lepra vor, solange die Gewebesaftausstriche noch positiv sind. Klinisch imponieren ein Erythema nodosum leprosum (ENL), eine Neuritis, ein allgemeines Krankheitsgefühl sowie gelegentlich Iridozyklitis, Nephritis und Orchitis.

Findet sich lediglich eine Neuritis, kann die Differentialdiagnose (bei BL-Lepra) schwierig sein.

■ Differentialdiagnose

TT- und BT-Lepra werden regelmäßig mit einer Tinea (corporis), einem Granuloma anulare, einem Granuloma multiforme, Jessner's lymphocytic infiltrate, einem Granuloma faciale und einer Sarkoidose (auch histopathologisch) verwechselt. Bei unklarer Anamnese können auch hypopigmentierte Narben differentialdiagnostische Schwierigkeiten bereiten. Eine Vitiligo, ein Lichen planus und eine Pityriasis alba sollten zumindest Dermatologen als solche erkennbar sein.

Die Differentialdiagnose von Papeln und Knoten (BL- und LL-Lepra) umfaßt eine anergische Leishmaniose, das Kaposi-Sarkom, Lymphome und kutane Metastasen. Eine Neurofibromatose sollte dagegen keine Schwierigkeiten bereiten [16].

■ Therapie (Prophylaxe)

Jede *paucibazilläre Lepra* wurde bisher wie folgt behandelt (Erwachsenendosis): Rifampicin 600 mg 1mal/Monat unter Supervision plus Dapson 100 mg/d. Die Dauer der Behandlung betrug 6 Monate. Es wird jedoch zunehmend praktiziert, Patienten mit nur einer (paucibazillären) Hautläsion einmalig mit einer Kombination aus Rifampicin (600 mg), Ofloxacin (400 mg) und Minocyclin (100 mg) zu behandeln [17, 18].

Multibazilläre Lepra wird mit Rifampicin (600 mg 1mal/Monat unter Supervision), Dapson (100 mg/d) und Clofazimin (300 mg 1mal/Monat unter Supervision sowie 50 mg/d) behandelt. Die Dauer der Behandlung betrug bisher 24 Monate. Es wird inzwischen empfohlen, diese auf 12 Monate zu verkürzen [17, 19].

Typ-1-Reaktionen werden mit Prednisolon 40–60 mg/d zunächst für 14 Tage behandelt. Danach wird, unter Berücksichtigung des Verlaufs, die Prednisolondosis z. B. um 5 mg alle 14 Tage reduziert, sofern es zu keinem Wiederaufflammen der Reaktion kommt. Für therapieresistente Fälle kann Ciclosporin A (z. B. 7 mg/kg) empfohlen werden [20].

Typ-2-Reaktionen werden ebenfalls mit Prednisolon 40–60 mg/d, allerdings meist nur für wenige Tage, behandelt. Danach wird die Dosis z. B. um 5 mg alle 2 Tage reduziert. Bei Rezidiven von Typ-2-Reaktionen (häufig) empfiehlt sich eine Behandlung mit Clofazimin 300 mg/d für zunächst 6 Monate. Für Therapieversager steht Thalidomid (4 × 100 mg) zur Verfügung, das in einigen Ländern auch als Mittel der ersten Wahl angesehen wird [15].

Die Behandlung von Behinderungen (am häufigsten sind neuropathische Plantarulzera) würde den Rahmen dieser Darstellung sprengen. Besonders zu beachten ist, daß normalerweise keine Durchblutungsstörungen vorliegen und die Heilungstendenz auch ausgedehnter Ulzera (überraschend) gut ist, Amputationen können sich in aller Regel vermeiden lassen.

Zur Prophylaxe kann nur auf die Schutzwirkung von BCG-Impfungen verwiesen werden.

Literatur zu 4.8.3

1. Bryceson A, Pfaltzgraff RE. Leprosy. 3rd edn. Edinburgh: Churchill Livingstone, 1990.
2. Pönnighaus JM, Fine PEM, Sterne JAC, et al. Incidence rates of leprosy in Karonga district, Northern Malawi: Patterns by age, sex, BCG status and classification. Int J Lepr 1994; 62: 10–23.
3. Convit J, Sampson C, Zuniga M, et al. Immunoprophylactic trial with combined Mycobacterium leprae/BCG vaccine against leprosy: preliminary results. Lancet 1992; 339: 446–50.
4. Pönnighaus JM, Fine PEM, Sterne JAC, et al. Efficacy of BCG vaccine against leprosy and tuberculosis in northern Malawi. Lancet 1992; 339: 636–9.
5. Pönnighaus JM, Mwanjasi LJ, Fine PEM, et al. Is HIV infection a risk factor for leprosy? Int J Leprosy 1991; 59: 221–8.
6. Frommel D, Tekle-Haimanot R, Verdier M, et al. HIV infection and leprosy: a four-year survey in Ethiopia. Lancet 1994; 344: 165–6.
7. Gebre S, Saunderson P, Tsehaynesh M, et al. The effect of HIV status on the clinical picture of leprosy: a prospective study in Ethiopia. Lepr Rev 2000; 71: 338–43.
8. Declercq E. Prevalence: a valid indicator for monitoring leprosy elimination? Int J Lepr 2001; 69: 111–3.
9. Schäffer X. Über die Verbreitung der Leprabacillen von den oberen Luftwegen aus. Archiv für Dermatologie und Syphilis 1898; 44: 159–74.
10. Fine PEM, Sterne JAC, Pönnighaus JM, et al. Household and dwelling contact as risk factors for leprosy in Northern Malawi. Am J Epidemiol 1997; 146: 91–102.
11. Pönnighaus JM. Die Diagnose der frühen Lepra. Akt Dermatol 1997; 23: 163–7.
12. Fine PEM, Job CK, Lucas SB, et al. Extent, origin, and implications of observer variation in the histopathological diagnosis of suspected leprosy. Int J Lepr 1993; 61: 270–81.
13. Jacobson RR, Krahenbuhl JL. Leprosy. The Lancet 1999; 20: 655–60.
14. Lienhardt C, Fine PEM. Type 1 reaction, neuritis and disability in leprosy. What is the current epidemiological situation? Lepr Rev 1994; 65: 190–203.
15. Lockwood DNJ. The management of erythema nodosum leprosum: current and future options (Editorial). Lepr Rev 1996; 67: 253–9.
16. Pönnighaus JM. Die Lepra – eine Krankheit mit vielen Gesichtern. Med Welt 1998; 49: 94–9.
17. Seventh Report of the WHO Expert Committee on Leprosy. WHO Technical Report series 874. Geneva, 1998.
18. Single-lesion multicentre trial group. Efficacy of single-dose multidrug therapy for the treatment of single-lesion paucibacillary leprosy. Lepr Rev 1997; 68: 341–9.

19. Ji B. Why multidrug therapy for multibacillary leprosy can be shortened to 12 months. Lepr Rev 1998; 69: 106–9.
20. Britton WJ. The management of leprosy reversal reactions. Lepr Rev 1998; 69: 225–34.

4.9 Aktinomyzeten

Klaus P. Schaal

4.9.1 Grundlagen

Trotz ihres historisch bedingten Namens gehören Aktinomyzeten („Strahlenpilze") eindeutig zu den Bakterien (zum prokaryontischen Ur-Reich *Bacteria*); sie neigen allerdings wie die echten, eukaryontischen Pilze dazu, Fadenformen und verzweigte Geflechte sowie teilweise sogar Dispersionssporen (Konidien, Sporangiosporen u.a.) zur Vermehrung und Verbreitung auszubilden [1]. Diese rein morphologische Charakterisierung der Aktinomyzeten ist deutlich enger als die heute gültige, molekulargenetisch-phylogenetische Definition der Ordnung *Actinomycetales*, umschreibt aber weiterhin zuverlässig die hier zu besprechenden menschlichen Krankheitserreger.

Ungeachtet aller neuen taxonomisch-phylogenetischen Erkenntnisse lassen sich die medizinisch bedeutsamen Aktinomyzeten anhand ökologischer und physiologischer, aber auch pathogenetischer und epidemiologischer Unterschiede in zwei ungleich große, gut gegeneinander abgegrenzte Gruppen unterteilen [1, 2].

Die kleinere Gruppe wird von *Aktinomyzeten mit fermentativem Kohlenhydrat-Metabolismus* gebildet, die ihren natürlichen Standort praktisch ausschließlich auf den Schleimhautoberflächen warmblütiger Wirtsorganismen haben. Zur optimalen Vermehrung sind sie auf eine im Vergleich zur Erdatmosphäre nennenswerte Erhöhung der Kohlendioxid- und oft auch auf eine mehr oder weniger deutliche Absenkung der Sauerstoffspannung angewiesen; sie sind deshalb als fakultative Anaerobier oder Kapnophile einzustufen und zeichnen sich darüber hinaus durch recht komplexe Nährstoffbedürfnisse aus [1–4].

Die zweite, weitaus größere Gruppe besteht aus *Aktinomyzeten mit oxidativem Kohlenhydrat-Metabolismus,* deren primärer natürlicher Lebensraum die freie Natur ist, wo sie als zahlenmäßig wie funktionell wichtiger Bestandteil der Mikroflora der oberen Erdbodenschichten an der Remineralisierung toter organischer Substanz mitwirken. Zur Vermehrung benötigen sie volle atmosphärische Sauerstoffspannung und sind demnach obligate Aerobier, die aber hinsichtlich der sonstigen Kulturbedingungen wesentlich anspruchsloser sind als die fermentativen Aktinomyzeten [1, 2, 5, 6].

Nur jeweils einzelne Arten aus verschiedenen Gattungen beider Untergruppen besitzen unmittelbare medizinische Bedeutung als Krankheitserreger von Mensch und Tier oder als potente Auslöser allergischer Erkrankungen. Vom weitaus größten Teil gerade der obligat aeroben Aktinomyzeten geht keinerlei gesundheitliche Bedrohung für Mensch und Tier aus; einige Arten haben sogar als Produzenten verschiedener Antibiotika entscheidend zu den Fortschritten der modernen Medizin beigetragen [1].

4.9.2 Aktinomykosen

■ **Definition, Ätiologie und Pathogenese**

Aktinomykosen sind polyätiologische Infektionssyndrome, die ursächlich auf ein in der Regel komplexes Erregerkollektiv zurückgehen, in dem bestimmte fermentative Aktinomyzeten als sog. „Leitkeime" das klinische Bild im Spätstadium, Verlauf und Prognose der Erkrankung bestimmen, während die immer vorhandene, aber von Fall zu Fall in ihrer Zusammensetzung wechselnde, synergistische Begleitflora durch Sauerstoffzehrung für die „Initialzündung" der anaeroben aktinomykotischen Mischinfektion sowie für die Stärkung der relativ geringen Invasionskraft der pathogenen Aktinomyzeten durch aggressive Enzyme und Toxine verantwortlich ist [1, 2, 4, 7]. Von seltenen Ausnahmen (s. u.) abgesehen entstehen Aktinomykosen immer endogen aus der körpereigenen, fakultativ pathogenen Schleimhautoberflächenflora des jeweils betroffenen Patienten. Dabei benötigen die fermentativen Aktinomyzeten zur Invasion des wirtseigenen Gewebes neben einer Kontinuitätstrennung der Schleimhaut und der reduzierenden und nekrotisierenden Wirkung der Begleitflora meist als zusätzliche bahnende Einflüsse lokale Störungen der Blutversorgung, wie sie bei Kreislauf- und Gefäßkrankheiten, nach Verletzungen mit Gewebequetschungen und -zertrümmerungen sowie an iatrogen oder traumatisch ins Gewebe eingebrachten Fremdkörpern auftreten [1].

Entzündungen der Tränenkanälchen *(Canaliculitis lacrimalis)*, Karies, Parodontitis und oberflächliche Infektionen der Schleimhaut des Zervikalkanals im Zusammenhang mit der Benutzung von Intrauterinpessaren, an deren Ätiologie ebenfalls fermentative Aktinomyzeten mit oder ohne Begleitflora beteiligt sein können, sowie verschiedene Entzündungsprozesse (Abszesse, Phlegmonen, Septikämien) durch kürzlich neu beschriebene *Actinomyces*- sowie *Arcanobacterium*- und *Actinobaculum*-Species fallen aus klinischen, therapeutischen und prognostischen Gründen nicht unter den Begriff „Aktinomykosen".

Die wichtigsten *Aktinomykose-Erreger* des Menschen sind *Actinomyces israelii*, *A. gerencseriae* und *Propionibacterium propionicum*; wesentlich seltener bis sehr selten werden aber auch *Actinomyces naeslundii*, *A. viscosus*, *A. meyeri*, *A. odontolyticus* oder *Bifidobacterium dentium* aus typischen menschliche Läsionen nachgewiesen, während *Actinomyces bovis* ausschließlich im Tierreich vorkommt [1–4, 8]. Die Mitglieder der *Begleitflora* stammen ebenfalls aus der physiologischen Schleimhautoberflächenflora des betroffenen Patienten. In wenigstens der Hälfte der Fälle sind es ausschließlich Anaerobier oder Kapnophile (*Actinobacillus actinomy-*

cetemcomitans, schwarz pigmentierte *Bacteroidaceae, Fusobacterium spp.*, sog. „mikroaerophile" Streptokokken [*Streptococcus-milleri*-Gruppe], kutane Propionibakterien, *Leptotrichia buccalis*, anaerobe Streptokokken, nicht-pigmentierte *Prevotella* und *Bacteroides spp., Eikenella corrodens* u. a.); aerob wachsenden Begleitbakterien (z. B. Koagulase-negative Staphylokokken, vergrünende Streptokokken, *Staphylococcus aureus*, bei abdominalen und genitalen Manifestationsformen auch *Enterobacteriaceae* und Enterokokken) finden sich meist zusammen mit einem oder mehreren der genannten Anaerobier [1, 2, 4, 7, 8].

■ Epidemiologie

Als endogene Infektionskrankheiten treten Aktinomykosen sporadisch weltweit auf, zeigen keine auffälligen jahreszeitlichen, regionalen oder ethnischen Häufungen und sind nicht ansteckend. Auffällig ist aber eine deutliche Bevorzugung des männlichen Geschlechts (Männer:Frauen wie 2,5:1), deren Ursache bisher nicht eindeutig geklärt werden konnte und die wohl nur für die zervikofazialen Formen gilt. Demgegenüber könnte der Altersgipfel dieser Erkrankungsform (2.–4. Lebensjahrzehnt bei Männern, 1.–3. bei Frauen) mit altersabhängigen Veränderungen des Gebisses in Zusammenhang stehen, obwohl grundsätzlich Menschen aller Altersgruppen befallen werden. Die Inzidenz der Aktinomykosen wurde vor Jahren für Deutschland auf 1:40.000 bis 1:80.000 geschätzt, scheint aber in letzter Zeit eine langsam fallende Tendenz aufzuweisen [2–4, 8].

■ Diagnostik

Nur in fortgeschrittenen Fällen und bei primär oder sekundär oberflächlicher Lokalisation der Läsionen können livide, harte, schmerzarme Infiltrate, Fistelbildung und körniger Eiter sowie ausgeprägte Rezidivneigung oder Therapieresistenz die Verdachtsdiagnose „Aktinomykose" nahelegen. Diese läßt sich dann einfach und schnell weiter absichern, wenn der Fistel- oder Abszeßeiter (in etwa 25 % der Fälle) gelbliche bis rötlich-bräunliche, derbe Körnchen, die sog. *Actinomyces*-Drusen, enthält. Bei einem Durchmesser von bis zu 1 mm sind sie mit bloßem Auge sichtbar und können in so großer Zahl vorkommen, daß sie den Eiter wie Grießsuppe aussehen lassen. Drusen (im angloamerikanischen Sprachraum *„Sulfur granules"* – Schwefelkörnchen), die auch im infizierten Gewebe anzutreffen sind, zeigen bei schwacher mikroskopischer Vergrößerung (20- bis 40fach) ein blumenkohlartiges Aussehen; das sich bei stärkerer Vergrößerung (50- bis 100fach) auf ein Konglomerat von kugelabschnittförmigen, *in vivo* gebildeten, fädigen Mikrokolonien zurückführen läßt, die von einem breiten Leukozytenwall umgeben sind. Zur endgültigen Abgrenzung von ähnlichen Körnchen anderen Ursprungs ist der Nachweis der ursächlichen Aktinomyzeten in Form von verzweigten, grampositiven Fäden von bis zu 1 µm Dicke, zusammen mit weiteren grampositiven und gramnegativen Bakterien, als Hinweis auf die Anwesenheit der obligatorischen Begleitflora in nach Gram gefärbten Quetschpräparaten oder Gewebeschnitten bei 800- bis 1000facher mikroskopischer Vergrößerung zwingend erforderlich [1].

Wegen der vor allem im Frühstadium und bei Lokalisationen außerhalb des Gesichtsschädels uncharakteristischen klinischen Symptomatik und wegen der beträchtlichen Fehleranfälligkeit der Histologie ist die Diagnose der Aktinomykosen bei Abwesenheit von Drusen im Eiter letztlich nur ätiologisch durch Nachweis der ursächlichen Erreger im mikrobiologischen Laboratorium zu stellen. Dazu eignen sich immer noch die klassischen bakteriologischen Kulturmethoden besser als die heute zunehmend verwendeten molekularbiologischen Techniken. Denn abgesehen von fortbestehenden Lücken und Fehlern bei der molekulargenetischen Charakterisierung der fermentativen Aktinomyzeten gehört zur Diagnose der Aktinomykosen zwingend die simultane, möglichst vollständige Erfassung der Begleitflora, die am ökonomischsten aus denselben Kulturansätzen möglich ist. DNA-Sonden oder Sequenzierung der 16S-rDNA können allerdings bei der häufig schwierigen Identifizierung angezüchteter Aktinomyzeten wertvolle Hilfestellung leisten [1].

Für die bakteriologische Untersuchung eignen sich Eiter, Fistelsekret, Bronchialsekret und Granulationsgewebe als Untersuchungsmaterialien. Um Fehldiagnosen zu vermeiden, müssen diese Proben unbedingt unter Vermeidung einer Kontamination mit der artengleichen Schleimhautoberflächenflora durch Außenpunktion oder -inzision, transtracheale Sekretaspiration, transthorakale Lungenpunktion oder perkutane Nadelbiopsie nach sorgfältiger Hautdesinfektion gewonnen werden. Um die Abtötung empfindlicher Anaerobier durch Sauerstoffkontakt während des Probentransportes zu vermeiden, sind kurze Transportzeiten oder die Benutzung reduzierender Transportmedien dringend angeraten [1, 2, 4]. Die aeroben und anaeroben Kulturansätze sind wegen des relativ langsamen Wachstums der fermentativen Aktinomyzeten bis zu 14 Tage zu bebrüten, obwohl bei ausreichender Erregerdichte auch schon nach 48 Stunden qualifizierte Verdachtsdiagnosen möglich sind, deren endgültige Absicherung je nach verwendeter Identifizierungstechnik einen bis mehrere Tage benötigt, ohne daß dadurch aber die spezifische Behandlung verzögert werden muß.

■ Klinik, Verlauf und Prognose

Klinisch und pathologisch-anatomisch imponieren Aktinomykosen als subakute bis chronische, granulomatös-eitrige Entzündungsprozesse, die unzulänglich oder nicht behandelt zu langsamer Ausbreitung sowie simultaner multipler Abszedierung mit Fistelbildung und Bindegewebsproliferation neigen. Als endogene Infektionskrankheiten besitzen sie keine genormte Inkubationszeit und entwickeln sich bevorzugt in der Nachbarschaft der physiologischerweise besiedelten Schleimhautoberflächen, so daß sich charakteristische Prädilektionsstellen ergeben [2, 4, 7, 9].

Besonders häufig und charakteristisch sind die *zervikofazialen Aktinomykosen* (Aktinomykosen des Gesichtsschädels, gelegentlich unter Beteiligung des Halses), deren Entstehung sich häufig auf Zahnextraktionen, tiefe kariöse Läsionen, Kieferbrüche, periodontale Abszesse, in die Mundschleimhaut eingedrungene Fremdkörper (z.B. Fischgräten, Knochensplitter) oder vereiterte Tonsillenkrypten zurückführen läßt. Ihr Beginn kann sowohl akut (odontogener Abszeß, Mundbodenphlegmone) als auch primär chronisch (derbe, livide verfärbte, schmerzarme Schwellung) sein. Im weiteren Verlauf sind beide Formen durch Entwicklung multipler Abszesse bis hin zu einem vielkammerigen Höhlensystem, Rückbildung und Vernarbung zentraler Herde bei gleichzeitigem Fortschreiten harter, livider, schmerzloser Infiltrate in der Peripherie und Fistelbildung (spontan oder nach Inzision) gekennzeichnet (Abb. 4.9-1). Unerkannt oder unzureichend behandelt breitet sich die Erkrankung ohne Rücksicht auf Organgrenzen langsam *per continuitatem* aus und kann durch Einbruch in das Schädelinnere, das Mediastinum oder die Blutbahn akut lebensbedrohlich werden [2, 4, 7].

Thorakale Aktinomykosen (Aktinomykosen der Lunge und des Brustraums) sind, wenigstens in Deutschland, erheblich seltener als die zervikofazialen Formen. Vornehmlich entwickeln sie sich nach Aspiration von Materialien (z.B. Zahnteilen, eingespeichelten Nahrungsbestandteilen), die mit Mundhöhlenbakterien kontaminiert sind, gelegentlich auch durch unmittelbare Fortleitung aus dem Zervikofazial- oder, nach Perforation des Zwerchfells, Abdominalbereich sowie auf hämatogenem Wege. Erste, völlig uncharakteristische, klinische Zeichen, nicht selten ohne wesentliches subjektives Krankheitsgefühl, können ein Mediastinaltumor, bronchopneumonische oder tumorähnliche Lungeninfiltrate mit verstreuten, fleckigen Verschattungen im Röntgenbild, eine nekrotisierende Pneumonie oder ein Lungenabszeß sein. Ausnahmsweise wird auch Kavernenbildung beobachtet. Das Beschwerdebild im fortgeschrittenen Stadium besteht in Brustschmerzen, Fieber, Husten mit und ohne Auswurf (praktisch nie blutig) und

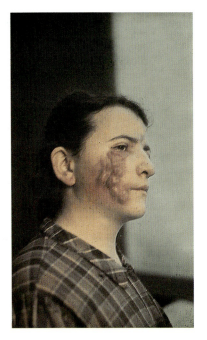

Abbildung 4.9-1 Fortgeschrittene zervikofaziale Aktinomykose bei einer 32jährigen Patientin mit multiplen Abszessen, Fistelbildung und Ausbreitungstendenz zur Orbita.

ggf. Gewichtsverlust [2, 4, 7]. Spätformen zeichnen sich durch Ein- oder Durchbruch in den Pleuraspalt (Empyem), zum Mediastinum (Mediastinitis) und Herzbeutel oder bis unter die Haut von Brust oder Rücken aus; nicht selten sind sogar paravertebral fortgeleitete Senkungs- oder Psoasabszesse, die in der Leistenbeuge sichtbar werden, die ersten klinischen Hinweise auf die Erkrankung.

Die ebenfalls seltenen *Aktinomykosen des Bauchraums und des kleinen Beckens* einschließlich der Anorektalregion gehen von Entzündungen (z. B. Appendizitis, Divertikulitis) oder Verletzungen (z. B. durch Knochensplitter, Fischgräten) der Darmwand aus, oder sie stehen in ursächlichem Zusammenhang mit der Verwendung von Intrauterinpessaren (IUPs). Nach einer diagnostisch wenig aussagekräftigen Frühphase mit leicht erhöhter Körpertemperatur, Abgeschlagenheit oder flüchtigen Schmerzen machen sich abdominale Aktinomykosen als langsam wachsende, tumoröse Prozesse bemerkbar, die meist so lange als Malignome verkannt werden, bis im Rahmen der operativen Abklärung eine histologische Verdachtsdiagnose gestellt wird oder subkutane Abszesse mit Fistelbildung und Absonderung körnigen Eiters den Verdacht auf eine Aktinomykose lenken bzw. den Anlaß für eine detaillierte bakteriologische Untersuchung liefern. Ohne ausreichende Behandlung können sich die abdominalen Erkrankungsformen auf die benachbarten Gewebe und Organe wie Leber, Milz, Nieren, parametranes Bindegewebe, Eileiter, Ovarien, Harnblase, Hoden, Rektum oder Bauchwand ausbreiten oder auch hämatogen metastasieren [2, 4, 7, 10].

Aktinomykosen des Zentralnervensystems sind Raritäten, die entweder hämatogen entstehen oder aus der infizierten Nachbarschaft auf das Zentralnervensystem übergreifen. Häufigste Manifestationsform ist der aktinomykotische Hirnabszeß, dessen Symptome je nach Größe und Lokalisation in Kopfschmerzen, erhöhtem intrakraniellem Druck, fokalen Krampfanfällen, Halbseitenlähmung, Aphasie, Ataxie oder von der Norm abweichendem Reflexverhalten bestehen. *Aktinomykosen des Knochens*, die beim Menschen im Gegensatz zur Rinderaktinomykose extrem selten sind, kommen durch Übergreifen von einem angrenzenden Weichteilprozeß aus zustande und imponieren zunächst als Periostitis, aus der sich Knochenherde mit zentraler Rarefizierung bei peripher erhöhter Knochendichte entwickeln. Vorwiegend werden Mandibula, Rippen und Wirbelsäule befallen [1, 2, 4, 7]. Auch die primären *Aktinomykosen der Haut* werden nur ausgesprochen selten beobachtet und gehen üblicherweise auf Wundverunreinigungen mit Speichel oder Zahnbelagmaterial nach Menschenbissen oder Handverletzungen durch Faustschläge ins gegnerische Gesicht zurück. Klinisches Bild und Verlauf der kutanen Aktinomykosen gleichen weitgehend denen der zervikofazialen Form [2, 4].

Die *Prognose* der zervikofazialen und kutanen Aktinomykosen kann heute bei rechtzeitiger Diagnosestellung und konsequenter Behandlung als uneingeschränkt günstig bezeichnet werden. Die thorakalen, abdominalen und generalisierenden Erkrankungsformen stellen dagegen weiterhin eine ernste Bedrohung für Gesundheit und Leben der betroffenen Patienten dar, insbesondere weil sie häufig viel zu spät erkannt und dadurch lange inadäquat therapiert werden [1, 2, 4].

■ Therapie und Prophylaxe

Die Behandlung der Aktinomykosen stützt sich heute neben chirurgischen Maßnahmen in erster Linie auf geeignete antibakterielle Pharmaka, die unbedingt auch die synergistische Begleitflora zuverlässig mit abdecken müssen, um Therapieversagen zu vermeiden. Dennoch ist in den allermeisten Fällen eine individuelle Empfindlichkeitsprüfung aller im Einzelfall vorhandenen Erregerarten nicht erforderlich, da das Resistenzverhalten der pathogenen Aktinomyzeten wie der überwiegenden Mehrzahl der Begleitbakterien zuverlässig vorausgesagt werden kann. Ausnahmen stellen höchstens einige seltenere, aerob wachsende Trabanten wie *Staphylococcus aureus* bei zervikofazialen oder *Enterobacteriaceae* bei abdominalen Erkrankungsformen dar [2, 4, 9, 11].

Wie die Erfahrung der vergangenen 20 Jahre gezeigt hat, ist das Mittel der ersten Wahl zur Behandlung der menschlichen Aktinomykosen die feste Kombination von Amoxicillin und Clavulansäure in einer Dosierung (beim Erwachsenen) von $3 \times 2{,}2\,g/d$ ($3 \times 30\,mg$ Amoxicillin und $3 \times 3\,mg$ Clavulansäure pro kg KG/d) für minimal 2 Wochen; eine Therapiedauer von mehr als 3 Wochen ist nur ausnahmsweise erforderlich. Vergleichbare Wirksamkeit dürfte auch von Ampicillin plus Sulbactam, Piperacillin plus Tazobactam oder Imipenem/Meropenem zu erwarten sein, obwohl mit diesen Substanzen oder Kombinationen bisher kaum klinische Erfahrungen vorliegen. Bei Penicillinallergie kommen alternativ Clindamycin plus Tetracycline, Tetracycline plus Metronidazol oder auch Cefoxitin in Betracht. Vor Monotherapien mit Metronidazol oder Clindamycin ist zu warnen, da ersteres völlig unwirksam gegen Aktinomyzeten ist und letzteres nur unzuverlässig gegen *Actinobacillus actinomycetemcomitans* wirkt [2, 4, 9, 11].

Zervikofaziale Aktinomykosen heilen unter der vorstehend beschriebenen Therapie praktisch immer rasch und problemlos ab; die früher als charakteristisch gefürchteten Therapieversager und Rezidive sind nur noch von historischem Interesse. Zur Behandlung der thorakalen und abdominalen Manifestationsformen kann je nach Zusammensetzung der Begleitflora zusätzlich zu Amoxicillin plus Clavulansäure die Gabe von Clindamycin, Metronidazol, Aminoglykosiden, Isoxazolyl-Penicillinen oder Vancomycin (letzteres z. B. bei MRSA in der Begleitflora) oder der Einsatz von Carbapenemen als Monotherapeutika sinnvoll oder sogar erforderlich sein.

Wegen ihres fast ausnahmslos endogenen Entstehungsmodus sind Aktinomykosen einer Expositions- oder Impfprophylaxe kaum zugänglich. Sorgfältige Mundhygiene scheint jedoch möglicherweise die Häufigkeit zervikofazialer Erkrankungen senken zu können; während die langfristige Benutzung von Intrauterinpessaren offenbar die Entstehung von Aktinomykosen des kleinen Beckens begünstigt. Die Gefahr von Aktinomykosen nach Menschenbiß oder Faustschlagverletzung läßt sich durch optimale chirurgische Wundtoilette mindern.

4.9.3 Nokardiosen

■ **Definition, Ätiologie und Pathogenese**

Nokardiosen sind akute oder chronische, zur Generalisation neigende, stets exogen entstehende Infektionskrankheiten, die durch verschiedene Bakterienarten der Gattung *Nocardia* hervorgerufen werden können. Häufigste Erreger in Mitteleuropa sind *Nocardia asteroides* und *N. farcinica;* erheblich seltener werden *N. nova* und *N. otitidiscaviarum* sowie die kürzlich neu beschriebenen Spezies *N. abscessus, N. paucivorans* und *N. cyriacigeorgici* in menschlichem Untersuchungsmaterial angetroffen. Die medizinische Bedeutung der neuen Spezies *N. veterana* bleibt noch zu klären. Demgegenüber scheinen *N. brasiliensis, N. pseudobrasiliensis, N. transvalensis* und *N. africana* ihren natürlichen Standort außerhalb Europas, überwiegend in tropischen und subtropischen Trockengebieten, zu haben, so daß die entsprechenden Nokardiose-Formen, von besonderen Ansteckungsmechanismen abgesehen, bei uns höchstens als Einschleppungsfälle aus den Heimatregionen der entsprechenden Erreger zu erwarten sind [2, 5, 6, 8, 12].

Unter klinischen, pathologisch-anatomischen und prognostischen Gesichtspunkten sind die Nokardiosen von den ebenfalls potentiell durch pathogene *Nocardia*-Arten hervorgerufenen Aktinomyzetomen abzugrenzen. *Nokardiosen* sind durch Abszedierungen mit zentralen Nekrosen, gelegentlich auch durch diffus infiltrierende Erregerausbreitungen mit geringer zellulärer Reaktion oder Bildung von Kavernen und Granulomen mit Riesenzellen gekennzeichnet und treten bevorzugt bei Menschen mit einer iatrogenen oder schicksalhaften Immunschwäche auf. Bei den *Aktinomyzetomen,* die gerade Gesunde mit intakter Abwehr und guter körperlicher Leistungsfähigkeit befallen, handelt es sich um extrem chronische, granulomatös-eitrige Affektionen der Haut und des Unterhautbindegewebes, die sich meist rasch auf Periost und Knochen ausbreiten und dort zu schweren destruktiven und proliferativen Veränderungen führen [2, 5, 6].

■ **Epidemiologie**

Nokardiosen entstehen üblicherweise durch unmittelbare Aufnahme der sehr widerstandsfähigen reproduktiven Elemente ihrer Erreger aus der Umwelt. Wegen deren geringer Virulenz kommen Ansteckungen von Mensch zu Mensch nicht vor. Die in den letzten Jahren beobachteten nosokomialen Häufungen von *Nocardia*-Infektionen waren wohl eher auf eine gemeinsame, unbelebte Infektionsquelle im Krankenhaus (z. B. erregerhaltigen Staub bei unzureichender Flächendesinfektion im Operationstrakt) als auf Ansteckungsvorgänge zwischen den betroffenen Patienten zurückzuführen [2, 8].

Nocardia asteroides, N. farcinica, N. nova und *N. otitidiscaviarum* sind hinsichtlich ihrer Verbreitung in der Umwelt und so auch hinsichtlich des Auftretens der von ihnen hervorgerufenen Infektionskrankheiten Kosmopoliten. Dagegen werden *N. brasiliensis* und *N. transvalensis* unter natürlichen Bedingungen vor allem in tropischen und subtropischen, meist trockenen Regionen angetroffen [5, 6]. Allerdings können tropische Zimmerpflanzen (z. B. Kakteen) bzw. deren Blumenerde offenbar als Erregerreservoir für außereuropäische *Nocardia*-Arten dienen, so daß ausnahmsweise auch einmal Infektionen mit diesen Erregern bei uns erworben werden können [13]. Zur Beurteilung des Verbreitungsgebietes der neu beschriebenen Arten bedarf es noch aussagekräftiger ökologischer Untersuchungen.

Obwohl die pathogenen Nokardien auch völlig Gesunde, vornehmlich aber nicht ausschließlich im Rahmen einer superfizialen Nokardiose, befallen können, bevorzugen sie als Opportunisten abwehrgeschwächte oder anderweitig vorgeschädigte Menschen als Wirte [5, 6]. Deshalb zeichnet sich mit der Zunahme iatrogen (z. B. Organtransplantation, Steroidbehandlung) oder schicksalhaft (z. B. AIDS, Leukämien) abwehrgeschwächter Menschen seit den 60er Jahren des vergangenen Jahrhunderts eine deutliche Zunahme der pulmonalen und systemischen Nokardiosen ab. Für die Vereinigten Staaten von Amerika wurde die Zahl der menschlichen Nokardiosen auf 500–1000 Fälle pro Jahr geschätzt, in Deutschland dürfte die jährliche Inzidenz bei wenigstens 100–200 Fällen liegen. Die früher beobachtete Bevorzugung des männlichen Geschlechts scheint allerdings in den letzten Jahren ebenso abzunehmen wie das mittlere Alter der Patienten.

■ Diagnostik
Wegen des Fehlens ausreichend charakteristischer klinischer und röntgenologischer Symptome lassen sich die Nokardiosen zuverlässig nur mit bakteriologischen Methoden diagnostizieren. Je nach Lokalisation der Infektionen eignen sich Sputum, Bronchialspülflüssigkeit, Exsudate, Eiter, Liquor, Urin sowie bioptisch oder autoptisch gewonnenes Gewebe zum Erregernachweis. Dieser erfolgt auch heute noch am einfachsten und kostengünstigsten mittels klassischer Kulturverfahren, wenn man den pathogenen Nokardien ausreichend bemessene Bebrütungszeiten (wenigstens 7 Tage) einräumt und sie vor Überwucherung durch schneller wachsende Vertreter der physiologischen Schleimhautflora oder Kontaminanten dadurch schützt, daß wenigstens ein geeignetes Selektivmedium eingesetzt wird. Die exakte Artdiagnose, die nicht nur zur Abgrenzung ätiologisch belangloser Aktinomyzeten aus der Umwelt, sondern auch zur optimalen Therapieplanung unerläßlich ist, erfordert viel Erfahrung und gelingt optimal nur durch den simultanen Einsatz mehrerer verschiedener Identifizierungstechniken (polyphasisch). Molekularbiologische Verfahren allein erreichen bisher nicht dieselbe diagnostische Sicherheit bei der Spezieserkennung, für den unmittelbaren Erregernachweis aus klinischem Material sind sie noch weniger geeignet [2, 5, 6].

■ Klinik, Verlauf und Prognose
Die menschlichen Nokardiosen werden traditionell in pulmonale, systemische und superfiziale, gelegentlich auch noch weitere Verlaufsformen unterteilt. Die Inkubationszeit der Erkrankungen schwankt zwischen wenigen Tagen und mehreren Wochen.

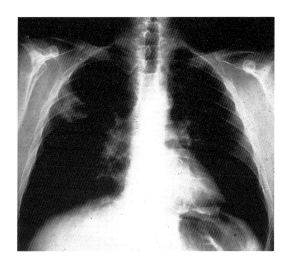

Abbildung 4.9-2 Pulmonale Nokardiose durch *Nocardia farcinica* bei einem 49jährigen Patienten mit chronischer lymphatischer Leukämie als Grunderkrankung. Neben diskreten pneumonischen Infiltraten in beiden Lungen findet sich eine dichte, keilförmige Verschattung mit Kavernenbildung im rechten Lungenmittelfeld.

Pulmonale Nokardiosen entstehen durch Inhalation luftgetragener Fragmentationsformen pathogener *Nocardia*-Arten oder kontaminierter Staubpartikel. Sie können fulminant als diffus nekrotisierende Pneumonie beginnen, häufiger entwickeln sie sich aber schleichend unter dem Bild eines symptomarmen Lungeninfiltrats, das häufig zunächst als Tuberkulose oder Bronchialkarzinom verkannt wird und im weiteren Verlauf zu Abszeß-, Empyem- und Kavernenbildung (Abb. 4.9-2) sowie zu hämatogener Ausbreitung neigt [2, 5, 8].

Letztere führt zur *systemischen oder generalisierenden Nokardiose*, die auch von anderen Primärherden (z. B. postoperativen Wundinfektionen) ausgehen kann. Prinzipiell kann im Rahmen der Generalisation jedes Organ mit multiplen Abszessen befallen werden. Besonders häufig und typisch ist aber der *Nocardia*-Hirnabszeß (in etwa 30% der Fälle). Neuerdings werden außerdem Endokarditiden, insbesondere Klappenprothesen-Infektionen, durch Nokardien beobachtet, die auch als selbständiges Krankheitsbild oder nosokomial entstehen können. Pulmonale und systemische Nokardiosen hatten bis vor kurzem mit einer Letalität von (20 bis) 40–80% eine ausgesprochen ungünstige Prognose. Erst die Abkehr von der vor allem in Amerika bis heute propagierten Sulfonamid-Therapie hat die Heilungschancen deutlich verbessert [1, 2, 5, 12].

Superfiziale Nokardiosen gehen wie die Aktinomyzetome meist von erd- oder staubverschmutzten, kleineren oder größeren Wunden oder von Stichverletzungen durch Dornen oder Stacheln, etwa bei der Garten- oder Feldarbeit, aus. Klinisch imponieren sie entweder als subakute oder chronische, uncharakteristische Entzündungsprozesse der Haut und des Unterhautbindegewebes mit und ohne Abszeßbildung oder Beteiligung des regionären lymphatischen Systems. Hochcharakteristisch ist dagegen das lymphokutane Syndrom, das überwiegend durch *Nocardia brasiliensis* hervorgerufen wird und klinisch die Pilzerkrankung Sporotrichose imitiert (1, 5). *Nocardia abscessus* wurde bisher vor allem aus Abszeß- und Empyemeiter isoliert. Die superfizialen Nokardiosen, soweit sie nicht generalisieren oder Folge einer Generalisation sind, sind wesentlich gutartiger als die beiden anderen genannten Nokardiose-Formen und heilen zuweilen sogar schon nach chirurgischer Abszeßspaltung ohne spezifische Antibiotikatherapie spontan ab [5, 6, 12, 13].

Besondere Aufmerksamkeit haben in den letzten Jahren *nosokomiale, postoperative Nocardia-Wundinfektionen* erregt, die vornehmlich durch *Nocardia farcinica*, seltener auch durch *N. asteroides* verursacht worden waren. Sie traten bevorzugt nach größeren herz- und gefäßchirurgischen Eingriffen, seltener nach Transplantationen auf und führten mit einer Inkubationszeit von 4–6 Wochen zunächst zu Narbenabszessen, die aber ohne spezifische Antibiotikatherapie zur lokalen und systemischen Ausbreitung neigten [8].

■ Therapie und Prophylaxe

Sulfonamide oder Co-trimoxazol, die jahrzehntelang als Mittel der Wahl zur Behandlung der *Nokardiosen* propagiert worden waren, führen bei den in Deutschland vorherrschenden *Nocardia*-Arten nur ausnahmsweise zum gewünschten Heilerfolg. Umfangreiche Erfahrungen der letzten Jahre haben dagegen gezeigt, daß Infektionen durch *Nocardia farcinica, N. asteroides, N. nova* und *N. abscessus* zuverlässig auf die hoch dosierte Kombination von Imipenem und Amikacin (4 g Imipenem/d plus Amikacin-Dosierung nach Serumspiegel-Bestimmung) für 2–4 (bis 6) Wochen zuverlässig ansprechen. Ersatz von Imipenem durch das gegen Nokardien *in vitro* deutlich weniger aktive Meropenem ist nicht zu empfehlen. Bei Unverträglichkeit oder unzureichender Wirkung von Imipenem können im Einzelfall als Kombinationspartner für Amikacin, je nach Ergebnis der individuellen Resistenztestung, Amoxicillin plus Clavulansäure oder Minocyclin, gegen *N. nova* möglicherweise auch ein Cephalosporin der 3. Generation, versucht werden [1, 2, 12, 14]. Durch *N. brasiliensis* oder *N. otitidiscaviarum* verursachte Nokardiosen sprechen ebenfalls auf Amikacin und weitere Aminoglykoside an. Als mögliche Kombinationspartner kommen bei diesen Erregern aber eher Co-trimoxazol oder Minocyclin in Frage [5, 13, 14].

Die aus der Umwelt erworbenen, sporadisch auftretenden Nokardiosen sind einer spezifischen Prophylaxe nicht zugänglich. Eine Ausnahme stellen höchstens die nosokomialen *Nocardia*-Infektionen dar, die sich prinzipiell durch lückenlose krankenhaushygienische Maßnahmen verhüten lassen, wenn vor allem die ausgeprägte Austrocknungs- und Chemoresistenz pathogener Nokardien – Alkohole und Tenside sind völlig unwirksam – bei der Flächendesinfektion berücksichtigt wird [1, 2, 8].

Literatur zu 4.9

1. Schaal KP. Die Aktinomyzeten. In: Köhler W, Eggers HJ, Fleischer B, Marre R, Pfister H, Pulverer G (Hrsg). Medizinische Mikrobiologie. 8. Aufl. München, Jena: Urban & Fischer, 2001: 434–52.
2. Schaal KP. Actinomycoses, actinobacillosis and related diseases. In: Collier L, Balows A, Sussman M (eds). Topley & Wilson's Microbiology and Microbial Infections. 9th edn. Vol 3: Bacterial Infections. London, Sydney, Auckland: Arnold, 1998: 777–98.
3. Schaal KP. The Genera Actinomyces, Arcanobacterium, and Rothia. In: Balows A, Trüper HG, Dworkin M, Harder W, Schleifer KH (eds). The Prokaryotes. A Handbook on the Biology of Bacteria: Ecophysiology, Isolation, Identification, Applications. 2nd edn. Vol 1. New York, Berlin, Heidelberg: Springer, 1992: 850–905.
4. Schaal KP. Actinomycoses. In: Weatherall DJ, Ledingham JGG, Warrell DA (eds). Oxford Textbook of Medicine. 3rd edn. Vol 1. Oxford, New York, Tokyo: Oxford University Press, 1996: 680–6.
5. Beaman BL, Boiron P, Beaman L, Brownell GH, Schaal KP, Gombert ME. Nocardia and nocardiosis. J Med Vet Mycol 1992; 30 (Suppl 1): 317–31.
6. McNeil MM, Brown JM. The medically important aerobic actinomycetes: Epidemiology and Microbiology. Clin Microbiol Rev 1994; 7: 357–417.
7. Schaal KP. Aktinomykosen. In: Scholz H, Belohradsky BH, Heininger U, Kreth W, Roos R (Hrsg). DGPI-Handbuch – Infektionen bei Kindern und Jugendlichen. 3. Aufl. München: Futuramed, 2000: 161–4.
8. Schaal KP, Lee HJ. Actinomycete infections in humans – a review. Gene 1992; 115: 201–11.
9. McNeil MM, Schaal KP. Actinomycoses. In: Yu VL, Merigan TC Jr, Barriere SL (eds). Antimicrobial Therapy and Vaccines. Baltimore: Williams & Wilkins, 1998: 14–22.
10. Eibach HW, Neuhaus W, Günther W, Bolte A, Pulverer G, Schaal KP. Clinical relevance and pathognomonic significance of actinomycotic colonization of intrauterine pessaries. Int J Feto-Maternal Med 1992; 5: 40–2.
11. Niederau W, Pape W, Schaal KP, Höffler U, Pulverer G. Zur Antibiotikabehandlung der menschlichen Aktinomykosen. Dtsch Med Wochenschr 1982; 107: 1279–83.
12. Schaal KP. Nocardiosen. In: Scholz H, Belohradsky BH, Heininger U, Kreth W, Roos R (Hrsg). DGPI-Handbuch – Infektionen bei Kindern und Jugendlichen. 3. Aufl. München: Futuramed, 2000: 461–4.
13. Neubert U, Schaal KP. Sporotrichoide Infektion durch Nocardia brasiliensis. Hautarzt 1982; 33: 548–52.
14. Schaal KP, Schütt-Gerowitt H, Goldmann A. In vitro and in vivo studies on the efficacy of various antimicrobial agents in the treatment of human nocardiosis. In: Szabó G, Biró S, Goodfellow M (eds). Biological, Biochemical, and Biomedical Aspects of Actinomycetes. Part B. Budapest: Akadémiai Kiadó, 1986: 619–33.

5 Epizoonosen

5.1 Grundlagen

MONIKA AGATHOS

Unter Epizoonosen versteht man Erkrankungen der Haut durch von außen kommende tierische Parasiten (Ektoparasiten). Auslöser sind in den meisten Fällen Tiere des Stammes Arthropoden (Gliederfüßler, Tab. 5-1) [1, 2]. Dieser Stamm ist mit über 1 Million beschriebener Arten der artenreichste Stamm.

Von Epizoonosen im engeren Sinne spricht man, wenn der Parasit seinen gesamten Lebenszyklus auf bzw. in der Haut durchläuft (permanente Ektoparasiten, z. B. Läuse). Epizoonosen im weiteren Sinne werden durch temporär-akzidentelle Parasiten ausgelöst, die zwar von Mensch oder Säugetier leben, sich hier aber nur kurz und vorübergehend aufhalten, beispielsweise Mücken. Gelegentlich leben auch Larven von Insekten parasitär in der Haut (z. B. Dermatobia hominis). Weiterhin ist zu unterscheiden, ob der Mensch der eigentliche Wirt des Parasiten ist, wie bei Sarcoptes scabiei var. hominis, oder ob er akzidentell – vom Parasit aus gesehen aus Versehen als Fehlwirt – befallen wird, wie u. a. bei Tierräudemilben, die sich dann nicht weiter entwickeln können.

Tabelle 5-1 Dermatologisch wichtige Arthropoden in der Systematik der Zoologie.

Stammgruppe Articulata (Gliedertiere)
4. Stamm: Arthropoda (Gliederfüßler)
2. Unterstamm: Chelicerata
    2. Klasse: Arachnida (Spinnentiere)
      1. Ordnung: Scorpiones
      4. Ordnung: Araneae (Webspinnen)
      9. Ordnung: Acari (Milben)
3. Unterstamm: Mandibulata
    2. Gruppe: Antennata
    3. Oberklasse: Insecta (Hexapoda)
    Pterygota
      22. Ordnung: Hymenoptera (Hautflügler)
      26. Ordnung: Diptera (Zweiflügler)
      27. Ordnung: Siphonaptera (Flöhe)

Darüber hinaus entstehen Hautreaktionen durch eine Reihe nicht-parasitärer Arthropoden, die sich bei Kontakt wehren. Hierzu gehören Stiche und Bisse von Spinnentieren (Spinnen, Skorpione). Neben der Auslösung von Lokalreaktionen, wie sie z. B. durch Stoffe im Speichel der Parasiten oder durch giftige Abwehrwaffen (Skorpione) entstehen, wirken, z. T. zusätzlich, viele Arthropoden bzw. ihre Bestandteile als potente Allergene, die auf immunologischem Wege nach Sensibilisierung schwere Reaktionen hervorrufen können. Als Beispiel sei hier nur die Hausstaubmilbe genannt.

Nicht zuletzt können Epizoonosen bzw. der akzidentelle Kontakt mit einer Reihe von Arthropoden dadurch gefährlich sein, daß diese als Vektoren für verschiedenste Infektionen fungieren.

Literatur zu 5.1

1. Mumcuoglu Y, Rufli T. Dermatologische Entomologie. In: Metz J (Hrsg). Beiträge zur Dermatologie. Bd. 9. Erlangen: perimed, 1983.
2. Storch V, Welsch U. Systematische Zoologie. 4. Aufl. Stuttgart: Gustav-Fischer-Verlag, 1991.

5.2 Läuse (Pediculosis)

Monika Agathos

Die häufigsten permanenten Ektoparasiten des Menschen unter den Insekten sind Kopf-, Kleider- und Filzläuse, die sich durch eine hohe Wirtsspezifität auszeichnen. Sie gehören zur Ordnung Phthiraptera, Unterordnung Anoplura (Läuse), Gattung Pediculus mit der Art Pediculus humanus, Unterarten Pediculus humanus capitis (Kopflaus) und Pediculus humanus corporis (Kleiderlaus, Pediculus vestimentorum) und Gattung Phthirus mit der Art Phthirus pubis (Filzlaus).

■ Erreger

Läuse entwickeln sich über 3 Larvalstadien in etwa 9 Tagen zu den Adulttieren. Die erwachsene weibliche Kopflaus wird 3,75–4 mm groß. Sie legt im Laufe ihres 20- bis 25tägigen Lebens [1] bis zu 150 Eier (Nissen), die sie 3–4 mm von der Kopfhaut entfernt fest am proximalen Haarschaft ankittet. Die bevorzugte Temperatur beträgt 26–28 °C – die klimatisch optimalen Regionen befinden sich okzipital und hinter den Ohren. Die Laus nimmt alle 2–4 Stunden jeweils ca. 1 mg Blut auf, wobei nach jedem Stich jeweils kleine Mengen ihres gerinnungshemmenden Speichels injiziert werden. Außerhalb des Wirts können Kopfläuse bei Zimmertemperatur bis zu 1 Woche ohne Nahrung überleben.

Kleiderläuse, etwas größer als Kopfläuse, legen ihre Nissen in Nähten und Säumen von Kleidungsstücken ab.

Die Filzlaus (Phthirus pubis) ist mit max. 2 mm Länge kleiner als die Kopf- und Kleiderlaus und hat eine schildförmige rundliche Form. Sie bevorzugt eine lokkere, nicht zu dichte Behaarung und apokrine Schweißdrüsen, d.h. den Schamhaarbereich, die Axillar- und Genitoanalregion, bei Männern auch den Brust- und Bauchbereich.

■ Epidemiologie

Bei Schulkindern werden Infestationsraten mit Kopfläusen von 10–33% angegeben [2]. Vor allem Kinder von 5–13 Jahren sind befallen. Unter Berücksichtigung einer nicht unerheblichen Dunkelziffer kann von mindestens 1 Million Pediculosisfällen pro Jahr in der BRD ausgegangen werden [3], wobei sich von September bis Dezember ein deutlicher Gipfel in der Erkrankungshäufigkeit zeigt.

Kleiderläuse kommen bei uns nur vor, wenn keine Möglichkeit zu normalen Hygienemaßnahmen und Kleiderwechsel besteht. In Kriegszeiten und gelegentlich in Ländern der Dritten Welt spielten und spielen Kleiderläuse eine Rolle als Überträger des klassischen Fleckfiebers (Rickettsia prowazekii), des murinen Fleckfiebers (Rickettsia mooseri), des europäischen Rückfallfiebers (Borrelia recurrentis) und des Wolhynischen Fiebers (Rochalimea quintana) [4].

■ Übertragungswege

Die Übertragung von Pediculosis capitis erfolgt meist von Kopf zu Kopf durch engen Kontakt, daneben aber auch durch gemeinsam benutzte Kämme und Haarbürsten, Betten, Polstermöbel sowie Kleidungsstücke (Mützen!).

Filzläuse werden durch engen körperlichen Kontakt übertragen, häufig aber auch über Wäsche und Handtücher [5]. Die Phthiriasis wird zu den STD (Sexually transmitted diseases) gerechnet.

■ Diagnostik

Bei Kopflausbefall findet man bei genauer Inspektion – besonders retroaurikulär und okzipital – zahlreiche Nissen an den Haarschäften, die sich mikroskopisch eindeutig identifizieren lassen.

Auch die fast hautfarbenen, nur nach Blutmahlzeit rötlich-bräunlichen Filzläuse sind oft nur durch ihre am Haarschaft angekitteten Nissen nachweisbar.

■ Klinik

Meist führt der Juckreiz die Patienten zum Arzt. In Reihenuntersuchungen an Schulkindern mit Pediculosis capitis konnte aber festgestellt werden, daß dieses Symptom nur bei etwa einem Drittel der infestierten Kinder tatsächlich vorlag. Bis auf eine Lymphadenopathie finden sich oft keine klinischen Manifestationen. Auch das als charakteristisch geltende Läuseekzem im Nacken ist heute nur selten vorhanden. Gerade die asymptomatischen und damit unerkannten und unbehandelten Fälle führen dazu, daß die Pediculosis so weit verbreitet ist.

Filzlausbefall von Wimpern und Augenbrauen ist bei Kindern nicht ungewöhnlich, auch Befall der Kopfhaare ist besonders bei Kleinkindern und Säuglingen beschrieben worden.

■ Komplikationen

Gelegentlich sind Impetigo contagiosa und Abszesse zu beobachten. Bei schwerem Befall kann es zu generalisierter Dermatitis, Temperaturerhöhung und Anämie kommen. Infektion mit Streptokokken kann eine Glomerulonephritis, Endokarditis oder Sepsis zur Folge haben.

■ Therapie

In der BRD sind 2001 zur Therapie zugelassen: Lindan, Pyrethrumextrakt und die Pyrethroide Permethrin und, in Kombination mit Piperonylbutoxid, Allethrin. Kontraindikationen bestehen bei Jacutin® N nur für Säuglinge, bei Quellada® P für Säuglinge und Kleinkinder; Jacutin® soll bei Säuglingen und Kleinkindern nur unter ärztlicher Aufsicht, d.h. in einer Klinik, angewendet werden. Alle

Mittel sind strikt nach Anweisung zu applizieren. Die Berührung mit Augen und Schleimhäuten ist zu vermeiden. Nach der Behandlung empfiehlt es sich, die nassen Haare mit einem feinzinkigen Kamm durchzukämmen, um, evtl. nach Spülen mit Essig, die Nissen zu entfernen, da verbleibende Nissen auch mit abgestorbenem Inhalt immer wieder Anlaß geben, Kinder von Schul- oder Kindergartenbesuch auszuschließen.

Bei Befall der Wimpern mit Filzläusen sollten die Läuse und Nissen, wenn möglich, einzeln mit einer feinen Pinzette aus den Wimpern entfernt werden. Auch die Anwendung von dick aufgetragener Vaseline ohne Zusätze 3- bis 5mal täglich für 8–10 Tage wird empfohlen. Da die Läuse versuchen, in andere haarige Bereiche auszuweichen, sollten Haare und Augenbrauen gleichzeitig mit den üblichen antiparasitären Mitteln behandelt werden. Die früher gebräuchliche Physostigmin-haltige Augensalbe wird heute wegen ihrer pharmakologischen Eigenschaften bei Einbringen ins Auge nicht mehr empfohlen.

Therapieversager sind in der BRD meist auf inadäquate Anwendung des Antiparasitikums oder auf Reinfektion zurückzuführen, allerdings werden weltweit heute Resistenzen gegen die meisten Pediculozide beobachtet und nach Alternativen gesucht [5, 6].

Literatur zu 5.2

1. Mumcuoglu Y, Rufli T. Dermatologische Entomologie. In: Metz J (Hrsg). Beiträge zur Dermatologie. Bd. 9. Erlangen: perimed, 1983.
2. Scowen P. Head lice: a problem for 1 in 10 primary school children. Prof Care Mother Child 1996; 6: 139–40.
3. Manske U. Pediculosis – ein zunehmendes epidemiologisch-soziales Problem. Akt Dermatol 1997; 23: 273–80.
4. Roux V, Raoult D. Body lice as tools for diagnosis and surveillance of reemerging diseases. J Clin Microbiol 1999; 37: 596–9.
5. Meinking TL, Taplin D. Infestations: Pediculosis. Curr Probl Dermatol 1996; 24: 157–63.
6. Downs AM, Stafford KA, Coles GC. Monoterpenoids and tetralin as pediculocides. Acta Derm Venereol 2000; 80: 69–70.

5.3 Wanzen

Monika Agathos

Unter den vielen Wanzenarten sind nur die der Familie Cimicidae Ektoparasiten von Warmblütern. Cimex lectularius, die gemeine Bettwanze (Abb. 5.3-1), ist ein Parasit ausschließlich des Menschen. Beide Geschlechter und alle 5 Entwicklungsstadien ernähren sich von seinem Blut. Dank moderner Kontaktinsektizide ist die Wanzenplage sehr zurückgegangen.

Bettwanzen sind ca. 3 x 5 mm groß. Sie sind lichtscheu und verstecken sich tagsüber in Ritzen und Fugen von Wänden und Möbeln, in den Matratzen usw. Zur Nachtzeit befallen sie Schlafende durch Herabfallenlassen von der Zimmerdecke oder Ankriechen. Auf der von Kleidung unbedeckten Haut wird mehrmals gestochen, bis die beste Stelle gefunden ist. Dabei werden Speicheldrüsensekrete mit anästhesierenden, antikoagulierenden und hämolysierenden Eigenschaften eingebracht [1].

■ Klinik

Der Stich selbst wird nicht bemerkt. In der Regel bilden sich zunächst Papeln, bei wiederholten Stichen als Sofortreaktion Quaddeln, die dann in Papeln überge-

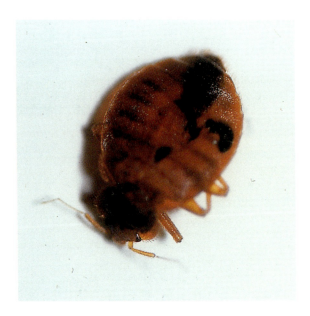

Abbildung 5.3-1 Cimex lectularius (gemeine Bettwanze).

hen. Meist zeigen die Reaktionen, abgesehen von der zentralen Einstichstelle, eine deutliche hämorrhagische Komponente und sind in Gruppen angeordnet. Bei Kindern finden sich auch Blasen. Im Gesicht kann sich bei erstmaligem Befall eine diffuse Schwellung und Rötung zeigen.

■ Therapie
Die Lokalbehandlung erfolgt antipruriginös und desinfizierend, z. B. mit Kortikoid-haltigen Cremes, die ein Desinfiziens enthalten. Wichtig ist die Entwesung befallener Behausungen.

Literatur zu 5.3

1. Mumcuoglu Y, Rufli T. Dermatologische Entomologie. In: Metz J (Hrsg). Beiträge zur Dermatologie. Bd. 9. Erlangen: perimed, 1983.
2. Elston DM, Stockwell S. What's eating you? Bedbugs. Cutis 2000; 65 (5): 262–4.

5.4 Flöhe

Monika Agathos

Flöhe sind 1–6 mm groß, haben keine Flügel, können aber mit ihrem letzten, sehr ausgeprägten Beinpaar um ein Vielfaches ihrer Körpergröße weit springen. Der Menschenfloh Pulex irritans spielt dank verbesserter Wohnhygiene heute in Mitteleuropa kaum noch eine Rolle [1]. Wichtiger sind der Katzenfloh (Ctenocephalides felis), der Hundefloh (Ctenocephalides canis), der Hühnerfloh (Ceratophyllus gallinae), der Taubenfloh (Ceratophyllus columbae), der Igelfloh (Archaeopsylla erinacei) und der Europäische Rattenfloh. Die Wirtsspezifität von Flöhen ist nicht sehr ausgeprägt. So findet man an Hunden am häufigsten den Katzenfloh, der in unseren Breiten auch den Menschen am häufigsten befällt. Flöhe sind nur zu ihrer Mahlzeit direkt an ihrem Wirt, sonst halten sie sich an dessen Lagerstätte oder z. B. in Fußbodenritzen auf, wo sie auch ihre Eier ablegen. Pulex irritans hat eine Lebenszeit von ca. 1,5 Jahren, Ctenocephalides felis von etwa 1 Jahr. Bei Temperaturen von 7–10 °C und gesättigter Luftfeuchtigkeit können Hungerzeiten von 125 Tagen (Pulex irritans) überstanden werden. Saisonaler Höhepunkt der Flohplagen ist August bis Oktober. Seinen Wirt findet der Floh über Vibrations- und olfaktorische Reize sowie Temperatur- und Kohlendioxidveränderungen.

■ Klinik

Die Flohstichreaktion variiert je nach Reaktionslage des Wirtes. Es kann kurz nach dem Stich eine Quaddel entstehen, fast immer aber als Spätreaktion eine Papel. Charakteristisch sind eine Hämorrhagie an der Einstichstelle sowie das

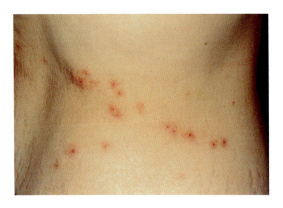

Abbildung 5.4-1 Flohstiche in typischer Anordnung.

Auftreten der Flohstiche in Gruppen oder in linearer Anordnung (Abb. 5.4-1): Der Floh führt einige Probestiche aus, bevor er seine Blutmahlzeit zu sich nimmt. Flohstichreaktionen können als Urticaria papulosa, bei Kindern als Strophulus imponieren.

■ **Therapie**
Meist ist eine Lokaltherapie ausreichend, z.B. mit Kortikoid-haltigen Cremes, ggf. mit desinfizierendem Zusatz, mit Antihistamin-Gelen oder einer 0,5%igen Vioform-Lotio. Bei ausgeprägtem Befall empfehlen sich systemische Antihistaminika. Wichtig ist das Aufspüren des Hauptwirtes – meist ein Haustier –, dessen Behandlung unter Hinzuziehung eines Tierarztes und die Umgebungssanierung, insbesondere von Lagern und Schlafplätzen des Hauptwirtes.

5.4.1 Sandfloh (Tunga penetrans, chigoe, jigger)

Infolge des zunehmenden Tourismus kann in Mitteleuropa immer häufiger die „Urlaubsdermatose" Tungiasis, d.h. der Befall mit Sandflöhen, diagnostiziert werden. Sandflöhe sind nur 1–1,2 mm groß und kommen in Mittel- und Südamerika, Afrika, Madagaskar, Sansibar, auf den Seychellen und an den Küsten von Pakistan und Indien vor. Sie halten sich in detritusreichem, nicht zu feuchtem Sand auf. Während wie bei anderen Floharten die Männchen an der Hautoberfläche Blut saugen, dringt das befruchtete Weibchen in die Haut seines Wirtes ein, gräbt sich bis zum Stratum lucidum vor und ernährt sich von dort aus mit seinem Rüssel aus Blutgefäßen des Coriums [2]. Der Körper des Flohweibchens verschwindet weitgehend in der Epidermis, nur die Atmungs-, After- und Geschlechtsöffnung stehen mit der Außenwelt in Verbindung. Nach kurzer Zeit schwillt der Hinterkörper infolge der zahlreichen reifenden Eier bis zu Erbsgröße an, dann setzt die Eiabgabe nach außen ein.

■ **Klinik**
Die Infestation wird durch Barfußlaufen oder durch Laufen mit unzureichendem Schuhwerk (Sandalen) auf sandigen Böden erworben. Befallen werden daher die Fußsohlen, die Zehenzwischenräume und der Bereich um die Zehennägel. Bei im Sand spielenden Kindern können auch andere Regionen befallen sein.

Klinisch imponieren etwa erbsgroße rötliche, prall-elastische, juckende und druckdolente Knötchen, manchmal hyperkeratotisch, mit zentraler Öffnung, die meist als dunkler Punkt wahrgenommen wird. Auf Druck entleert sich eine die weißlichen Eier enthaltende Flüssigkeit.

Als Komplikationen können Lymphangitis, Lymphadenitis, Erysipel, Phlegmone, Abszesse, aber auch Tetanus und Gasbrand auftreten.

■ Therapie

Vorsichtiges Abtragen etwaiger Hyperkeratosen, stumpfe Auslösung und Extraktion der Flöhe, wobei auf restlose Entfernung Wert zu legen ist. Die Entfernung durch Exzision ist ebenfalls möglich. Die Wunde sollte antibakteriell, z. B. mit Braunol, nachbehandelt werden, bei bereits eingetretener Infektion empfiehlt sich eine systemische Antibiotikagabe.

Die Prophylaxe besteht im Tragen von geschlossenen Schuhen in den entsprechenden Regionen.

Literatur zu 5.4

1. Beck W, Clark HH. Differentialdiagnose klinisch relevanter Flohspezies und ihre Bedeutung in der Dermatologie. Hautarzt 1997; 48: 714–9.
2. Engel PM, Kreusch J, Wolff HH. Tungiasis. H + G 1993; 68: 810–3.
3. Veraldi S, Carrera C, Schianchi R. Tungiasis has reached Europe. Dermatology 2000; 201: 382.

5.5 Zweiflügler (Mücken und Fliegen)

Monika Agathos

Zu den Zweiflüglern zählen Mücken- und Fliegenarten.

■ Mücken

Mücken (Ordnung Diptera) zeichnen sich durch lange fadenförmige Antennen aus. Die einheimischen Arten vermehren sich von Frühjahr bis Herbst, wobei die Entwicklung der Larven, außer bei den Schmetterlingsmücken, immer im Wasser erfolgt. Die Weibchen, die in menschlichen Behausungen überwintern, saugen Blut von Säugetieren und Vögeln, das sie zur Reifung der Eier brauchen [1]. Ihre Opfer lokalisieren sie vor allem über olfaktorische Stimuli, insbesondere Kohlendioxid und Milchsäure.

Zu unterscheiden sind Stechmücken mit Culex-, Anopheles- und Aedes-Arten, Kriebelmücken, Gnitzen und Schmetterlingsmücken.

Stechmücken (Culicidae) sind etwa 4–6 mm lang. Beim Stich geben sie ein hämolysierendes Speichelsekret ab. Culex- und Anopheles-Arten stechen meist nachts und in den frühen Morgenstunden, während ihr Wirt schläft.

Kriebelmücken (Simuliidae) sind 2–6 mm groß, meist schwarz, von fliegenähnlichem Aussehen. Sie finden sich von April bis in den Herbst vor allem in der Nähe fließender Gewässer. Ihren Wirt suchen sie in den frühen Morgen- und Abendstunden meist im Freien auf. Erst nach dem Stich kommt es zu Schmerzen, Juckreiz und Spannungsgefühl an der Stichstelle, zu starker Ödembildung mit Erythem, häufig mit zentralen Bläschen, nicht selten zu Lymphangitis und Lymphadenitis.

Gnitzen (Ceratopogonidae), 1–5 mm lang, stechen abends, aber auch während der heißen Tageszeit, meist an Seen und in Bädern. Häufig sind Stiche in nächster Nähe bekleideter Haut. Der Stich ist schmerzhaft, danach kommt es rasch zu stark juckenden Quaddeln und Papeln.

Schmetterlingsmücken (Sandmücken, Phlebotomen, Familie Psychodidae) sind auch an den Flügeln stark behaart und nur 2–2,5 mm groß. Sie sind vor allem in den Mittelmeerländern, aber auch in Zentraleuropa verbreitet. Der Stich ist leicht schmerzhaft. Phlebotomus-Species und Lutzomyia sind vor allem wegen der Übertragung von Krankheiten, insbesondere der Leishmaniose, gefährlich.

Fliegen

Unter den Fliegen sind Bremsen (Tabanidae) und Wadenstecher (Stomoxys calcitrans und Haematobia irritans) akzidentelle Ektoparasiten des Menschen.

Bremsen finden sich in den Sommermonaten vor allem in der Nähe von Rindern, Pferden und Schafen. Sie sind tagaktiv und stechen vor allem bei windstillem sonnigem Wetter, wobei sie ein antikoagulierendes Speichelsekret abgeben. Dem schmerzhaften Einstich folgt schnell ein Erythem mit zentraler Quaddel, dann diffuse Schwellung mit starkem Juckreiz.

Der Wadenstecher ist kaum von der gemeinen Stubenfliege zu unterscheiden. Sein Hauptwirt sind Pferd und Rind, in den Sommermonaten wird auch der Mensch im Freien, vor allem in der Nähe von Stallungen, hauptsächlich an den unteren Extremitäten gestochen. Der Einstich verursacht einen leichten Schmerz, danach entsteht meist für kurze Zeit eine kleine juckende Papel.

Klinik

Die Reaktionen auf den Stich verschiedener Mücken- und Fliegenarten verlaufen alle unter sehr ähnlichem klinischem Bild: Quaddel, Papel, Erythem und Ödem. Die Ausprägung der Reaktion ist abhängig von Reaktionsbereitschaft und dem Sensibilisierungsgrad des Wirtes, weniger vom stechenden Insekt. Je nach Sensibilisierungsgrad unterscheidet man 4 Stadien der Reaktion: Bestand bisher gar kein oder längere Zeit kein Kontakt mit dem Insekt, so entwickelt sich nach dem ersten Stich frühestens nach 24 Stunden eine juckende, mehrere Tage persistierende Papel auf dem Erythem. Wiederholte Stiche führen dann zu urtikariellen Sofortreaktionen an der Stichstelle, die von Papeln gefolgt werden. Nach weiteren Stichen wird die verzögerte papulöse Reaktion immer schwächer. Bei Langzeitexposition kommt es bei manchen Individuen zu einer gewissen natürlichen Desensibilisierung: dann findet keinerlei Reaktion auf den Stich statt (s. Tab. 5.5-1). Experimentell konnte bestätigt werden, daß die immunologischen Mechanismen bei Moskito-Stich-Reaktionen sowohl IgE- als auch Zell-vermittelt ablaufen. Blasige Reaktionen (Culicosis bullosa) (Abb. 5.5-1) sind möglich. Bei Kindern findet sich gelegentlich das Bild der „Large local reaction" als Ausdruck einer Überempfindlichkeit (Abb. 5.5-2) [2].

Tabelle 5.5-1 Insektenstichreaktionen [nach 1].

Stadien	Urtikarielle Sofortreaktion	Papulöse verzögerte Reaktion
Stadium I	−	+
Stadium II	+	+
Stadium III	+	−
Stadium IV	−	−

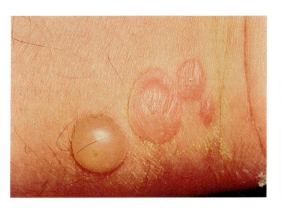
Abbildung 5.5-1   Culicosis bullosa.

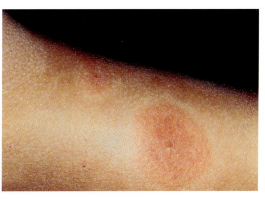
Abbildung 5.5-2   "Large local reaction".

Therapie
Die Therapie ist symptomatisch: antihistaminhaltige Gele, Kortikoid-haltige Cremes mit desinfizierendem Zusatz, da die Stiche häufig aufgekratzt werden, Lotio alba aquosa oder eine 0,5 %ige Vioform-Lotio. Prophylaktischen Maßnahmen kommt die größte Bedeutung zu: Fliegengitter an den Fenstern, morgens und abends entsprechende Kleidung, da die Stiche an den freigetragenen Körperteilen erfolgen. Als Insekten-Repellent hat sich in den letzten 50 Jahren NN-Diethyl-m-Toluamid (DEET) bewährt, das in verschiedenen Zubereitungen (Creme, Lotio, Lösung usw.) und Konzentrationen im Handel ist. Da vorwiegend bei kleinen Kindern unter DEET neurotoxische Nebenwirkungen bis zu Todesfällen beschrieben wurden, darf es bei Säuglingen nicht angewendet werden. Bei Kindern ab 2 Jahren ist Ethyl-Butylacetylaminopropionat geeignet. Vergleichbar mit DEET ist die neuere Substanz Bayrepel (Hydroxyethyl-Isobutyl-Piperidin-Carboxylat) [3].

■ Myiasis externa
Die grünblaue Goldfliege (Lucilia sericata), aber auch die Stubenfliege (Musca domestica) u. a. legen Eier in vernachlässigte, offene Wunden und Ulzera. Die Larven (Maden) ernähren sich von eitrigem Substrat, Zelldetritus und Fibrinbelägen. Die Wundmyiasis erlebt derzeit eine therapeutische Renaissance.

■ Cordylobia anthropophaga und Dermatobia hominis
Die Larven der afrikanischen Tumbufliege, Cordylobia anthropophaga, und der amerikanischen Dasselfliege, Dermatobia hominis (Zentral- und Südamerika) (Abb. 5.5-3), sehr selten auch die der einheimischen Hautdasselfliegen Hypoderma bovis und Hyperderma diana, können die intakte Haut durchbohren und verursachen eine schmerzende furunkelähnliche Schwellung. Das Ende des Hinterleibs ist an der Hautoberfläche zu erkennen; hier entleert sich seröse oder eitrige Flüssigkeit. Lymphangitis und Lymphadenitis sind nicht selten. Die Therapie besteht in Inzision unter Lokalanästhesie und Entfernung der Larve.

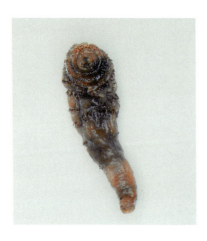

Abbildung 5.5-3 Dermatobia hominis.

Ohne Therapie verläßt Cordylobia anthropophaga nach 8–12 Tagen, Dermatobia hominis nach ca. 1,5 Monaten ihren Wirt bei Beendigung des Larvenstadiums, um sich außerhalb zu verpuppen.

Literatur zu 5.5

1. Mumcuoglu Y, Rufli T. Dermatologische Entomologie. In: Metz J (Hrsg). Beiträge zur Dermatologie. Bd. 9. Erlangen: perimed, 1983.
2. Hemmer W, Focke M, Aspöck H, Götz M, Jarisch R. Dipteren-(Mücken-)Allergie. Allergo J Suppl 1997; 1: 15–7.
3. Pflugshaupt C, Waldmeier S. Repellenzien: wirksamer Schutz vor Stechmücken. In: Plewig G, Degitz K (Hrsg). Fortschritte der praktischen Dermatologie und Venerologie 2000. Berlin, Heidelberg: Springer-Verlag, 2001.

5.6 Skorpione

MONIKA AGATHOS

Skorpione gehören zum Stamm der Arthropoden, Klasse Arachnida (Spinnentiere). In Europa heimische Arten finden sich vorwiegend im Mittelmeerraum und werden bis zu 4 cm lang. Sie sind stark gepanzert, haben 4 Beinpaare. Das letzte von 6 Schwanzsegmenten trägt den Giftstachel. Skorpione sind nachtaktiv und verbergen sich tagsüber, innerhalb von Häusern auch unter Kleidern, in Schuhen und Pantoffeln.

■ Klinik

Während die Stiche von Skorpionen (Centruroides spp.) in Nordafrika, aber auch z. B. in Mexiko, ein ernstes Problem der öffentlichen Gesundheit darstellen, hat der Stich europäischer Arten meist nur eine starke Lokalreaktion zur Folge, insbesondere der des Steinskorpions (Euscorpius italicus), ähnlich den Bienen- und Wespenstichen. Grundsätzlich gilt: Ist der Schwanz genauso kräftig oder kräftiger als die Scheren, kann der Stich sehr giftig sein [1]. Auch allergische Reaktionen bis zum anaphylaktischen Schock sind möglich [2].

In Europa ist nur der Stich des im Mittelmeerraum vorkommenden Felsskorpions (Buthus occitanus) gefährlich, vor allem für Kinder. Etwa 1 Stunde nach dem Stich treten Erbrechen, Diarrhö, Müdigkeit und Unruhe auf, gefolgt von Herzrhythmusstörungen.

■ Therapie

Entscheidend für den Therapieplan ist die Identifikation des Skorpions. Meist ist desinfizierende und antiphlogistische Lokaltherapie ausreichend. Kinder, die von B. occitanus gestochen wurden, bedürfen intensiver ärztlicher Überwachung. Antisera sind nur bei Stichen außereuropäischer Skorpionarten (Tityus und Centruroides) sicher indiziert [1].

Literatur zu 5.6

1. Kleber JJ, Wagner P, Felgnhauer N. Vergiftung durch Skorpionstiche. Dtsch Ärztebl 1999; 96: 1359–64.
2. Carbonaro PA, Janniger CK, Schwartz RA. Scorpion sting reactions. Cutis 1996; 57: 139–41.

5.7 Spinnen

MONIKA AGATHOS

Spinnen sind als Vertilger von Insekten nützliche Tiere. Wie Skorpione zählen sie zur Klasse Arachnida, Stamm Arthropodes. Sie sind keine Parasiten und nicht aggressiv, sondern ziehen sich bei Bedrohung, wenn möglich, in ihr Versteck zurück. Dennoch werden sie von vielen Menschen gefürchtet und gehaßt.

Spinnen sind durch einen tiefen Einschnitt in Cephalothorax, der vier Beinpaare trägt, und Abdomen unterteilt, an dessen ventraler Seite sich die Spinnwarzen befinden, aus denen die Spinnfäden austreten [1].

Von den weltweit 33.000 Spinnenarten können nur wenige auch in Mitteleuropa vorkommende Giftspinnenarten beim Menschen lokale Bißreaktionen auslösen; noch weniger rufen lebensgefährliche Allgemeinreaktionen hervor. Allerdings werden auch hier nichtheimische gefährlichere Arten als Einzelexemplare durch Tourismus und Handel (Hölzer, Bananen) gelegentlich eingeschleppt.

■ Kreuzspinne

Bisse durch die bei uns weitverbreitete Kreuzspinne sind selten. Meist bleiben sie folgenlos, nach Giftinjektion kann sich eine juckende Schwellung, ähnlich einem Bienenstich, entwickeln. Lähmungserscheinungen in der Umgebung werden beschrieben, auch anaphylaktische Reaktionen. Selten wurden Intoxikationen mit Muskelschmerzen und Fieber beobachtet.

■ Schwarze Witwe

Die Europäische Schwarze Witwe (Latrodectus mactans tridecimguttatus) kommt in den europäischen Mittelmeerländern im Freien vor. Ihr Gift, insbesondere das α-Latrotoxin, ist ein neurotoxisches Proteingemisch, das zur Freisetzung von Acetylcholin führt [2].

10–60 Minuten nach dem Biß treten Rötung, starke Schmerzen, dann eine Quaddel auf. Es kommt zu Hirndrucksteigerung, zu Muskelschmerzen, motorischer Unruhe, Parästhesien, Muskelkrämpfen, die im Gesicht beginnen, Atemnot, Erbrechen. Todesfälle können bei Kindern vorkommen.

■ Braune Einsiedlerspinne (Loxosceles)

Loxosceles reclusa ist in den USA weit verbreitet, Loxosceles rufescens im Mittelmeergebiet. Sie leben vorwiegend im Haus. Ihr Gift enthält Phospholipase D, ein Nekrotoxin, und hämolytische Substanzen.

Wahrscheinlich werden die meisten Bisse nicht bemerkt. Es kann jedoch lokal zu Blasen, Ödemen, Ischämie, Nekrose und Ulkus kommen. Systemische Reaktionen (Loxoscelismus) können mit Fieber, Hämolyse, Koagulopathie, Nierenversagen und Schock verlaufen. Bei etwa 30% findet sich ein generalisiertes makulo-papulöses Exanthem, auch Purpura und Urtikaria kommen vor [3].

■ Dornfingerspinne

Diese Spinne (Cheiracanthium punctorium) kommt vor allem im Mittelmeerraum, seltener auch in Mittel- und Nordeuropa vor. Sie lebt auf feuchten Wiesen, überwintert aber gern in Behausungen. Der Biß des Weibchens ist sehr schmerzhaft; innerhalb von Stunden kommt es zu Erythem, Ödem, Lymphangitis, Lymphadenitis, später zur Nekrose. Die Intoxikation (Cheiracanthismus) zeigt sich Stunden nach dem Biß mit Fieber, Atemnot, Erbrechen und Kopfschmerz.

■ Tarantel

Der Biß der Apulischen Tarantel (Wolfsspinne, Lycosa tarantula) führt nur zu Lokalreaktionen mit Rötung, Schwellung und zentraler Nekrose. Aber auch Spinnen der Unterordnung Mygalomorphae, Familie Theraphosidae, werden Taranteln genannt. Diese erfreuen sich wachsender Beliebtheit als Haustiere. Sie sind weniger durch ihren Biß gefährlich als durch Urtikaria auslösende Haare, die sich auf der Rückseite des Abdomens befinden. Juckende urtikarielle Papeln können wochenlang bestehen bleiben. Daneben wurden diese Haare auch als Hornhautfremdkörper, Auslöser einer Ophthalmia nodosa und Ursache einer chronischen Keratouveitis beschrieben [4, 5].

Therapie

In den meisten Fällen von Spinnenbissen ist eine lokale desinfizierende und antiphlogistische Therapie (Braunovidon, Kortikoide) ausreichend.

Bisse der Schwarzen Witwe: Intravenös verabreichtes Antiserum, ggf. Muskelrelaxanzien.

Bisse von Loxosceles: Hochdosiert systemische Glukokortikoide können eine Nekrosebildung evtl. verhindern und die Allgemeinsymptome lindern. Auch Dapson und Antibiotika werden empfohlen. Bei Hämolyse sind Bluttransfusionen indiziert. Eine frühzeitige chirurgische Intervention mit Exzision der Bißstelle ist umstritten.

Calciumgluconat kommt bei Bissen der Schwarzen Witwe und der Dornfingerspinne mit systemischen Reaktionen zum Einsatz.

Bei anaphylaktischen Reaktionen hochdosiert systemische Kortikoide, Antihistaminika und ggf. Adrenalin.

Literatur zu 5.7

1. Mumcuoglu Y, Rufli T. Dermatologische Entomologie. In: Metz J (Hrsg). Beiträge zur Dermatologie. Bd. 9. Erlangen: perimed, 1983.
2. Carbonaro PA, Janniger CK, Schwartz RA. Spider Bite Reactions. Cutis 1995; 56: 256–9.
3. Ingber A, Trattner A, Cleper R, Sandbank M. Morbidity of Brown Recluse Spider Bites. Acta Derm Venereol 1991; 71: 337–40.
4. Waggoner TL, Nishimoto JH, Eng J. Eye injury from tarantula. J Am Optom Assoc 1997; 68: 188–90.
5. Watts P, McPherson R, Hawksworth NR. Tarantula keratouveitis. Cornea 2000; 19: 393–4.

5.8 Milben

WILHELM MEIGEL

■ **Grundlagen**
Milben gehören zur Familie der Spinnentiere. Sie kommen in zahlreichen Arten und weltweit verbreitet in der Umwelt vor. Ihre dermatologische Bedeutung haben sie einerseits durch die Krätzeerkrankung, die durch den permanenten Parasitismus der humanen Krätzemilbe ausgelöst wird. Zum anderen können Tiermilben, welche den Menschen als „falschen" Wirt befallen, irritative Dermatitiden auslösen. Schließlich gibt es Hypersensitivitätsrektionen an Haut und Schleimhäuten durch Nahrungsmittel- und Hausstaubmilben.

5.8.1 Skabies

■ **Definition**
Skabies ist eine durch die Krätzemilbe (Sarcoptes scabiei var. hominis) verursachte, mit starkem Juckreiz und vielschichtigen klinischen Manifestationen einhergehende infektiöse Hauterkrankung.

■ **Synonym**
Krätze.

■ **Erreger**
S. scabiei hat eine kugelige Form und ist mit vier Beinpaaren ausgestattet. Aufgrund ihrer Länge von 0,4 mm kann sie vom menschlichen Auge gerade noch als kleines dunkles Knötchen wahrgenommen werden. Sie verfügt über eine Tracheaatmung.

■ **Epidemiologie**
Das Wissen über die Skabies reicht weit in das Altertum zurück, der Erreger ist aber erst seit dem 17. Jahrhundert bekannt. Ferdinand von Hebra stellte Mitte des 19. Jahrhunderts die Krätze als eigenes Krankheitsbild heraus und grenzte es von den Ekzemerkrankungen ab. Skabies hatte in Zeiten schlechter Hygiene, also in Kriegs- und Notzeiten, eine enorme Verbreitung. Nach einem letzten Häufigkeitsgipfel in und um den 2. Weltkrieg nahm die Skabies in Europa in den folgen-

den Jahrzehnten stark ab. Heute ist jedoch, wahrscheinlich ausgelöst durch die steigende Zahl der Migranten und durch die zunehmende Zahl von Menschen in verdichteten Wohneinheiten (Asylunterkünfte, Altenheime), verbunden mit einer schlechten Hygiene, eine eindeutige Zunahme zu verzeichnen, wenngleich wegen der fehlenden Meldepflicht valide Zahlen nicht existieren.

■ Übertragungswege

Die Übertragung erfolgt durch engen Körperkontakt, seltener durch milbenhaltige Gegenstände und Wäsche, da die Milben nur wenige Tage außerhalb des Wirts überleben. Die Skabies wird auch beim Geschlechtsverkehr übertragen und zählt deshalb zu den sexuell übertragbaren Erkrankungen (STD).

■ Diagnostik

Isolierung der Milbe aus einem Milbengang mittels einer Kanüle oder Gewinnung von Schuppenmaterial (mit Eiern und Milbenkot) zur Betrachtung im Mikroskop. Eine bessere Möglichkeit ist der direkte Nachweis am Menschen mittels eines Dermatoskops oder einer videodermatoskopischen Einrichtung.

Nicht selten wird eine Skabies jedoch erst durch hinweisende Zeichen in einer Probebiopsie wahrscheinlich gemacht. Hier bietet sich das klassische Bild einer Arthropodenbißreaktion, die hinweisend, aber nicht beweisend ist. Die Diagnose kann durch den Nachweis einer Milbe oder von Gangsystemen mit Eiern, Kot (Skybala) gesichert werden. Die Scabies norvegica als erregerreichste Form der Infektion bietet neben einem psoriasiformen Bild in der Regel zahlreiche Erreger auch in der histologischen Darstellung.

■ Klinik

Nach der erfolgten Übertragung beginnt die Skabies-Infektion am bisher nicht infizierten Menschen zunächst asymptomatisch. Das begattete Milbenweibchen (1 derartiges Tier genügt theoretisch für das Angehen der Infektion) dringt in die Hornschicht ein, jedoch nicht tiefer, da die Milbe Sauerstoff braucht, und legt dort in einem durch das Graben entstandenen Gang einige Eier ab. Es hinterläßt dabei Kot (Skybala) und Eiweißausscheidungen und damit genügend Antigene für die Sensibilisierung des Wirts. Die weiblichen Milben kommen nachts an die Hautoberfläche, kopulieren mit den dort lebenden männlichen Tieren und graben sich wieder ein. Nach einigen Tagen schlüpfen 6-beinige Larven, die sich über mehrere Nymphenstadien binnen 10–14 Tagen zu adulten Milben entwickeln. Normalerweise beherbergt ein Infizierter nicht mehr als 10–50 Milben. Der Grund liegt in der nach einigen Tagen einsetzenden Immunreaktion, welche die Zahl der Milben begrenzt. Die immunologischen Reaktionen sind es auch, die von diesem Zeitpunkt an das klinische Erscheinungsbild der Skabies beherrschen. Die Zahl der Skabiesmilben hängt auch von der persönlichen Hygiene des Betroffenen ab. Häufiges Waschen und Baden vermindern die Zahl der Milben durch die damit verbundene Entfernung befallener Hornschichten. Wenn das Immunsystem nicht funktioniert, z.B. infolge von Chemotherapie, bei HIV-Infizierten oder auch altersbedingt, vermehren sich die Milben explosionsartig. Das dann resultierende Bild, die sog. Scabies norvegica, unterscheidet sich in Aussehen und Ausprägung, aber auch in der stark erhöhten Infektiosität wesentlich von der klassischen Skabies. Bei intakter Immunabwehr und gutem Hygienestandard heilt die Skabies zwar nicht spontan ab, sie ist jedoch dann sehr schwer zu diagnostizieren (sog. gepflegte Krätze).

Das klinische Bild der Skabies wird durch zwei Typen von Läsionen und durch deren Verteilungsmuster geprägt. Wenn der Immunstatus des Wirts eine genügende Sensibilisierung erreicht hat und die Milben zahlreich genug sind, kann man zum einen intakte oder zerkratzte Gangsysteme erkennen, die von den weiblichen Milben gegraben wurden. Die Milbengänge finden sich dort, wo die Milben wegen einer dünnen Hornschicht leicht graben können und wo die Körpertemperatur genügend hoch ist, um die Aktivität der Milbe zu garantieren. Das sind im Regelfall die Fingerzwischenräume, die Handkanten, die submammären Regionen bei Frauen, die Intertrigines und die Genitalregion (Penisschaft beim Mann!). Frei bleiben Gesicht, behaarter Kopf, Handinnenflächen und Fußsohlen wegen des Follikelreichtums oder wegen der dicken Hornschicht. Dies gilt nicht für brustgestillte Säuglinge (Gesicht!) und für Palmae und Plantae bei Kleinkindern und bettlägerigen alten Patienten. Der Milbengang ist kurz und gerade und am Ende erhaben (Milbenhügel). Dort kann man die Milbe finden.

Die anderen klinischen Erscheinungen der Skabies – unscharf begrenzte erythemato-papulöse oder papulo-vesikulöse Läsionen – sind die immunologische Antwort des Wirts auf die Produkte oder Ausscheidungen der Milben. Sie sind nicht geeignet, um den Milbennachweis daraus zu führen.

Der starke Pruritus, besonders nachts, wird oft als diagnostisch hilfreich angeführt. Dieses subjektive Zeichen ist aber auch vielen anderen Dermatosen eigen. Der Juckreiz wird im übrigen eher durch die IgE-mediierte Immunantwort getragen als durch die aktive Bewegung der Milben. Komplikationen bei einer Skabies bestehen vor allem in der meist staphylogenen Superinfektion, die zu Impetiginisierung, Lymphangitis, Abszedierung und selten Sepsis führen kann.

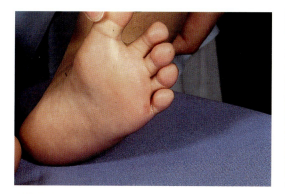

Abbildung 5.8-1 Skabies, Milbengang.

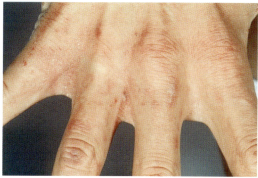

Abbildung 5.8-2 Skabies, Befall der Fingerzwischenräume.

Gepflegte Skabies
Bereits erwähnt wurde die bei hohem Hygienestandard beobachtete „gepflegte" Krätze, bei der ein Pruritus sine materia der einzige diagnostische Hinweis sein kann. Hier kann aber durch Untersuchung des gesamten Körpers und besonders der Prädilektionsareale die Diagnose letztendlich doch gesichert werden.

Scabies norvegica (Scabies crustosa)
In den letzten beiden Jahrzehnten tritt die krustöse Skabies wieder häufiger auf, dies besonders bei HIV-Kranken oder anderen Patienten mit iatrogen, krankheitsbedingt oder alterbedingt schlechtem Immunstatus. Diese Skabiesform ist hochkontagiös, da sich bei den Kranken unzählige Milben in den psoriasiformen Hautläsionen befinden. Wenn das psoriasiforme Krankheitsbild in eine Erythrodermie übergeht, helfen auch die oben beschriebenen Prädilektionsstellen nicht mehr, um den klinischen Verdacht zu äußern.

Scabies nodosa
Eine weitere Sonderform ist die persistierende oder knotig-granulomatöse Skabies. Hier entwickeln sich, besonders bei Kindern, stark juckende knotige Infiltrate, die histologisch ein Pseudolymphom repräsentieren. Ursächlich ist eine besonders intensive Immunantwort, oft nach erfolgreicher Eradikation der Erreger. Diese Form ist nicht mehr infektiös, eine spezifisch auf die Milben gerichtete Therapie deshalb auch nicht geboten.

■ Differentialdiagnose
Andere pruritische Dermatosen wie atopische Dermatitis, nummuläre Dermatitis, Psoriasis (gegenüber Scabies norvegica), Morbus Duhring und nicht selten auch der Dermatozoenwahn sind abzugrenzen. Die Beachtung der Prädilektionsstellen der Skabies und die Tatsache, daß bei Skabies meist auch Familienmitglieder oder Personen aus dem unmittelbaren Umfeld mitbetroffen sind, schützen vor Fehleinschätzungen.

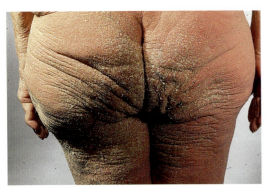

Abbildung 5.8-3 Scabies crustosa (norvegica).

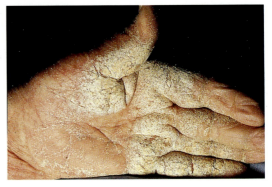

Abbildung 5.8-4 Scabies crustosa (norvegica).

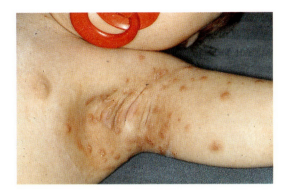

Abbildung 5.8-5 Scabies nodosa.

■ Therapie

Die Behandlung der Skabies ist weniger ein Problem nichtwirksamer antiskabiöser Substanzen als vielmehr eines der Compliance der Anwender. Vor allem bei den topischen Antiskabiosa kommt es sehr auf die sorgfältige Applikation auf den gesamten Körper an (bei Erwachsenen mit Ausnahme des behaarten Kopfes und des Gesichts). Sog. Therapieversager sind überwiegend auf Anwendungsfehler, nicht selten auch auf Verweigerung der Therapie, z. B. bei Mehrfachbefall innerhalb einer Familie, zurückzuführen. Gerade weil auch noch Problempatienten (Ausländer mit Sprachschwierigkeiten, Heimbewohner und vollpflegebedürftige alte Menschen) bevorzugt von Skabies betroffen sind, kann es zuweilen notwendig sein, allein aus dieser Sachlage heraus eine stationäre Behandlung durchzuführen. Ziel der Behandlung ist die Abtötung der Milben und ihrer Brut, in zweiter Linie die Behandlung der durch den Milbenbefall ausgelösten Symptome, d.h. in der Regel eine Dermatitis unterschiedlichen Grades, und im Bedarfsfall zusätzlich die Therapie bakterieller Superinfekte.

Für die Milbenbekämpfung stehen verschiedene lokal anzuwendende Antiskabiosa, in der Regel für die Milben neurotoxische Insektizide, sowie in neuerer Zeit das Anthelmintikum Ivermectin als systemisch einsetzbares Antiskabiosum zur Verfügung, das allerdings in Deutschland nicht zugelassen ist.

Lindan (Gammabenzenhexachlorid): Lindan ist in Deutschland als 0,3%ige Emulsion mit 2,5 % Benzylbenzoat (Jacutin®) erhältlich und wird an 3 Tagen hintereinander über Nacht aufgetragen und morgens abgewaschen. Nachteil von Lindan ist seine Neurotoxizität und die hohe Resorptionsquote, insbesondere bei vorgeschädigter Haut bzw. bei Kindern. Es wird zu einem Teil im Fettgewebe gespeichert und mit der Muttermilch ausgeschieden. Es ist deshalb sowohl bei Früh- und Neugeborenen als auch in der Schwangerschaft und Stillzeit nicht zugelassen und bei Kleinkindern nur mit Vorsicht anzuwenden. Außerdem wurden in den USA vereinzelt Lindanresistenzen beschrieben.

Permethrin: Es handelt sich um ein synthetisches Pyrethroid, das einen nachgewiesenen antiskabiösen Effekt hat, zu weniger als 2% perkutan resorbiert und im Körper schnell entgiftet wird, so daß seine neurotoxische Wirkung auf den Patienten zu vernachlässigen ist. Die 5%ige Creme (Elimite®, Lyclear®) wird nur einmal aufgetragen und ist in USA ab dem dritten Lebensmonat zur Behandlung zugelassen. Nebenwirkungen, abgesehen von lokaler Reizung, wurden nicht beschrieben.

Allethrin: Synthetisches Analogon des Pyrethrins. Ist in Kombination mit 2,5% Piperonylbutoxid in Deutschland als Spregal® im Handel, jedoch wegen fehlender Daten in der Schwangerschaft und Stillzeit nicht zugelassen.

Crotamiton (Euraxil® Lotio 10%ig), dessen Wirkprinzip als Antiskabiosum nicht bekannt ist, wird wegen seiner antipruriginösen Komponente in der Skabiestherapie gelegentlich noch eingesetzt, die Wirksamkeit ist jedoch mit 50–60% deutlich geringer als bei den o. g. Antiskabiosa.

Schwefel war in der Vergangenheit das häufigste bei der Skabiesbehandlung eingesetzte Mittel, wird aber heute nur noch in Ausnahmefällen 6- bis 10%ig als Sulfur praecipitat in Cremeform angewendet. Schwefel ist zudem kosmetisch inakzeptabel und geruchsbelästigend. Hepato- und nephrotoxische Effekte sind bekannt.

Ivermectin (Stromectol®): Einen Fortschritt gerade für Patienten mit schlechter Compliance und schlechter Behandlungssituation bedeutet die Einführung des Anthelminthikums Ivermectin als orale Therapie. Ivermectin ist strukturell mit den Makrolid-Antibiotika verwandt, hat jedoch keine antibiotische Wirksamkeit. Es wird als Einmaldosis zur Therapie der Flußkrankheit in Afrika eingesetzt. Die Dosierungs- und Einnahmemodalitäten bei Skabies werden noch debattiert, eine Therapie an den Tagen 1 und 8 mit 250 mg/kg scheint jedoch der Einmalanwendung mit 400 mg/kg überlegen zu sein. Es ist das Mittel der Wahl bei krustöser Skabies (HIV-Patienten), hat jedoch in Deutschland bisher keine Zulassung.

Für die Therapie der Scabies norvegica muß noch zusätzlich darauf geachtet werden, daß die stark erregerhaltigen Hyperkeratosen zuverlässig entfernt werden und in diesem Fall keine Aussparung bestimmter Körperareale gerechtfertigt ist. Wichtig ist hier auch die Behandlung der Nägel.

Die Therapie der nodösen Skabies erfolgt nicht antiskabiös, sondern antiinflammatorisch, am besten mit lokaler Kortikosteroid-Therapie.

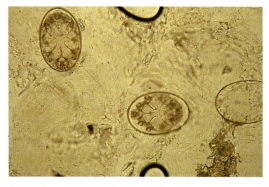

Abbildung 5.8-6 Skabiesmilben, Nativnachweis.

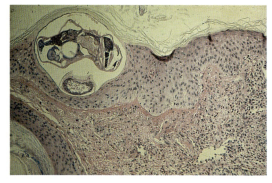

Abbildung 5.8-7 Skabiesmilben, histologischer Nachweis.

Die Prophylaxemaßnahmen erklären sich aus der Tatsache, daß Skabiesmilben außerhalb des Wirts nur 3–4 Tage in Kleidung, Bettwäsche etc. überleben. Abhängen kontaminierter Wäsche in einem verschlossenen Sack für 5 Tage bzw. Waschen von Wäsche im Kochgang genügen.

Literatur zu 5.8.1

1. Burgess I. Sarcoptes scabiei and scabies. Adv Parasitol 1994; 33: 235–92.
2. Fölster-Holst R, Rufli TH, Christophers E. Die Skabiestherapie unter besonderer Berücksichtigung des frühen Kindesalters, der Schwangerschaft und Stillzeit. Hautarzt 2000; 51: 7–13.
3. Jaramillo-Ayerbe F, Berrio-Munoz J. Ivermectin for crusted norwegian scabies induced by use of topical steroids. Arch Dermatol 1998; 134: 143–5.
4. Konstantinov D, Stanoeva L, Yawalkar SJ. Cortamiton cream and lotion in the treatment of infants and young children with scabies. J Int Med Res 1979; 7: 443–8.
5. Kreusch JF. Parasiten der Haut und antiparasitäre Therapie. A J 1996; 17: 25–30.
6. Meinking TL, Taplin D, Hermida JL, et al. The treatment of scabies with ivermectin. N Engl J Med 1995; 333: 26–30.
7. Purvis RS, Tyring SK. An outbreak of lindane resistant scabies treated successfully with permethrin 5% cream. J Am Acad Dermatol 1991; 25: 1015–6.
8. Taplin D, Meinking TL. Pyrethrins and pyrethroids in dermatology. Arch Dermatol 1990; 126: 213–21.
9. Taplin D, Meinking TL, Chen JA, et al. Comparison of crotamiton 10% cream (Eurax) and permethrin 5% cream (elimite) for the treatment of scabies in children. Pediatr Dermatol 1990; 7: 67–73.
10. Witkowski JA, Parish LC. Lindane resistant scabies. J Am Acad Dermatol 1992; 27: 648.

5.8.2 Tierräuden

■ Definition
Es handelt sich um irritative oder kontaktallergische Reaktionen des Fremdwirts Mensch auf Sarcoptes-Arten verschiedener Säuger.

■ Synonyme
Falsche Krätze, Pseudoskabies, Tierkrätze.

■ Erreger
Sarcoptes scabiei var. canis, bovis etc. Die Erreger werden nach dem Wirt benannt, auf den sie adaptiert sind.

■ Epidemiologie
Räuden durch speziesspezifische Milben werden bei zahlreichen Tieren beobachtet. Sie sind nicht in der Lage, sich am Menschen dauerhaft anzusiedeln und

werden auch nicht von Mensch zu Mensch übertragen. Erkrankungsgefährdet sind Personen mit engem Kontakt zu erkrankten Tieren (Tierpfleger, Landwirte, aber auch Haustierhalter).

- **Übertragungswege**

Tierkontakt. Die Milben befallen den Fehlwirt nur vorübergehend, sie graben keine Milbengänge.

- **Klinik**

Das Ausmaß der klinischen Erscheinungen beim Menschen wird durch die Befallsstärke und durch den Sensibilisierungsgrad des befallenen Patienten bestimmt. Bei der Pseudoskabies ist zu beachten, daß klinisch gerade nicht die Prädilektionsareale der humanen Skabies betroffen sind, also Fingerzwischenräume, Axillarfalten und vor allem die Genitalregion frei bleiben. Ebenso fehlen konstant Milbengänge! Dagegen kann z. B. das Gesicht betroffen sein. Die Hauterscheinungen sind pruritisch und entsprechen einer irritativen bzw. allergischen Kontaktdermatitis. Milbennachweis entfällt.

- **Differentialdiagnose**

Echte Skabies und andere pruritische Hauterkrankungen.

- **Therapie**

Antipruritisch z. B. mit topischen Kortikosteroiden. Die Behandlung mit Antiskabiosa ist nicht angezeigt. Behandlung der befallenen Tiere durch den Veterinär.

5.8.2.1 Vogelmilben

- **Definition**

Epizoonose, welche durch Milben von Haus- und Wildgeflügel ausgelöst wird.

- **Synonym**

Pseudoskabies.

- **Erreger**

Dermanyssus gallinae (rote Vogelmilbe) u. a.

- **Epidemiologie**

Der Erreger ist nachtaktiv und hält sich tagsüber in Ritzen und Spalten der Stallungen und in Nestern von Vögeln versteckt. Nachts stechen die Milben und sind dann wegen der Blutaufnahme rot (sog. rote Vogelmilbe). Auch ohne Tierkontakt überleben diese Milben einige Monate. Deshalb ist bei Erkrankungen des Menschen nicht Tierkontakt erforderlich, sondern es genügt, wenn z. B. ein Taubennest ausgeräumt wird.

■ **Übertragungswege**
Kontakt mit befallenen Tieren oder auch mit verseuchten Gegenständen (Nester, Käfige, Ställe).

■ **Klinik**
An Stamm und Gliedmaßen entstehen nach dem Stich beim Menschen erythematöse Papeln und Seropapeln, die stark jucken und deshalb stark exkoriiert werden. Als Folge entstehen Krusten und impetiginöse Herde. Die Milben können meist nicht nachgewiesen werden, da sie nach der Nahrungsaufnahme den Wirt schnell verlassen.

■ **Differentialdiagnose**
Die Differentialdiagnose ist durch das Fehlen von Milbengängen, durch die unterschiedliche Lokalisation und durch Erheben einer genauen Anamnese gegenüber der echten Skabies leicht.

■ **Therapie**
Antipruritisch, bei Impetiginisation in Kombination mit lokaler Antibiose.

Literatur zu 5.8.2

1. Beck AL. Animal scabies affecting man. Arch Dermatol 1965; 91: 54–5.
2. Mumcuoglu Y, Rufli TH. Infestation des Menschen durch Sarcoptes scabiei var. bovis (Rinderräudemilbe). Hautarzt 1979; 30: 423–6.
3. Przybilla B, Ryckmanns F, Postner M, Klövekorn W. Epizootie durch die Milbe Dermanyssus gallinae (De Geer 1778). Hautarzt 1983; 34: 335–8.

5.8.3 Trombidiose

■ **Definition**
Ektoparasitose, verursacht durch Larven von Milben aus der Familie der Trombiculidae.

■ **Synonyme**
Herbstbeiß, Erntebeiß, zahlreiche, regional unterschiedliche Namen, z. B. Sendlinger Beiß im Münchener Raum.

■ **Erreger**
Neotrombicula autumnalis (Europa), Erreger kommen jedoch in verschiedenen Unterarten weltweit vor.

■ **Epidemiologie**
Die Herbstmilbe ist in Mitteleuropa endemisch.

■ **Übertragungswege**
Die Milbe ist eine Raubmilbe, die sich durch Jagd auf andere Arthropoden ernährt. Die Wirte für die Larven sind Vögel und kleine Säuger, die sich im Buschwerk aufhalten. Der Mensch wird bei Aufenthalt in solchen Habitaten ebenfalls befallen. Da die Larven im Herbst schlüpfen, liegt der Erkrankungsgipfel in dieser Jahreszeit (Erntebeiß). Die Übertragung erfolgt beim Lagern im Gras oder beim Abstreifen von befallenen Sträuchern.

■ **Klinik**
Die Larven gelangen durch Abwischkontakt vom Laub auf den Menschen und ritzen die Epidermis ein. Über ein Stylostoma verflüssigen sie enzymatisch Gewebe und saugen es auf. Damit kommt es zur Irritation der Haut und auch zu einer allergischen Reaktion. Mit einer Latenz von einigen Stunden entwickeln sich beim Menschen pruritische Papeln, die in der Mitte die Larve als kleinen Punkt erkennen lassen, wenn sie nicht zerkratzt sind. Typisch sind nicht die Hauterscheinungen per se, sondern deren Verteilung. Die Larven bleiben vor allem in Kleiderritzen und an Arealen mit festanliegender Kleidung oder an Schuhabschlüssen hängen. Dort sind die Hautläsionen konzentriert.

■ **Differentialdiagnose**
Krätze und Pseudokrätze anderer Genese, andere pruritische Dermatosen.

■ **Therapie**
Spontanheilung, bei belastendem Pruritus lokale antipruriginöse Therapie.

Literatur zu 5.8.3

1. Beck W. Tierische Milben als Epizoonoseerreger und ihre Bedeutung in der Dermatologie. Hautarzt 1996; 47: 744–8.
2. Vater G. Die Erntemilbe Neotrombicula autumnalis im Gebiet von Leipzig. Angew Parasitol 1981; 22: 32–8.

5.8.4 Hausstaubmilben

■ **Definition**
Hausstaubmilben (Dermatophagoides pteronyssinus als wichtigster Vertreter) haben Bedeutung vor allem als Auslöser von allergischen Reaktionen bei Menschen mit atopischer Veranlagung und werden deshalb hier nicht besprochen.

5.8.5 Nahrungs- und Vorratsmilben

■ **Definition**
Milben der Gruppe Tyroglyphoides sind saprophytäre Schädlinge auf verschiedenen Nahrungsmitteln. Auch hier erfolgt keine Infektion oder Infestation des Menschen. Bei Kontakt kann es lediglich zu irritativen oder allergischen Phänomenen kommen, weshalb diese Milben im Rahmen dieses Kapitels nur erwähnt, jedoch nicht ausführlich besprochen werden.

5.8.6 Demodikose

■ **Definition**
Demodex folliculorum und Demodex brevis gehören der normalen Follikelflora des Menschen an. Ihnen wird eine pathogene Rolle bei verschiedenen Dermatosen des Gesichtsbereichs wie Rosazea oder Demodikose zugeschrieben.

■ **Synonym**
Pityriasis folliculorum.

■ **Erreger**
Demodex folliculorum und Demodex brevis sind permanente Ektoparasiten des Menschen.

■ **Epidemiologie**
Demodex folliculorum als Bewohner des Follikelostiums und deren kleinerer Vertreter D. brevis als Saprophyt in Talgdrüsen kommen zu mehr als 10% in routinemäßig untersuchten Biopsien der gesamten Haut vor, in Gesichtsbiopsien ist der Prozentsatz noch weit höher. Insofern wird die pathogene Rolle, die diesen saprophytären Milben bei den granulomatösen Formen der Rosazea und bei Follikelokklusionen des Gesichts und bei Follikulitiden bei HIV-bedingter Immunsuppression zugeschrieben wird, durchaus kontrovers diskutiert.

■ **Diagnostik**
Der Nachweis der Demodexmilben gelingt sehr gut in der Routinehistologie. Typisch ist ein homogenes eosinophiles Material, das um die Milben ausgebildet ist, verbunden mit einem gemischtzelligen oder granulomatösen Infiltrat.

■ **Klinik**
Follikulär gebundene Papeln, bevorzugt an den Wangen, symmetrisch ausgeprägt, aber auch einseitig vorkommend, prägen das klinische Bild.

■ **Differentialdiagnose**

Acne vulgaris hat als Leitefforeszenz den Komedo und ist insofern gut abzugrenzen. Schwieriger ist die Unterscheidung von der Rosazea, die jedoch mehr zentrofazial lokalisiert ist und neben den follikulären Herden noch Erytheme aufweist.

■ **Therapie**

Antiparasitäre Therapie spricht schlecht an, evtl. Versuch mit Benzoylperoxid (Antiscabiosum Mago®). Bei Demodikose wurde Isotretinoin systemisch mit Erfolg angewendet, das durch die Reduktion der Talgdrüsenaktivität der Milbe die Lebensgrundlage entzieht.

Literatur zu 5.8.6

1. Aylesworth R, Vance JC. Demodex folliculorum and Demodex brevis in cutaneous biopsies. J Am Acad Dermatol 1982; 7: 583–9.
2. Barrio J, Lecona M, Hernanz JM, et al. Rosacea like demodicosis in an HIV positive child. Dermatology 1996; 192: 143–5.
3. Landthaler M, Kleber R, Hohenleutner U. Zum Krankheitsbild der Demodex-Follikulitis (Demodikose). Akt Dermatol 1988; 14: 433–46.

5.8.7 Zecken

■ **Definition**

Zeckenstiche sind häufig. Sie bergen neben bißtypischen dermatologischen Symptomen die Gefahr der Übertragung von bakteriellen und viralen Erregern, deren Vektoren die Zecken darstellen.

■ **Erreger**

Es gibt zwei Zeckenfamilien: Ixodidae mit einem harten dorsalen Chitinpanzer (sog. Schildzecken) und Argasidae ohne diesen Schild (sog. Lederzecken).

■ **Epidemiologie**

In Europa verbreitet sind vornehmlich Zecken aus der Familie der Ixodidae, und hier besonders Ixodes ricinus (Holzbock). Schildzecken bevorzugen eher kühle und feuchte Klimazonen, während Lederzecken in trockenen Klimazonen heimisch sind. Die Erreger leben auf Sträuchern, Bäumen und Gräsern und ernähren sich durch Blutsaugen an einem breiten Wirtspektrum, hauptsächlich jedoch an Säugetieren.

■ Übertragungswege
Die Zecke gelangt durch Abstreifen vom Blattwerk auf den Wirt und klammert sich z. B. beim Menschen an die Haut. Mit ihren Mundwerkzeugen (Hypostoma) sticht sie in die Haut ein, spritzt ein antikoagulierendes und anästhesierendes Sekret ein und saugt Blut bis zum 100fachen ihres Körpergewichts auf, bevor sie nach ca. 1 Woche durch Zurückziehen der Mundwerkzeuge wieder abfällt. Bei diesem Saugvorgang kann es zur Übertragung von Krankheitserregern kommen (s. u.).

■ Diagnostik
Die Zecken können visuell als kleine schwarze Punkte auf der Haut erkannt werden, im Laufe des Saugvorgangs bläht sich das Abdomen prall mit Blut auf und imponiert dann als pralles bläuliches Säckchen.

■ Klinik
Der Zeckenbiß verursacht wegen des anästhesierenden Sekrets, welches von dem Tier eingebracht wird, kaum Beschwerden, nur gelegentlich besteht Juckreiz. Die Probleme entstehen erst, wenn beim Versuch, die Zecke zu entfernen, der Kopf oder Teile der aus Chitin bestehenden Stichwerkzeuge in der Haut verbleiben. Die daraus resultierende Fremdkörperreaktion, das Zeckengranulom, zeigt sich als chronisch entzündlicher, pruritischer Knoten im Sinne eines Pseudolymphoms.

■ Übertragung von Krankheiten
Die eigentliche Problematik von Zeckenstichen besteht darin, daß Zecken Vektoren für verschiedene Infektionskrankheiten von Mensch und Tier sein können.

Die in unseren Breiten bedeutsamsten sind die durch Spirochäten übertragenen Borreliosen und die durch Arboviren ausgelöste Frühsommer-Enzephalitis. Weitere durch Zecken übertragene Erkrankungen in anderen Gegenden der Welt sind Rickettsien (Rocky Mountain spotted fever) und andere Rickettsiosen, Listeriosen und die Tularämie.

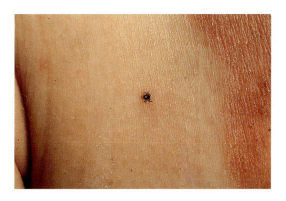

Abbildung 5.8-8 Zeckenbefall (Ixodes ricinus).

■ Therapie

Die Zecke muß in jedem Fall entfernt werden. Dabei sollte die immer wieder empfohlene Aufbringung von Öl, Glycerin oder Paraffin auf die Zecke unbedingt vermieden werden, da hierdurch das Einbringen von infiziertem Mageninhalt der Zecke in den Stichkanal gefördert wird. Die Zecke muß vielmehr mit einer Zeckenzange herausgedreht werden. Bloßes Herausziehen führt zum Abreißen des Kopfes und zur Ausbildung des Zeckengranuloms. Letzteres entfernt man am besten durch eine Stanzbiopsie.

Literatur zu 5.8.7

1. Ginsberg HS, Hyland DE, Hu R. Tick population trends and forest type. Science 1998; 281: 349–50.
2. Modly CE, Buenett JW. Tick-borne dermatologic diseases. Cutis 1988; 41: 244–6.
3. Mumcuoglu Y, Rufli T. Dermatologische Entomologie. Humanmedizinisch bedeutsame Milben und Insekten in Mitteleuropa. Erlangen: perimed, 1983.

6 Protozoen

6.1 Grundlagen

GUNDEL HARMS

Protozoen sind tierische Einzeller, die oft durch Insekten übertragen werden und Infektionskrankheiten verursachen können. Die wichtigsten Infektionen durch humanpathogene Protozoen sind in Tabelle 6.1-1 dargestellt. Hautmanifestationen können durch Amöben, Leishmanien und Trypanosomen verursacht werden. Die Trichomoniasis zählt zu den klassischen sexuell übertragbaren Krankheiten, die eine Ausflußsymptomatik verursachen.

Infektionen der Haut durch *Entamoeba histolytica* treten als Komplikationen der Amöbenruhr im Anogenitalbereich oder bei Ruptur eines Amöbenleberabszesses auf.

Freilebende Amöben – Acanthamoeba – können bei immunsupprimierten Patienten neben lebensbedrohlichen Enzephalitiden disseminierende Hauterkrankungen auslösen. Pustulöse, subkutan abszedierende und ulzerierende Hautläsionen treten besonders im Gesicht und an den Extremitäten auf. Die Diagnose

Tabelle 6.1-1 Wichtigste Infektionen und Erkrankungen durch humanpathogene Protozoen.

Infektion/Erkrankung	
	Amöbiasis
	Babesiose
	Leishmaniose
	Malaria
	Pneumocystose
	Toxoplasmose
	Afrikanische Trypanosomiasis (Schlafkrankheit)
	Amerikanische Trypanosomiasis (Chagas-Krankheit)
Intestinale Protozoen	Balantidiose
	Blastocystis-hominis-Infektion
	Dientamoeba-fragilis-Infektion
	Isosporidiose
	Kryptosporidiose
	Lambliasis
	Mikrosporidiose
	Sarcosporidiose
	Trichomoniasis

läßt sich histologisch (Trophozoiten), durch Anzucht in der Kultur, serologisch und mittels PCR stellen. Häufigste Erreger sind *Acanthamoeba castellani* und *A. rhysodes*. Therapeutisch werden Pentamidin, Fluconazol und Flucytosin eingesetzt.

Ein „Trypanosomenschanker", eine schmerzhafte, nicht ulzerierende Schwellung von etwa 15 cm Durchmesser, entwickelt sich nach Inokulation von Trypanosomen *(Trypanosoma brucei gambiense, Trypanosoma brucei rhodesiense)* durch die Tsetse-Fliege. Die Erreger vermehren sich in den oberen Schichten des subkutanen Fettgewebes. Die Hautveränderung tritt im Falle einer Infektion mit *T. b. gambiense* bei bis zu 20%, im Falle einer Infektion mit *T. b. rhodesiense* bei bis zu 80% auf und heilt nach einigen Wochen spontan ab. Die hämolymphatische Streuung der Trypanosomen verursacht vor allem Fieber, Kopfschmerzen und Lymphadenopathie. Im zweiten, meningoenzephalitischen Stadium der Schlafkrankheit treten Persönlichkeitsveränderungen, Ermüdbarkeit, Ataxie und psychotische Zustände auf. Die Trypanosomiasis ist auf Afrika begrenzt. Die Diagnose erfolgt aus dem Blut, serologisch und aus dem Liquor. Zur Therapie werden Suramin, Pentamidin und Melarsoprol eingesetzt.

6.2 Leishmaniosen

GUNDEL HARMS

6.2.1 Grundlagen

Leishmaniosen sind durch Protozoen der Gattung *Leishmania* verursachte Krankheitsbilder. In Abhängigkeit von der Leishmanien-Spezies und den Ausgangsbedingungen des Immunsystems verursachen Leishmanien ein Spektrum von Krankheitsbildern, das von Hautformen über Schleimhauterkrankungen bis zu letalen Organmanifestationen reicht. Die verschiedenen Leishmanien-Spezies zeichnen sich durch Gewebepräferenz aus, sind aber grundsätzlich in der Lage, verschiedene Manifestationen und auch Mischformen hervorzurufen (s. Tab. 6.2-1).

Leishmaniosen kommen auf allen Kontinenten mit Ausnahme Australiens vor. Die Verbreitung der Leishmanien erfolgt durch tag- und nachtaktive Schmetterlingsmücken (Phlebotomen), im Englischen als „sandflies" bezeichnet, die während ihrer Blutmahlzeit die Leishmanien übertragen. Im menschlichen oder tierischen Wirt werden die Leishmanien von Makrophagen phagozytiert und wandeln sich in die intrazelluläre Leishmanienform um. Infektionen über den gemeinsamen Gebrauch von Nadeln bei mit Leishmanien infizierten intravenös Drogenabhängigen spielen in endemischen Gebieten für die viszeralen Formen eine zunehmende Rolle. Seltenere Infektionswege sind Infektionen durch kontaminierte Blutkonserven oder kongenital erworbene Infektionen [1].

Leishmaniosen sind in der Regel Zoonosen. Das Erregerreservoir rekrutiert sich aus wildlebenden Nagetieren und Kaniden. Für *L. donovani und L. tropica* ist der infizierte Mensch Ausgangspunkt neuer Infektionen. Leishmaniosen hinterlassen eine erregerspezifische Immunität. Es sollte aber insbesondere nach viszeraler Manifestation von einer lebenslangen Persistenz der Erreger ausgegangen werden, so daß es zu Rückfällen und, bei Veränderungen der Immunlage, zu Reaktivierungen kommen kann.

In Tabelle 6.2-1 sind die wichtigsten Leishmanien-Spezies, ihre Verbreitungsgebiete, die üblicherweise assoziierten Krankheitsbilder und Erregerreservoire aufgeführt.

Tabelle 6.2-1 Wichtigste humanpathogene Leishmanien-Spezies, Verbreitung, Krankheitsbilder und Erregerreservoir.

Erreger	Vorkommen	Krankheit	Reservoir
Afrika, Asien, Europa			
L. tropica	Mittlerer Osten, Mittelmeerraum, Zentralasien	KL, LR, (VL)	Mensch
L. major	Mittlerer Osten, Mittelmeerraum, Subsahara	KL, ML	Nager
L. aethiopica	Äthiopien, Kenia, Sudan, Tansania	KL, DKL	Klippschliefer
L. infantum	Mittelmeerraum, China, Zentralasien	KL, VL, ML	Hunde, wilde Kaniden
L. donovani	Indien, China, Ostafrika	VL, PKDL	Mensch
Amerika			
L. brasiliensis	Tropenwälder Süd- und Mittelamerikas	KL, MKL	Nager
L. panamensis	Panama und Nachbarländer	KL, MKL	Nager
L. guyanensis	Guyana, Amazonasgebiet	KL, MKL	Nager
L. mexicana	Mexiko, Guatemala, Belize	KL	Nager
L. amazonensis	Brasilien	KL, DKL	Nager
L. peruviana	Peru (Anden), Argentinien	KL	Nager
L. chagasi	Süd- und Mittelamerika	VL	Hunde, wilde Kaniden

DKL = diffuse kutane Leishmaniose; KL = kutane Leishmaniose; ML = mukosale Leishmaniose; MKL = mukokutane Leishmaniose; PKDL = Post-Kala-Azar-Hautleishmanoid; LR = Leishmaniasis recidivans; VL = viszerale Leishmaniose

Literatur zu 6.2.1

1. Harms G, Bienzle U. Leishmaniosen. In: Lang W, Löscher Th (Hrsg). Tropenmedizin in Klinik und Praxis. Stuttgart: Georg-Thieme-Verlag, 2000: 37–49.

6.2.2 Kutane Leishmaniosen

■ **Definition**

Die kutane Leishmaniose manifestiert sich als chronisches, schmerzloses, granulomatöses Hautulkus, das auch multipel auftreten kann.

■ Synonyme
Alte Welt: Orientbeule, Delhibeule, Bagdadbeule, Aleppobeule, Biskrabeule u.a.
Neue Welt: Pian bois, Bush yaws *(L. guyanensis)*, Chiclero ulcer *(L. mexicana)*, Uta *(L. peruviana)*.

■ Diagnostik
Material zum Nachweis einer kutanen Leishmaniose wird, nach Entfernen einer evtl. vorhandenen Kruste, aus dem Läsionsrand entnommen, ausgestrichen, gefärbt und mikroskopisch untersucht. Im Zytoplasma von Makrophagen finden sich die 2–5 µm großen Leishmanien-Amastigoten mit zirkulärem Nukleus und kleinerem, stäbchenförmigem Kinetoplasten. Häufig liegen die Parasiten extrazellulär, da die Zellen durch den mechanischen Ausstreichvorgang rupturieren.

Biopsiematerial aus dem Randwall der Läsion kann simultan histologisch, kulturell und mittels PCR untersucht werden. Spezifische Antikörper sind bei den lokalisierten Hautformen höchstens in schwacher Konzentration nachweisbar.

Bei der Leishmaniasis recidivans gelingt der Parasitennachweis meist nur in der Kultur oder durch PCR. Bei der diffusen kutanen Leishmaniose können die Erreger im Ausstrich aus den parasitenhaltigen Knoten nachgewiesen werden.

Die Differenzierung der Leishmanien-Spezies ist mikroskopisch nicht möglich, sondern erfolgt vorwiegend mittels PCR. Für die Individualdiagnostik ist die Speziesidentifizierung von Bedeutung, wenn im Expositionsgebiet Erreger vorkommen, die ausstreuen und eine mukokutane oder diffuse kutane Form verursachen können. In diesem Fall ergeben sich therapeutische Konsequenzen [1].

■ Klinik

Kutane Leishmaniose der Alten Welt
Etwa 4 Wochen nach Inokulation des Erregers bildet sich eine juckende Papel, die sich zu einem 2–4 cm großen Ulkus entwickelt (Abb. 6.2-1). Die Ulzera können einzeln oder multipel an jeder Körperstelle, jedoch besonders an exponierten Körperteilen auftreten. *L. tropica* und *L. infantum* verursachen meist trockene Einzelläsionen. *L. major* verursacht häufiger exsudativ-ulzerierende Läsionen. *L. aethiopica* ruft eine unkomplizierte Hautleishmaniose, aber auch die nicht heilende diffuse kutane Leishmaniose hervor.

Leishmaniasis recidivans
Die Leishmaniasis recidivans oder „lupoide Leishmaniose" ist eine nur im Zusammenhang mit *L. tropica* bekannte, chronische, häufig im Gesicht lokalisierte Hautform. Während das Zentrum der Läsion narbig abheilt, bilden sich an den Rändern immer wieder gelbliche oder rötlich-bräunliche, papulöse Infektionsherde (Abb. 6.2-2). Histologisch findet sich eine ausgeprägte zelluläre Infiltration.

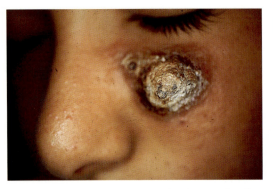

Abbildung 6.2-1 Kutane Leishmaniose durch *L. tropica*.

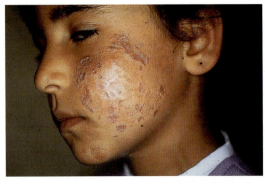

Abbildung 6.2-2 Leishmaniasis recidivans von 4jähriger Dauer.

Kutane Leishmaniose der Neuen Welt

L. amazonensis verursacht einzelne oder multiple noduläre, selten ulzerierende Läsionen, aber auch die diffuse kutane Leishmaniose. *L. mexicana* ruft meist unkomplizierte, selbstheilende Einzelläsionen hervor. Bei Befall des Ohres kann die Muschel zerstört werden (Chiclero ulcer). *L. peruviana* verursacht ebenfalls eine unkomplizierte, selbstheilende Hautleishmaniose (Uta).

L. panamensis, *L. guyanensis* und *L. brasiliensis* verursachen papulöse, noduläre und häufig stark ulzerierende Läsionen, die von Satellitenläsionen entlang der lokalen Lymphgefäße begleitet sind. *L. brasiliensis*, der häufigste Erreger amerikanischer kutaner Leishmaniosen, ruft langwierige, schlecht heilende Ulzera hervor (Abb. 6.2-3). *L. brasiliensis* ist auch Hauptverursacher der mukokutanen Leishmaniose.

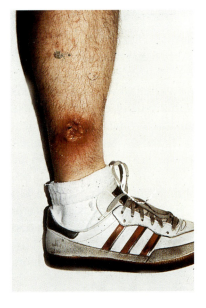

Abbildung 6.2-3 Kutane Leishmaniose durch *L. brasiliensis*.

Diffuse kutane Leishmaniose
Die diffuse kutane Leishmaniose entwickelt sich in der Regel nur bei Patienten mit einer Immundefizienz. Meist finden sich im Gesicht papulonoduläre oder plaqueartige, knotige Hautveränderungen, die sich später auf das gesamte Tegument ausbreiten. Diese seltene Leishmanioseform zeichnet sich durch eine starke Parasiteninfiltration der Läsionen, schlechten Allgemeinzustand der Patienten und Therapieresistenz aus.

■ Differentialdiagnose
Wichtigste Differentialdiagnosen der kutanen Leishmaniosen sind sekundär infizierte Verletzungen und Insektenstiche. In endemischen Regionen kommen das tropische Ulkus, Buruli-Ulkus, Hauttuberkulose, tertiäre Syphilis, Karzinome und Mykosen, insbesondere die Sporotrichose, in Betracht. Infektionen mit Mycobacterium marinum, Keratoakanthome und Mykosen führen bei uns zu den häufigsten Verwechslungen.

Wichtigste Differentialdiagnose der Leishmaniasis recidivans ist die Hauttuberkulose. Klinisches Bild und Immunpathologie der seltenen diffusen kutanen Leishmaniose ähneln einer lepromatösen Lepra.

■ Therapie
Die Behandlung der Leishmaniosen orientiert sich grundsätzlich am nachgewiesenen Erreger, da die verschiedenen Leishmanien-Spezies unterschiedlich auf die medikamentöse Therapie ansprechen.

Die Hautleishmaniosen der Alten Welt heilen in der Regel spontan innerhalb von 6–24 Monaten mit einer hypopigmentierten, eingezogenen Narbe ab. Narben im Gesicht können entstellend wirken und sind deshalb gefürchtet. Die Narbenbildung läßt sich durch rechtzeitige Behandlung minimieren.

Kryotherapie kann bei kleinen Läsionen eingesetzt werden, hinterläßt jedoch auch Narben. Exzisionen sollen aufgrund der hohen Rezidivrate nicht vorgenommen werden.

Mit Ausnahme von multiplen Läsionen und großen, schlecht zugänglichen Läsionen im Gesicht können kutane Leishmaniosen durch *L. tropica*, *L. infantum* und *L. major* lokal behandelt werden. Hierzu werden 5wertige Antimonpräparate (Sb^V, Natrium-Stibogluconat [Pentostam®] oder N-Methylglucamine [Glucantime®]) ein- bis zweimal wöchentlich über 3–5 Wochen sternförmig periläsional injiziert [2].

Ebenfalls gute Behandlungserfolge zeigen sich nach lokaler Applikation einer Salbe aus 15%igem Aminosidinsulphat (Paromomycinsulphat) mit Zusatz von 10%igem Harnstoff oder 12%igem Methylbenzethoniumchlorid [3, 4]. Die Salbe wird zweimal täglich über mindestens 20 Tage appliziert.

Alle anderen Leishmanioseformen werden grundsätzlich systemisch behandelt.

Amerikanische kutane Leishmaniosen können über Jahre persistieren und bergen die Gefahr einer Streuung in den Nasenrachenraum. Sie sollten deshalb nur dann lokal behandelt werden, wenn ein Erreger identifiziert wurde, der nicht zu einer Aussaat in die Schleimhäute neigt.

Als systemische Behandlung kutaner Leishmaniosen werden 5wertige Antimonpräparate eingesetzt. Die Behandlung wird so lange durchgeführt, bis die Läsionen abgeheilt sind, jedoch mindestens über 4 Wochen. Kinder und Erwachsene erhalten 20 mg Sb^V/kg KG/d. Die Substanz wird langsam intravenös injiziert oder in 5%iger Glucose als Kurzinfusion gegeben oder intramuskulär verabreicht. Als häufigste Nebenwirkungen treten Übelkeit, Appetitverlust, Myalgien und Arthralgien auf. EKG-Veränderungen wie QT-Verlängerungen, ST-Senkungen und Arrhythmien sind nach Absetzen des Präparates reversibel, regelmäßige EKG-Kontrollen sollten jedoch durchgeführt werden.

Alternativ und bei Rückfällen werden Amphotericin B, Pentamidin, 3–4 mg KG/d i.m. 1- bis 2mal/Woche, Ketoconazol, 600 mg/d über 4 Wochen, oder Dapsone, 200 mg/d über 6 Wochen eingesetzt [4, 5]. Für Läsionen durch *L. aethiopica* und *L. guyanensis* gilt Pentamidin als Mittel der Wahl [4, 5].

Seit einigen Jahren bietet die liposomale Aufbereitung von Amphotericin B (AmBisome®) die Möglichkeit einer hocheffizienten, gut verträglichen, allerdings kostenintensiven systemischen Therapie. Nach Phagozytose der Liposomen durch Leishmanien-haltige Makrophagen akkumuliert die Substanz direkt am gewünschten Wirkungsort. Die Dosierung beträgt 3–4 mg/kg/d i.v. über 10 Tage [4, 5].

Gute Wirksamkeit in der systemischen Behandlung von Leishmaniosen zeigen bisherige Studien mit Miltefosin, einem oral verabreichbaren Alkylphospholipid [5, 6].

Literatur zu 6.2.2

1. Harms G, Bienzle U. Leishmaniosen. In: Lang W, Löscher Th (Hrsg). Tropenmedizin in Klinik und Praxis. Stuttgart: Georg-Thieme-Verlag, 2000: 37–49.
2. Harms G, Chehade AK, Douba M, et al. A randomized trial comparing a pentavalent antimonial drug and recombinant interferon-gamma in the local treatment of cutaneous leishmaniasis. Trans R Soc Trop Med Hyg 1991; 85: 214–6.
3. Bryceson AD, Murphy A, Moody A. Treatment of Old World cutaneous leishmaniasis with aminosidine ointment: results of an open study in London. Trans R Soc Trop Med Hyg 1994; 88: 226–8.
4. Berman JD. Human leishmaniasis: clinical, diagnostic, and chemotherapeutic developments in the last 10 years. Clin Infect Dis 1997; 24: 684–703.
5. Murray HW. Clinical and experimental advances in treatment of visceral leishmaniasis. Antimicrob Agents Chemother 2001; 45: 2185–97.
6. Soto J, Toledo J, Gutierrez P, et al. Treatment of cutaneous leishmaniasis with Miltefosine, an oral agent. Clin Infect Dis 2001; 33: 57–61.

6.2.3 Viszerale Leishmaniose

■ **Definition**
Die viszerale Leishmaniose ist eine Erkrankung des Monozyten-Makrophagen-Systems, die durch Fieber, Hepatosplenomegalie und Panzytopenie charakterisiert ist.

■ **Synonym**
Kala-Azar (schwarze Krankheit).

■ **Diagnostik**
Diagnostisch beweisend ist der mikroskopische Nachweis von Leishmanien im Knochenmarkausstrich, in Milzbiopsie oder Lymphknotenaspirat nach Färbung oder im Kulturverfahren. Der Antikörpernachweis ist sensitiv und spezifisch (IFT, ELISA), kann aber bei Immunsupprimierten in bis zu 50 % der Fälle negativ ausfallen. Bei 50 % der Leishmanien-HIV-Koinfizierten können Leishmanien auch im Blut, insbesondere im „Buffy coat", nachgewiesen werden. In unklaren Fällen hat sich der Antigennachweis mittels PCR aus den genannten Patientenproben als zuverlässig erwiesen.

Die Diagnose des Post-Kala-Azar-Hautleishmanoids erfolgt durch mikroskopischen Nachweis der Erreger nach Ausstrich und Färbung von Material aus den Knoten.

■ **Klinik**
Die viszerale Leishmaniose kann sowohl akut als auch schleichend beginnen und mit intermittierendem Fieber einhergehen. Durch Befall der Makrophagen in Milz und Leber entsteht die charakteristische Hepatosplenomegalie. Die verlängerte Verweildauer von Blutzellen in der Milz führt zu einem sekundären Hypersplenismus. Eine Panzytopenie ist die Folge. Gelegentlich läßt sich eine Dunkel- oder Graufärbung der Haut, vor allem der Hand- und Fußsohlen, beobachten. Durch den Befall von Darm und Lunge kommt es zu Diarrhöen und Bronchopneumonien. Nach mehrmonatiger Krankheitsdauer entwickeln sich Muskelhypotrophie und Kachexie. Ohne Behandlung sterben die meisten Patienten an Blutungen und Sekundärinfektionen. Immunsuppression durch Zytostatika, Steroidbehandlung, Mangelernährung oder eine HIV-Infektion können eine latente Infektion zur Manifestation bringen.

Post-Kala-Azar-Hautleishmanoid
Das Post-Kala-Azar-Hautleishmanoid (PKDL) wird nur im Zusammenhang mit *L. donovani* beobachtet. Auf zunächst hypopigmentierten Hautarealen, besonders im Gesicht, bilden sich zahlreiche, stark parasitenhaltige Knoten. Die Pathogenese dieser vor allem aus Indien und Ostafrika (Sudan) bekannten Hautform ist weitgehend ungeklärt.

■ **Differentialdiagnose**

Von der viszeralen Leishmaniose müssen in erster Linie Erkrankungen abgegrenzt werden, die mit einer Hepatosplenomegalie, Fieber und mit Blutbildveränderungen einhergehen, wie Malaria, Brucellose, Tuberkulose, Sarkoidose, Bilharziose, Typhus abdominalis sowie Lymphome und Leukämien.

Als Differentialdiagnose des Post-Kala-Azar-Hautleishmanoid kommt in den endemischen Regionen die diffuse kutane Leishmaniose in Betracht, die jedoch von anderen Leishmanien-Spezies verursacht wird.

■ **Therapie**

Als Mittel erster Wahl für die systemische Behandlung der viszeralen Leishmaniose gilt liposomales Amphotericin B (AmBisome®; s. Kap. 6.2.2 Kutane Leishmaniosen). In den endemischen Regionen erfolgt die Behandlung meist mit 5wertigen Antimonpräparaten über mindestens 30 Tage oder mit Amphotericin B in seiner Standardaufbereitung [1].

Das PKDL spricht auf 5wertiges Antimon an. In Indien und China wird systemisch über 4 Monate behandelt, in Afrika reicht meist eine Behandlungszeit von 2–3 Monaten aus [2]. Eine Rezidivneigung besteht in der Regel nicht. Zum Behandlungserfolg mit liposomalem Amphotericin B liegen keine Erfahrungen vor. Es ist von einer guten Wirksamkeit auszugehen.

Literatur zu 6.2.3

1. Murray HW. Clinical and experimental advances in treatment of visceral leishmaniasis. Antimicrob Agents Chemother 2001; 45: 2185–97.
2. World Health Organisation. Manual on visceral leishmaniasis control. Geneva: World Health Organisation, 1996.

6.2.4 Mukokutane Leishmaniose

■ **Definition**

Die mukokutane Leishmaniose ist eine chronisch fortschreitende, nekrotisierende Erkrankung des Nasenrachenraumes.

■ **Synonym**

Espundia.

■ Diagnostik

Aufgrund der geringen Parasitendichte gelingt der Erregernachweis bei den mukokutanen Formen meist nur in der Kultur oder mittels PCR. Antikörper sind in der Regel nur in geringer Höhe nachweisbar. Ein Antikörperanstieg nach vorausgegangener amerikanischer kutaner Leishmaniose kann ein wichtiger Hinweis sein.

■ Klinik

Die mukokutane Leishmaniose entwickelt sich nach einer lymphogenen oder hämatogenen Verschleppung der Erreger aus der kutanen Läsion in die Nasen- und Mundschleimhäute. Ein monate- oder jahrelanges symptomloses Intervall ist üblich. Zunächst bildet sich am knorpeligen Nasenseptum ein granulomatöses Geschwür, das fortschreitend Septum, Gaumen, Uvula, Pharynx und Larynx zerstört (Abb. 6.2-4). Endarteriitis der kleinen Gefäße, Thrombose und Fibrose werden für die Gewebedestruktion verantwortlich gemacht. Erstes Anzeichen ist häufig eine Epistaxis. Zentrofazial, besonders an Nase und Oberlippe, entsteht ein chronisches Ödem, das zum Bild der typischen „Facies leishmaniotica" führt. Sekundärinfektionen, Schluck- und Sprachbeschwerden treten auf. Die mukokutanen Formen sind mit hoher Letalität behaftet. Häufige Todesursache ist eine Aspirationspneumonie.

Mukosale und mukokutane Formen werden in den letzten Jahren zunehmend allein oder gemeinsam mit kutanen oder viszeralen Manifestationen bei Leishmanien/HIV-Koinfektionen beobachtet. Diese Leishmanien-Infektionen stammen meist nicht aus Südamerika, sondern aus dem Mittelmeerraum und sind durch *L. infantum* verursacht [1].

■ Differentialdiagnose

Die zentrofazialen Läsionen müssen in den endemischen Gebieten von der lepromatösen Lepra, der Syphilis und der Paracoccidioides-Mykose abgegrenzt werden. Daneben kommen Karzinome differentialdiagnostisch in Betracht.

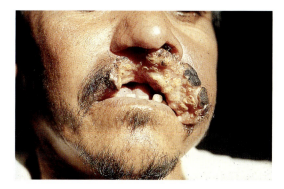

Abbildung 6.2-4 Mukokutane Leishmaniose durch *L. brasiliensis*.

■ **Therapie**

Die Therapie erfolgt systemisch mit 5wertigen Antimonpräparaten, bis die Parasiten nicht mehr nachweisbar sind. Erfahrungen mit liposomalem Amphotericin B (s. Kap. 6.2.2 Kutane Leishmaniosen) sind noch begrenzt, jedoch ist von guter Wirksamkeit auszugehen. Aufgrund der hohen Rezidivneigung bei Manipulation der befallenen Haut sollten Versuche zur Rekonstruktion der zerstörten Gewebe und Hauttransplantationen erst nach mehrmonatiger Rezidivfreiheit vorgenommen werden [1, 2].

Literatur zu 6.2.4

1. Harms G, Bienzle U. Leishmaniosen. In: Lang W, Löscher TH (Hrsg). Tropenmedizin in Klinik und Praxis. Stuttgart: Georg-Thieme-Verlag, 2000: 37–49.
2. Berman JD. Human leishmaniasis: clinical, diagnostic, and chemotherapeutic developments in the last 10 years. Clin Infect Dis 1997; 24: 684–703.

6.3 Trichomoniasis

ANGELIKA STARY

◼ Definition
Die Trichomoniasis ist eine durch *Trichomonas vaginalis* verursachte Infektion des Urogenitalbereichs.

◼ Erreger
T. vaginalis wurde 1836 erstmals von M. A. Donne beschrieben und ist ein 15–30 µm großer Flagellat von ovaler bis birnenförmiger Form mit 4 langen Geißeln (Flagellen) und einer solitären undulierenden Membran. Von dieser pathogenen Spezies sind die im menschlichen Organismus ebenfalls vorkommenden apathogenen Arten *T. tenax* (buccalis) und *T. hominis* (faecalis) zu unterscheiden.

◼ Epidemiologie
Die Trichomoniasis ist eine weltweit auftretende, sexuell übertragbare Infektion, deren Prävalenz vom sexuellen Risikoverhalten abhängt [1]. In den Statistiken bestehen erhebliche Unterschiede der Infektionsrate zwischen einzelnen Bevölkerungsgruppen sowie zwischen Industrie- und Entwicklungsländern. Sie ist besonders hoch bei Prostituierten (bis zu 80 %) und wird bei Frauen in industrialisierten europäischen Ländern in stark abnehmendem Prozentsatz beobachtet (0,7–5 %). Der Altersgipfel entspricht jenem der höchsten sexuellen Aktivität und korreliert mit dem Auftreten anderer Infektionen im Genitalbereich. Oft besteht eine Assoziation mit anderen STDs.

◼ Übertragungswege
Die Übertragung der Trichomoniasis erfolgt hauptsächlich durch sexuellen Kontakt mit einem infizierten Partner. Ausnahmen sind selten, da die Überlebenszeit der Trichomonaden auf feuchten Waschutensilien (Schwamm 90 Minuten; Harn 3 Stunden) kurz und die Wahrscheinlichkeit einer Infektion durch Kontamination (Bad 1 %, Toilette 13 %) äußerst gering ist.

◼ Diagnostik

Klinische Untersuchung
Erhöhter pH-Wert (> −5,0) des vermehrten schaumig-gelben Fluor vaginalis mit fischigem Geruch; Veränderungen sind ähnlich der bakteriellen Vaginose.

Mikroskopischer Nachweis

Die Diagnose der Trichomoniasis kann oftmals bereits im Mikroskop durch den direkten Erregernachweis der beweglichen Trichomonaden im Nativpräparat erfolgen (50–70% Verläßlichkeit). Dunkelfeld- und Phasenkontrastuntersuchungen erhöhen die Trefferquote auch bei einer geringen Erregerzahl. Ebenso können verschiedene Färbungen (Gram, Giemsa) hilfreich sein. Bei männlichen Patienten ist der Nachweis im Harnsediment nach Zentrifugation des Morgenharns empfehlenswert. Die Zahl der Leukozyten ist im Nativpräparat eines vaginalen Ausstriches massiv vermehrt. Clue-Zellen und eine typische Flora wie bei der bakteriellen Vaginose sind häufig zu beobachten.

Kulturnachweis

Bei klinischem Verdacht einer Trichomoniasis, aber negativem Ergebnis im Direktpräparat ist der Kulturnachweis unumgänglich [2]. Dafür werden üblicherweise flüssige Medien nach Feinberg und Diamond verwendet und die Trichomonaden in anaerobem Milieu bei 37 °C für etwa 5 Tage kultiviert.

■ Klinik

Die Inkubationszeit liegt zwischen 4 Tagen und 3 Wochen, etwa ein Viertel der infizierten Frauen ist asymptomatisch.

Die Infektion manifestiert sich bei der Frau als milde Vaginitis mit charakteristisch dünnem, gelblich-grünlichem, übelriechendem schaumigem Fluor [3]. Eine zusätzliche Irritation der Urethra (Urethritis, Vesikulitis) und der Vulvaregion kann auftreten. Eine Aszension der Keime in das Cavum uteri ist nicht ausreichend belegt. Allerdings ist die Trichomoniasis mit einer etwa doppelt so häufigen Rate postpartaler Endometritis und einer höheren Rate an Infertilität (infolge Beeinträchtigung der Spermienmotilität?) verknüpft.

Die Trichomoniasis ist beim männlichen Partner meist symptomlos, eine Transmission ist aber bei einer asymptomatischen Besiedelung der Urethra möglich. Gelegentlich tritt eine milde unspezifische Urethritis auf. Es wird daher eine Untersuchung auf *T. vaginalis* bei Patienten mit nicht-gonorrhoischer Urethritis (NGU) routinemäßig empfohlen.

■ Differentialdiagnose

Differentialdiagnostisch sind die vaginale Candidose und die bakterielle Vaginose auszuschließen. Dies kann bereits im Nativpräparat oder in der Gram-Färbung erfolgen. Zur genauen Abklärung einer vaginalen Candidose ist eine Kultivierung auf Sproßpilze empfehlenswert.

■ Therapie

Empfohlene Therapie: Metronidazol 2 g p.o. als Einzeldosis.
Alternative Therapie:
- *Therapieversager*
  Metronidazol 500 mg p.o. 2mal/d über 7 Tage oder 2 g p.o. über 3–5 Tage

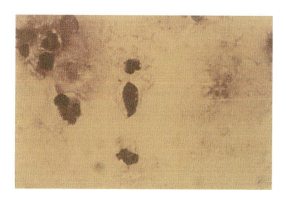

Abbildung 6.3-1 T. vaginalis im Vaginalabstrich, Giemsa-gefärbt. T. vaginalis ist in der Mitte dargestellt.

- *Gravidität*
  Metronidazol 500 mg Vaginalkapseln über 10 Tage
  Clotrimazol 100 mg Vaginalkapseln über 7 Tage
  Eine systemische Metronidazolgabe ist während des 1. Trimenons sowie während der Laktationsperiode kontraindiziert. Der lokalen Behandlung während der Gravidität und Laktationsphase soll eine systemische Metronidazolgabe folgen.
- *Kinder*
  3 x 5 mg/kg KG p.o. über 5 Tage
  Eine automatische Mitbehandlung des Sexualpartners ist auch bei Symptomfreiheit angezeigt.

Literatur zu 6.3

1. Rein MF. Trichomonas vaginalis. In: Mandell GL, Bennett JE, Dolin R (eds). Principles and practice of infectious diseases. 4th edn. New York: Churchill Livingstone, 1995: 2493–7.
2. Krieger JN, Alderete JF. Trichomonas vaginalis and trichomoniasis. In: Holmes KK, et al. (eds). Sexually Transmitted Diseases. New York: McGraw-Hill, 1999: 587–604.
3. Wolner-Hanssen P. Trichomonas vaginalis. In: Elsner P, Martus J (eds). Vulvovaginitis. New York: Marcel Dekker, 1993: 365–83.

7 Wurmerkrankungen

7.1 Grundlagen

JÖRG M. PÖNNIGHAUS

Infektionen mit Nematoden (Fadenwürmern), Zestoden (Bandwürmern), Filarien und Trematoden (Saugwürmern), kurz 'Würmern', können beim Menschen eine Reihe von dermatologischen Krankheitsbildern hervorrufen, die in der nachfolgenden Tabelle 7.1-1 aufgeführt werden. Vorkommen, Lebenszyklus und Nachweisverfahren der Erreger wurden bereits in verschiedenen Lehrbüchern ausführlich beschrieben [1, 2], in den folgenden Kapiteln wird daher vor allem das für den Dermatologen Wesentliche dargestellt. Manche Würmer haben ein eng begrenztes Verbreitungsgebiet (z. B. die Drakunkulose, die heute nur noch in der Sahelzone endemisch ist, und die Kamerun-Schwellung), oder sie sind bei Reisenden extrem selten. Trotzdem werden sie der Vollständigkeit halber ebenfalls kurz aufgeführt.

Erläutert seien hier zwei Begriffe: Unter der Inkubationszeit versteht man, wie allgemein in der Medizin, die Zeit zwischen Eindringen der Erreger in den Menschen und ersten Krankheitserscheinungen. Unter der Präpatenzzeit wird die Zeit zwischen Eindringen der Erreger und der Nachweisbarkeit ihrer Vermehrungsprodukte (Eier, Larven) verstanden. Die Kenntnis der Präpatenzzeit bei Wurmerkrankungen ist offensichtlich wichtig, um bei Verdacht auf eine Infektion nicht durch negative Untersuchungsbefunde irregeführt zu werden, wenn die Inkubationszeit deutlich kürzer ist als die Präpatenzzeit.

Für die meisten Wurmerkrankungen sind eine Herkunft aus oder eine Reise in tropische Regionen eine Conditio sine qua non. Wie auch anderswo betont [2], ist eine genaue Anamneseerhebung die Voraussetzung für daraufhin gezielt einzusetzende Untersuchungen.

Eine Eosinophilie nach Tropenaufenthalt weist auf Wurmerkrankungen hin, findet sich aber selbstverständlich auch bei nicht-parasitären Erkrankungen und kann gelegentlich bei Wurmerkrankungen fehlen. Dieser Hinweis wird nicht bei jedem Krankheitsbild wiederholt. Ebenso ist generell zu sagen, daß zwar Antikörpernachweise gegen Antigene der Adulten oder der Larven bei praktisch allen Wurminfektionen entwickelt wurden, daß jedoch insbesondere ihre Spezifität oft zu wünschen übrig läßt. Ein 'positives' Ergebnis sollte daher immer nur im Zusammenhang mit der Klinik und nie isoliert betrachtet werden.

Wahrscheinlich können viele, wenn nicht die meisten Wurminfektionen eine Urtikaria ohne [3] oder mit weiteren Symptomen [4] verursachen. Wenn eine Urtikaria alleiniges Symptom an der Haut ist, wie bei der Anisakiasis [5],

Tabelle 7.1-1 Dermatologische Krankheitsbilder bei Wurminfektionen.

Dermatologisches Krankheitsbild	Erreger
Perianaler Pruritus und perianale Granulome Vulvovaginitis Exantheme	Enterobius vermicularis
Juckendes Erythem (Bodenkrätze, Ground itch) Pruritus	Ancylostoma duodenale, Necator americanus u. a.
Kutanes Larva-migrans-Syndrom Hakenwurmfollikulitis	Ancylostoma brasiliense, Ancylostoma canium u. a.
Larva-currens-Syndrom Purpura beim Hyperinfektionssyndrom	Strongyloides stercoralis
Fieber, Myalgien, periorbitale Ödeme in der Migrationsphase	Trichinella spiralis u. a.
Subkutanes Larva-migrans-Syndrom	Gnathostoma spinigerum u. a.
Subkutane Knoten (kutane Zystizerkose)	Taenia solium
Pruritus, papulöses Exanthem, subkutane Knoten, Ödeme (DD: Pruritus bei Infektion mit Mansonella-Arten) Hyperreaktive Onchozerkose-Dermatitis (Sowda)	Onchocerca volvulus
Lymphadenitis, Lymphangitis Lymphvarizen Elephantiasis	Wuchereria bancrofti, Brugia malayi, Brugia timori
Kamerun-Schwellung	Loa loa
Drakunkulose	Dracunculus medinensis
Zerkariendermatitis Kutane Schistosomiasis (DD: Paragonimiasis)	Schistosoma haematobium, Schistosoma mansoni u. a. Paragonimus westermani u. a.

wird aus Platzgründen darauf verzichtet, diese Wurminfektion gesondert darzustellen. Es wird ebenfalls darauf verzichtet, Infektionen mit Mansonella-Arten und die kutane Paragonimiasis darzustellen, sie werden jedoch unter Differentialdiagnosen kurz erwähnt.

Die Prophylaxe von Wurminfektionen ergibt sich aus den jeweiligen Übertragungswegen.

Literatur zu 7.1

1. Mehlhorn H, Eichenlaub D, Löscher T, Peters W. Diagnostik und Therapie der Parasitosen des Menschen. 2. Auflage. Stuttgart: Gustav-Fischer-Verlag, 1995.
2. Lang W, Löscher T. Tropenmedizin in Klinik und Praxis. 3. Auflage. Stuttgart: Georg-Thieme-Verlag, 2000.
3. Montag A, Ulrich R. Chronische Urtikaria bei Enterobius vermicularis (Oxyuriasis). Hautarzt 1992; 43: 652–3.
4. Zuidema PJ. The Katayama syndrome; an outbreak in Dutch tourists to the Omo National Park, Ethiopia. Trop Geogr Med 1981; 33: 30–5.
5. McCarthy J, Moore TA. Emerging helminth zoonoses. Int J Parasitol 2000; 30: 1351–60.

7.2 Enterobiasis

Jörg M. Pönnighaus

■ **Definition**
Die Ursache der Enterobiasis ist der Kindermadenwurm *(Enterobius vermicularis)*, der zu den Nematoden zählt.

■ **Synonym**
Oxyuriasis.

■ **Erreger**
Der erwachsene weibliche Wurm lebt im Dickdarm, das Männchen stirbt nach der Begattung ab. Das Weibchen deponiert pro Nacht etwa 5000–15.000 Eier auf der perianalen Haut, diese sind bei der Ablage embryoniert, d.h. infektiös.

■ **Epidemiologie**
Enterobius vermicularis kommt weltweit vor, die Erkrankung setzt also keinen Tropenaufenthalt voraus.

■ **Übertragungswege**
Die Übertragung erfolgt durch fäkal-orale Schmierinfektion, gelegentlich auch indirekt durch Kontakt mit Unterwäsche oder Bettwäsche, in der Eier unter günstigen (kühlen und feuchten) Bedingungen 2–3 Wochen überleben können.
Die Präpatenzzeit beträgt wahrscheinlich 5–10 Wochen.
Da das Weibchen nur 3–4 Monate lebt, sind meist Autoinfektionen für eine länger bestehende Erkrankung verantwortlich.

■ **Diagnostik**
Bei Verdacht auf Oxyuriasis sollte morgens vor dem ersten Stuhlgang ein Klebestreifen aus Klarsicht-Cellophan (z.B. Tesafilm) auf die Perianalhaut angedrückt werden. Der Klebestreifen wird anschließend auf einen Objektträger gelegt und bei 100facher Vergrößerung untersucht. Die Eier sind 50–60 x 20–30 μm groß (Abb. 7.2-1).
Erwachsene Weibchen können auf dem Stuhl als sich schlängelnde weißliche Fäden erscheinen.

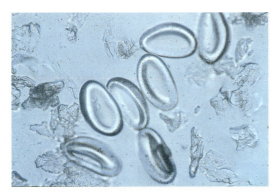

Abbildung 7.2-1 Oxyuren(Enterobius-vermicularis)-Eier im Tesafilmpräparat.

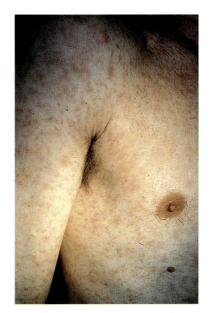

Abbildung 7.2-2 Exanthem bei Oxyuriasis.

■ Klinik

Unter den Symptomen, die eine Oxyuriasis verursachen können, ist der nächtliche perianale Juckreiz der bekannteste. Bei Kindern, aber auch Heimbewohnern aller Altersgruppen ist bei diesem Symptom an eine Oxyuriasis zu denken. Offensichtlich erleichtert nächtlicher perianaler Juckreiz via Kratzen die Autoinfektion.

In seltenen Fällen kann es perianal zu granulomatösen Entzündungen mit Ausbildung von kleinen Tumoren kommen oder aber zu kleinen Abszessen mit lebenden adulten Würmern oder Eiern. Möglicherweise erreichen die Würmer in solchen Fällen tiefere Gewebe über Krypten oder über Drüsenausführungsgänge. Insgesamt sind aber bisher nur 13 solcher Fälle beschrieben worden [1]. Bei kleinen Mädchen können in den Genitalbereich einwandernde Oxyuren Fluor, Vulvitis und Vulvovaginitis verursachen [2]. Des weiteren kann eine Oxyuriasis neben einer Urtikaria makulopapulöse Exantheme verursachen [3] (Abb. 7.2-2).

■ Differentialdiagnose

Normalerweise stehen bei Erwachsenen mit perianalem Juckreiz eine Vielzahl anderer Differentialdiagnosen im Vordergrund [4].

■ Therapie

Eine Einmaldosis von 100 mg Mebendazol tötet die adulten Würmer ab. Sicherheitshalber sollte die Behandlung nach 14 Tagen wiederholt werden, da Mebendazol nicht auf bereits abgelegte Eier und kaum auf Larven wirkt. Sinnvoll ist eine gleichzeitige Behandlung der ganzen Familie bzw. aller Heimbewohner.

Literatur zu 7.2

1. Avolio L, Avoltini V, Ceffa F, et al. Perianal granuloma caused by enterobius vermicularis: report of a new oberservation and review of the literature. J Pediatr 1998; 132: 1055–6.
2. O'Brien TJ. Paediatric vulvovaginitis. Australas J Dermatol 1995; 36: 216–8.
3. Waldmann T, Pönnighaus JM, Kowalzick L. Papulöses Exanthem bei Oxyuriasis. Akt Dermatol 1997; 23: 261–3.
4. Braun-Falco O, Plewig G, Wolff HH. Dermatologische Proktologie. In: Braun-Falco O, Plewig G, Wolff HH. Dermatologie und Venerologie. 4. Auflage. Berlin: Springer-Verlag, 1996.

7.3 Hakenwurminfektionen

Jörg M. Pönnighaus

■ **Definition**

Hakenwurminfektionen werden durch *Ancylostoma duodenale* und *Necator americanus*, die Hakenwürmer des Menschen, hervorgerufen.

■ **Synonym**

Uncinariasis.

■ **Erreger**

Die erwachsenen Würmer leben vorwiegend im Bereich des Jejunums, wo sie sich an der Mukosa anheften. Direkte Blutaufnahme durch die Hakenwürmer und Blutungen aus den Anheftungsstellen können zur Eisenmangelanämie, dem Hauptsymptom einer Hakenwurminfektion, führen. Die weiblichen Hakenwürmer produzieren etwa 10.000 Eier pro Tag, die mit dem Stuhl ausgeschieden werden. Aus den Eiern entwickeln sich innerhalb von 5–10 Tagen die infektiösen Drittlarven.

■ **Epidemiologie**

Ancylostoma duodenale und Necator americanus finden sich in den Subtropen und in den Tropen, vor allem in niederschlagsreichen Gebieten. Oft werden beide Spezies nebeneinander gefunden, in Mittel- und Südamerika dominiert N. americanus.

■ **Übertragungswege**

Die Infektion findet perkutan statt, wenn barfuß oder mit unzureichendem Schuhwerk (Sandalen) über mit Fäzes kontaminiertem Boden gegangen wird [1]. Eine Infektion mit A. duodenale kann auch oral erfolgen, wenn infektiöse Larven mit Nahrung oder Wasser aufgenommen werden.

Die Larven wandern zunächst mit dem Blutstrom in die Lungen, wo sie in den Alveolen zu Viertlarven heranreifen. Die Viertlarven erreichen über den Rachen Magen und Darm, dort entwickeln sie sich zu adulten Würmern. Die Präpatenz beträgt 5–6 Wochen.

■ Diagnostik

Während sich die adulten A. duodenale und N. americanus durchaus voneinander unterscheiden, sehen ihre Eier im Stuhl gleich aus. Eine Unterscheidung hätte auch keine therapeutischen Konsequenzen, und es kann daher darauf verzichtet werden. Nach den 60 x 40 µm großen Eiern sollte im frischen Stuhl gesucht werden, wenn sie erst 2–8 Embryonalzellen haben (Abb. 7.3-1). In älteren Stuhlproben können die Hakenwurmeier schon so viele Zellen haben, daß sie sich nicht mehr von den Eiern von Trichostrongylus spp. unterscheiden. In Endemiegebieten reicht wahrscheinlich die einfache mikroskopische Untersuchung von frischen Stuhlpräparaten, bei Reisenden sollte immer nach Anreicherung (z. B. mit der Merthiolat iod formol concentration, MIFC-Methode) nach Hakenwurmeiern gesucht werden.

■ Klinik

An der oder den Eintrittsstellen der infektiösen Drittlarven kommt es zu Juckreiz und Papelbildung, der Bodenkrätze, dem Ground itch, dieser wird von den Betroffenen jedoch nur selten bemerkt und führt, da er spontan wieder verschwindet, in der Regel nicht zum Arzt.

Wichtiger ist daher, daß eine Hakenwurminfektion Ursache eines ausgeprägten Juckreizes mit oder ohne Urtikaria sein kann [2], der zu ausgedehnten Sekundärveränderungen (Kratzeffekte, Lichenifikation, Superinfektionen mit Lymphknotenschwellungen) führen kann (Abb. 7.3-2). Wie häufig eine Hakenwurminfektion in den Tropen tatsächlich Ursache von Juckreiz ist, kann nicht gesagt werden. Bekannt ist, daß in Gegenden, wo Onchozerkose nicht endemisch ist, etwa 10% der Bevölkerung an einem Pruritus leiden [3]. Ein Teil davon dürfte auf Hakenwurminfektionen zurückzuführen sein.

■ Differentialdiagnose

Die Differentialdiagnose des Pruritus sine materia schließt z. B. maligne Grunderkrankungen ein: Der Morbus Hodgkin (Pruritus, Eosinophilie und Lymphkno-

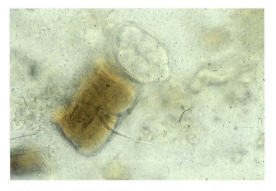

Abbildung 7.3-1 Hakenwurmeier nach Anreicherung im Stuhlpräparat.

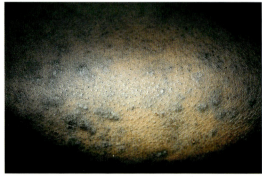

Abbildung 7.3-2 Kratzeffekte bei chronischem Juckreiz bei Hakenwurminfektion (rechter Oberschenkel).

tenschwellungen) kann initial einem Pruritus aufgrund einer Hakenwurminfektion täuschend ähnlich sein.

■ **Therapie**
Mebendazol (2 x 100 mg) oder Albendazol (1 x 400 mg) führen zu praktisch 100%igen Heilungsraten. Eine evtl. vorhandene Eisenmangelanämie (unwahrscheinlich bei Reisenden) sollte zusätzlich behandelt werden.

Literatur zu 7.3

1. Behnke JM, De Clercq D, Sacko M, et al. The epidemiology of human hookworm infections in the southern region of Mali. Trop Med Int Health 2000; 5: 343–54.
2. Pönnighaus JM, Ziegler H, Suckow M, et al. Pruritus auf dunkler Haut bei Hakenwurminfektion. Hautarzt 2000; 51: 953–5.
3. Brieger WR, Awedoba AK, Eneanya CI, et al. The effects of ivermectin on onchocercal skin disease and severe itching: results of a multicentre trial. Trop Med Int Health 1998; 2: 951–61.

7.4 Kutanes Larva-migrans-Syndrom

Jörg M. Pönnighaus

■ **Definition**
Ancylostoma brasiliense, A. canium, Uncinaria stenocephala und andere Hakenwürmer von Katzen und Hunden rufen das kutane Larva-migrans-Syndrom hervor.

■ **Erreger**
Die Larven der Hakenwürmer von Hunden und Katzen können sich – im Unterschied zu den Larven von Ancylostoma duodenale und Necator americanus – im Menschen nicht weiterentwickeln und verbleiben nach perkutaner Infektion in der Haut, wo sie sich dann allerdings frei bewegen können. Pro Tag stirbt etwa 1% aller eingedrungenen Larven ab. Während A. brasiliense immer auf die Epidermis beschränkt bleibt, scheint A. canium gelegentlich die epidermale Basalmembran durchbrechen und dann auch eine systemische Erkrankung verursachen zu können.

■ **Epidemiologie**
Die Infektion wird zumeist an Badestränden in den Tropen erworben, die durch Hunde- oder Katzenfäzes verunreinigt waren. Allerdings gibt es auch Berichte von Patienten in Deutschland und Frankreich, die sich lokal infiziert haben mußten [1, 2].

■ **Übertragungswege**
Perkutan; die infektiösen Larven können auch durch leichte Bekleidung hindurchwandern.

■ **Diagnostik**
Die Larven der Hakenwürmer von Hunden und Katzen verursachen zwei dermatologische Krankheitsbilder: das kutane Larva-migrans-Syndrom, die häufigste, von Reisenden aus den Tropen mitgebrachte Dermatose [3], und die seltene Hakenwurmfollikulitis, die aber wohl nur durch A. canium hervorgerufen werden kann. Die Diagnose eines Larva-migrans-Syndroms sollte klinisch gestellt werden, eine Hakenwurmfollikulitis kann letztlich nur histopathologisch diagnostiziert werden [4]. Normalerweise setzt die Diagnose 'kutanes Larva-migrans-Syndrom' einen Tropenaufenthalt voraus (s.o.).

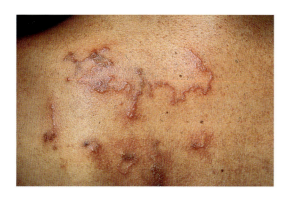

Abbildung 7.4-1 Kutane Larva migrans (Schultergürtel).

■ Klinik

In einer größeren Untersuchung an 98 Patienten fand sich das Larva-migrans-Syndrom bei 61,7% an den Füßen, in 12,6% der Fälle am Gesäß [5].

An der oder den Eindringstellen der Larven entwickeln sich Bläschen, Papeln und Rötung in linearer Anordnung (Abb. 7.4-1). Die Larve selbst befindet sich 1–2 cm vor dem Gang und kann daher nur in seltenen Fällen aufgefunden werden. Die Larve bewegt sich etwa 1–3 cm pro Tag vorwärts.

Der Befall von Haarfollikeln mit Hakenwürmern resultiert in einer pustulösen Follikulitis, die klinisch keine spezifischen Charakteristika aufweist. Möglich ist selbstverständlich eine Kombination von Hakenwurmfollikulitis mit dem kutanen Larva-migrans-Syndrom [6].

■ Differentialdiagnose

Ganz gelegentlich kann ein kutanes Larva-migrans-Syndrom durch eine Myiasis linearis migrans (z.B. durch Gasterophilus intestinalis) imitiert werden. Kratzeffekte und Superinfektion können ein Larva-migrans-Syndrom bis zur Unkenntlichkeit verschleiern.

■ Therapie

Eine Lokalbehandlung der kutanen Larva migrans durch Kryotherapie oder chirurgisch ist normalerweise nicht erfolgreich. Die Behandlung mit einer Thiabendazol-haltigen Salbe (z.B. 15% Thiabendazol und 3% Acidum salicylicum in Unguentum alcoholum lanae 3mal/d) kann nur für einzelne Manifestationen empfohlen werden. Eine Einmalbehandlung mit 12 mg Ivermectin gibt Heilungsraten auch beim ausgedehnten Larva-migrans-Syndrom von 81–100%, eine Alternative ist Albendazol [5, 6]. Eine Hakenwurmfollikulitis muß immer systemisch behandelt werden.

Literatur zu 7.4

1. Caumes E, Carriere J, Guermonprez G, et al. Dermatoses associated with travel to tropical countries: a prospective study of the diagnosis and management of 269 patients presenting to a tropical disease unit. Clin Infect Dis 1995; 20: 542–8.
2. Zimmermann R, Combemale P, Piens MA, et al. Autochthonous cutaneous larva migrans, a native case in France. Ann Dermatol Venereol 1995; 122: 711–4.
3. Klose C, Mravak S, Geb M, et al. Autochthonous cutaneous larva migrans in Germany. Trop Med Int Health 1996; 1: 503–4.
4. Miller AC, Walker J, Jaworski R, et al. Hookworm folliculitis. Arch Dermatol 1991; 127: 547–9.
5. Jelinek T, Maiwald H, Nothdurft HD, et al. Cutaneous Larva migrans in travelers: Synopsis of histories, symptoms and treatment in 98 patients. Clin Infect Dis 1994; 19: 1062–6
6. Caumes E, Ly F, Bricaire F. Cuntaneous larve migrans with folliculitis: report of seven cases and review of the literature. Br J Dermatol 2001; 146: 1–3.
7. Caumes E. Treatment of cutaneous larva migrans. Clin Infect Dis 2000; 30: 811–4.

7.5 Larva-currens-Syndrom

Jörg M. Pönnighaus

■ Definition
Eine Autoinfektion mit *Strongyloides stercoralis* (dem Zwergfadenwurm) ist Ursache des Larva-currens-Syndroms.

■ Erreger
Im Unterschied zu anderen Würmern sind die Weibchen von Strongyloides stercoralis parthenogenetisch, und es werden mit dem Stuhl auch bereits infektiöse Larven ausgeschieden (d. h., auch Stuhlproben eines infizierten Patienten sind infektiös!).

■ Epidemiologie
Strongyloides stercoralis ist vor allem in feucht-warmen tropischen Gebieten endemisch.

■ Übertragungswege
Die Erstinfektion mit Strongyloides stercoralis geschieht perkutan durch filariforme Larven analog einer Infektion mit den Hakenwürmern des Menschen. Die Larven wandern dann über das Herz in die Lungen, um schließlich als praeadulte Weibchen in den oberen Dünndarm zu gelangen.

Die ausgeschiedenen Larven können verschiedene Wege einschlagen: Bereits infektiöse (filariforme) Larven können zur Autoinfektion u. a. über die Haut führen. Noch nicht infektiöse (rhabdiforme) Larven entwickeln sich im Freien zu infektiösen Larven oder, unter günstigen Bedingungen, zu freilebenden adulten Würmern, die wiederum Eier legen, aus denen Larven schlüpfen, die sich wiederum in freilebende Adulte entwickeln können.

■ Diagnostik
Die Besonderheiten der Infektion mit Strongyloides stercoralis bringen es mit sich, daß der Nachweis einer Infektion schwierig ist, denn es werden ja nicht massenhaft Eier ausgeschieden, sondern spärlich z. T. infektiöse Larven. Es müssen also Anreicherungsverfahren benutzt werden (die Baermann-Methode, die Röhrchenkultur nach Harada-Mori oder eine Agarplattenkultivierung), die jedoch spezialisierten Labors vorbehalten sind. Eine weitere Nachweismöglichkeit wären Dünndarmbiopsien und Untersuchungen von Duodenalsaft [1]. In

der Regel sollte man sich jedoch bei der Diagnose eines Larva-currens-Syndroms auf Anamnese und Klinik verlassen.

Beim Hyperinfektionssyndrom können Larven in Hautbiopsien gefunden werden, aber auch im Sputum und gelegentlich im Liquor.

■ Klinik

Typisch für das Larva-currens-Syndrom sind lineare urtikarielle Hauterscheinungen, die dort auftreten, wo es durch Schmierinfektion an der Haut zum Eindringen von filariformen Larven kam. Diese linearen, oft gewundenen Quaddeln treten meist nur alle paar Monate auf und bestehen oft nur wenige Stunden. Die 'Gänge' jucken und sind in der Regel von einer ausgeprägten Rötung umgeben (Abb. 7.5-1). Die Diagnose setzt einen Aufenthalt in Südostasien voraus. Da die Infektion mit Strongyloides stercoralis aufgrund regelmäßiger Autoinfektionen lebenslang bestehen kann, können auch die linearen Quaddeln jahrelang auftreten, bevor die Diagnose gestellt wird [2].

Warum ein Larva-currens-Syndrom nur nach Infektion in Südostasien beobachtet wird, obwohl eine Infektion überall in den Subtropen und Tropen und gelegentlich auch in Südosteuropa erworben werden kann, ist unklar.

Normalerweise spielen sich die Autoinfektionen auf einem niedrigen Niveau ab, bei Immunschwäche kann es jedoch zu massiver (dann oft tödlich verlaufender) Autoinfektion kommen, dem Hyperinfektionssyndrom [3, 4]. An der Haut können dabei ausgedehnte Petechien auftreten [5].

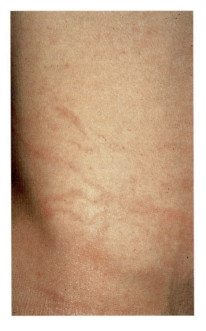

Abbildung 7.5-1 Larva currens (Hüfte) nach 2jährigem Thailand-Aufenthalt.

■ **Differentialdiagnose**

Die Diagnose eines Hyperinfektionssyndroms kann schwierig sein, da es sich zumeist um multimorbide Patienten handelt. Vor allem gilt es, an die Möglichkeit zu denken.

■ **Therapie**

Für ein Larva-currens-Syndrom reichen in der Regel Albendazol 400 mg/d für 3 Tage. Für ein Hyperinfektionssyndrom sollte die Behandlung unter regelmäßigen Stuhlkontrollen mit 2 x 400 mg/d für einen Monat durchgeführt werden. Darüber hinaus ist bei solchen Patienten eine Rezidivprophylaxe mit 400 mg/d zu erwägen.

Literatur zu 7.5

1. Müller A, Fätkenheuer G, Salzberger B, et al. Strongyloides-stercoralis-Infektion bei einem Patienten mit AIDS und Non-Hodgkin-Lymphom. Dtsch Med Wochenschr 1998; 123: 381–5.
2. Gill GV, Bell DR. Strongyloides stercoralis infection in former Far East prisoners of war. BMJ 1979; 2: 572–4.
3. Lessnau KD, Can S, Talavera W. Disseminated Strongyloides stercoralis in Human Immunodeficiency Virus-infected patients. Treatment failure and a review of the literature. Chest 1993; 104: 119–22.
4. Aydin H, Doppl W, Battmann A, et al. Opportunistic Strongyloides stercoralis hyperinfection in lymphoma patients undergoing chemotherapy and/or radiotherapy – report of a case and review of the literature. Acta Oncol 1994; 33: 78–80.
5. Kuster LC, Genta RM. Cutaneous manifestations of strongyloidiasis. Arch Dermatol 1988; 124: 1826–30.

7.6 Trichinose

Jörg M. Pönnighaus

■ **Definition**
Die Trichinose wird durch die Einwanderung von Larven der Trichinellenarten, vor allem in die quergestreifte Muskulatur, hervorgerufen.

■ **Erreger**
Die Adulten leben im oberen Dünndarm, die 3–4 mm langen Weibchen sind vivipar.

■ **Epidemiologie**
Trichinella spiralis kommen weltweit, *T. nativa*, *T. britovi* in arktischen Regionen und *T. nelsoni* in Afrika vor.

■ **Übertragungswege**
Die Larven finden sich vor allem in Schweinen, Wildschweinen, Bären und Walrossen. Nach dem Verzehr von infiziertem Fleisch reifen die Larven in Epithelzellen vom Dünndarm innerhalb weniger Tage zu Adulten. Die Weibchen produzieren bereits nach 4–7 Tagen die 100–160 x 6–7 µm großen Larven. Pro Weibchen werden innerhalb von höchstens drei Monaten 500–1500 Larven produziert, die nach hämatogener Generalisation in die Muskeln einwandern (Migrationsphase). Bevorzugt werden quergestreifte Muskeln, doch können sich Larven auch in der Herzmuskulatur und im Gehirn finden.

■ **Diagnostik**
Ganz wichtig ist eine genaue Anamnese, wenn Muskelschmerzen und ein Exanthem nach Tropenaufenthalt an eine Trichinose denken lassen: Könnte ungenügend gekochtes Schweinefleisch verzehrt worden sein? Eosinophilie plus erhöhte CPK-Werte sowie EKG-Veränderungen verstärken den Verdacht auf eine Trichinose. Goldstandard bei der Diagnosestellung ist aber selbstverständlich der Nachweis von enzystierten Larven in Muskelbiopsien. Ein solcher Nachweis kann sich allerdings bei geringem Befall als schwierig erweisen. In dem Fall muß man sich evtl. mit ELISA-Ergebnissen zufriedengeben, auch wenn deren Spezifität nicht hundertprozentig ist [1].

■ Klinik

Eine eindrucksvolle Beschreibung einer Trichinenepidemie in Deutschland – bei der 101 von 337 Patienten starben – findet sich bei F. Kratz [2]. An Hauterscheinungen beschreibt der Autor neben Ödemen Hyperästhesien der Haut, Pruritus und Schweißausbrüche mit Milienbildung. Darüber hinaus kann ein Exanthem auftreten, das makulös, makulopapulös oder auch urtikariell sein kann. Das Exanthem erlaubt daher – wie meist – keine (sichere) Diagnosestellung. Juckreiz kann, muß aber nicht bestehen. Ödeme können überall auftreten, besonders typisch ist aber eine allgemeine Gesichtsschwellung oder auch nur eine Schwellung der Augenlider [3].

■ Differentialdiagnose

Bei einer Kleinepidemie (z. B. innerhalb einer Reisegruppe) kann es leichter sein, die Diagnose zu vermuten, denn dann entfallen Differentialdiagnosen wie z. B. Kollagenosen und Vaskulitiden. Ein Katayama-Syndrom (s. Kap. 7.13 Schistosomiasis [Bilharziose]) könnte ebenfalls einer Trichinose ähneln.

■ Therapie

Für die Behandlung werden Mebendazol (20–50 mg/kg/d) und Albendazol (400 mg/d) für 14 Tage empfohlen.

Literatur zu 7.6

1. Mahannop P, Setasuban P, Morakote N, et al. Immunodiagnosis of human trichinellosis and identification of specific antigen for Trichinella spiralis. Int J Parasitol 1995; 25: 87–94.
2. Kratz F. Die Trichinenepidemie zu Hedersleben. Beitrag zur Pathologie und Therapie der Trichinenkrankheit. Leipzig: Wilhelm-Engelmann-Verlag, 1866.
3. Hanada K, Hashimoto I, Yamaguchi T, Ezaki Y. Cutaneous changes in trichinellosis seen in Japan. J Dermatol 1987; 14: 586–9.

7.7 Gnathostomiasis

Jörg M. Pönnighaus

■ **Definition**
Die Gnathostomiasis wird durch die Drittlarven vor allem von *Gnathostoma spinigerum* hervorgerufen.

■ **Synonym**
Subkutanes Larva-migrans-Syndrom.

■ **Erreger**
Die Adulten leben in der Magenwand von fischfressenden Tieren, sie sind 1–5 cm lang und legen Eier, die mit den Fäzes ausgeschieden werden.

■ **Epidemiologie**
Endemiegebiete sind Südostasien (Thailand, Vietnam), Bangladesch und Mittelamerika (vor allem Mexiko, aber auch Ecuador und Peru).

■ **Übertragungswege**
Aus den Eiern schlüpfen in Süßwasser Larven, die zunächst von Kleinkrebsen aufgenommen werden. Von dort gelangen sie in Fische, Frösche, Vögel und Reptilien, wo sie sich in der Muskulatur zu infektiösen Drittlarven entwickeln. Nach Verzehr durch den Menschen können sich diese Drittlarven dort jedoch nicht weiterentwickeln, irren umher und rufen dabei das subkutane Larva-migrans-Syndrom hervor.

■ **Diagnostik**
Wichtig ist eine genaue Anamneseerhebung [1–6]. Wandernde Schwellungen nach Aufenthalt in Endemiegebieten können praktisch nur eine Gnathostomiasis sein, auch wenn sich Patienten nicht daran erinnern können, z. B. rohen Fisch gegessen zu haben. Die im Gewebe herumwandernden Larven sind in aller Regel nicht nachweisbar, möglich ist aber der Nachweis von Antikörpern gegen G. spinigerum, der z. B. auch am Robert-Koch-Institut in Berlin durchgeführt wird.

■ **Klinik**
Typisch sind wandernde Schwellungen, begleitet von Erythem und Juckreiz. Die Schwellungen bestehen meist mehrere Tage, können dann aber auch für Wochen

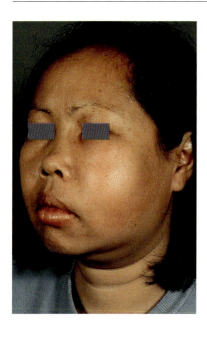

Abbildung 7.7-1 Gnathostomiasis nach einem Heimaturlaub auf den Philippinen.

verschwinden, bevor sie sich an anderer oder auch an der gleichen Stelle wieder bemerkbar machen (Abb. 7.7-1). Bei einer eigenen Patientin war nach einem vierwöchigen Besuch in Vietnam z.B. ein 'Tennisarm' diagnostiziert worden, weil sie seit Monaten an rezidivierenden Schwellungen im rechten Arm litt, ohne daß CT- und MRT-Untersuchungen irgendwelche richtungweisenden Befunde erbracht hätten.

■ **Differentialdiagnose**
Nach Aufenthalt in Westafrika würde es sich um eine Kamerun- oder Calabar-Schwellung handeln.

■ **Therapie**
Die Behandlung mit Ivermectin (einmalig 0,2 mg/kg) oder Albendazol (400 mg/d für 21 Tage) ergibt Heilungsraten von über 90% [6]. Falls erforderlich, kann die Behandlung wiederholt werden.

Literatur zu 7.7

1. Jelinek T, Ziegler M, Löscher T. Gnathostomiasis nach Aufenthalt in Thailand. Dtsch Med Wochenschr 1994; 119: 1618–22.
2. Rusnak JM, Lucey DR. Clinical Gnathostomiasis: case report and review of the English-Language literature. Clin Infect Dis 1993; 16: 33–50.

3. Sookasam M, Reichart PA. Migratory facial swelling due to gnathostomiasis. Int J Oral Maxillofac Surg 1992; 21: 176–7.
4. Chappuis F, Farinelli T, Loutan L. Ivermectin treatment of a traveler who returned from Peru with cutaneous gnathostomiasis. Clin Infect Dis 2001; 33: e17–e19.
5. Funata M, Custis P, de la Cruz Z, et al. Intraocular gnathostomiasis. Retina 1993; 13: 240–4.
6. Gobusch MP, Bergmann F, Teichmann D, et al. Cutaneous gnathostomiasis in a woman from Bangladesh. Int J Infec Dis 2000; 4: 51–4.
7. Nontasut P, Bussaratid V, Chullawichit S, et al. Comparison of ivermectin and albendazole treatment for gnathostomiasis. Southeast Asian J Trop Med Public Health 2000; 31: 374–7.

7.8 Zystizerkose

Jörg M. Pönnighaus

■ Definition
Die kutane Zystizerkose wird durch Larven von *Taenia solium* verursacht, die sich im ZNS, im subkutanen Gewebe und in der Muskulatur ansiedeln.

■ Erreger
Die 4–10 m langen Adulten leben im Dünndarm des Menschen, sie bestehen aus mehreren tausend Proglottiden (Bandwurmgliedern).

■ Epidemiologie
Taenia solium ist überall dort verbreitet, wo Schweine gehalten werden, frei herumlaufen dürfen und dadurch Zugang zu menschlichen Fäzes haben.

■ Übertragungswege
Eine Zystizerkose wird – entgegen weitverbreiteten Vorstellungen – nicht dadurch erworben, daß jemand infiziertes, 'finniges' Schweinefleisch ißt; oder jedenfalls nur auf sehr indirektem Wege. Aus der Finnenblase (Zystizerke) in infiziertem Schweinefleisch wird zunächst die infektiöse Larve freigesetzt, die sich dann innerhalb von 3–4 Monaten im Dünndarm des Menschen zum Adultwurm (Taenia solium) entwickelt. Es folgt die Ausscheidung von Eiern und Proglottiden im Stuhl, der wiederum von Schweinen verzehrt wird. Und nur durch eine orale Aufnahme von Eiern eines adulten Wurmes – meist mit kontaminierter Nahrung, eher selten im Rahmen einer Autoinfektion – kommt es dann zur Zystizerkose.

■ Diagnostik
Die Diagnose kann klinisch oder durch die histopathologische Untersuchung von exzidierten (subkutanen) Knoten gestellt werden. Eine Stuhluntersuchung auf Eier und Proglottiden ist sinnvoll, ein positiver Befund legt die Diagnose 'Zystizerkose' nahe, ein negativer Befund schließt die Diagnose jedoch keineswegs aus.

■ Klinik
Typisch sind mehrere subkutane, meist etwa 1 cm durchmessende prall-elastische Tumoren, die in der Regel gut verschieblich sind [1, 2] (Abb. 7.8-1). Meist

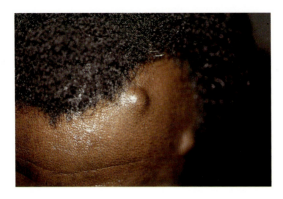

Abbildung 7.8-1 Zystizerkose.

kann der Patient berichten, daß die Tumoren alle zur gleichen Zeit aufgetreten sind. Neben subkutanen und muskulären Zystizerken besteht bei etwa 60% der Patienten mit Zystizerkose ein Befall des zentralen Nervensystems, eine Neurozystizerkose, die vor allem zu Krampfanfällen, aber auch anderen neurologischen Ausfällen führen kann.

■ Differentialdiagnose

Differentialdiagnostisch kommen seitens der Haut Lipome in Betracht, diese lassen sich jedoch meist nicht so gut abgrenzen wie Zystizerken. Epidermal- bzw. Trichilemmalzysten (Atherome) können eine ähnliche Konsistenz haben wie Zystizerken, sind aber mit der Epidermis verbacken. Pilomatrixome sind härter als Zystizerken, bei einem solitären Knoten könnte die Unterscheidung jedoch Schwierigkeiten bereiten.

■ Therapie

Praziquantel und Albendazol sind gegen die Zystizerkose wirksam. Jegliche Behandlung sollte jedoch nur in enger Zusammenarbeit mit Neurologen oder Neurochirurgen erfolgen [3], auf Dosisangaben wird daher verzichtet.

Literatur zu 7.8

1. Pönnighaus JM, Nkhosa P, Baum HP. Kutane Manifestation der Zystizerkose. Hautarzt 2001; 52: 1098–100.
2. Yamashita P, Kelsey J, Henderson SO. Subcutaneous cysticercosis. J Emergency Med 1998; 16: 583–6.
3. Garcia HH, Del Brutto OH. Taenia solium cysticercosis. Infect Dis Clin North Am 2000; 14: 97–119.

7.9 Onchozerkose

Jörg M. Pönnighaus

■ Definition
Bei der Onchozerkose handelt sich um eine (chronische) Infektion mit der *Filarie Onchocerca volvulus*.

■ Synonym
Flußblindheit.

■ Erreger
Adulte Onchocerca volvulus leben in subkutanen Knoten (Onchozerkomen). Ein erwachsener weiblicher Wurm produziert etwa 1500 Mikrofilarien pro Tag, die sich vor allem in den Lymphgefäßen subepidermal aufhalten.

■ Epidemiologie
Endemiegebiete sind Westafrika bis hin nach Äthiopien und dem Jemen sowie Kenia, Tansania und Malawi. Außerdem gibt es Foci in mehreren mittel- und südamerikanischen Ländern. Wie der alternative Name 'Flußblindheit' nahelegt, ist oder war die Onchozerkose in manchen Endemiegebieten, vor allem in Westafrika, ein bedeutendes Gesundheitsproblem [1].

■ Übertragungswege
Übertragen werden die Infektionslarven durch weibliche Kriebelmücken (Simulium damnosum u. a.), in denen die mit einer Blutmahlzeit aufgenommenen Mikrofilarien in etwa 6–12 Tagen infektiös werden. In etwa 1–3 Monaten reifen die Larven im Menschen zu adulten Würmern. Präpatenzzeit: mindestens 10 Monate. Die Mikrofilarien leben bis zu zwei Jahren. Klinische Symptome werden in erster Linie durch sterbende und tote Mikrofilarien hervorgerufen. Die adulten Würmer können bis zu 14 Jahren leben.

■ Diagnostik
Goldstandard ist der Nachweis von Mikrofilarien in oberflächlichen Hautproben (Skin snips), die am besten mittels einer Sklerastanze von mehreren Hautstellen (immer inklusive der Beckenkammregion) entnommen werden. Die Proben werden anschließend in Kochsalzlösung in die Vertiefungen von Mikrotiterplatten gelegt und 15–30 Minuten später unter dem Mikroskop auf auswandernde Mikrofilarien hin untersucht (Abb. 7.9-1).

Die einzige Differentialdiagnose sind Mikrofilarien von Mansonella-Arten (perstans, streptocerca und ozzardi). Zur Differenzierung werden Mikrofilarien mit Giemsalösung gefärbt und untersucht. Die Differenzierung kann auch mittels einer PCR-Untersuchung erfolgen [2].

Neben dem Direktnachweis der Mikrofilarien von Onchocerca volvulus sind Antigene mittels einer PCR und Antikörper mittels ELISA nachweisbar [3]. Bei der hyperreaktiven Onchozerkose (Sowda) wird man sich in der Regel mit dem Nachweis von (massiv) erhöhten IgG-Konzentrationen gegen Onchocerca-volvulus-Antigene begnügen müssen.

In exzidierten Onchozerkomen finden sich selbstverständlich adulte Würmer.

Der Mazzotti-Test muß inzwischen als obsolet betrachtet werden. Hierbei wurden 25 bis 50 bis 100 mg Diethylcarbamazin oral gegeben, 15–90 min später reagieren die meisten Infizierten mit Juckreiz. Da auch schwerere Reaktionen (mit tödlichem Ausgang) beobachtet worden sind, sollte der Test (wenn überhaupt) nur unter stationären Bedingungen durchgeführt werden.

Eine Alternative ist ein 'Patch test' mit 10% Diethylcarbamazin in einer Creme. Bei Infizierten kommt es unter dem Testpflaster zu einer Lokalreaktion in Form von Juckreiz, Papeln und Ödem. Man kann von einer Sensitivität des Tests von über 90% ausgehen [4].

■ Klinik

Leitsymptom bei infizierten Reisenden und frisch Infizierten in Endemiegebieten sind in der Regel Pruritus und ein feinpapulöser Ausschlag [5]. In Endemiegebieten können über zwei Drittel der Bevölkerung an Juckreiz leiden [6].

Im Vordergrund der Symptomatik kann jedoch auch ein peripheres Ödem stehen ([7] und eigene Beobachtung, s. Abb. 7.9-1).

Spätere Hautveränderungen, die sich nur in hyperendemischen Gebieten, nicht aber bei Reisenden finden, sind Lichenifikation, Hautatrophie, fleckige Depigmentierungen vor allem über den Schienbeinen (Leopardenhaut) und Lymphadenopathien vornehmlich in den Leisten (Hanging groins).

Eine zweite Form der Onchozerkose ist die Sowda-Form oder hyperreaktive Onchodermatitis, die vor allem aus dem Jemen bekannt ist. Meist ist diese hyperreaktive Onchozerkose auf eine Extremität beschränkt, sie kommt allerdings auch generalisiert vor [8]. Typisch sind wiederum Juckreiz, außerdem hyperpigmentierte Papeln und Knoten sowie Schwellung der betroffenen Extremitäten (Abb. 7.9-2). Bei diesen Patienten sind Mikrofilarien spärlich, statt dessen finden sich exquisit hohe Antikörperkonzentrationen gegen O. volvulus (s.o.).

■ Differentialdiagnose

Bei differentialdiagnostischen Überlegungen ist zu beachten, daß sich eine Onchozerkose frühestens 10–12 Monate nach Aufenthalt in einem Endemiegebiet manifestieren kann. Des weiteren kann eine Infektion mit Mansonella-Arten wie eine milde Onchozerkose verlaufen [2].

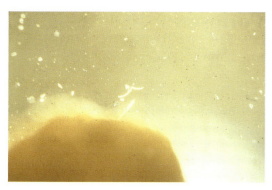

Abbildung 7.9-1 Mikrofilarien von Onchocerca volvulus verlassen eine Hautprobe.

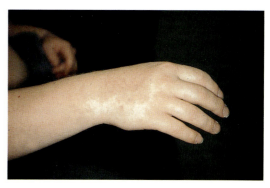

Abbildung 7.9-2 Schwellung der rechten Hand bei Onchozerkose nach längerem Aufenthalt in Kamerun.

■ Therapie

Ivermectin 150 µg/kg KG einmalig. Da Ivermectin nur die Mikrofilarien abtötet, sollte die Behandlung einmal pro Jahr wiederholt werden. Für leicht zugängliche Onchozerkome empfiehlt sich die Exzision, wenn keine Rückkehr in ein Endemiegebiet geplant ist. Die Behandlung einer Infektion mit Mansonella-Arten sollte mit Diethylcarbamazin durchgeführt werden.

Literatur zu 7.9

1. Lewallen S, Courtright P. Blindness in Africa: present situation and future needs. Br J Ophthalmol 2001; 85: 897–903.
2. Fischer P, Büttner DW, Bamuhiga J, et al. Detection of the filarial parasite Mansonella streptocerca in skin biopsies by a nested polymerase chain reaction – based assay. Am J Trop Med Hyg 1998; 58: 816–20.
3. Vincent JA, Lustigman S, Zhang S, et al. A comparison of newer tests for the diagnosis of onchocerciasis. Ann Trop Med Parasitol 2000; 94: 253–8.
4. Stingl P, Ross M, Gibson DW, et al. A diagnostic 'patch test' for onchocerciasis using topical diethylcarbamazine. Trans R Soc Trop Med Hyg 1984; 78: 254–8.
5. Burnham G. Onchocerciasis. Lancet 1998; 351: 1341–6.
6. Makunde WH, Salum FM, Massaga JJ, et al. Clinical and parasitological aspects of itching caused by onchocerciasis in Morogoro, Tanzania. Ann Trop Med Parasitol 2000; 94: 793–9.
7. Nozais JP, Caumes E, Datry A, et al. A propos de cinq nouveaux cas d'oedème onchocerquien. Bull soc Path Ex 1997; 90: 335–8.
8. Albert MR, Klion A, Turner ML. Pruritus and eosinophilia in a 14-year-old girl from Liberia. J Am Acad Dermatol 2001; 45: 435–7.

7.10 Lymphatische Filariosen

Jörg M. Pönnighaus

■ **Definition**

Es handelt sich um chronische Infektionen mit den Filarienarten *Wuchereria bancrofti, Brugia malayi* oder *Brugia timori*.

■ **Erreger**

Adulte Weibchen und Männchen liegen in den Lymphgefäßen und Lymphknoten vorwiegend der unteren Extremität. Ihre Lebensdauer beträgt 10–18 Jahre.

■ **Epidemiologie**

Wuchereria bancrofti ist in den meisten tropischen Ländern endemisch, Brugia malayi in Ostasien und Brugia timori in Südostindonesien.

■ **Übertragungswege**

Überträger sind Culex- und Aedesmücken sowie Anopheles-Arten. Die Präpatenzzeit beträgt 7–24 Monate.

■ **Diagnostik**

Die Mikrofilarien finden sich vorwiegend zwischen 22 und 24 Uhr im Blut, dabei gibt es jedoch regionale Unterschiede, die bei der Blutabnahme berücksichtigt werden müssen. Der Nachweis der Mikrofilarien ist möglich am frischen Blutausstrich (Giemsa-Färbung), im dicken Tropfen, mittels der Membranfiltrationsmethode oder mittels der Knott-Anreicherung. Falls der Patient aus einem Gebiet kommt, in dem definitiv keine Onchozerkose vorkommt, kann die Nachtperiodik mittels der Gabe von Diethylcarbamazin umgangen werden: 15 Minuten nach Gabe von 6 mg/kg KG erscheinen Mikrofilarien auch tagsüber im Blut. Möglich ist auch der Nachweis von zirkulierendem Antigen mittels eines Kartentestes [1, 2].

■ **Klinik**

Typisch ist eine Lymphadenitis, die von einer zentrifugal fortschreitenden Lymphangitis begleitet wird. Meist tritt diese Lymphadenitis inguinal auf, bei tieferer Lymphadenitis kann ein akutes Abdomen vorgetäuscht werden. Im Bereich des männlichen Genitale kann es zur Funikulitis und schmerzhaften Schwellung des Samenstranges kommen.

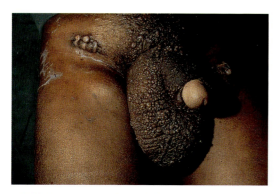
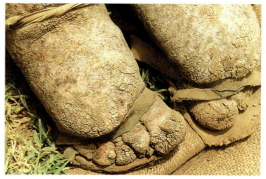

Abbildung 7.10-1 Lymphskrotum bei Filariose.

Abbildung 7.10-2 Siderosilikose bei einem Bauern in Äthiopien.

Ödeme, die als Folge der Lymphadenitis und Lymphangitis auftreten, sind zunächst reversibel, werden jedoch im Laufe der Jahre chronisch. Weitere Spätfolgen sind Lymphvarizen, Lymphskrotum (Abb. 7.10-1) und Hydrozele, im Extremfall eine ein- oder doppelseitige Elephantiasis.

■ **Differentialdiagnose**

In manchen Gegenden, z. B. Äthiopien, kann eine Elephantiasis auch Folge einer Siderosilikose, einer Zerstörung der Lymphwege durch Aluminiumsilikatpartikel im Boden, sein (Abb. 7.10-2). Als Ursache für einen chronischen Lymphstau kommt in den Tropen ebenfalls eine Lymphknotentuberkulose in Betracht.

■ **Therapie**

Mit Diethylcarbamazin, wobei insgesamt 72 mg/kg KG gegeben werden müssen. In der Regel wird einschleichend dosiert (1. und 2. Behandlungstag 50 mg, 3. Tag 100 mg, ab dem 4. Tag 150 mg) und zusätzlich Prednisolon gegeben.

Literatur zu 7.10

1. Davis BR. Filariases. Dermatol Clin 1989; **7**: 313–21.
2. Onapa AW, Simonsen PE, Pedersen EM, et al. Lymphatic filariasis in Uganda: baseline investigations in Lira, Soroti and Katakwi. Trans R Soc Trop Med Hyg 2001; 95: 161–7.

7.11 Loa-loa-Filariose

Jörg M. Pönnighaus

■ Definition
Infektion mit *Loa loa*.

■ Erreger
Die Adulten wandern durch das subkutane Gewebe und produzieren etwa 300 µm lange Mikrofilarien, die tagsüber im Blut zirkulieren.

■ Epidemiologie
Loa loa, die Wanderfilarie, findet sich nur im west- und zentralafrikanischen Regenwald.

■ Übertragungswege
Übertragen werden die infektiösen Larven durch Bremsen der Gattung Chrysops. Die Präpatenzzeit beträgt mindestens 6 Monate.

■ Diagnostik
Nachweis entsprechend den Verfahren beim Nachweis von Mikrofilarien von W. bancrofti. Allerdings muß das Blut zwischen 10 und 14 Uhr abgenommen werden. Gelegentlich können Adulte in der Konjunktiva oder der Augenvorderkammer gesehen werden, dabei handelt es sich jedoch eher um Zufallsbefunde [1]. Der Mazzotti-Test (s. Kap. 7.9 Onchozerkose) sollte – wenn überhaupt – nur unter größten Kautelen durchgeführt werden. Er verbietet sich bei Filariendichten von über 50 Mikrofilarien pro µl, da dann durch den Test eine Enzephalitis ausgelöst werden kann. Wie immer bei Wurminfektion kann eine Eosinophilie vorhanden sein, sie muß es aber nicht.

Wenn keine Mikrofilarien nachweisbar sind (häufig bei Reisenden), muß man sich mit dem Nachweis von (deutlich) erhöhten Antikörperspiegeln im Zusammenhang mit der typischen Klinik begnügen [2].

■ Klinik
In den Endemiegebieten verläuft die Infektion meist symptomlos. Bei Reisenden ist das typische Symptom ein Ödem, die Kamerun- oder Calabar-Schwellung, das 1–3 Tage währt und mal hier, mal dort, jedoch besonders an Händen und Füßen,

auftritt. Es wird durch die wandernden Adulten hervorgerufen. Eine Urtikariavaskulitis, Arthritis und Orchitis können zusätzlich auftreten.

■ **Differentialdiagnose**
Wandernde Ödeme sind bei entsprechender Anamnese unverwechselbar.

■ **Therapie**
Die Standardbehandlung besteht in der Gabe von Diethylcarbamazin 8–10 mg/kg KG/d bis zu einer Gesamtdosis von 126 mg/kg KG. Um eine Reaktion zu vermeiden (insbesondere eine Enzephalitis), sollte mit maximal 25–50 mg/d begonnen werden. Zwei Drittel aller Patienten konnten mit 1–3 solcher Behandlungszyklen geheilt werden [3]. Albendazol (400 mg/d für 3 Wochen) kann als Mittel der Wahl für Patienten betrachtet werden, die auch nach mehreren Zyklen Diethylcarbamazin noch Symptome einer Infektion aufweisen. In Endemiegebieten sind Behandlungen mit Ivermectin durchgeführt worden [4].

Literatur zu 7.11

1. Bordon LM, Maurice M. Traveller's loiasis in Zimbabwe: a case report. Central African J Med 1994; 11: 323–7.
2. Rakita RM, White AC, Kielhofner MA. Loa loa infection as a cause of migratory angioedema: report of three cases from the Texas medical center. Clin Infect Dis 1993; 17: 691–4.
3. Klion AD, Ottesen EA, Nutman TB. Effectiveness of diethylcarbamazine in treating loiasis acquired by expatriate visitors to endemic regions: long-term follow-up. J Infect Dis 1994; 169: 604–10.
4. Kombila M, Duong TH, Ferrer A, et al. Short- and long-term action of multiple doses of ivermectin loiasis microfilaremia. Am J Trop Med 1998; 58: 458–60.

7.12 Drakunkulose

Jörg M. Pönnighaus

■ **Definition**

Es handelt sich um eine Infektion mit *Dracunculus medinensis*, dem Guineawurm oder Medinawurm.

■ **Erreger**

Die Weibchen leben im Unterhautbindegewebe und werden 50–100 cm lang, die Männchen nur 1–4 cm. Bei Kontakt mit Wasser durchbricht das adulte Weibchen die Epidermis und entläßt Tausende von Larven aus ihrem Uterus direkt ins Wasser, wo sie von Flohkrebsen aufgenommen werden.

■ **Epidemiologie**

Die Endemiegebiete von Dracunculus medinensis sind in den letzten Jahrzehnten durch die Versorgung der ländlichen Bevölkerung mit Bohrbrunnen stark zurückgegangen: 1986 wurden 3,5 Millionen Fälle gemeldet, 1998 nur noch 78.557 [1]. Hauptendemiegebiet ist immer noch die Sahelzone, während Asien seit 1998 frei von Drakunkulose ist.

■ **Übertragungswege**

Der Mensch infiziert sich durch die orale Aufnahme von Flohkrebsen der Gattung Cyclops, die infektiöse Larven enthalten, mit dem Trinkwasser. Diese Larven reifen dann im Unterhautbindegewebe, vor allem der unteren Extremitäten, innerhalb eines Jahres zu Adulten.

■ **Diagnostik**

Im Grunde der aufgeplatzten Papel oder eines Geschwürs ist das Vorderende des Guineawurms sichtbar und erlaubt die Diagnose.

■ **Klinik**

Die meisten Patienten bemerken die Infektion bereits mehrere Tage, bevor sich eine Papel oder eine Blase bildet. Sie fühlen den Wurm oder spüren seine Bewegungen, außerdem können sich Urtikaria und Fieber einstellen [2]. Nachdem das Weibchen alle Larven in Wasser entleert hat, kann das Ulkus komplikationslos abheilen. Bei vielen Patienten kommt es jedoch zu Wundheilungsstörungen und durch Sekundärinfektionen zu einer Phlegmone. Im Schnitt waren z.B. in

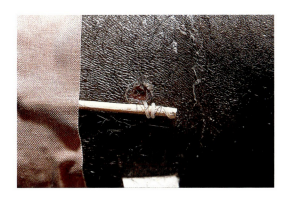

Abbildung 7.12-1 Extraktion eines Medinawurms. Über Nacht wird der Holzstab mit einem Heftpflaster fixiert.
(Mit freundlicher Genehmigung von Prof. Dr. G. Stüttgen, Berlin)

der bereits zitierten Studie Patienten 16 Wochen arbeitsunfähig [2]. Durch Tetanus kann es zu Todesfällen kommen.

■ Differentialdiagnose
Keine, sobald das Kopfende des Wurmes sichtbar wird.

■ Therapie
Die traditionelle Behandlung besteht in der langsamen Extraktion eines Wurmes mittels eines Holzstäbchens, um das der Wurm gewickelt wird. Mit diesem Verfahren kann der Wurm täglich um mehrere Zentimeter hervorgezogen werden (Abb. 7.12-1). Die Gabe von Metronidazol (400 mg/d für drei Wochen) erleichtert diese Extraktion – wahrscheinlich durch seine anti-entzündliche Wirkung – und ist daher Mittel der Wahl [3].

Literatur zu 7.12

1. Hunter JM. Bore holes and the vanishing of guinea worm disease in Gana's upper region. Soc Sci Med 1997; 45: 71–89.
2. Ilegbodu VA, Ilegbodu AE, Wise RA, et al. Clinical manifestations, disability and use of folk medicine in dracunculus infection in Nigeria. J Trop Med Hyg 1991; 94: 35–41.
3. Kale OO, Elemile T, Enahoro F. Controlled trial of thiabendazole and metronidazole in the treatment of dracontiasis. Ann Trop Med Parasitol 1983; 77: 151–7.

7.13 Schistosomiasis (Bilharziose)

Jörg M. Pönnighaus

■ **Definition**

Infektion mit Schistosomenarten. Infektionen mit *Schistosoma haematobium*, dem Blasenegel, und den Schistosomenarten des Darmes (Schistosoma mansoni u.a.) können in diesem Zusammenhang gemeinsam dargestellt werden, da sie sich, was Hautmanifestationen angeht, nicht voneinander unterscheiden.

■ **Erreger**

Männchen und Weibchen leben eng umschlungen im Venensystem des Urogenitalsystems bzw. in den Mesenterialgefäßen.

■ **Epidemiologie**

Schistosomenarten kommen praktisch weltweit vor.

■ **Übertragungswege**

Das Weibchen scheidet täglich mehrere hundert Eier aus, die normalerweise mit dem Urin bzw. den Fäzes ins Freie gelangen. Die Larven schlüpfen beim Kontakt mit Wasser und dringen dann in eine Schnecke, ihren Zwischenwirt, ein. Nach einer Vermehrung in den Schnecken werden infektiöse Larven, Zerkarien, ins Wasser abgegeben, wo sie perkutan den Mensch oder (andere) Reservoirtiere infizieren. Nach einer weiteren Reifungsphase paaren sich die Egel in der Pfortader und wandern dann in ihr bevorzugtes Venensystem ein. Die Präpatenzzeit beträgt 4–8 Wochen für die Schistosomenarten des Darmes, aber 9–12 Wochen für Schistosoma haematobium.

■ **Diagnostik**

Schistosomiasis kann sich in drei verschiedenen Formen manifestieren, als Zerkariendermatitis, als Katayama-Syndrom und als späte kutane Schistosomiasis.

Bei der Zerkariendermatitis muß die Diagnose im wesentlichen aufgrund von Anamnese und Klinik gestellt werden. Zu beachten ist, daß es eine Zerkariendermatitis auch in Europa gibt, weil insbesondere auch Zerkarien von Schistosomen, deren natürliches Reservoir Vögel sind, beim Eindringen in menschliche Haut eine Dermatitis verursachen können, ohne daß es daraufhin zu einer Reifung der Larven kommt [1, 2].

Das Katayama-Syndrom tritt 3–6 Wochen nach Infektion auf und wird wahrscheinlich im Rahmen der Reifungsphase der Egel in der Pfortader verursacht. Fieber, Ödeme, Durchfall und, seitens der Haut, Urtikaria sind typische Symptome. In diesem Stadium sind meist noch keine Eier im Urin oder in den Fäzes, jedoch können schon IgM gegen Schistosomen-Antigene nachgewiesen werden [3, 4].

Bei der späten kutanen Schistosomiasis wird die Diagnose meist histopathologisch gestellt, doch sind dann selbstverständlich auch Eier im Urin bzw. in den Fäzes nachweisbar [5–8].

■ **Klinik**

Die Zerkariendermatitis beeindruckt durch intensiven Juckreiz, erythematöse Papeln und Seropapeln an den Hautstellen, die Kontakt mit Wasser hatten und wo Zerkarien eindringen konnten. Erster Kontakt sensibilisiert, zweiter Kontakt führt zur Dermatitis, die wahrscheinlich bei Vogelschistosomen und anderen sehr viel ausgeprägter ist als bei den Schistosomenarten, deren natürlicher Wirt der Mensch ist. Bei letzteren kann sich die Zerkariendermatitis auf einen allgemeinen Juckreiz beschränken, ohne daß es zu Hauterscheinungen kommt.

Bei der späten kutanen Schistosomiasis verirren sich Eier in die Haut, statt ihren Weg in die Blase oder den Darm zu finden. Papeln, Tumoren und Ulzera sind die Folge (Abb. 7.13-1). Oft wird von Patienten über lokalen Juckreiz geklagt.

■ **Differentialdiagnose**

Eine gelegentliche Differentialdiagnose der späten kutanen Schistosomiasis sind granulomatöse Entzündungen, die sich auch um ein Ei von Paragonimusarten herum bilden können. Aber in solchen seltenen Fällen muß die Diagnose ebenfalls histopathologisch gestellt werden [9].

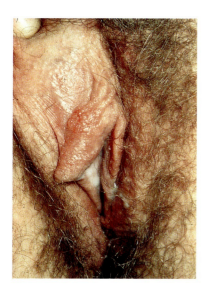

Abbildung 7.13-1 Granulom bei später kutaner Schistosomiasis im Genitalbereich.
(Mit freundlicher Genehmigung von Prof. Dr. A. Bryceson, London)

■ Therapie

Mittel der Wahl bei Schistosomiasis ist Praziquantel, die Dosierung sollte allerdings der Schistosomenart angepaßt werden: einmalig 40 mg bei einer Schistosoma-haematobium-Infektion, 2 x 20 mg bei einer Schistosoma-mansoni- und 3 x 20 mg bei einer Schistosoma-japonicum-Infektion. Ein Verdacht auf eine Zerkariendermatitis während eines Tropenaufenthaltes sollte zur entsprechenden Nachsorge Anlaß geben.

Literatur zu 7.13

1. Bastert J, Sing A, Wollenberg A, et al. Aquarium Dermatitis: Cercarial dermatitis in an aquarist. Dermatology 1998; 197: 84–6.
2. Kolárová L, Skirnisson K, Horák P. Schistosome cercariae as the causative agent of swimmers's itch in Iceland. J Helminthology 1999; 73: 215–20.
3. Zuidema PJ. The Katayama syndrome; an outbreak in Dutch tourists to the Omo National Park, Ethipia. Trop Geograph Med 1981; 33: 30–5.
4. Visser LG, Polderman AM, Stuiver PC. Outbreak of schistosomiasis among travelers returning from Mali, West Africa. Clin Infect Dis 1995; 20: 280–5.
5. Landry P, Favrat B, Raeber PA. Genital schistosomiasis after a missed diagnosis of Katayama syndrome. J Travel Med 1996; 3: 237–8.
6. Kick G, Schaller M, Korting HC. Late cutaneous schistosomiasis representing an isolated skin manifestation of schistosoma mansoni infection. Dermatology 2000; 200: 144–6.
7. Davis-Reed L, Theis JH. Cutaneous schistosomiasis: report of a case and review of the literature. J Am Acad Dermatol 2000; 42: 678–80.
8. Develoux M, Blanc L, Vetter JM, et al. Bilharziose cutanée thoracique. Ann Dermatol Venereol 1987; 114: 695–7.
9. Thamprasert K. Subcutaneous abscess of neck. A granulomatous reaction to eggs of Paragonimus: A case report from Northern Thailand. Southeast Asian J Trop Med Public Health 1993; 24: 609–11.

8 Prionen

8.1 Die potentielle Rolle der Haut und Schleimhäute in der Übertragung von Prionenerkrankungen

JOHANNES PAMMER, ERWIN TSCHACHLER

Prionenerkrankungen bzw. übertragbare spongiforme Enzephalopathien sind neurodegenerative Erkrankungen, zu denen neben der Creutzfeldt-Jakob-Krankheit (CJD), der Gerstmann-Sträussler-Scheinker-Krankheit und Kuru beim Menschen die bovine spongiforme Enzephalopathie (BSE) und die Traberkrankheit (Scrapie) bei Tieren gehören. Die infektiösen Erreger dieser Erkrankungen, Prionen (von: *proteinaceous infectious particles*) genannt, sind noch nicht sicher identifiziert. Gemäß der derzeit von den meisten Forschern akzeptierten Definition bestehen Prionen in erster Linie aus untypisch gefaltetem Protein, das als Prionenprotein *Scrapie* (PrP^{Sc}) bezeichnet wird. Durch Kontakt von Prionen mit natürlich gefalteten zellulären Prionenproteinen (PrP^c) wird dieses in PrP^{Sc} umgewandelt, wodurch es zu einer Vermehrung von wiederum infektiösem Material kommt. Nukleinsäuren konnten als infektiöse Ursache bei dieser Infektion nicht nachgewiesen werden. PrP^{Sc} ist durch natürlich vorkommende Proteasen nicht abbaubar und verursacht im Zentralnervensystem die für übertragbare spongiforme Enzephalopathien typischen Ablagerungen. Das Vorkommen von physiologischem PrP^c ist damit Voraussetzung für den Ausbruch einer solchen Erkrankung, und die Menge von PrP^c, die das erkrankte Individuum bildet, ist auch mit der Schnelligkeit des Krankheitsverlaufs korreliert [1].

In Tierexperimenten werden übertragbare spongiforme Enzephalopathien üblicherweise durch intrazerebrale oder intraperitoneale Inokulation hervorgerufen [1]. In der Natur kann die Übertragung über kontaminierte Nahrung erfolgen, in der Regel ist der genaue Weg der Infektion jedoch unbekannt. Für Kuru, eine spongiforme Enzephalopathie, die im Rahmen des Endokannibalismus bei den Fore auf Papua-Neuguinea auftrat, wurde neben diesem Übertragungsweg auch die Schmierinfektion über Hautverletzungen im Rahmen der Zubereitung des rituellen Mahles erwogen [2].

Im Gegensatz zu Kuru ist der Übertragungsweg der kürzlich in Großbritannien neu beschriebenen „*New-variant*"-Creutzfeldt-Jakob-Erkrankung (vCJD) völlig unklar, obwohl ein Zusammenhang mit dem rezenten epidemischen Auftreten von BSE angenommen wird [3].

Auch die Übertragung der Tabererkrankung bei Schafen und Ziegen ist noch nicht enträtselt.

Da auch das Vorkommen von PrP^c in peripheren Geweben, je nach Tiermodell, für die Ausbreitung von Prionen zum Zentralnervensystem notwendig ist, ist die

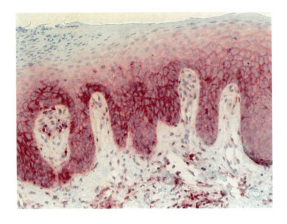

Abbildung 8.1-1 Im Gegensatz zu Keratinozyten gesunder Haut zeigen jene in psoriatischer Haut eine basale und suprabasale, überwiegend membranöse PrP^c-Expression. In der Dermis sind auch PrP^c-positive Rundzellinfiltrate zu erkennen.

Suche nach PrP^c-positiven Zellen in peripheren Organen relevant. Sowohl peripheres Nervengewebe als auch lymphatisches Gewebe sind an der extrazerebralen Vermehrung und Ausbreitung von Prionen beteiligt [1]. Die Zelltypen, die als erste von Prionen befallen werden, sind jedoch noch nicht sicher bekannt. Dafür könnten Epithelzellen, die sich in verschiedenen Organen wie Plazenta, Verdauungstrakt und vor allem der Haut, die mit der Übertragung von Prionenerkrankungen in Verbindung gebracht wurden, finden, in Frage kommen [4, 5].

In der gesunden Haut des Menschen ist nur wenig PrP^c immunhistochemisch nachweisbar, während basale Keratinozyten der Schleimhäute regelmäßig PrP^c-positiv sind. Weiter wird PrP^c in Haarwurzeln, Schweiß- und Talgdrüsen gebildet. In entzündeter Haut hingegen findet sich, sowohl bei Psoriasis (Abb. 8.1-1), Ekzemen, Ulzerationen als auch in Viruswarzen, regelmäßig eine starke PrP^c-Expression in basalen als auch suprabasalen Keratinozyten. Außerdem sind auch die in diesen entzündlichen Veränderungen zu findenden Lymphozyten und Makrophagen PrP^c-positiv. Eine mögliche Ursache dieser Überexpression ist bekannt, PrP^c wird in Keratinozyten sowohl von TGF-α als auch IFN-γ induziert [6]. PrP^c läßt sich auch in Keratinozyten von Rind, Schaf und Maus nachweisen, allerdings unterscheiden sich die Expressionsmuster in der Haut dieser Tiere in verschiedenen Details [7].

Die Expression von PrP^c durch Keratinozyten legt nahe, daß diese Zellen eine erste Station für die Prionenvermehrung sein könnten. Natürlich ist es höchst unwahrscheinlich, daß Prionen ein intaktes *Stratum corneum* durchdringen. Allerdings ist besonders in entzündlichen Dermatosen die Hautbarriere geschädigt, und nach Traumen kann die schützende Barriere ebenfalls durchbrochen werden. Die epidermale Hochregulation der PrP^c-Expression und die Infiltration durch PrP^c-positive Entzündungszellen könnten daher ideale Voraussetzungen für die Infektion mit Prionen bedingen: Prionen könnten entweder die Epithelschicht durchdringen und Infiltratszellen oder periphere Nerven infizieren, das vermehrt gebildete epitheliale PrP^c könnte aber auch selbst ein erstes Substrat in der Replikation von Prionen sein und dadurch ihre weitere Ausbreitung im Körper erleichtern.

Zwar ist die Expression von PrP^c Voraussetzung für die Vermehrung von Prionen, sie allein ist aber noch nicht hinreichend [8]. Nerven- und Gliazellen des Gehirns und follikuläre dendritische Zellen des lymphatischen Gewebes können Prionen replizieren, wenig ist aber über andere Gewebe bekannt. Einen Hinweis für diese Replikation mag die Verteilung von PrP^{Sc} in peripheren Geweben geben. Diese hängt vom Prionenstamm, aber auch vom infizierten Tier ab. PrP^{Sc} konnte in Makrophagen, Nerven, Speicheldrüsen, der Gingiva, Leber, Lunge, dem Dünndarm und Blut nachgewiesen werden. Dabei läßt Infektiosität, die in diesen Geweben manchmal gefunden wird, annehmen, daß sich Prionen auch außerhalb des lymphatischen und des Nervengewebes vermehren [9].

Neuere Studien konnten PrP^{Sc} als Hinweis für Infektiosität in Platten- und Drüsenepithelien des Gastrointestinaltrakts von Affen nachweisen, denen BSE verfüttert wurde [10]. Sowohl basale als auch einzelne suprabasale Keratinozyten des mehrschichtigen Plattenepithels der Schleimhäute enthielten PrP^{Sc}. Kürzlich gelang auch erstmals die Replikation von Prionen in einer epithelial differenzierten Kaninchen-Tumorzellinie. Es kann infolgedessen angenommen werden, daß Epithelzellen prinzipiell für die Vermehrung von Prionen verantwortlich sein können [11].

In normaler Haut zweier an vCJD erkrankter Patienten konnte in einer kürzlich veröffentlichten Arbeit kein PrP^{Sc} nachgewiesen werden [12]. Es ist daher anzunehmen, daß im Rahmen von Prionenerkrankungen die Haut kein sekundäres Zielorgan für die Prionenvermehrung darstellt und daß, zumindest von nichtentzündeter Haut solcher Patienten, keine Gefahr der Übertragung von Prionen an die Umgebung ausgeht. Die Frage, ob Keratinozyten in der Übertragung von Prionenerkrankungen eine direkte Rolle spielen, muß vorerst noch offenbleiben, und es wird von der weiteren epidemiologischen Entwicklung der *„New-variant"*-Creutzfeldt-Jakob-Erkrankung abhängen, inwieweit Forschungsanstrengungen in diese Richtung unternommen werden sollen.

Literatur zu 8.1

1. Prusiner SB. Prions. Proc Natl Acad Sci (USA) 1998; 95: 13363–83.
2. Gajdusek CD. Infectious amyloids. In: Fields Virology. Philadelphia: Lippincott-Raven, 1996: 2851–2900.
3. Collinge J. Variant Creutzfeldt-Jakob disease. Lancet 1999; 354: 317–23.
4. Pattison IH, et al. Spread of scrapie to sheep and goats by oral dosing with foetal membranes from scrapie-affected sheep. Vet Rec 1972; 90: 465–8.
5. Taylor DM, McConnell I, Fraser H. Scrapie infection can be established readily through skin scarification in immunocompetent but not immunodeficient mice. J Gen Virol 1996; 77: 1595–9.
6. Pammer J, Weninger W, Tschachler E. Human keratinocytes express cellular prion-related protein in vitro and during inflammatory skin diseases. Am J Pathol 1998; 153: 1353–8.

7. Pammer J, et al. Cellular prion protein expressed by bovine squamous epithelia of skin and upper gastrointestinal tract. Lancet 1999; 354: 1702–3.
8. Raeber AJ, et al. Ectopic expression of prion protein (PrP) in T lymphocytes or hepatocytes of PrP knockout mice is insufficient to sustain prion replication. Proc Natl Acad Sci (USA) 1999; 96: 3987–92.
9. lngrosso L, Pisani F, Pocchiari M. Transmission of the 263K scrapie strain by the dental route. J Gen Virol 1999; 80: 3043–7.
10. Bons N, et al. Natural and experimental oral infection of nonhuman primates by bovine spongiform encephalopathy agents. Proc Natl Acad Sci (USA) 1999; 96: 4046–51.
11. Vilette D, et al. Ex vivo propagation of infectious sheep scrapie agent in heterologous epithelial cells expressing ovine prion protein. Proc Natl Acad Sci (USA) 2001; 98: 4055–9.
12. Wadsworth JD, et al. Tissue distribution of protease resistant prion protein in variant Creutzfeldt-Jakob disease using a highly sensitive immunoblotting assay. Lancet 2001; 358: 171–80.

Sachwortverzeichnis

Seitenzahlen in **fetter** Formatierung verweisen auf Abbildungen bzw. Tabellen.

A
Abacavir **87**
Absidia 258
Abszeß 320
Acetylsalicylsäure
–, (bei) Zosterschmerz **121**
Aciclovir
–, (bei) Herpes genitalis **108**
–, (bei) HSV-1-Infektion 105
–, (bei) Zoster **119**
Acitretin
–, Retinoid-ähnliche Nebenwirkungen 81
Acne necroticans 288, 290
Acremonium 265
Acrodermatitis chronica atrophicans 411
Actinomyces gerencseriae 471
Actinomyces israelii 471
Affenpocken 143
AIDS
–, Epidemiologie 40, 50
–, -Pneumonie 65
Akrodermatitis, infantile papulöse 207
Aktinomykose 471
–, (des) Bauchraums und des kleinen Beckens 475
–, Epidemiologie 472
–, (der) Haut 475
–, (des) Knochens 475
–, thorakale 474
–, (des) Zentralnervensystems 475
–, zervikofaziale 473
Aktinomyzeten 470
Aktinomyzetom 265, 477
Alastrim 142
Albendazol
–, (bei) Gnathostomiasis 555
–, (bei) Hakenwurminfektion 545
–, (bei) Larva-currens-Syndrom 551
–, (bei) Loa-loa-Filariose 565
–, (bei) Trichinose 553
Aleppobeule 523

Allethrin
–, (bei) Skabies 508
Allylamine **29**
ALP/Secretory leukocyte proteinase inhibitor 4
Alternaria alternata 259
Amikacin
–, (bei) MAI-Infektion 460
Aminoglykoside 21
Amitriptylin
–, (bei) Zosterschmerz **121**
Amorolfin **29**, 30
–, (bei) Candida-Paronychie 256
Amoxicillin
–, (bei) Aktinomykose 476
–, (bei) Lungen- und Darmmilzbrand 349
–, (bei) Lyme-Borreliose **413**
Amphotericin **29**
Amphotericin B 28
–, (bei) Kryptokokkose 270
–, (bei) Leishmaniose 526
–, (bei) viszeraler Leishmaniose 528
Amprenavir **87**
Analkarzinom
–, (bei) HIV-Infektion 67
Anamorphen 219
Anaplasma phagocytophila 391
Ancylostoma brasiliense 546
Ancylostoma canium 546
Ancylostoma duodenale 543
Andes-Virus 199
Angina herpetica 174
Angiomatose, bazilläre 382
–, (bei) HIV-Infektion 78
Angulus infectiosus 227
Anreicherungsmedien 11
Anthrax 344
–, Biowaffe 349
–, Epidemiologie 345
–, Übertragungswege 345
Antibiose 21

Antibiotika 21
–, Resistenz 22
Antileukoprotease 4
Antimon
–, (bei) Leishmaniose 525
Antimykotikum 28
Antiretrovirale Therapie 84
–, Therapieindikationen 90
–, Therapieschemata 86
Antisense-Oligonukleotide 26
Antituberkulotika 451
Aphthovirus 176
Aquariumgranulom 458
Archaeopsylla erinacei 492
Arenaviridae 190
Arenavirus 190
Arthritis
–, reaktive 434
Ascomycine 34
Ascomycota 220
Aspergillose
–, kutane 271
Aspergillus 258, 265
Aussatz 462
Azithromycin
–, (bei) Chankroid 373
–, (bei) Chlamydien-Urethritis 438
–, (bei) Granuloma inguinale 376
–, (bei) Lyme-Borreliose 413
–, (bei) Mykoplasmen 428
Azole 29

B
β-Lactam-Antibiotika 21
Bacille-Calmette-Guérin 455
Bacillus anthracis 344
Bacterium pyocyaneum 361
Baermann-Methode 549
Bagdadbeule 523
Balanoposthitis candidomycetica 231
Balkan-Hantaviren 199
Bandwürmer 537
Bannwarth-Syndrom 412
Bartonella bacilliformis 389
Bartonella henselae 382
Bartonella quintana 382
Basidiomycota 220
BB-Lepra 465
Bejel 404
Benzathinpenicillin
–, (bei) Erysipel 294
–, Furunkel bei Follikulitis 287
–, (bei) Syphilis 424

Benzofurane 29
Beta-Defensin 5
Bettwanzen 490
Bichat-Fettpfropf 83
Bilharziose 568
Biochips 16
Biofilm 3
Biskrabeule 523
„Black Bane" 345
Blastomyces dermatitidis 271
Blastomykose 271
Blennorrhö 355
BL-Lepra 464, **466**
„Blueberry-Muffin"-Läsionen 129
Body-cavity-based lymphoma 138
Borrelia burgdorferi
–, Übertragungswege 406
BORSA 301
Bouquet fever 187
Bovine spongiforme Enzephalopathie 573
Bowenoide Papulose **154**, 165
Braune Einsiedlerspinne 501
Break-bone fever 187
Bremsen 496
Brill-Zinsser-Krankheit 445
Brivudin
–, (bei) Zoster **119**
Brugia malayi 562
Brugia timori 562
BT-Lepra 465, **466**
Buffalo hump 83
Bunyaviridae 196
Buprenorphin
–, (bei) Zosterschmerz **121**
Buruli-Ulkus 460
Buschke-Löwenstein-Kondylome 163
Buschke-Löwenstein-Tumor 77
Bush yaws 523
Buthus occitanus 499

C
Calymmatobacterium granulomatis 374
Candida 221
–, Granulom 230
–, intertrigo **225**
–, kutane Infektion 222
–, Leukoplakie 227
–, Onychomykose 224
–, Paronychie 224
–, Übertragungswege 223, 226
Candidose, orale
–, (bei) HIV-Infektion 78

Carbamazepin
–, (bei) Zosterschmerz **121**
Carbapeneme 21
Carrions disease 389
Caspofungin 30
Cat-scratch disease 387
CCHFV
–, Epidemiologie 197
–, Übertragungswege 198
CD4-Rezeptoren, synthetische 26
CD4-Zellen
–, (bei) HIV-Infektion 56
Cefalexin
–, Furunkel bei Follikulitis 287
Cefotaxim
–, (bei) Gonokokken-Infektion 360
–, (bei) Gonorrhö 360
–, (bei) Lyme-Borreliose **413**
Cefoxitin
–, (bei) Gonokokken-Infektion 360
–, (bei) Gonorrhö 360
Ceftazidim
–, (bei) gramnegativem Fußinfekt 364
Ceftriaxon
–, (bei) Chankroid 373
–, (bei) Gonokokken-Infektion 360
–, (bei) Gonorrhö 359
–, (bei) Lyme-Borreliose **413**
–, (bei) Meningokokkeninfektion 353
–, (bei) Syphilis **424**
Cefuroximaxetil
–, (bei) Lyme-Borreliose **413**
Cellulitis 291
Centruroides 499
Cephalosporine 21
Cephalosporium acremonium 258
Ceratophyllus columbae 492
Ceratophyllus gallinae 492
Ceratopogonidae 495
Chancroid 370
Cheiracanthium punctorium 501
Chemokinrezeptorantagonisten 26
Chiclero ulcer 523f
Chinolone 22
Chlamydia trachomatis 431
–, Lymphogranuloma venereum 438
–, Urethritis 433
Chlamydien 430
–, Einteilung **431**
–, Urethritis 433
Chloramphenicol 21
–, (bei) Oroya-Fieber 391
Chrysosporium pannorum 258

Chytridiomycota 219
Ciclopirox
–, (bei) Candida-Paronychie 256
Ciclopiroxolamin **29**, 30
Ciclosporin
–, (bei) Lepra 467
Cidofovir
–, (bei) HHV-6 133
–, (bei) Zytomegalie-Virus 131
Ciprofloxacin
–, (bei) Chankroid 373
–, (bei) Gonorrhö 359
–, (bei) gramnegativem Fußinfekt 364
–, (bei) Granuloma inguinale 376
–, (bei) Lungen- und Darmmilzbrand 349
–, (bei) Meningokokkeninfektion 353
Cladosporium 259
Clarithromycin
–, (bei) Chlamydien-Urethritis 438
–, (bei) Erythrasma 341
–, (bei) MAI-Infektion 460
Clavi Syphilitici **422**
Clavulansäure
–, (bei) Aktinomykose 476
Clemizol-Penicillin
–, (bei) Syphilis **424**
–, (bei) Erythrasma 343
Clindamycin 21
Clofazimin
–, (bei) Lepra 467
Clonazepam
–, (bei) Zosterschmerz **121**
Clotrimazol **29**
–, (bei) Trichomoniasis 533
Coccidioides immitis 271
Coelomyzeten 220
Condylomata acuminata **154**
–, Übertragungswege 162
Cordylobia anthropophaga 497
Corynebacterium diphteriae 331, 336
Corynebacterium minutissimum 339
Corynebacterium tenuis 332
Coxsackie-A16-Virus
–, Epidemiologie 172
–, Übertragungswege 172
Coxsackie-Viren 171
Creutzfeldt-Jakob-Krankheit 573
Crimean-Congo haemorrhagic fever 197
Crotamiton
–, (bei) Skabies 508
Cryptococcus neoformans 268
Ctenocephalides canis 492
Ctenocephalides felis 492

Culicidae 495
Curvularia 258
Cylindrocarpon 265
Cytomegalie *siehe* Zytomegalie

D
Dandy fever 187
Dapson
–, (bei) Leishmaniose 526
–, (bei) Lepra 467
Darmmilzbrand 348
Defensine 4
Delavirdin **87**
–, Exanthem 80
Delhibeule 523
Dellwarzen 151f
Demodex brevis 513
Demodex folliculorum 513
Demodikose 513
Dengue-Virus 186
–, Epidemiologie 187
–, Übertragungswege 187
Denguero 187
Dermanyssus gallinae 510
Dermatitis
–, exfoliativa Ritter von Rittershain 311
–, papulöse bei HIV-Infektion 79
–, seborrhoische 238
Dermatobia hominis 497, **498**
Dermatophagoides pteronyssinus 512
Dermatophyten 221, 243
–, (bei) HIV-Infektion 78
–, zoophile 251
Dermcidin 4
Diagnostik
–, histologische 17
–, mikrobiologische 10
Diclofenac
–, (bei) Zosterschmerz **121**
Didanosin **87**
Diethylcarbamazin
–, (bei) Loa-loa-Filariose 565
–, (bei) lymphatischer Filariose 563
Diphtherie 336
–, Antitoxin 338
DLSO 253
DNA-Sonden 13
DNA-Vakzinierung 36
Dobrava-Virus 199
Donovan-Körperchen 374f
Donovanosis 374
Dornfingerspinne 501
Dornwarzen 158

Dot-Blot 13
Doxycyclin
–, (bei) Ehrlichiose 395
–, (bei) Gonorrhö 360
–, (bei) Lungen- und Darmmilzbrand 349
–, (bei) Lyme-Borreliose **413**
–, (bei) Lymphogranuloma venereum 441
–, (bei) Mykoplasmen 428
–, (bei) Schwimmbadgranulom 459
–, (bei) Syphilis **424**
Dracunculus medinensis 566
Drakunkulose 566
Dreitagefieber 132
Durchfallerkrankungen
–, Epidemiologie 41

E
Ebola-Fieber 194
Ebola-Virus
–, Epidemiologie 194
–, Übertragungswege 195
Ecthyma 299
–, contagiosum 148
Eczema molluscatum 152
Edema factor 344
Efavirenz **87**
–, Exanthem 80
Ehrlichia chaffeensis 391
Ehrlichiose 391
Einschlußkonjunktivitis 434
Einschlußkörperchenkrankheit 128
Eiterblattern 295
Ekzem
–, disseminiertes seborrhoisches 240
–, seborrhoisches 238
– –, (des) Säuglingsalters 240
Ekzematid, seborrhoisches 240
Enterobiasis 540
Enterobius vermicularis 540
Entzündungsreaktion, granulomatöse 18
Epidemiologie 39
–, AIDS 40, 50
–, Aktinomykosen 472
–, Anthrax 345
–, Bartonella henselae 383
–, CCHFV 197
–, Coxsackie-A16-Virus 172
–, Dengue-Virus 187
–, Durchfallerkrankungen 41
–, Ebola-Virus 194
–, Gianotti-Crosti-Syndrom 207
–, Hantaviren 199

–, Hepatitis-A-Virus   210
–, Hepatitis-B-Virus   210
–, Hepatitis-C-Virus   210
–, Herpangina   174
–, Herpes genitalis   106
–, Herpes-simplex-Viren   102
–, HIV   40, 50
–, HTLV-I/-II   97
–, Kaposi-Sarkom   69
–, Lassa-Fieber   190
–, Lepra   463
–, Marburg-Virus   193
–, Masern   201
–, Neisseria gonorrhoeae   355
–, Neisseria meningitidis   351
–, Nokardiose   477
–, Parvovirus B   19178
–, Pneumonien   40
–, Rattenbißfieber   402
–, RVFV   196
–, Treponema pallidum   416
–, Tuberkulose   449
–, Vacciniavirus   146
–, Varizellen   111
–, Yersinia pestis   397
–, Zoster   113
Epidermodysplasia verruciformis   **154**, 168
Epidermophyton floccosum   **244**, 245
Epidydimo-Orchitis
–, (durch) Chlamydia trachomatis   434
Epi-Pevaryl®
–, (bei) Pityriasis versicolor   237
Epizoonosen   485
Epstein-Barr-Virus   **101**, 123
–, Krebserkrankungen   8
–, Übertragungswege   124
Erntebeiß   511
Erysipel   291
–, bullöses   293
–, gangränöses   293
–, nekrotisierendes   307
–, phlegmonöses   293
Erysipeloid   342
Erysipelothrix insidiosa   342
Erysipelothrix rhusiopathiae   342
Erythema induratum   455
Erythema infectiosum   180
Erythema migrans   408
Erythrasma   339
Erythrodermie, seborrhoische   240
Erythromycin
–, (bei) bazillärer Angiomatose   386

–, (bei) Chlamydien-Urethritis   438
–, (bei) Diphtherie   338
–, (bei) Erythrasma   341
–, (bei) Granuloma inguinale   376
–, (bei) Lymphogranuloma venereum   441
–, (bei) Mykoplasmen   428
–, (bei) Syphilis   **424**
Erythrovirus B19   178
Espundia   528
Ethambutol
–, (bei) MAI-Infektion   460
–, (bei) Schwimmbadgranulom   459
–, (bei) Tuberkulose   **451**
Eumyzetom   **265f**
Europäischer Rattenfloh   492
Euscorpius italicus   499
Euterpocken   150
Exanthem
–, (bei) HIV-Infektion   80
–, purpuriformes   **353**
Exanthema subitum   131, 135
Exophiala dermatitidis   259
Exophiala jeanselmei   265

F
„Facies leishmaniotica"   529
Fadenwürmer   537
Famciclovir
–, (bei) Herpes genitalis   **108**
–, (bei) Zoster   **119**
Färbemethoden   11
Fasziitis
–, nekrotisierende   293, 307, 320
„Faulecken"   227
Feigwarzen   162
Felsskorpion   499
Fieber
–, argentinisches hämorrhagisches   191
–, brasilianisches hämorrhagisches   191
–, hämorrhagisches mit renalem Syndrom   199
–, venezolanisches hämorrhagisches   191
–, virales hämorrhagisches   185
Fieberbläschen   100
Fièvre boutonneuse   **444**
Fifth disease   178, 180
Filariose, lymphatische   562
Filoviridae   193
Filzlaus   487
Fischtankgranulom   458
Fite-Faraco-Färbung   18

Flachwarzen 160
Flaviviridae 186
Fleckfieber 442
Fliegen 496
Flöhe 492
Fluconazol **29**, 30
–, (bei) Candida-Paronychie 256
–, (bei) Sporotrichose 263
5-Fluorcytosin
–, (bei) Kryptokokkose 270
5-Fluorouracil
–, (bei) Condylomata acuminata 164
–, (bei) Epidermodysplasia verruciformis 169
Flußblindheit 559
Folliculitis decalvans 282
Folliculitis sclerotisans nuchae 281
Follikulitis
–, gramnegative 282, 362
–, (durch) Malassezia 233
Folsäureantagonisten 21
Foscarnet
–, (bei) HHV-6 133
Foscavir®
–, (bei) Zytomegalie-Virus 131
Fosfomycin 21
Francisella tularensis 377
Frühsyphilis 420
FTA-ABS-Test 418
Fünftagefieber 383
Fungi imperfecti 219
Fungi perfecti 219
Furunkel 284
Furunkulose 284
Fusarium oxysporum 258
Fußinfekt, gramnegativer 362
Fußsohlenwarzen 158

G
Gabapentin
–, (bei) Zosterschmerz **121**
Ganciclovir
–, (bei) Zytomegalie-Virus 131
Gangrän
–, synergistische polymikrobielle 307
Gelbfieber
–, Übertragungswege 189
German measles 204
Gerstenkorn 282
Gerstmann-Sträussler-Scheinker-Krankheit 573
Gesichtserysipel **293**
Gesundheitsamt 45

Gewebe-Gram-Färbung 18
Gianotti-Crosti-Syndrom 125
–, Epidemiologie 207
Gingivostomatitis aphthosa **104**
Giraffe fever 187
Glanders 367
Gloves-and-socks-Syndrom 178, 181
Gnathostoma spinigerum 554
Gnathostomiasis 554
Gneis 240
Gnitzen 495
Goldfliege, grünblaue 497
Gonokokken
–, disseminierte Infektion 357
–, Epidemiologie 355
–, Übertragungswege 355
Gonorrhö 355
–, aufsteigende
– –, (der) Frau 356
– –, (des) Mannes 357
–, pharyngeale 357
–, rektale 357
–, urogenitale
– –, (der) Frau 356
– –, (des) Kindes 357
– –, (des) Mannes 357
Grain 266
Gramfärbung 11
Granuloma inguinale 374
Granuloma pudendi tropicum 374
Granuloma venereum genitoinguinale 374
Great pox 415
Griseofulvin **29**
Grocott-Gomori-Färbung 263, 266
Guineawurm 566
Guizotia-abyssinica-Agar **269**
Gürtelrose 110, 116
Gyrasehemmer
–, (bei) Tuberkulose **451**

H
Haarleukoplakie
–, (bei) HIV-Infektion 77
–, orale 123, 125
Haematobia irritans 496
Haemophilus ducreyi 370
Hahnenkamm 163
Hakenwurminfektion 543
Hand-Fuß-Mund-Erkrankung 172
Hanseniasis 462
Hanta-pulmonary-Syndrom 199
Hantaanvirus 199

Hantaviren
–, Epidemiologie 199
–, Übertragungswege 199
Harada-Mori 549
Hausstaubmilben 512
Haut
–, Abwehrsystem 4, 6
–, Bakterienflora 277
–, Infektionen durch Schimmel 260
Hautbarriere **5**
Hautdiphtherie 338
Hautmilzbrand 346
Hautpilze 243
Hauttuberkulose 450
Hechtsche Riesenzellpneumonie 202
Hefen (DHS-System) 221
Hepatitis A 211
–, Epidemiologie 210
Hepatitis-A-Virus
Hepatitis B 211
–, Epidemiologie 210
–, Krebserkrankungen 8
Hepatitis-B-Virus
Hepatitis C 212
–, Epidemiologie 210
Hepatitis-C-Virus
Herbstbeiß 511
Herpangina
–, Epidemiologie 174
Herpes genitalis 106
Herpes labialis 102
Herpes simplex
–, (bei) HIV-Infektion 76
Herpesviren 100
Herpesvirus Typ 8
–, Krebserkrankungen 8
Herpes zoster 110
–, (bei) HIV-Infektion 76
Heubner-Sternkarte **114**
HHV-1 **101**
–, Infektion 102
HHV-2 **101**
–, Infektion 106
HHV-3 **101**
HHV-4 **101**
–, Übertragungswege 124
HHV-5 **101**
HHV-6 **101**, 131
–, Übertragungswege 132
HHV-7 **101**
–, Übertragungswege 134
HHV-8 69, **101**, 136
–, Übertragungswege 137

Hidradenitis suppurativa 322
Highly active antiretroviral therapy 63
Histoplasma capsulatum 271
Histoplasmose 271
HIV
–, assoziierte Erkrankungen 62
–, dermatologische Erkrankungen 76
–, Epidemiologie 40, 50
–, Lebenszyklus **55**
–, Postexpositionsprophylaxe 92
–, Replikation 55
–, Resistenz 58
–, Übertragungswege 60
HIV-1 50
HIV-2 50
„Hobelspanphänomen" 235
Hordeolum 282
HPV-16
–, Infektion 165
HSV-1 **101**
–, Infektion 102
HSV-2 **101**
HTLV-I 96
Hühnerfloh 492
Humanes Beta-Defensin 2 4
Humanes Beta-Defensin 3 4
Humanes Herpesvirus-8 68
Humanes Papillomavirus 154
–, (bei) HIV-Infektion 77
–, Krebserkrankungen 8
–, Onkogenese **9**
Humanes T-Zell-Leukämie-Virus
–, Krebserkrankungen 8
–, Typ I 96
Humanes Zytomegalie-Virus **101**
Hundefloh 492
Hybridisierung 13
Hydrops fetalis
–, Parvovirus B19 183
Hyperplasie, fokale epitheliale 167
Hyphomyzeten 220

I
Igelfloh 492
Imidazoquinoline 32
Imiquimod 32
–, (bei) Plantarwarzen 159
–, (bei) Verrucae vulgares 157
Immunfärbung (Bacille-Calmette-Guérin) 18
Immunmodulation 32
Immunrestaurationssyndrom 81
Immunsystem 3

Impetigo Bockhart 280
Impetigo contagiosa 295
–, staphylogene 297
–, streptogene 297
Impfpocken 146
Impftuberkulose 455
Impfung 36
–, Diphtherie 338
–, Varizellen 118
–, Zoster 122
Indinavir **87**
–, Retinoid-ähnliche Nebenwirkungen 81
Infektabwehr 3
Infektion 277
–, dermohypodermale 292
Infektionsschutzgesetz 43
Infektiöse Mononukleose 124f
In-situ-Nukleinsäurehybridisierung 13
Integrase-Inhibitoren 26
Isoniazid
–, (bei) Tuberkulose 451
Isotretinoin
–, (bei) Acne necroticans 290
–, (bei) gramnegativer Follikulitis 363
Itraconazol **29**, 30
–, (bei) Candida-Paronychie 256
–, (bei) Kryptokokkose 270
–, (bei) nordamerikanischer Blastomykose 273
–, (bei) Sporotrichose 263
Ivermectin
–, (bei) Gnathostomiasis 555
–, (bei) Larva-migrans-Syndrom 547
–, (bei) Onchozerkose 561
–, (bei) Skabies 508
Ixodes ricinus 393, **515**

J
Jochpilze 220
Junin-Virus 191

K
Kala-Azar 527
Kandidose
–, genitale 229
– –, (des) Mannes 231
–, invasive 271
–, oropharyngeale 226
Kaposi-Sarkom 68
–, Epidemiologie 69
–, Gingiva **71**
–, Haut **71**
–, (bei) HIV-Infektion 67

–, Klassifikation **72**
–, Magen **71**
Kaposi-Sarkom-assoziiertes Herpesvirus 136
Karbunkel 284
Katayama-Syndrom 568
Katzenfloh 492
Katzenkratzkrankheit 387
Katzenpocken 145
Keimschlauchtest 224
Keratolysis sulcata 334
Keratoma sulcatum 334
Kerion Celsi 252
Ketoconazol 30
–, (bei) Leishmaniose 526
Kieler Masern 415
Kissing disease 124
Kleiderlaus 487
Kokzidioidomykose 271
Kolpitis
–, (durch) Candida spp. 230
Kontamination 277
Kopflaus 487
Kopfschuppen 240
Korynebakterien 331
6. Krankheit 132
Krankheiten, meldepflichtige 43
Krätze 503
–, falsche 509
Krätzemilbe 503
Kreuzspinne 500
Kriebelmücken 495
Krim-Kongo-Fieber, hämorrhagisches 197
Kryptokokkose
–, (bei) HIV-Infektion 65, 78
–, kutane 268
–, sekundäre kutane 271
–, Übertragungswege 268
KSHV 136
Kuhpocken 145
Kultivierung 11
Kuru 573
kutanes T-Zell-Lymphom 98

L
Laguna-Negra-Virus 199
Lamivudin **87**
Larva-currens-Syndrom 549
Larva-migrans-Syndrom
–, kutanes 546
–, subkutanes 554
Lassa-Fieber
–, Epidemiologie 190

Late stage AIDS diseases 62
Latrodectus mactans tredecimguttatus 500
Läuse 487
Lederzecke 514
Leiner's disease 240
Leishmaniasis recidivans 523
Leishmaniose 521
–, diffuse kutane 525
–, kutane 522
– –, (der) Alten Welt 523
– –, (der) Neuen Welt 524
–, lupoide 523
–, mukokutane 528
–, viszerale 527
Lentiviren 49
Lepra 462
–, Antibiose 21
–, Borderline-tuberculoide 464
–, Epidemiologie 463
–, histologisches Bild 19
–, multibazilläre 464
–, paucibazilläre 464
–, Übertragungswege 463
–, WHO-Klassifikation 464
Leptosphaeria 265
Lethal factor 344
Leukonychia trichophytica 255
Levofloxacin
–, (bei) MAI-Infektion 460
Lichen ruber planus
–, Hepatitisviren 213
Lichen scrophulosorum 454
Ligase chain reaction (Ligase-Kettenreaktion) 15
Lindan
–, (bei) Skabies 507
Linezolid
–, (bei) Follikulitis 283
Lipodystrophie-Syndrom 82
Lippengrind der Schafe 148
LL-Lepra 464, **466**
Loa loa 564
Loa-loa-Filariose 564
Lopinavir **87**
Loxosceles 501
Lucilia sericata 497
Lucilia serrata 497
Lues 415
Lungenmilzbrand 347
Lupus vulgaris 452
Lycosa tarantula 501
Lyell-Syndrom, staphylogenes 311

Lyme-Arthritis 411
Lyme-Borreliose 405
Lyme disease 405
Lymphogranuloma venereum 438
Lysozym 4

M
Machupo-Virus 191
Madurella grisea **266**
Madurella grisea mycetomatis 265
MAI 459
Makrolide 21
Malaria
–, Epidemiologie 41
Malassezia
–, Follikulitis 233
–, Pityriasis versicolor 234
–, seborrhoische Dermatitis 238
–, Sepsis 233
Malleus 367
–, (der) Haut 369
–, (der) Nase 369
Marburg-Fieber 193
–, -Virus 193
–, Epidemiologie 193
–, Übertragungswege 193
Masern
–, Epidemiologie 41, 201
–, Komplikationen 202
–, Übertragungswege 201
Mastitis, staphylogene 323
Maul- und Klauenseuche 176
–, falsche 172
Mazzotti-Test 560, 564
Measles 201
Mebendazol
–, (bei) Enterobiasis 541
–, (bei) Hakenwurminfektion 545
–, (bei) Trichinose 553
Medinawurm 566
Meldepflicht 43
Melioidose (Melioidosis) 364
–, subakute 366
Melkerknoten 149f
Melkerpocken 150
Meningitis 285
Meningokokken
–, Epidemiologie 351
–, Infektion 352
Meningo-Radikulo-Polyneuritis 412
Menschenfloh 492
Metamizol
–, (bei) Zosterschmerz **121**

Metronidazol
–, (bei) Drakunkulose 567
–, (bei) Gonorrhö 360
–, (bei) Trichomoniasis 532
Miconazol **29**
Microascus 258
Micrococcus sedentarius 334
Microsporum canis **244**, 245
Mikrofilarien 560
Mikroorganismen
–, adhärente 3
Mikroskopie 10
Mikrosporie 246
Milben 503
–, (von) Haus- und Wildgeflügel 510
Milzbrand 344
Minocyclin
–, (bei) Lepra 467
–, (bei) Schwimmbadgranulom 459
MODSA 301
Molluscum contagiosum 151
–, Übertragungswege 152
Molluscumkörperchen 152
Mollusken
–, (bei) HIV-Infektion 76
Monarthritis gonorrhoica 358
Mononukleose 124
Morbilli 201
Morbus
–, Gallicus 415
–, Hansen 462
–, Heck **154**, 167
–, Reiter 434
–, Ritter von Rittershain 311
Morphin
–, (bei) Zosterschmerz **121**
Morpholine **29**
MOTT 457
MRSA
–, Ausbruch 302
–, Infektionsquellen 303
–, Risikofaktoren 303
Mücken 495
Mucor 258
Multicentric Castleman's Disease 138
Mundschleimhautwarzen 167
Mundsoor 226
Mupirocin
–, (bei) Furunkel bei Follikulitis 287
–, (bei) MRSA 304
Musca domestica 497
Mycobacterium avium-intracellulare 459
–, (bei) HIV-Infektion 66

Mycobacterium kansasii 461
Mycobacterium leprae 462
Mycobacterium marinum 458
Mycobacterium scrophulaceum 461
Mycobacterium tuberculosis 448
Mycobacterium ulcerans 460
Mycoplasma genitalium **426**
Mycoplasma hominis 426
Myelopathie
–, HTLV-I-assoziierte 98
Myiasis externa 497
Mykobakterien 448
Mykobakteriose, atypische 457
–, (bei) HIV-Infektion 77
Mykoplasmen, genitale 426
Mykosen 219
Myzetom 265

N
Nährböden 11
Nahrungsmilben 513
Naproxen
–, (bei) Zosterschmerz **121**
Necator americanus 543
Neisseria gonorrhoeae
–, Epidemiologie 355
–, Übertragungswege 355
Neisseria meningitidis
–, Epidemiologie 351
–, Infektion 352
Nekrolyse
–, Staphylokokken-bedingte 311
Nelfinavir **87**
Nematoden 537
Neotestudina rosatii 265
Neotrombicula autumnalis 511
Nephropathie, endemische 199
Neurosyphilis
–, Liquordiagnostik 418
Nevirapin **87**
–, Exanthem 80
Nikolski-Zeichen 313
NNRTI 85
Nocardia farcinica **479**
Nocardia tenuis 332
Nokardiose
–, Epidemiologie 477
–, pulmonale 479
–, superfiziale 479
–, systemische 479
Non-Hodgkin-Lymphom
–, (bei) HIV-Infektion 67
Norfloxacin

–, (bei) Granuloma inguinale 376
Northern-Blot 14
NRTI 85
NtRTI 85
Nukleinsäure-Amplifikationssysteme 14
Nystatin **29**

O
Ödem, malignes 347
Ofloxacin
–, (bei) Gonorrhö 359
–, (bei) Lepra 467
Onchocerca volvulus 559
Onchozerkose 559
Onkogenese 8
Onkogene Viren 49
Onychomykose 253
–, Candida 224
–, distolaterale subunguale 254
–, proximale subunguale 255
–, (durch) Schimmelpilze 260
–, totale dystrophische 255
Ophthalmoblennorrhö 360
Ophthalmoblennorrhoea
–, adultorum 357
–, neonatorum 357
Orbitalphlegmone 285
Orf 148
–, Epidemiologie 149
Orientbeule 523
Oroya-Fieber 389
ORSA 302
Orthopoxvirus 141, 144
Ostiofolliculitis 280
Ostiofolliculitis Bockhart 280
Oxyuriasis 540

P
Papular-purpuric-gloves-and-socks-Syndrom 178
Papular-purpuric-Syndrom 178, 181
Paracetamol
–, (bei) Zosterschmerz **121**
Paracoccidioides brasiliensis 271
Parapoxvirus 148
–, Übertragungswege 149
Paravaccinia 150
Paravacciniavirus 150
Paronychie
–, Candida 224, 255
Parvovirus B 19
–, Epidemiologie 178
–, Übertragungswege 179

PAS-Färbung 18
Pasteurella pestis 396
Pasteurella tularensis 377
PCR-Reaktion 14
Pediculosis 487
–, capitis 488
Pediculus
–, humanus capitis 487
–, humanus corporis 487
–, vestimentorum 487
Pemphigus
–, foliaceus 312
–, neonatorum 311
Penicillin 21
–, (bei) Diphtherie 338
–, (bei) Erysipel 294
–, (bei) Hautmilzbrand 349
Penicillin G
–, (bei) Lyme-Borreliose **413**
–, (bei) Meningokokkeninfektion 353
Penicillin V
–, (bei) Diphtherie 338
Pentamidin
–, (bei) Leishmaniose 526
Perifolliculitis capitis (abscedens et suffodiens) 282
Perifollikulitis 280f
Periodic-acid-Schiff-reaction 263, 266
Perlèche 227
Permethrin
–, (bei) Skabies 507
Pest 396
Pestbazillus 396
Pestbubo **399**
Petriellidium boydii **259**
Pfeiffer-Drüsenfieber 124
Pharyngitis
–, herpetische 174
–, ulzerierende 174
–, vesicularis 174
Phlebotome 495
Phlegmone 320
Phthirus pubis 487
PI 85
Pian bois 523
Pilzinfektion 219
Pimecrolimus 34
Pinta 404
Pitted keratolysis 334
Pityriasis folliculorum 513
Pityriasis simplex capillitii 240
Pityriasis versicolor 234
–, alba 235

Pityrosporum 233
Plague 396
Plantarwarzen 158
Plaques muqueuses **422**
Pneumocystis-carinii-Pneumonie
–, (bei) HIV-Infektion 65
Pneumonie
–, Epidemiologie 40
Pocken 141
Pockenviren 140
Podophyllotoxin
–, (bei) Condylomata acuminata 164
Polka fever 187
Polyene **29**
Polymerase chain reaction (Polymerase-Kettenreaktion) 14, **15**
Polymyxin B 22
Porphyria cutanea tarda
–, Hepatitisviren 213
Postexpositionsprophylaxe
–, HIV 92
Postherpetische Neuralgie 119
Post-Kala-Azar-Hautleishmanoid 527
Poxviren 140
Praziquantel
–, (bei) Schistosomiasis 570
Primary Effusion Lymphoma 138
Prionenerkrankungen 573
Progressive multifokale Leukenzephalopathie
–, (bei) HIV-Infektion 65
Proktitis
–, (durch) Chlamydia trachomatis 434
Propionibacterium propionicus 471
Prostatitis
–, (durch) Chlamydia trachomatis 434
Protective antigen 344
Proteinaceous infectious particles 573
Protionamid
–, (bei) Tuberkulose **451**
Protozoen 519
Pseudallescheria 265
Pseudallescheria boydii 259, 265
Pseudo-Köbner-Phänomen 152
Pseudomonas aeruginosa
–, Ecthyma 299
–, Infektion 361
–, Übertragungswege 362
Pseudomonas mallei 367
Pseudomonas pseudomallei 364
Pseudomoninsäure
–, (bei) MRSA 304
Pseudoskabies 509f

PSO 255
Psoriasis
–, (bei) HIV-Infektion 79
Pulex irritans 492
Pustula maligna 344, **347**
Puumula-Virus 199
Pyoderma 295
Pyoderma vegetans 288
Pyodermia chancriformis 288, 290
Pyodermie
–, chronisch vegetierende 288
–, ulzerierende 299
–, varioliforme **289**
Pyrazinamid
–, (bei) Tuberkulose **451**
Pyrenochaeta romeroi 265
Pyridone **29**

Q
„Quorum-Sensing" 3

R
Rattenbißfieber 401
–, Epidemiologie 402
Räude 509
Recalcitrant, Erythematous, Desquamating Disorder 319
Recurrent toxin-mediated perineal erythema 329
RED 319
Resiquimod 32
Retinoide
–, (bei) Epidermodysplasia verruciformis 169
Retroviren 49
Rhizopus 258
Ribavirin
–, (bei) Lassa-Fieber 191
Rickettsien 442
–, Übertragungswege 443
Rickettsienpocken 446
Ridley-Jopling-Klassifikation 464
Riesenkondylome 163
Rifabutin
–, (bei) MAI-Infektion 460
–, (bei) Tuberkulose **451**
Rifampicin 22
–, Furunkel bei Follikulitis 287
–, (bei) Lepra 467
–, (bei) Meningokokkeninfektion 353
–, (bei) Schwimmbadgranulom 459
–, (bei) Tuberkulose **451**
Rift-Tal-Fieber 196

Rift-Valley-Fieber 196
Ringelröteln 180
Ritonavir **87**
„Röschenflechte" **135**
Roseola infantum 132
Roseoloviren 131
Röteln
–, Komplikationen 205
–, Übertragungswege 204
Rote Vogelmilbe 510
Rotz 367
–, chronischer 369
Roxithromycin
–, (bei) Chlamydien-Urethritis 438
RPRC-Test 417
Rubella 204
Rubeola 201
RVFV
–, Epidemiologie 196
–, Übertragungswege 196

S
Sabia-Virus 191
Sabouraud-Agar **223**
Salvage-Therapie 90
Sandflies 521
Sandfloh 493
Sandmücken 495
Saquinavir **87**
Sarcoptes scabiei var. hominis 503
Saugwürmer 537
Scabies crustosa **506**
Scabies nodosa 506
Scabies norvegica 506
Scedosporium apiospermum **259**
Scedosporium prolificans 259
Schafpocken 148
Schälblattern 295
Schanker
–, harter 415
–, weicher 370
Schankroid 370
Scharlach 328
Schildzecke 514
Schimmelpilze 221, 258
–, Übertragungswege 259
Schistosoma haematobium 568
Schistosomiasis, kutane 568
Schlauchpilze 220
Schmalspektrum-Antibiotika 22
Schmetterlingsmücken 495
Schützengrabengeschwür 299
„schwarze Blattern" 142

Schwarze Witwe 500
Schwefel
–, (bei) Skabies 508
Schweinerotlauf 342
Schwimmbadgranulom 458
Scopulariopsis brevicaulis 258
Scrapie 573
Scytalidium hyalinum 258
Secondline-Therapie 90
Selektivnährböden 11
Sentinel-Erhebungen 45
Sepsis
–, (durch) Malassezia 233
–, Meningokokken 352
Serologie 12
Sexually acquired reactive arthritis 434
Silberimprägnierung 18
Simuliidae 495
Sin-Nombre-Virus 199
Sinus-cavernosus-Thrombose 285
Skabies 503
–, (bei) HIV-Infektion 78
Skin snips 559
Skorpione 499
Skrophuloderm 453
Skybala 504
Slapped cheek disease 178, 180
smallpox 141
Soorbalanitis 231
Soorkolpitis 229
Soorösophagitis
–, (bei) HIV-Infektion 64
Soorstomatitis
–, (bei) HIV-Infektion 64
Southern-Blot 14
Spätsyphilis 423
Spectinomycin
–, (bei) Gonokokken-Infektion 360
–, (bei) Gonorrhö 359
Spinnen 500
Spirillum minus 402
Spirochäten 404
Spitzpocken 150
Sporothrix schenkii **262**
Sporotrichose 262
Spotted fever group 442, 444
Ständerpilze 220
Staphylococcal scaled skin syndrome 311
Staphylococcus aureus
–, Ecthyma 299
–, Erysipel 292
–, Follikulitis 281
–, (bei) HIV-Infektion 77

–, Impetigo contagiosa 296
–, Methicillin-resistenter 301
–, SSSS 311
–, TSS 316
Staphylokokken
–, Furunkel 285
–, multiresistente 302
–, Pyodermie 288
Stavudin **87**
Stechmücken 495
Steinskorpion 499
Stomoxys calcitrans 496
„Strahlenpilze" 470
Streptobacillus moniliformis 402
Streptococcal toxic shock-like syndrome 324
Streptococcus pyogenes
–, Impetigo contagiosa 296
–, nekrotisierende Fasziitis 307
–, TSLS 324
Streptodermia ecthymatosa 299
Streptokokken
–, Ecthyma 299
–, Erysipel 292
–, Gangrän 307
–, Pyodermie 288
Streptomycin
–, (bei) Tuberkulose 452
Strongyloides stercoralis 549
Stubenfliege 497
Subkultivierung auf Reisagar 224
Sulfonamide 21
Sycosis barbae 281
Synanamorphen 219
Syndrom
–, Gianotti-Crosti- 125, 207
–, infantiles akrolokalisiertes 207
–, Larva-currens- 549
–, papulovesikulöses akrolokalisiertes 207
–, (der) verbrühten Haut 311
Syphilis 415
–, (bei) HIV-Infektion 78
–, Primärstadium 420
–, Sekundärstadium 421
Systemic inflammatory response syndrome 63

T
Tabanidae 496
Tache noir **444**
Tacrolimus 33
Taenia solium 557

Tarantel 501
Taubenfloh 492
Template-Nukleinsäure 14
Tenofovir **87**
Terbinafin **29**, 30
–, (bei) Candida-Paronychie 256
Terzolin®
–, (bei) Pityriasis versicolor 237
Tetracyclin 21
–, (bei) Syphilis **424**
Thalidomid
–, (bei) Lepra 467
Thrombose 286
Tierkrätze 509
Tierräude 509
Tilidin plus Naloxon
–, (bei) Zosterschmerz **121**
Tinea
–, capitis 251
–, corporis 245
–, gladiatorum 245
–, manuum 247
–, pedis 249
–, pedis interdigitalis 249
–, profunda 244
–, superficialis 244
–, unguium 253
–, versicolor 234
Toxic shock syndrome, staphylogenes 315
Toxin-Mediated Erythema 329
Toxoplasmose, zerebrale
–, (bei) HIV-Infektion 65
TPHA-Test 417
Traberkrankheit 573
Tramadol
–, (bei) Zosterschmerz **121**
Trematoden 537
Trench fever 383
Treponema pallidum 415
–, Epidemiologie 416
Trichinose 552
Trichomoniasis 531
Trichomycosis axillaris 332
Trichomycosis palmellina 331
Trichophyton mentagrophytes 249
Trichophyton rubrum **243**, 245, 247, 249, 253
Trichophyton tonsurans 265
Trimethoprim-Sulfamethoxazole
–, (bei) Granuloma inguinale 376
Tripper 355
Trombiculidae 511
Trombidiose 511

Tropical ulcer   299
tropische spastische Paraparese   98
„Trypanosomenschanker"   520
Tsutsugamushi-Fieber   **446**
TT-Lepra   464f
Tuberculosis
–, cutis colliquativa   453
–, cutis luposa   452
–, cutis miliaris disseminata   450
–, cutis verrucosa   454
–, miliaris ulcerosa mucosae et cutis   450
Tuberkulid
–, papulonekrotisches   454
Tuberkulose   448
–, Epidemiologie   41, 449
–, (bei) HIV-Infektion   66
–, Primärkomplex   451
Tularämie   377
–, Formen   **381**
–, ulzeroglanduläre   **379**
Tunga chigoe   493
Tunga jigger   493
Tunga penetrans   493
Two feet-one hand syndrome   248
Typhus group   442, 445
Tysonitis, gonorrhoische   **358**
Tzanck-Test   114, 312

U
Ulcus molle   370
Ulcus tropicum   299
Uncinariasis   543
Uncinaria stenocephala   546
Ureaplasma urealyticum   426
Urethritis   532
–, nicht-gonorrhoische   433
Uta   523

V
Vaccinia   146
Vacciniavirus
–, Übertragungswege   147
Vaginitis   532
Vakzination   36
Valaciclovir
–, (bei) Herpes genitalis   **108**
–, (bei) Zoster   **119**
Vancomycin   21
Varicellae
–, bullosae   115
–, gangraenosae   115
–, haemorrhagica   115
Varicella-Zoster-Virus   **101**

–, Infektion   110
Variola major   142
Variola minor   142
Variola vera   141
Variolavirus   141
Varizellen   115
–, Epidemiologie   111
–, Prophylaxe   118
–, Schwangerschaft   116
–, Übertragungswege   113
VDRL-Test   417
Verrucae
–, Epidemiologie   158
–, planae juveniles   **154**, 160
–, plantares   **154**, 158
–, Übertragungswege   156, 158, 160
–, vulgares   **154**, 156
Verruga peruana   389
Versilberung nach Grocott   18
Viral load   **57**, 58
Virusid   125
Viruslast   58
Virustatika   25
Vitamin-A-Säure
–, (bei) planen Warzen   161
Vogelmilben   510
Voriconazol   30
Vorratsmilben   513
Vulvovaginitis candidomycetica   229

W
Wachstumsgeschwindigkeit   12
Wadenstecher   496
Wanderfilarie   564
Wanzen   490
Warthin-Starry-Färbung   18
Warzen, juvenile   160
Whitmore-Krankheit   364
Windeldermatitis
–, Candida albicans   **225**
Windpocken   110
Wolfsspinne   501
Wuchereria bancrofti   562
Wundinfektion
–, (durch) P. aeruginosa   362
–, postoperative   322
Wundmyiasis   497
Wundrose   292

Y
Yaws   404
Yellow fever   189
Yersinia pestis   396

–, Epidemiologie 397
–, Konsiliarlaboratorium **399**
–, Übertragungswege 398

Z
Zahorsky-Krankheit 132
Zalcitabin **87**
Zecken 514
Zeckenbißfieber 442
Zerkariendermatitis 568
Zervixkarzinom
–, (bei) HIV-Infektion 67
Zestoden 537
Zidovudin **87**
Ziehl-Neelsen-Färbung 11, 18
Zoster 110, 116
–, Epidemiologie 113
–, Komplikationen **117**
–, Prophylaxe 122
–, Schmerztherapie (WHO) **121**
–, Übertragungswege 114
Zwergfadenwurm 549
Zygomycota 219
Zystizerkose 557
Zytomegalie 128
Zytomegalie-Virus
–, (bei) HIV-Infektion 66, 129
–, Übertragungswege 128

Praxiswissen von Blackwell

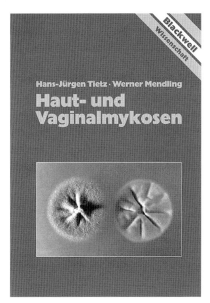

2001. 143 Seiten mit 68 farbigen Abbildungen und 60 Tabellen.
15 x 21 cm. Broschiert.
€ 34,95 / sFr 61,–
ISBN 3-89412-474-1

Hans-Jürgen Tietz / Werner Mendling

Haut- und Vaginalmykosen

Hautmykosen zählen, gemessen an ihrer Häufigkeit, zu den bedeutendsten Infektionskrankheiten unserer Zeit. Die meisten dieser Erkrankungen sind ihrem Wesen nach zwar harmlos, in vielen Fällen aber äußerst hartnäckig und stellen somit ein therapeutisches Problem dar. Das Ziel muß eine konsequente und zur Rezidivfreiheit führende Behandlung sein, wozu das vorliegende Buch einen Beitrag leisten möchte.

Auch Vulvovaginalmykosen gehören zum alltäglichen Bild in der gynäkologischen Praxis. Während des Medizinstudiums nimmt die gynäkologische Infektiologie und insbesondere Mykologie jedoch nur einen geringen Raum ein, so daß es im klinischen Alltag oft an adäquater Diagnostik und Therapie mangelt. Doch sachkundige Leser wissen, daß sich Theorie und Praxis ständig weiterentwickeln.

Dieses kurzgefaßte Buch stellt in komprimierter und überschaubarer Form mit Hilfe von tabellarischen Darstellungen und einprägsamen Bildern den aktuellen Stand der Diagnostik und Therapie von Haut- und Vaginalmykosen dar. Es berücksichtigt in erster Linie die Pilzerkrankungen der täglichen Praxis und richtet sich an diejenigen Leser, die als erste mit Mykosen im ambulanten Bereich zu tun haben, angefangen von den Dermatologen bzw. Gynäkologen über Internisten, Hausärzte und Pädiater bis hin zu den Mikrobiologen im Labor.

In allen Buchhandlungen erhältlich!

Ausführliche Informationen erhalten Sie auch direkt bei:
Blackwell Verlag GmbH · Kurfürstendamm 57 · 10707 Berlin
Tel.: 030 / 32 79 06-27 · Fax: 030 / 32 79 06-44
e-mail: vertrieb@blackwell.de · www.blackwell.de

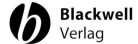

Praxiswissen von Blackwell

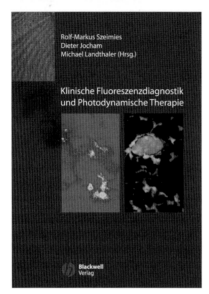

Rolf-Markus Szeimies / Dieter Jocham / Michael Landthaler (Hrsg.)

Klinische Fluoreszenzdiagnostik und Photodynamische Therapie

Im vorliegenden Handbuch vermitteln ausgewiesene Experten in prägnanter Form praxisrelevantes Wissen zu den einzelnen Themenkreisen der jeweiligen Fachgebiete. Zunächst werden die Grundlagen aller bei dieser Methode eingesetzten Geräte und Hilfsmittel sowie der Wirkungsmechanismus erläutert und anschließend speziell die praktische Fluoreszenzdiagnostik in sieben Fachgebieten (Dermatologie, Chirurgie, Gastroenterologie, Gynäkologie, Neurochirurgie, Pneumologie und Urologie) behandelt. Dabei nimmt die Darstellung der bereits klinisch umgesetzten diagnostischen Ansätze einen besonderen Platz ein.

2002. Ca. 408 Seiten mit 194 Abbildungen, davon 150 farbig, und 50 Tabellen.
17 x 24 cm. Gebunden.
Ca. € 89,95 / sFr 152,-
ISBN 3-89412-510-1

Gegenstand des therapeutischen Teils ist die Anwendung der photodynamischen Therapie in diversen Fachgebieten. Im Vordergrund stehen dabei die Hauptindikationen, bei denen diese Therapie eingesetzt werden kann, sowie ihr klinischer Verlauf.

Das Werk richtet sich folglich sowohl an den eine Weiterbildung absolvierenden Arzt als auch an potentielle Anwender und Interessierte, die sich rasch einen Überblick über den aktuellen Stand der verschiedenen Techniken im jeweiligen Fachgebiet verschaffen wollen.

In allen Buchhandlungen erhältlich!

Ausführliche Informationen erhalten Sie auch direkt bei:
Blackwell Verlag GmbH · Kurfürstendamm 57 · 10707 Berlin
Tel.: 030 / 32 79 06-27 · Fax: 030 / 32 79 06-44
e-mail: vertrieb@blackwell.de · www.blackwell.de

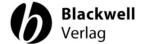